W0263752

SPRINGER-VERLAG / BERLIN · GÖTTINGEN · HEIDELBERG

Hefte zur Unfallheilkunde

Beihefte zur „Monatsschrift für Unfallheilkunde und Versicherungsmedizin". Herausgegeben von Prof. Dr. A. Hübner, Berlin.

Heft 47: Verhandlungen der Deutschen Gesellschaft für Unfallheilkunde, Versicherungsund Versorgungsmedizin. XVII. Tagung am 21. und 22. Mai 1953 in Bad Neuenahr. Im Auftrage des Vorstandes herausgegeben von Professor Dr. H. Bürkle de la Camp, Bochum. Mit 67 Abbildungen. IV, 259 Seiten Gr.-8°. 1954.   DM 32,—

Heft 48: Verhandlungen der Deutschen Gesellschaft für Unfallheilkunde, Versicherungsund Versorgungsmedizin. XVIII. Tagung am 3. und 4. Juni 1954 in Stuttgart. Im Auftrage des Vorstandes herausgegeben von Professor Dr. H. Bürkle de la Camp, Bochum. Mit 119 Abbildungen im Text und auf einer farbigen Tafel. VII, 279 Seiten Gr.-8°. 1955.   DM 35,20

Heft 49: Die Chirurgie des Sägeunfalles. Klinische, arbeitsphysiologische und versicherungsrechtliche Untersuchungen. Von Professor Dr. Kurt Stucke, Oberarzt der Chirurgischen Universitätsklinik, Würzburg, und Dr. Helmut Bayreuther, Assistent der Universitäts-Nervenklinik, Göttingen. Mit 53 Abbildungen und 29 Tabellen. IV, 73 Seiten Gr.-8°. 1955.   DM 12,20

Heft 50: Knochenerkrankungen und -Geschwülste in der Begutachtung. Von Professor Dr. Hans Hellner, Direktor der Chirurgischen Universitätsklinik, Göttingen. Mit 87 Abbildungen. VI, 93 Seiten. Gr.-8°. 1955.   DM 15,40

Heft 51: Der heutige Stand der Lehre vom Sudeck-Syndrom. Von Professor Dr. med. habil. Carl Blumensaat, Chefarzt des Knappschaftskrankenhauses Bottrop (Westf.). Mit 25 Abbildungen. VIII, 225 Seiten Gr.-8°. 1956.   DM 29,60

Heft 52: Verhandlungen der Deutschen Gesellschaft für Unfallheilkunde, Versicherungsund Versorgungsmedizin. XIX. Tagung am 26. und 27. Mai 1955 in Goslar. Im Auftrage des Vorstandes herausgegeben von Professor Dr. R. Herget, Essen. Mit 62 Abbildungen im Text. IV, 239 Seiten Gr.-8°. 1956.   DM 30,—

Heft 53: Die Spanplastik nach PHEMISTER. Theoretische Grundlagen, Indikation, Technik und Ergebnisse. Von Dr. med. Karl Blanke, Privatdozent für Chirurgie an der Universität Marburg, leitender Arzt der chirurgischen Abteilung der Diakonissenanstalt Bremen. Mit einem Geleitwort von Prof. Dr. med. R. Zenker, Marburg/Lahn. Mit 26 Abbildungen. VI, 61 Seiten Gr.-8°. 1956.   DM 12,80

Heft 54: Zweiter Bericht über die in den Jahren 1926—1950 im Wiener Unfallkrankenhaus erzielten Behandlungsergebnisse bei 1130 frischen geschlossenen, 506 frischen offenen, 110 markgenagelten und 1432 veralteten Unterschenkelschaftbrüchen und bei 240 Epiphysenlösungen am unteren Ende des Unterschenkels unter Benützung des Hollerith-Verfahrens (Lochkartensystems). Von Professor Dr. Lorenz Böhler, Leiter des Unfallkrankenhauses Wien XX der AUVA, Dr. R. Bartl, Dr. J. Ender, Dr. H. Jahna, Dr. W. Krösl, Dr. H. Krotscheck, Dr. E. Scharizer, Dr. G. Zrupecky.   Unter der Presse

---

Die Abonnenten der „Monatsschrift für Unfallheilkunde" erhalten die „Hefte zur Unfallheilkunde" zu einem gegenüber dem Ladenpreis um 20% ermäßigten Vorzugspreis.

HEFTE ZUR UNFALLHEILKUNDE

BEIHEFTE ZUR „MONATSSCHRIFT FÜR UNFALLHEILKUNDE
UND VERSICHERUNGSMEDIZIN"

HERAUSGEGEBEN VON PROF. DR. A. HÜBNER, BERLIN

HEFT 55

VERHANDLUNGEN DER DEUTSCHEN GESELLSCHAFT FÜR UNFALLHEILKUNDE VERSICHERUNGS- UND VERSORGUNGSMEDIZIN

XX. Tagung am 17. und 18. Mai 1956 in Heidelberg

Im Auftrage des Vorstandes herausgegeben

von

PROFESSOR DR. R. HERGET

Essen

Mit 162 Abbildungen im Text

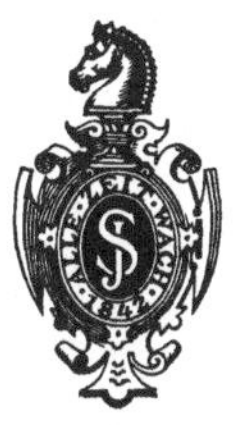

1957

SPRINGER-VERLAG / BERLIN · GÖTTINGEN · HEIDELBERG

ISBN 978-3-540-02178-0   ISBN 978-3-642-88617-1 (eBook)
DOI 10.1007/978-3-642-88617-1

Inhaltsverzeichnis

Inhaltsverzeichnis

V

Sitzungsbericht

K. H. Bauer, Heidelberg: **Eröffnungsrede des Vorsitzenden.**

Meine Damen und Herren! Ich eröffne hiermit die 20. Jahrestagung
unserer Gesellschaft und darf als erstes eine Reihe von *Ehrengästen*
in unserem Kreise herzlich willkommen heißen:

Von *Bundesbehörden und Bundesorganisationen:* Herrn Senatspräsident Dr. Brockhoff vom Bundessozialgericht Kassel; von der Vereinigung Westdeutscher Ärztekammern deren Präsidenten, den von
uns allen gleich hochverehrten Herrn Prof. Dr. Neuffer, Stuttgart;
als Vertreter des Herrn Bundesministers für Arbeit Herrn Min.-Rat
Dr. Dierkes, Leiter der ärztlichen Abt., den wir besonders begrüßen
wegen der Frage der Sozialreform;

für die Bundesverkehrswacht: das geschäftsführende Vorstandsmitglied Dr. Becker;

für den Deutschen Städtetag Herrn Bürgermeister Dr. Dr. Hagen,
zugleich für die Stadt Heidelberg. Ich darf gleich hier ihm und Herrn
Verkehrsdirektor Fischer unser aller herzlichsten Dank sagen für die
Gastlichkeit, mit der die Stadt unseren Kongreß aufgenommen hat;

Herrn Direktor Hornig für die Versicherungsgesellschaften, Medizi-
naldirektor Dr. Stechmann, in Vertr. d. Arbeitsministers Hohlwegler.

Sodann von *Landesregierungen* Herrn Oberregierungsrat Dr. Rog-
mann vom Verkehrsministerium Nordrhein-Westfalen, der sich seit
vielen Jahren mit den Problemen der Verkehrsunfälle intensiv befaßt
und uns eben eine neue Monographie über die Fahrleistungen der
Kraftfahrzeuge und Verkehrsunfälle geschenkt hat; ferner Herrn
Regierungsrat Kiefer als Vertreter des Herrn Kultusministers für
Baden-Württemberg; von Stuttgart noch Herrn Verbandsdirektor Adel-
hardt; ferner Herrn Prof. Holldack als Vizepräsident der Ärzte-
kammer Nordbaden; von *Heidelberger Behörden* begrüße ich als Ver-
treter von Rektor und Senat unserer Universität Se. Spektabilität, Herrn
Prof. Matthes zugleich mit der aufrichtigen Versicherung unseres Dan-
kes für die Gastfreundschaft, die wir hier in der Neuen Universität ge-
nießen dürfen; sodann Herrn Polizeirat Schwarzwälder, den Leiter der
Staatlichen Polizeidirektion; Herrn Obermedizinalrat Dr. Schulz vom
Gesundheitsamt Heidelberg und endlich noch Betriebsratsvorsitzenden
Hansen für die „Gewerkschaft Öffentliche Dienste, Transport und
Verkehr".

Nach den Ehrengästen gilt unser aller herzlichster Willkommensgruß unseren Kollegen und *Brüdern aus dem Osten*. Lassen Sie sich versichern, es ist uns allen ein wahres und wahrhaftiges Anliegen des Herzens, daß wir Sie unter uns wissen dürfen.

Einen herzlichen Gruß auch unseren Kollegen aus dem *Ausland*, vor allem aus der Schweiz, aus Luxemburg, Österreich, Japan, Thailand und Italien und Holland, aus der Schweiz vor allem unseren korrespondierenden Mitgliedern, dem Präsidenten der Schweiz. Gesellschaft für Unfallmedizin und Berufskrankheiten Herrn Prof. Baumann; aus Holland dem Präsidenten des Gesundheitsrates Prof. Wester.

Zum Schluß gilt der Gruß unseren eigenen *Ehrenmitgliedern* Prof. Quensel-Leipzig, Prof. v. Redwitz-Bonn, Prof. Bürkle de la Camp-Bochum, Prof. A. W. Fischer-Kiel,

unseren *Mitgliedern*, die aus allen Ländern der Bundesrepublik und der Ostzone in Heidelberg zusammengeströmt sind, um zwei Tage gemeinsamer Arbeit unseren großen Aufgaben und Zielen zu widmen. Möchte ein gnädiger Wettergott das Seine dazu beitragen, daß Heidelberg in dieser schönen Maienzeit seinen alten Zauber entfaltet!

Und nun habe ich als Vorsitzender eine Ehrenpflicht zu erfüllen, wie sie bislang noch keinem der Vorsitzenden gestellt war, nämlich den voriges Jahr gestifteten *wissenschaftlichen Preis der Gesellschaft* zu verleihen.

Vorstand und Beirat der Gesellschaft haben gestern einstimmig beschlossen, den Preis Herrn Armin Bauermeister für seine Arbeit „Ergebnisse einer Mazeration und Verpflanzung von Knochenspänen und ihre Bedeutung für den Aufbau der Knochenbank" zu verleihen. Ich bitte Herrn Dr. B., vorzutreten und die Urkunde in Empfang zu nehmen.

(Dr. B. erscheint am Rednerpult)

Sie haben, Herr B., mit Ihrer Arbeit gezeigt, daß Sie systematisch wissenschaftlich zu arbeiten vermögen und eine für die Wiederherstellungschirurgie wichtige Frage experimentell und histologisch so weit vorangetrieben, daß sie nunmehr auch in der praktischen Chirurgie und Orthopädie eine Anwendung zu finden vermag. Ich beglückwünsche Sie sehr herzlich im Namen der Gesellschaft zu der hohen Auszeichnung und wünsche Ihnen für Ihre weitere wissenschaftliche Laufbahn im Namen unserer Gesellschaft von Herzen alles Gute!

I.

Und nun: **Zum Unfallgeschehen in heutiger Zeit!**

Ein arabisches Sprichwort sagt: „Berge und Täler bleiben stehen, aber Menschen begegnen sich." Die geistige Begegnung verschiedener Spezialisten zur gleichen Zeit, am gleichen Ort sind Sinn und Zweck einer *Tagung*. Der Mensch braucht eben Kommunikation. Besonders der Wissenschaftler will geistigen Wettstreit. Nur wo Spannung entsteht, entzündet sich der Fortschritt.

Unter den Unfallexperten hätte der Chirurg manches an Fortschritten zu vermelden, aber als *Vorsitzender* muß der *Chirurg* der Versuchung, Paradepferde vorzuführen, widerstehen. Lassen Sie mich aus der Sicht meines Faches den *Blick aufs Ganze* richten!

Was den Chirurgen auf dem Sektor „*Unfälle*" bewegt, ist deren zunehmende *Häufigkeit*, ihre zunehmende *Schwere* und ihre zunehmend schwereren *Rückwirkungen* auf die soziale Schaffenskraft unseres Volkes.

Wo aber ist die *Wurzel des Wandels*? Die Pfahlwurzel allen Unfallgeschehens reicht bis in den Urgrund der Menschheitsgeschichte. Aber all die Jahrtausende zuvor herrschte allein die *Mechanik*, sei es durch simplen Sturz oder Fall, sei es durch Handwerkszeuge o. dgl. Es waren vergleichsweise kleine Gewalten.

Heute herrscht die *Energetik*, die Ausnutzung gewaltiger Energien vor allem durch Maschinen, deren Bindung an Betriebe mit ihrer Kehrseite der Betriebsunfälle bis herauf zur plötzlichen Entfesselung riesiger Gewalten, z. B. bei Explosionen, Eisenbahnunglücken, Flugzeugabstürzen und anderen Katastrophen.

Energiewirtschaft aber braucht für ihren Güterumschlag zunehmenden *Verkehr*, also Überwindung von Raum in gedrängter Zeit. Dazu mußten und müssen Riesenzahlen selbstbeweglicher Maschinen aus den Fabriken auf Schienenweg und Landstraßen hinaus. Die Maschine auf Schienen, die *Eisenbahn*, wird mit allen Sicherungen der Technik vor Anprall und Kollision bewahrt. Andere Verkehrsteilnehmer werden ferngehalten. Sicherheit rangiert vor Schnelligkeit!

Dagegen rangiert nur zu oft Schnelligkeit vor Sicherheit bei jener Unzahl von Maschinen, die auf die *Landstraßen* gegangen sind. Für diese „Kraftfahrzeuge" sind umgekehrt Anprall und Kollision das ständige Sonderrisiko ihrer Energieentfaltung. Auf einem engen Netz von Straßen folgen, begegnen und kreuzen sich täglich Millionen von Kraftfahrzeugen und Millionen anderer Verkehrsteilnehmer mit wechselseitig ganz verschiedenen Geschwindigkeiten. Auf solche Weise wurde der *Verkehrsunfall* das große traumatische Experiment unserer Tage. Kein Unfallkongreß kann seiner Problematik ausweichen.

So sind die Unfälle eine der Kehrseiten unseres Schicksals, hineingeboren zu sein ins *Zeitalter der Technik und des Verkehrs*. Aber kein vernünftiger Mensch kann die Technik ungeschehen machen. Wer das wollte, übersähe dreierlei: 1. die Technik ermöglicht Hunderten von Millionen Menschen, die sonst nicht leben würden, das Leben. 2. Ihre Fortschritte sind wesentlich mit daran schuld, daß wir durchschnittlich 25 Jahre länger leben als unsere Großeltern, und 3. sind sie wesentlich schuld an unserem Lebensstandard. Und wie der menschliche Organismus nicht ohne Blutkreislauf denkbar ist, so auch nicht die moderne Wirtschaft ohne Verkehr.

Daß Fortschritt nur möglich ist um den Preis von Risiken, ist klar. Darum geht es nicht. Worum es geht, das ist die *Höhe des Tributes* und seine *Tragbarkeit*. Es geht nicht um die 2½ Milliarden DM, die die Unfälle jährlich kosten, es geht um die unwiederbringlichen Verluste am Kostbarsten, was ein Volk, sozial gesehen, besitzt, um die Verluste menschlicher Arbeitskraft und um die Tragik plötzlichen Sterbens heraus aus voller Gesundheit.

Ausgangspunkt für Verluste an Menschenleben ist immer die *Todesursachenstatistik*. Die *Unfälle als Todesursache* rangieren in der Bundesstatistik hinter Herz-Kreislauf-Erkrankungen, Krebs und Altersschwäche *an 4. Stelle*.

Der Aspekt wird aber sofort ein anderer, wenn wir den Blickpunkt nicht auf die Todesursachen aller, auch der Säuglinge und der Greise, sondern auf die *Todesursachen derer, die das Sozialprodukt leisten*, also vornehmlich auf das männliche Geschlecht und auf das Volleistungsalter richten.

1953 betrug die Zahl der *Sterbefälle* 539 134. Auf den *Kreislaufapparat* kamen 21,6%. So hoch die Zahl, so gering jedoch — vom Sozialprodukt her gesehen — ihre Bedeutung! Denn dem *Alter* nach haben von den Herz- und Kreislauf-Verstorbenen 79,1%, also praktisch *volle* $^4/_5$, bereits das *60. Lebensjahr* überschritten. Ihr *Maximum* liegt bei den 75- bis 80-jährigen! Also bei Menschen, die ihren Beitrag zum Sozialprodukt längst schon hinter sich haben.

Wie so ganz anders aber liegen die Dinge bei den 35 665 durch Unfälle, Verletzungen, Vergiftungen oder sonstwie *gewaltsam Verstorbenen*, genau 100 pro Tag! Über 70% betrafen das *männliche Geschlecht*, knapp 30% das weibliche.

Aber welch eine Überraschung, wenn man die beiden Geschlechter nach *Altersgruppen* analysiert: Das *Maximum* der gewaltsam Verstorbenen liegt beim *männlichen Geschlecht zwischen 20 und 25 Lebensjahren*! Bei jenen also, die i. D. noch 3 Jahrzehnte für das Sozialprodukt schaffen sollten.

Bedenken Sie bitte auch, was die 4200 gewaltsam verstorbenen jungen Männer zwischen dem 15. und 25. Lebensjahr auch *militärisch* bedeuten: eine halbe Division potentieller Rekruten und bei den Überlebenden zusätzlich viele Tausende durch Unfall dienstuntauglich Gewordener.

Nebenbei: *Beim weiblichen Geschlecht* liegt das Maximum der gewaltsamen Todesursachen erst *zwischen 75 und 80 Jahren*, bei denen also, die längst vom Sozialprodukt der Jüngeren leben.

In seiner vollen Tragik wird das Problem aber erst offenbar, wenn man beim männlichen Geschlecht die „*Unfälle" als Todesursache in den einzelnen Altersklassen* untersucht: Schon bei den 1- bis 5jährigen Knaben marschieren die Unfälle als Todesursache an der Spitze. Sie sind häufiger als alle anderen geläufigen Todesursachen (Infektionskrankheiten etc.) zusammengenommen.

Auch zwischen 5 und 15 Jahren stehen die Unfälle an erster Stelle, bei den Buben doppelt so häufig wie bei den Mädchen.

Und nun kommt die für das Sozialprodukt der Zukunft entscheidende Klasse der 15- bis 25jährigen (Abb. 1). Hier ist der Anteil der Unfälle weitaus am größten.

Aber auch bei den 25- bis 45jährigen rangieren die Unfälle immer noch vor allen anderen Todesursachen.

Kurzum: *beim männlichen Geschlecht ist heute vom 1. bis 45. Lebensjahr der gewaltsame Tod Todesursache Nr. 1!*

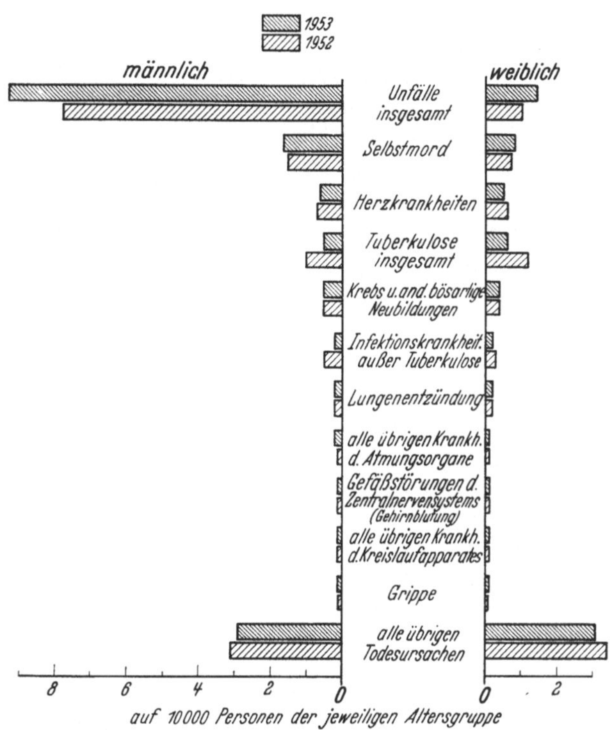

Abb. 1. Die Sterbefälle bei den 15- bis unter 25jährigen nach wichtigsten Todesursachen (Statistisches Bundesamt)

Die Bedeutung der Unfälle speziell für das Volleistungsalter kann also nicht *über*schätzt werden. In Wirklichkeit wird sie allgemein *unter*schätzt, vor allem, weil wohl über die Toten Statistik geführt wird, aber nicht über die *Dauereinbußen bei Schwerverletzten*. Diese *Lücke* kann nur von den Kliniken geschlossen werden. Speziell für die Schwerverkehrsverletzten hat meine Klinik einen Anfang gemacht. Herr GÖGLER wird darüber berichten. Zu meiner Freude haben das Bundesverkehrsministerium und das Statistische Bundesamt meine Anregung aufgegriffen und die Vorarbeiten für eine umfassende *Bundesstatistik der Dauerschäden* bei Schwerverkehrsverletzten weit vorangetrieben.

Vergessen wir nicht: *auf 1 Unfalltoten* kommen i. D. 12 Leicht- und *12 Schwerverletzte*. Jeder einzelne Schwerverletzte belastet das Sozialprodukt doppelt, einmal durch Kosten, dann durch Produktionsausfall, und dies bei Jugendlichen für durchschnittlich 50 Jahre. Mit der Zunahme der Unfälle erbt sich also eine jährlich immer größer werdende Hypothek für die Zukunft fort.

Wir müssen überhaupt besonders an die *Weiterentwicklung* denken! Berechnet man den *Altersaufbau unserer Bevölkerung für 1972* voraus, so sieht man die glückhafte Pyramide unseres Altersaufbaus 1910: unten die breite, breite Basis der Jugendklassen, oben die schmale Altersspitze. Aber wie so ganz anders ist die Urnenform des Altersaufbaus 1972! Das Statistische Bundesamt hat eine optimistische und eine pessimistische Annahme durchgerechnet. Halten wir uns an die optimistische. Die Verteilungsfigur 1972 weicht von der gesunden Pyramide von 1910 weit ab. Insbesondere bleibt die Basis der Jugendlichen bis zum 25. Lj. schmal, während die „Haube" der Alten breit ist. Die Zahl der über 65jährigen wird bis dahin auf über 7,5 Millionen und ihr Anteil von 9,3% auf 13,5% angestiegen sein. Die Zahl der sozial Hilfsbedürftigen wird also größer, die Zahl der Schaffer am Sozialprodukt relativ kleiner. Es ist also eine Schrumpfung der Arbeitskraft im Gange.

II.

Und nun zum **Sonderproblem der Verkehrsunfälle!**

In den letzten 5 Jahren betrug unser *Tribut für den Verkehr* 50 000 Tote, das sind fast doppelt soviel Tote als vor 200 Jahren beim *Erdbeben von Lissabon*. Damals erzitterte die Welt. Die 5-Jahres-Zahl der Verletzten betrug 1 400 000. Das sind mehr, als die Großstädte *Köln* und *Frankfurt* zusammen Einwohner zählen. 58% i. D. sind Leichtverletzte. Aber 42% bedurften als Schwerer- und Schwerverletzte stationärer Behandlung. Das wären immerhin in 5 Jahren noch fast 600 000 Schwerverletzte. Das sind Jahr für Jahr mehr Schwerverletzte, als Verwundete (99 566) im ganzen Krieg 1870/71!

Nichts liegt mir ferner als eine Bilanz des Grauens. Was wir brauchen, ist eine nüchterne *Bilanz der Wirklichkeit*, und die besagt: *Die Verkehrsunfälle* nehmen nicht nur ständig zu, sondern sie werden zugleich auch *schwerer*. Das hat viele *Ursachen*, z. B. in der hohen *Schädelbeteiligung*. Diese beträgt bei (entschädigten) Betriebsunfällen 13,2%, bei Verkehrsunfällen 40,5%, also das dreifache! An der *Gesamtsterblichkeit* der Unfälle ist der *Schädel* bei den Betriebsverletzungen mit 53%, bei den Verkehrsverletzungen i. D. mit 70,8%, beim Motorradfahrer sogar mit 79,2% aller Getöteten, also genau mit $^4/_5$, beteiligt.

Ein zweiter Grund liegt im *hohen Prozentsatz kombinierter Verletzungen* besonders *beim Motorradfahrer*. Von 1000 stationär behandelten hatten noch nicht 20% nur eine, über 80% zwei, drei, fünf, ja bis zu zehn gleichzeitige Verletzungen.

Endlich ist ein großer Teil der Verkehrsverletzungen auch noch *kompliziert*, nicht nur durch anderweitige Verletzungen, sondern auch durch schweren Schock, große Wunden, ausgedehnte Quetschungen, Zerreißungen, Erdverschmutzung usw., alles Dinge, die die Wiederherstellungschirurgie vor schwierige Aufgaben stellen.

So sinnt natürlich der *Chirurg* auch seinerseits nach *Verbesserungen seiner Hilfe*. An erster Stelle steht die *Nutzbarmachung der großen Fort-*

schritte der Allgemeinen Chirurgie für die Schwerverletzten auch *in kleineren Krankenhäusern.*

Die Verkehrsunfälle führen alle Versuche einer Ultraspezialisierung der Chirurgen und einer Konzentration der Unfälle auf *reine Unfallkrankenhäuser* ad absurdum. Selbstverständlich braucht man einige in Industriegebieten und Großstädten. Jedoch ist die Forderung „Einbringung *aller* Unfallverletzten *ohne* Ausnahme in *reine* Unfallkrankenhäuser" unrealistisch und nicht realisierbar, verteilen sich ja die Verkehrsunfälle mehr oder minder über das ganze Land.

Die *Gefahren* der Verkehrsunfälle kulminieren in den ersten Stunden. Für Schwerverletzte ist oft der *kürzeste Weg* schon *viel zu weit*, subjektiv wegen der Heftigkeit gerade der ersten Schmerzen, objektiv, weil sich die Hauptgefahren (Schock, Blutung, Aspiration) auf dem Transport weiter vergrößern. Eine nahgelegene chirurgische Abteilung ist also wichtiger als ein fernes Unfallkrankenhaus.

Sie sehen: So sehr ich eine gewisse Zahl von Unfallkrankenhäusern für traumatische Zentren bejahe, so sehr trete ich dafür ein, daß ein *engmaschiges Netz chirurgischer Abteilungen* bis herunter in die Kreis- und Kleinstädte den Weg verkürzt, Zeit gewinnt und die oft lebensentscheidende erste chirurgische Hilfe gewährleistet.

Heute lassen sich viele blenden von dem Wunderglauben an die Allmacht der *Spezialisierung.* Was uns in der Traumatologie fehlt, sind nicht Ultraspezialisten für diese oder jene Knochenbruchform, sondern genau im Gegenteil *Allgemeinchirurgen,* die *mit allen Fortschritten der Allgemeinen Chirurgie vertraut* sind. Denn das Epochemachende der neuesten Chirurgie sind eben nicht Rezepte für Knochenbruchbehandlung, sondern jene großen, ja umwälzenden Fortschritte, die ihrerseits *jedem* größeren Eingriff und *jedem* schwerer Verletzten zugute kommen.

Nur stichwortartig nenne ich Blutkonserven, Blutbank, Schockbekämpfung, Antibiotika, künstliche Blutdrucksenkung, Senkung der Körpertemperatur, Bekämpfung von Atem-, ja sogar Herzstillstand, Dauerbeatmung bei Atemgelähmten, die *großen Möglichkeiten der modernen Anaesthesie* überhaupt.

Diese Fortschritte der Allgemeinen Chirurgie bis in die kleineren Chirurgischen Abteilungen hineinzubringen, sollte ein großes Anliegen nicht nur der Chirurgie selbst, sondern auch der Berufsgenossenschaften, der Verkehrsunfallbekämpfung und der Behörden sein.

Macht die vorbereitende Hilfe Schwerverletzte oft überhaupt erst operationsfähig, so ist die *operative Erstversorgung* schlechthin entscheidend, oft nicht nur für Sein oder Nichtsein, sondern vor allem für die bestmögliche spätere Wiederherstellung. Natürlich wird bei den Hunderttausenden von Verletzten ein kleiner Restbestand an teils unvermeidlichen, teils unerfreulichen *Spätfolgen* wie Pseudarthrosen, schlecht geheilten Knochenbrüchen, Versteifungen, Kontrakturen usf. bleiben. Für ihre Besserung sind *Sonderstationen* gut, aber übersehen wir dabei nicht, daß für das Gros der Schwerverletzten die Erstversorgung deren Schicksal entscheidet.

Eines bleibt aber auch heute noch überaus schmerzlich: die Höhe der *Verluste in der Zeit zwischen Unfall und Erstversorgung*, besonders bei den Verkehrsverletzten draußen. Für wie viele ist der Weg zum Chirurgen zu weit! Die einen verbluten, die anderen aspirieren Erbrochenes in die Lungen, andere erliegen dem Schock ihrer Mehrfachverletzungen, und denen, die z. B. mit vielfachen Knochenbrüchen über 30 oder 50 km transportiert werden, wird der Transport zur Folter.

So lassen Sie mich bitte von dieser Stelle aus noch eine *Anregung* geben. Bislang galt das Gebot: den Verletzten so schnell wie möglich in den nächsten Operationssaal! Sollte man nicht, wenigstens bei Schwerstverletzten, den Operationssaal selbst motorisieren und mit dem motorisierten Operationssaal an den Unfallort eilen? Man sollte, wie wir es in Heidelberg kurz vor Kriegsende schon einmal hatten, mit allem (Blutkonserven, Narkosegeräten etc.) ausgestattete *Operationsautos* beschaffen und diese, besetzt mit 3 Chirurgen und 1 Anaesthesisten, von chirurgischen Zentren aus binnen Minuten starten lassen, um Schwerstverletzte schon am Unfallort selbst so zu versorgen, wie es eben nur eine Gruppe zusammen eingearbeiteter Fachleute vermag.

Eine solche *motorisierte Operationsgruppe* könnte auch kleineren Krankenhäusern zu Hilfe kommen, wenn — z. B. bei Autobusunglücken in ihrer Nähe — ihre chirurgischen Möglichkeiten überschritten werden. Zum mindesten, der Versuch sollte sich lohnen.

III.

Aber auch der modernen Chirurgie sind *Grenzen* gesetzt durch Art und Ausmaß so mancher Verletzungen. Immer steht dem Chirurgen die Tragik irreparabel Verletzter, z. B. jugendlicher Amputierter, Plexus- und Rückenmarksgelähmter, schwer Epileptischer nach Hirnverletzung usf. vor der Seele. Ist es da ein Wunder, wenn gerade die Chirurgen rufen: Heilen ist herrlich, Heilen ist gut, aber *Vorbeugen ist besser* — — und billiger!

Aber wer vorbeugen helfen will, muß ebenso Bescheid wissen um die allzu leicht verletzliche Physis des Menschen, wie um die *Physik des Unfalls*.

Was ist denn nun eigentlich ein Unfall? Es gibt tausend Anlässe dafür, tausend Mechanismen und tausend Formen, aber *eines* ist *allen Unfällen gemeinsam:* immer werden *physikalische*, meistens *kinetische Energien am menschlichen Körper — auf Null reduziert.*

Beim Verkehrsunfall handelt es sich praktisch *ausschließlich um Bewegungsenergien*. Die kinetische Energie aber folgt, gleichviel ob draußen im Kosmos, droben in der Luft oder drunten auf der Erde, als *Naturgesetz* unabänderlich der Formel $\frac{m}{2} \cdot v^2$ (Masse, geteilt durch zwei, mal Geschwindigkeit im Quadrat). Da sich im Augenblick einer Gefahr die Masse des Fahrzeugs nicht mehr ändern läßt, ist die *Endgeschwindigkeit* im Moment des Unfalls der *Dreh- und Angelpunkt aller Unfallphysik.*

Das Verhängnisvolle an der *Geschwindigkeit* liegt also darin, daß sich ihre Steigerung immer und jedesmal *im Quadrat* auswirkt. Das bedeutet, daß die durch die Geschwindigkeit bedingte Rasanz nicht in arithmetischer, sondern in geometrischer Progression ansteigt, d. h. ihr Effekt wird bei doppelter Geschwindigkeit vervierfacht und bei dreifacher Geschwindigkeit verneunfacht. Wie sich das auswirkt, dafür nur eine Zahlenreihe:

Einer Geschwindigkeit von	*20 km/h*	*entspricht Sturz aus*			*1,6 m Höhe*	
,,	,,	,,	*40 km/h*	,,	,,	,,	*6,4 m* ,,
,,	,,	,,	*60 km/h*	,,	,,	,,	*14,2 m* ,,
,,	,,	,,	*80 km/h*	,,	,,	,,	*25,0 m* ,,
,,	,,	,,	*100 km/h*	,,	,,	,,	*39,2 m* ,,

also einem freien Fall wie vom Dach eines Hochhauses mit 14 Stockwerken.

Ein weit verbreiteter *Irrtum* geht dahin, daß die Geschwindigkeit nur dann eine Rolle spiele, wenn „übermäßige Geschwindigkeit" die Unfallursache darstellt. Hier werden die juristische *Schuld* und die medizinischen *Folgen miteinander vermengt.* In Wirklichkeit ist natürlich auch in

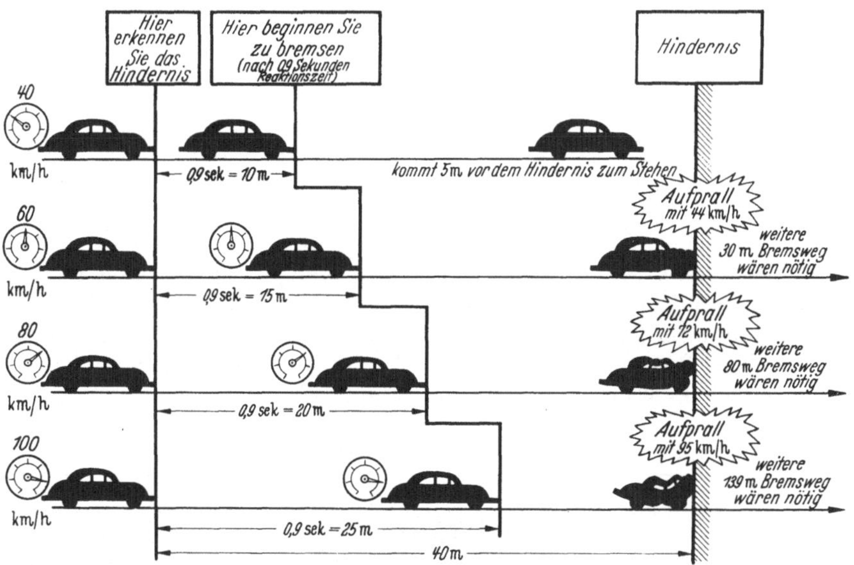

Abb. 2. „Schrecksekunde, Bremsweg und Aufprallgeschwindigkeit in ihrer Abhängigkeit von der Fahrgeschwindigkeit" (aus „Kleine Verkehrsfibel für Kraftfahrer" von O. W. GAIL).

den Fällen mit anderen Unfallursachen, wie z. B. falsches Überholen, für das, was mit dem Menschen passiert, die *Endgeschwindigkeit entscheidend.*

Handelt es sich bei der kinetischen Energie um ein Gesetz der Physik, so um ein Gesetz der Physiologie, wenn man in die Unfallrechnung noch die *Reaktionsgeschwindigkeit des Menschen* einführt. Sie schwankt nur innerhalb der engen Grenzen von 0,9 bis 1 sec.

In dieser „Schrecksekunde" legt aber ein Kraftfahrzeug bei 60 km/h noch 17 und bei 100 km/h noch 28 m zurück, und zwar völlig unabgebremst, also mit voller Rasanz. Dann erst setzen die Bremsen ein. Aber keine Bremsen ohne Brems*weg*! Die wahre „*Stoppstrecke*" ist also immer gleich dem unabgebremsten Weg der Reaktionszeit *plus* dem Bremsweg.

Sehr instruktiv kommen *Schrecksekunde*, *Bremsweg* und *Aufprall* im folgenden Bild aus der Verkehrsfibel eines Verkehrsexperten (Abb. 2) zum Ausdruck. Dargestellt sind Geschwindigkeit, Moment der Gefahrenerkennung, Strecke der Schrecksekunde, Bremsweg und schließlich Aufprallgeschwindigkeit, alles bei 40 m Entfernung zwischen Erkennungspunkt und Hindernis.

Sie sehen, wie sich die Wegstrecke der Schrecksekunde mit zunehmender Geschwindigkeit schnell vergrößert, wie sie bei 80 km/h schon die Hälfte des verfügbaren Weges weggeschluckt hat und wie das Fahrzeug — trotz 40 m Entfernung bis zum Hindernis — bei 80 km/h noch mit 72 km/h und bei 100 km/h noch mit 95 km/h Endgeschwindigkeit aufprallt.

Übertragen Sie bitte diese Zahlen im Geiste auf den Verkehr in Stadt oder Dorf — 84% aller Verkehrsunfälle ereignen sich ja innerhalb von Ortschaften! — so ist klar:

a) *nur bei einer Geschwindigkeit bis 40 km/h* ist das *Fahrzeug* noch *vor* dem 40 m entfernten Gefahrenpunkt *zum Halten zu bringen*, b) bei plötzlich, jedoch in kurzer Entfernung auftretendem Hindernis ist der *Mensch* einfach *physiologisch überfordert*, c) *über Rasanz* bei Aufprall und Zusammenstoß *entscheidet allein die Endgeschwindigkeit*.

Hierzu noch einige *Beweise:* 1. Ein ungewolltes, aber tatsächliches Experiment liefert die *Aufhebung der Geschwindigkeitsbegrenzung* in der Bundesrepublik. Die Zahl der Verkehrstoten hat von 1951 auf 1952 um 35 zugenommen. Im Januar 1953 wurde die Geschwindigkeitsbegrenzung aufgehoben. Die Zahl der Toten, bei Miteinrechnung der 1952 und 1953 nachträglich Verstorbenen, schnellte 1953 ruckartig um 2254 empor.

Verkehrstote und -verletzte 1951—1955 einschl.

	1951	1952	1953(!)	1954	1955	zusammen
Tote:	7 558	7 590	10 914(!)	11 655	12 255	49 972
Verletzte:	204 927	232 852	296 963	316 993	350 408	1 402 143

(Statist. Bundesamt)

2. Einen weiteren Beweis liefert *England*. Großbritannien hat die gleiche Bevölkerungszahl, gleichen Flächeninhalt und eine sehr ähnliche Verkehrsstruktur. Aber trotz des noch 1950 zweieinhalbfachen Bestandes an Kraftfahrzeugen pendelt in England die *Zahl der Verkehrstoten* seit 10 Jahren praktisch unverändert Jahr um Jahr um *5000* gegenüber 12 225 in Westdeutschland mit seinem wesentlich geringeren Kraftfahrzeugbestand.

Einen 3. Beweis liefern die USA. Dort ist die Geschwindigkeit in den verschiedenen Staaten ganz verschieden begrenzt. Die Todesrate je 100 Millionen Fahrzeugmeilen beträgt

in Staaten mit fehlender Begrenzung 8,2
bei Beschränkung auf 40 Meilen 4,2

also fast nur die Hälfte!

Einen 4. Beweis liefert der *Vergleich vergleichbarer Länder*. Nach der immer noch besten Berechnung, der Zahl der Verkehrstoten und -verletzten auf je 10 000 zugelassene Kraftfahrzeuge, liegt die Bundesrepublik mit weitem Abstand an der traurigen Spitze der Länder. Die entsprechenden Zahlen lauten:

USA	216 Verkehrstote und -verletzte			
England	442	,,	,,	,,
Schweiz	558	,,	,,	,,
Holland	650	,,	,,	,,
Bundesrepublik	796	,,	,,	,,

(Statist. Bundesamt)

Westdeutschland hat also vergleichsweise fast doppelt soviel Verkehrsopfer wie England und über $3\frac{1}{2}$mal soviel wie USA.

5. Beweisbar ist endlich, daß sich die *Zahl der Verkehrsopfer* senken läßt. In *England* ist die Quote der Verkehrstoten je 10 000 Kraftfahrzeuge

von 99,4 im Jahr 1934
auf 42,7 im Jahr 1953

also relativ auf unter die Hälfte gesunken.

In *Paris*, dieser verkehrslebendigen Stadt, samt Umkreis mit 8 Mill. Bewohnern, ist die Zahl der Verkehrstoten trotz der enormen Zunahme der Kraftfahrzeuge auf jetzt 800 000

von 437 im Jahr 1934
auf 359 im Jahr 1953

gesenkt worden. Die Geschwindigkeit wurde selbst auf der äußeren Ringstraße auf 60 km/h und in den Wäldern um Paris auf 45 km/h begrenzt.

In *USA* ist trotz fortgesetzter Zunahme der Autos — 1954 auf fast 60 Millionen — die Zahl der Toten 1954 um 1800 gesunken.

Bei uns steigt die Zahl der Opfer fortgesetzt weiter und erreicht wohl bald das $2\frac{1}{2}$fache von England. Gerade eben teilt das Stat. Bundesamt mit, daß auch im März 1956 die Zahl der Toten gegenüber dem Vorjahr um 29,3% zugenommen hat.

Ich glaube nicht, daß unter uns Ärzten, soweit sie täglich mit dem Unfallgeschehen befaßt sind, auch nur einer sich findet, der nicht mit einstimmte: *So kann es auf die Dauer nicht weitergehen!* Die Welt erregt sich von einem Pol zum anderen über 15 Lawinenverschüttete — und das mit Recht! — aber wir sind abgestumpft gegenüber täglich 35 Verkehrstoten und 1000 -verletzten, nur weil es buchstäblich ein „alltägliches" Ereignis ist. Feststeht: *der Haupthebel für die Senkung der Verkehrs-Opfer ist die Senkung der Verkehrs-Geschwindigkeit!*

Was hätte dies auch für eine *erzieherische Wirkung*, wenn die Fahrer ständig daran erinnert würden, daß ihre Rechte begrenzt sind durch *Pflichten*, durch die Christenpflicht der Nächstenliebe, durch Pflichten gegenüber der Allgemeinheit und durch Achtung vor dem Gesetz.

Hat man schon das Experiment mit der Aufhebung der Geschwindigkeitsbegrenzung gemacht, warum macht man nicht auch das *Gegenexperiment mit einer neuen Geschwindigkeitsbegrenzung, wenigstens für ein Jahr*! Dann allerdings unter rigoroser Überwachung und drakonischer Bestrafung bei Übertretung! Ich wage die Vorhersage: Die Zahl der Toten, die für 1956 mit 13 000 vorauszuberechnen ist, ginge erstmals wieder um mindestens 2000 zurück!

Es ist aber nicht nur der Appell an Gesetzgeber und Regierungen, es ist ebenso der *Appell an das deutsche Gewissen*, im Lande der Ordnungsliebe auf einer neuen Ordnung zu bestehen. Selbstverständlich gibt es vielerlei Wege der Hilfe und der Besserung, und selbstverständlich kann man über hunderterlei Dinge verschiedener Meinung sein. Auf Meinungen kommt es nicht an. Meinungen sind billig wie Steine im Gebirge. Worauf es letztlich allein ankommt, sind *Tatsachen und Naturgesetze.*

Tatsache ist eben, daß wir mit 34 Toten und 1000 Verletzten pro Tag von allen vergleichbaren Ländern am schlechtesten abschneiden. *Tatsache* ist, daß sich *alles steigern* läßt, *nur nicht* die *Reaktionsgeschwindigkeit des Menschen.*

Ein *Naturgesetz* ist es, daß die Rasanz mit dem Quadrat der Geschwindigkeit wächst, daß also im Falle eines Unfalls die Endgeschwindigkeit alles entscheidet.

Die *Aufgabe* ist es, innerhalb menschlicher Siedelungen die Geschwindigkeit ganz allgemein so weit zu begrenzen, daß sie mit der physiologischen Reaktionszeit des Menschen, mit der unabgebremsten Wegstrecke der Schrecksekunde und mit der Bremsstrecke in Einklang zu bringen ist. Das ist nur bis 40 km/h der Fall.

Ich bin aber *Optimist* genug, zu glauben, daß das kommt. Die Verkehrsminister mit ihrer ungeheuren Verantwortung vor allem Volk bereiten offenbar einen entsprechenden Gesetzentwurf vor. Der 10-Jahresplan des Bundesverkehrsministers sieht 35 Milliarden DM vor für eine durchgreifende Besserung der Straßen. Insbesondere auch sollen 690 unübersichtliche Ortsdurchfahrten beseitigt und 1144 Ortsumgehungen neu geschaffen werden. Die Zahl der Motorradfahrer mit Schutzhelm nimmt zu. Auch an Straßeneinmündungen wird manches für die Sichtverbesserung getan. Wer sollte das alles mehr begrüßen als wir, die wir täglich mit der Tragik der Verkehrsunfälle konfrontiert werden!

Das alles und vieles andere ist gut und wichtig. Unentbehrlich aber ist der *Druck der öffentlichen Meinung*. Längst hat man angefangen, im Fortschritt zugleich auch seine Risiken zu erkennen und hinter der Technik auch die Dämonie des Nichtvorausgesehenen zu wittern. Von

Jaspers stammt das Wort: „*Die Dämonie der Technik ist nur zu überwinden auf dem Wege, sie zu durchschauen.*"

Wir selbst haben in all unserem Bemühen keinen anderen Auftraggeber als unser *ärztliches Gewissen,* und wir vertreten keine anderen Interessen als die der Verletzten und Gefährdeten. Worauf wir uns stützen, sind nüchterne Zahlen, wissenschaftlich objektivierte Tatsachen und Naturgesetze. Aber — wie Montaigne schon vor 400 Jahren sagte —

„*Die Wissenschaft zündet kein Licht im Menschen an, wenn seine Seele keinen Brennstoff enthält.*"

Wer Bestehendes ändern will, muß auch darum — — *kämpfen!*

Begrüßungsansprache des Herrn Präsidenten der Bundesärztekammer, Stuttgart, Prof. Dr. E. Neuffer:

Sehr verehrter Herr Vorsitzender,
    meine Damen und Herren, verehrte Kolleginnen und Kollegen!

Ihr Herr Vorsitzender, dem ich für die Einladung bestens danke, hat mich gebeten, als Vertreter der deutschen Ärzteschaft das Wort zu ergreifen. Eigentlich wollte ich das nicht tun, erstens weil es ein Sprichwort gibt

„si tacuisses, philosophes fuisses"

und zweitens, weil ich auf dem letztjährigen Chirurgenkongreß in München meine Auffassung über das Problem „Praktischer Arzt und Unfallbehandlung" deutlich ausgesprochen habe. Heute ist das Abkommen zwischen der Kassenärztlichen Bundesvereinigung und den Berufsgenossenschaften abgeschlossen. Noch fehlt der Wegfall der Plakatierung in den Betrieben, durch welche die freie Arztwahl beeinträchtigt wird. Noch besteht die Meinungsverschiedenheit zwischen Durchgangsarzt- und Beratungsfacharztverfahren. Inzwischen ist aber auch die Fortbildung der Ärzte in der Erstbehandlung der Verletzten weiter gediehen. Im März dieses Jahres habe ich selbst auf der Bad Gasteiner Fortbildungsveranstaltung einen ausgezeichneten Vortrag des Chefarztes der Chirurgischen Abteilung des Kantonhospitals Basel-Land Priv.-Doz. Dr. H. Willenegger über das Thema „Fehler und Gefahren in der kleinen Chirurgie" gehört. Seine praxisnahen Ausführungen endeten mit den Worten:

„Wer an der manuellen ärztlichen Tätigkeit Freude hat, dem bietet die kleine Chirurgie große Befriedigung — vorausgesetzt, daß er über die nötige Ausbildung, ein ausreichendes technisches Rüstzeug und wissenschaftliche Kenntnisse verfügt und die gerade in der kleinen Chirurgie recht häufig drohenden Gefahren und Fehlermöglichkeiten erkennt. Es ist auf dieser Basis durchaus möglich, daß der Praktiker seine Ergebnisse in der kleinen Chirurgie derjenigen der Spitäler, Polikliniken und Unfallstationen als ebenbürtig an die Seite stellen kann."

Meine Damen und Herren, ich habe mich über die hübsche alte Ansicht von Heidelberg gefreut, die das Titelblatt der Einladung zu dieser Tagung schmückt. Was für eine Ruhe und Behaglichkeit atmet dieses Bild. In jener Zeit gab es noch wenig Unfälle, da war der praktische Arzt noch König im Lande. Halten Sie mich aber bitte nicht für einen lebensfremden Romantiker, der kein Verständnis für die Forderungen unseres modernen Lebens hat. Wer Ihr Programm mit Aufmerksamkeit durchliest, ist tief beeindruckt von der Fülle der ärztlichen Probleme, vor welcher die Unfallheilkunde heute steht. Die besten Fachkräfte sind nötig, um die Wunden zu heilen, welche durch die Unfälle geschlagen werden. Und trotzdem dürfen Sie den praktischen Arzt nicht vergessen, der in der vordersten Linie steht, die ersten wichtigsten Entscheidungen zu treffen hat und eng mit Ihnen zusammenarbeiten will.

Kein Arzt ist so dumm und pflichtvergessen — von Ausnahmen abgesehen — daß er nicht jedem Verletzten die beste Hilfe angedeihen lassen möchte, aber tragen Sie bitte dazu bei, daß der praktische Arzt und Landarzt in diesen Hilfestrom eingeschaltet bleiben. Dann haben wir eine Glückskette von unverdrossen zusammenwirkenden Helfern von der Unfallstation an bis zum best eingerichteten Krankenhaus. Und jeder trägt mit seinen Kenntnissen dazu bei, daß die Folgen des Unfalls so schnell und so gut als möglich beseitigt werden.

Dies ist mein Gruß und Beitrag zur 20. Jahrestagung der Gesellschaft für Unfallheilkunde, Versicherungs- und Versorgungsmedizin.

B. Mikat, Wiesbaden: **Die Bundesstatistik der gewaltsamen Todesfälle unter besonderer Berücksichtigung des Todes im Verkehr.** (Mit 4 Abb.)

Fast täglich liest man in den Tageszeitungen unter mehr oder minder großen Schlagzeilen Berichte über Unfälle, und zwar vor allem über Verkehrsunfälle, bei denen Menschen verletzt oder getötet wurden.

Die Weiterentwicklung der Chirurgie in den letzten Jahrzehnten hat ohne Zweifel vielen Verletzten die Chance gebracht, nicht an den Verletzungsfolgen zu sterben. Da aber die Tätigkeit des Chirurgen erst nach dem Unfall einsetzt und er nicht den Unfall verhüten kann, ist es ohne weiteres verständlich, daß bei ansteigender Unfallhäufigkeit der Unfalltod gegenüber den anderen Todesursachen immer mehr an Bedeutung gewinnt.

Hierzu möchte ich Ihnen zunächst einige Übersichtszahlen nennen:

Tabelle 1. *Gesamtsterbefälle und Unfalltod in der Bundesrepublik Deutschland*

	1955[1]	1954	1953
	absolut	auf 10 000 der Bevölkerung	
Sterbefälle insgesamt .	541 107	108,2	104,1	110,1
tödliche Unfälle . . .	28 514	5,7	5,4	5,4
darunter:				
im Straßenverkehr .	12 296	2,5	2,4	2,3

[1] Vorläufiges Ergebnis.

Nach den vorläufigen Ergebnissen der amtlichen Todesursachenstatistik starben 1955 rund 541 000 Menschen, davon rund 28 500 durch Unfälle, und auf Grund der Angaben der Straßenverkehrsunfallstatistik rund 12 300 durch Verkehrsunfälle. Aus den Verhältniszahlen, die die Sterbefälle auf 10 000 der Bevölkerung angeben, ist der Anstieg der

Sterbeziffern der Unfälle insgesamt von 5,4 im Jahre 1953 auf 5,7 im Jahre 1955 und auch der der Verkehrsunfälle von 2,3 auf 2,5 zu erkennen.

Um Ihnen eine Vorstellung über die Stellung der tödlichen Unfälle im Rahmen der übrigen Todesursachen zu vermitteln, zeige ich Ihnen in Abb. 1 (s. auch Tab. 2) eine Übersicht über die Sterbeziffern der wich-

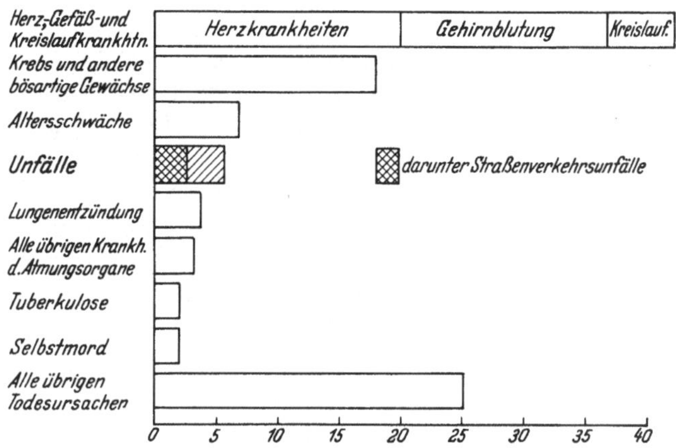

Abb. 1. Die Sterbefälle im Bundesgebiet 1955 (vorläufige Ergebnisse) nach den wichtigsten Todesursachen. (Auf 10 000 der Bevölkerung)   Quelle: Statistisches Bundesamt

Tabelle 2. *Die Sterbefälle im Bundesgebiet 1955[1] und 1954 nach wichtigsten Todesursachen*

Todesursache	1955[1]		1954	
	absolut	auf 10 000 der Bevölk.	absolut	auf 10 000 der Bevölk.
Herz-, Gefäß- und Kreislaufkrankheiten	209 846	42,0	197 856	40,0
davon: Herzkrankheiten	99 724	19,9	99 776	20,2
Gefäßstörungen des Zentralnervensystems (Gehirnblutung)	83 787	16,8	71 627	14,7
Alle übrigen Krankheiten des Kreislaufapparates .	26 335	5,3	26 453	5,3
Krebs und andere bösartige Gewächse	90 132	18,0	88 076	17,8
Altersschwäche	34 257	6,8	32 642	6,6
Unfälle	28 514	5,7	26 497	5,4
darunter: Straßenverkehrsunfälle .	12 296[2]	2,5	11 730	2,4
Lungenentzündung	18 698	3,7	17 596	3,6
Alle übrigen Krankheiten der Atmungsorgane	15 594	3,1	14 030	2,8
Tuberkulose	10 032	2,0	10 110	2,0
darunter: Tuberkulose der Atmungsorgane	8 883	1,8	8 843	1,8
Selbstmord	9 576	1,9	9 562	1,9
Alle übrigen Todesursachen	124 458	24,9	119 195	24,1
Sterbefälle insgesamt	541 107	108,2	515 564	104,1

[1] Vorläufiges Ergebnis. — [2] Aus der Straßenverkehrsunfallstatistik.

tigsten Todesursachen im Jahre 1955. An der Spitze der aufgeführten
Todesursachen stehen Herz-, Gefäß- und Kreislaufkrankheiten mit 42
Sterbefällen auf 10000 der Bevölkerung, es folgen Krebs mit 18, Altersschwäche mit rd. 7 und an 4. Stelle stehen die Unfälle mit rd. 6. Wie schon
aus den Zahlen der ersten Übersicht zu ersehen war, waren fast die Hälfte
der tödlichen Unfälle Straßenverkehrsunfälle und an ihren Folgen starben mehr Menschen als an Tuberkulose.

Ergänzend hierzu verweise ich auf die Ergebnisse einer Sonder-
auszählung in Hessen für das Jahr 1954. Danach entfielen von den tödlichen Unfällen auf Straßenverkehrsunfälle 42,3 vH, auf Unfälle im
Hause 27,5 vH, auf Berufs- und Betriebsunfälle 13,5 vH und 16,8 vH
auf sonstige Unfälle. Zur Erläuterung möchte ich noch hinzufügen, daß
es sich bei den Unfällen im Hause um Unfälle jeder Art, z. B. bei Beschäftigung, Spiel usw. handelt und in dieser Gruppe sehr viel Ober-
schenkelhalsbrüche der alten Leute enthalten sind.

Zur besseren Herausstellung der Bedeutung der Unfallsterblichkeit
möge die folgende Abb. 2 (s. auch Tab. 3) dienen, in der die wichtigsten

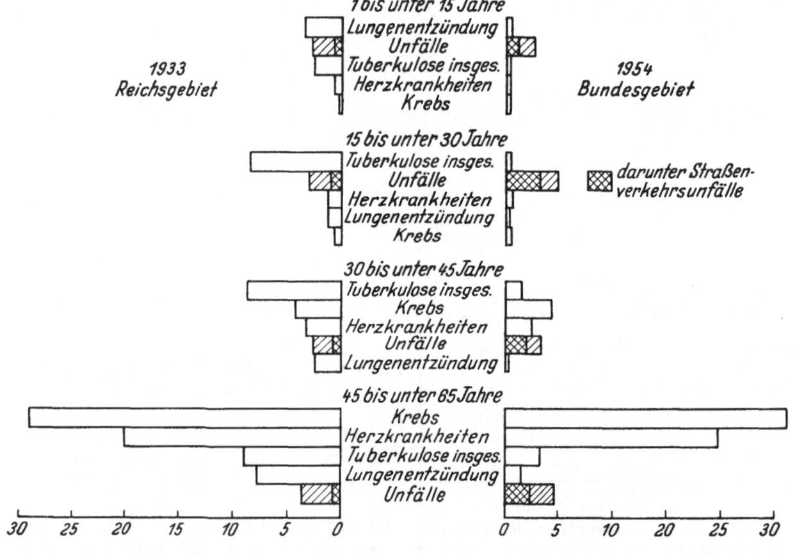

Abb. 2. Die wichtigsten Todesursachen in vier Altersgruppen. (Sterbefälle auf 10000 Lebende
der jeweiligen Altersgruppe) Quelle: Statistisches Bundesamt

Todesursachen der Jahre 1933 und 1954 in 4 Altersgruppen gegenüber-
gestellt sind. Diese Abb. mußte mit den Angaben von 1954 erstellt werden, da die ausführlichen Ergebnisse der Todesursachenstatistik für das
Jahr 1955 noch nicht vorliegen. M. E. läßt gerade diese Abb. die Verschiebung zwischen den Todesursachen besonders gut erkennen. Im Jahre 1954
standen sowohl bei den Kindern als auch bei den jüngeren Erwachsenen
im Alter von unter 30 Jahren die Unfallsterbeziffern weit an erster Stelle.
1933 lag dagegen bei den Kindern die Lungenentzündung an 1. Stelle
und die Tuberkulose fast auf gleicher Höhe mit den tödlichen Unfällen.

Tabelle 3. *Die wichtigsten Todesursachen in vier Altersgruppen im Bundesgebiet 1954 und im Deutschen Reich 1933*

Altersgruppen von 1 bis unter 65 Jahren	Todesursache	1954	1933
1—15	Unfälle	2,7	2,6
	darunter Straßenverkehrsunfälle	1,1	0,6
	Lungenentzündung	0,6	3,3
	Tuberkulose insgesamt	0,3	2,5
	Krebs	0,3	0,2
	Herzkrankheiten	0,2	0,6
15—30	Unfälle	4,9	2,9
	darunter Straßenverkehrsunfälle	3,2	0,9
	Herzkrankheiten	0,7	1,2
	Tuberkulose insgesamt	0,6	8,3
	Krebs	0,6	0,6
	Lungenentzündung	0,1	1,2
30—45	Krebs	4,4	4,2
	Unfälle	3,4	2,5
	darunter Straßenverkehrsunfälle	2,0	0,7
	Herzkrankheiten	2,6	3,2
	Tuberkulose insgesamt	1,6	8,6
	Lungenentzündung	0,3	2,4
45—65	Krebs	26,0	28,9
	Herzkrankheiten	19,8	20,0
	Unfälle	4,6	3,5
	darunter Straßenverkehrsunfälle	2,3	0,7
	Tuberkulose insgesamt	3,3	8,9
	Lungenentzündung	1,6	7,7

Bei den jüngeren Erwachsenen von 15 bis unter 30 Jahren war noch 1933 die Tuberkulose mit weitem Abstand die beherrschende Todesursache. Aber auch in den beiden weiteren Altersgruppen zeigen die Unfallsterbefälle im Jahre 1954 gegenüber 1933 einen deutlichen Anstieg. Die Zunahme der tödlichen Unfälle, vor allen Dingen der Straßenverkehrsunfälle, im Jahre 1955 gegenüber 1933 geht besonders deutlich aus Abb. 3

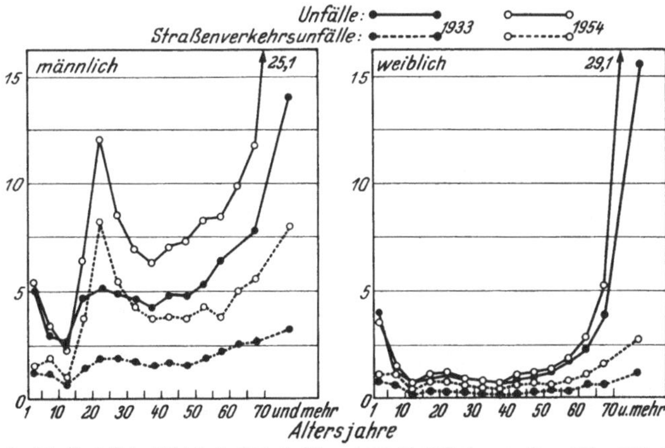

Abb. 3. Die Unfallsterblichkeit (Dtsch. Verz. 1950 Unfälle insges. Pos. 901—969; Straßenverkehrsunfälle Pos. 901, 912. 919) im Reichsgebiet 1933 und im Bundesgebiet 1954. (Auf 10 000 Lebende der jeweiligen Altersgruppe)   Quelle: Statistisches Bundesamt

(s. auch Tab. 4) hervor. Sie sehen zunächst den erheblichen Unterschied in der Höhe der Unfallsterblichkeit bei Männern und Frauen *und* zwischen den einzelnen 5jährigen Altersgruppen. In allen Altersgruppen ist die Unfallsterblichkeit beim männlichen Geschlecht sehr viel höher als beim weiblichen. Am geringsten ist der Unterschied bei den Kindern im vorschulpflichtigen Alter, deren Unfallsterblichkeit gegenüber den älteren Kindern jedoch relativ hoch ist. Im Vergleich zu den übrigen Altersgruppen spielen bei diesen Kleinkindern die Verkehrsunfälle eine geringere Rolle. Sehr deutlich zeigt die Kurve der Männer den steilen Gipfel bei den 20- bis unter 25jährigen. Beim Vergleich mit den entsprechenden Ergebnissen des Jahres 1933 ist hier besonders gut zu erkennen, daß diese Gipfelbildung weitgehend durch die Zunahme der tödlichen Straßenverkehrsunfälle bedingt ist. Die Kurve der Unfallsterbeziffern der Frauen zeigt im Vergleich zu den Männern nur eine angedeutete Gipfelbildung bei den 15- bis unter 25jährigen. Der Vergleich der Ergebnisse von 1933 und 1954 zeigt auch bei den Frauen, daß die höhere Sterblichkeit im Jahre 1954 durch das Ansteigen der tödlichen Verkehrsunfälle verursacht worden ist. Auffallend ist die relativ starke Zunahme der tödlichen Verkehrsunfälle bei den über 70 Jahre alten Männern und Frauen.

Um den medizinischen Aussagewert der Ergebnisse der Todesursachenstatistik noch zu erhöhen, wurden im Jahre 1954 im Hessischen Statistischen Landesamt für die tödlichen Verkehrsunfälle einige zusätzliche Auszählungen, darunter auch nach der *Art* der Verletzung, durchgeführt. Es muß allerdings darauf hingewiesen werden, daß, wie in der allgemeinen

Tabelle 4a. *Sterbefälle durch Unfälle (Pos.-Nr. 901—969) im Bundesgebiet 1954 und im Deutschen Reich 1933 (Todesursachenstatistik) (Abb. 3)*

Altersgruppen von ... bis unter ... Jahren	1954				1933			
	männlich		weiblich		männlich		weiblich	
	absolut	auf 10 000 der Bev.	absolut	auf 10 000 der Bev.	absolut	auf 10 000 der Bev.	absolut	auf 10 000 der Bev.
0 bis unter 1	204	5,1	178	4,7	177	3,6	146	3,1
1 ,, ,, 5	813	5,4	492	3,5	1 177	6,0	759	4,0
5 ,, ,, 10	558	3,4	238	1,5	800	3,0	350	1,3
10 ,, ,, 15	484	2,3	144	0,7	634	2,2	154	0,5
15 ,, ,, 20	1 376	6,4	227	1,1	968	4,7	176	0,9
20 ,, ,, 25	2 143	12,0	204	1,2	1 575	5,1	232	0,8
25 ,, ,, 30	1 468	8,5	161	0,9	1 496	4,9	198	0,6
30 ,, ,, 35	1 050	6,9	167	0,8	1 287	4,5	189	0,6
35 ,, ,, 40	655	6,3	105	0,7	913	4,2	155	0,6
40 ,, ,, 45	1 157	7,0	234	1,1	897	4,7	162	0,7
45 ,, ,, 50	1 295	7,3	240	1,2	871	4,7	205	1,0
50 ,, ,, 55	1 377	8,2	246	1,3	890	5,2	231	1,2
55 ,, ,, 60	1 066	8,4	290	1,8	1 032	6,3	277	1,6
60 ,, ,, 65	957	9,8	372	2,8	890	7,0	317	2,3
65 ,, ,, 70	954	11,7	560	5,2	732	7,7	401	3,8
70 und mehr	3 279	25,1	3 791	29,1	1 616	14,0	2 273	15,5
unbekannt	9	—	3	—	11	—	1	—
insgesamt	18 845	8,1	7 652	2,9	15 966	5,0	6 226	1,9

Tabelle 4b. *Sterbefälle durch Straßenverkehrsunfälle (Pos.-Nr. 901, 912, 919)
im Bundesgebiet 1954 und im Deutschen Reich 1933 (Todesursachenstatistik)*

Altersgruppen von ... bis unter ... Jahren	1954				1933			
	männlich		weiblich		männlich		weiblich	
	absolut	auf 10 000 der Bev.	absolut	auf 10 000 der Bev.	absolut	auf 10 000 der Bev.	absolut	auf 10 000 der Bev.
0 bis unter 1	5	0,1	2	0,1	—	—	1	0,02
1 „ „ 5	240	1,6	156	1,1	252	1,3	159	0,8
5 „ „ 10	309	1,9	167	1,1	313	1,2	160	0,6
10 „ „ 15	208	1,0	89	0,4	202	0,7	59	0,2
15 „ „ 20	814	3,8	166	0,8	286	1,4	52	0,3
20 „ „ 25	1 461	8,2	141	0,8	598	1,9	97	0,3
25 „ „ 30	931	5,4	104	0,6	588	1,9	79	0,3
30 „ „ 35	647	4,3	108	0,5	485	1,7	71	0,2
35 „ „ 40	383	3,7	63	0,4	349	1,6	54	0,2
40 „ „ 45	631	3,8	136	0,6	328	1,7	52	0,2
45 „ „ 50	652	3,7	138	0,7	296	1,6	59	0,3
50 „ „ 55	707	4,2	121	0,6	323	1,9	70	0,4
55 „ „ 60	480	3,8	131	0,8	351	2,2	57	0,3
60 „ „ 65	482	4,9	147	1,1	315	2,5	77	0,6
65 „ „ 70	452	5,5	176	1,6	248	2,6	65	0,6
70 und mehr	1 030	7,9	452	2,7	365	3,2	180	1,2
unbekannt	1	—	—	—	2	—	—	—
insgesamt	9 433	4,1	2 297	0,9	5 301	1,7	1 292	0,4

Todesursachenstatistik nur *eine* Todesursache, auch bei dieser Erhebung
nur *eine* Art der Verletzung, und zwar die schwerste, ausgezählt wurde.

Die Gliederung der tödlichen Straßenverkehrsunfälle nach der Art der
Verletzung auf Grund der Todesursachenstatistik für Hessen im Jahre
1954 ergibt ein ähnliches Bild, wie es von vielen Kliniken auf Grund
ihrer Ergebnisse festgestellt worden ist.

Tabelle 5. *Die tödlichen Straßenverkehrsunfälle nach der Art der Verletzung
in Hessen 1954*

Verletzungen von Kopf, Schädel, Gehirn, Hirnnerven, Wirbelsäule und Rückenmark	79,2	vH
Knochenbrüche ausschl. Schädelbruch und Bruch der Wirbelsäule . . .	7,0	vH
Innere Verletzungen von Brust, Bauch und Becken	11,1	vH
Verletzungen oder Schädigungen anderer Art und ohne nähere Angaben	2,7	vH

insgesamt 100

Mit über 79 vH liegt der Anteil der Verletzungen von Kopf, Schädel,
Gehirn, Hirnnerven, Wirbelsäule und Rückenmark an der Spitze aller
tödlich verlaufenden Verletzungen nach Straßenverkehrsunfällen. Sonstige Knochenbrüche verursachten 7 vH und innere Verletzungen von
Brust, Bauch und Becken 11 vH der tödlich Verletzten.

Nachdem ich Ihnen bisher nur über die Unfallsterbefälle berichtet
habe, kann ich auf Grund der amtlichen Straßenverkehrsunfallstatistik
auch nähere Angaben über die Gesamtzahl der Verletzten und die Zahl
der in stationäre Behandlung Überführten machen. Bevor ich auf diese

Ergebnisse eingehe, muß ich aber, um Mißverständnisse zu vermeiden, einige Erläuterungen zu der Methodik der Verkehrsunfallstatistik geben. Seit 1953 werden bei dieser Erhebung als Tote diejenigen gezählt, die sofort oder bis zu 30 Tage nach dem Unfall ihren Verletzungsfolgen erlegen sind, während in früheren Jahren die Zeitspanne zwischen Unfall und Tod nicht einheitlich abgegrenzt war und etwa zwischen 3 und 8 Tagen schwankte. Seit 1953 weicht daher die Zahl der auf dem polizeilichen Meldeweg erfaßten durch Straßenverkehrsunfälle Getöteten gegenüber den bei den Standesämtern registrierten Zahlen der Todesursachenstatistik praktisch kaum ab. Bei den Verletzten werden die in stationäre Behandlung überführten Personen gesondert ausgewiesen und es ist wohl anzunehmen, daß es sich bei diesen Personen vorwiegend um Schwerverletzte handelt.

1955 wurden 350 356 Personen bei Straßenverkehrsunfällen verletzt. In dieser Zahl sind die Toten nicht enthalten. Es ist also gegenüber dem Jahr 1954, in dem nur 316 993 Verletzte gezählt wurden, ein deutlicher Anstieg erkennbar, der vorwiegend das männliche Geschlecht betraf. Von den rund 350 000 Verletzten des Jahres 1955 waren die Männer mit rd. 75 vH beteiligt. Das männliche Geschlecht wird also ebenso wie vorher bei den Sterbefällen ausgeführt, auch bei den nicht tödlich endenden Verkehrsunfällen wesentlich stärker betroffen.

In den Zahlen, die dem nebenstehenden Schaubild (s. auch Tab. 6) zugrunde liegen, sind, wie oben ausgeführt, die gestorbenen Verletzten nicht enthalten. Dargestellt sind die Verletzten insgesamt und die einer stationären Behandlung zugeführten in den einzelnen Altersgruppen beim männlichen und weiblichen Geschlecht, bezogen auf 10 000 der jeweiligen Altersgruppe. Das Schaubild läßt deutlich den großen Unterschied in der Höhe der Verletzungshäufigkeit beim männlichen und weiblichen Geschlecht in den verschiedenen Altersgruppen erkennen. Bei beiden Geschlechtern werden die 14- bis unter 25jährigen am häufigsten betroffen, wobei aber hervorzuheben ist, daß von 10 000 dieser Altersgruppe fast 210 männliche, dagegen aber nur 58 weibliche Personen verletzt werden.

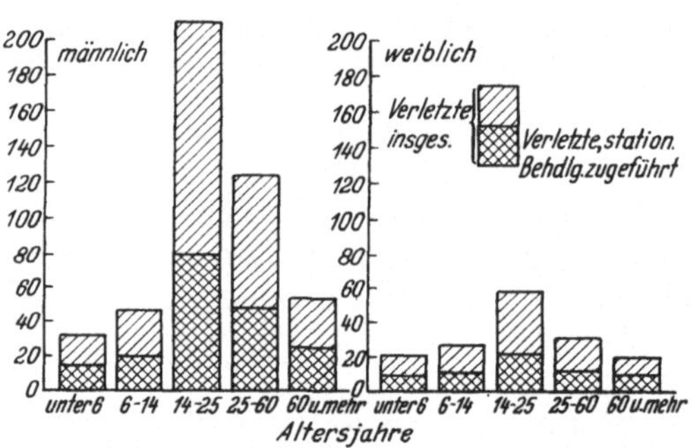

Abb. 4. Bei Straßenverkehrsunfällen verletzte Personen im Bundesgebiet 1955. (Auf 10 000 Lebende der jeweiligen Altersgruppe)   Quelle: Statistisches Bundesamt

Von den rd. 350 000 Verletzten wurden rd. 138 000 = 39 vH in stationäre Behandlung überführt. Die Geschlechts- und Altersverteilung dieser stationär Behandelten zeigt ein ähnliches Bild wie das der Verletzten insgesamt. Da auch bei den stationär behandelten Verletzten die im Erwerbsleben stehenden Personen, und zwar insbesondere die Männer

Tabelle 6a. *Bei Straßenverkehrsunfällen getötete und verletzte Personen im Jahre 1955 (Abb. 4)*

Getötete und verletzte Personen	Geschlecht	Insgesamt		davon im Alter von .... bis unter .... Jahren									
				unter 6		6 bis unter 14		14 bis unter 25		25 bis unter 60		60 und darüber	
		absolut	auf 10 000 der Bev.	absolut	auf 10 000 der Bev.	absolut	auf 10 000 der Bev.	absolut	auf 10 000 der Bev.	absolut	auf 10 000 der Bev.	absolut	auf 10 000 der Bev.
I. Getötete	insgesamt	12 296	2,5	514	1,2	502	0,9	2 992	3,4	5 685	2,4	2 603	3,6
	männlich	9 929	4,2	327	1,5	337	1,2	2 624	5,8	4 776	4,5	1 865	6,0
	weiblich	2 367	0,9	187	0,9	165	0,6	368	0,9	909	0,7	738	1,8
II. 1. Verletzte stat. Behandlung zugeführte . .	insgesamt	137 836	27,7	5 019	11,4	8 393	15,3	44 998	51,1	67 437	28,3	11 989	16,5
	männlich	103 130	44,1	3 158	14,0	5 471	19,5	35 538	79,1	51 230	47,8	7 733	24,8
	weiblich	34 706	13,2	1 861	8,7	2 922	10,9	9 460	22,0	16 207	12,4	4 256	10,3
2. Sonst. Verletzte	insgesamt	212 520	42,7	6 539	14,9	11 807	21,5	73 800	83,9	107 135	45,0	13 239	18,2
	männlich	160 676	68,6	3 979	17,6	7 433	26,5	58 298	129,7	81 937	76,4	9 029	28,9
	weiblich	51 844	19,7	2 560	12,0	4 374	16,3	15 502	36,0	25 198	19,3	4 210	10,2
Verletzte (1+2) .	insgesamt	350 356	70,4	11 558	26,3	20 200	36,8	118 798	135,0	174 572	73,3	25 228	34,7
	männlich	263 806	112,7	7 137	31,6	12 904	46,0	93 836	208,8	133 167	124,1	16 762	53,7
	weiblich	86 550	32,8	4 421	20,7	7 296	27,1	24 962	58,0	41 405	31,6	8 466	20,5

Tabelle 6b. *Bei Straßenverkehrsunfällen getötete und verletzte Personen im Jahre 1954*

| Getötete und verletzte Personen | Geschlecht | Insgesamt | | davon im Alter von .... bis unter .... Jahren | | | | | | | | | |
| | | | | unter 6 | | 6 bis unter 14 | | 14 bis unter 25 | | 25 bis unter 60 | | 60 und darüber | |
		absolut	auf 10 000 der Bev.	absolut	auf 10 000 der Bev.	absolut	auf 10 000 der Bev.	absolut	auf 10 000 der Bev.	absolut	auf 10 000 der Bev.	absolut	auf 10 000 der Bev.
I. Getötete	insgesamt	11 655	2,4	572	1,3	568	1,0	2 822	3,3	5 321	2,2	2 372	3,3
	männlich	9 420	4,0	360	1,6	381	1,3	2 473	5,6	4 494	4,2	1 712	5,5
	weiblich	2 235	0,9	212	1,0	187	0,7	349	0,8	827	0,6	660	1,6
II. 1. Verletzte stat. Behandlung zugeführte . .	insgesamt	127 873	25,8	4 973	11,4	7 791	13,9	40 666	46,9	62 903	26,5	11 540	16,1
	männlich	95 279	40,9	3 106	13,8	5 216	18,2	31 956	72,2	47 590	44,7	7 411	23,9
	weiblich	32 594	12,4	1 867	8,8	2 575	9,4	8 710	20,5	15 313	11,7	4 129	10,1
2. Sonst. Verletzte	insgesamt	189 120	38,2	5 983	13,7	11 115	19,8	63 519	73,3	96 295	40,6	12 208	17,0
	männlich	142 476	61,2	3 625	16,2	7 061	24,7	49 837	112,6	73 510	69,0	8 443	27,2
	weiblich	46 644	17,8	2 358	11,1	4 054	14,8	13 682	32,3	22 785	17,5	3 765	9,2
Verletzte (1+2) .	insgesamt	316 993	64,0	10 956	25,1	18 906	33,7	104 185	120,3	159 198	67,2	23 748	33,1
	männlich	237 755	102,1	6 731	30,0	12 277	42,9	81 793	184,8	121 100	113,7	15 854	51,2
	weiblich	79 238	30,2	4 225	19,9	6 629	24,2	22 392	52,9	38 098	29,2	7 894	19,4

am stärksten beteiligt sind, ist klar zu erkennen, daß hierdurch für das Wirtschaftsleben ein erheblicher Ausfall entsteht.

Zum Schluß meiner Ausführungen möchte ich Ihnen noch einen kurzen Hinweis über die Abhängigkeit der Zahl der Unfallopfer von dem Grad der Motorisierung geben und hierbei auch den Versuch machen, einen internationalen Vergleich durchzuführen.

Tabelle 7. *Änderung der Zahl der Unfallopfer und des Kraftfahrzeugbestandes von 1950—1954 in der Bundesrepublik Deutschland und in einigen ausländischen Staaten*

Land	Getötete und Verletzte			Kraftfahrzeugbestand		
	1950	1954	Zunahme vH	1950	1954	Zunahme vH
	1000			1000		
Bundesrepublik Deutschland	157	329	110	1 950[1]	4 097[1]	110[1]
Großbritannien	201	227	13	4 414[2]	5 130[3]	16
Niederlande	21	29	38	318[4]	446[4]	40
Schweiz	20	27	35	265	484	83
USA	1 235[5]	1 286[5]	4	48 633[6]	59 468[6]	22

[1] Im Verkehr befindl. Kraftfahrzeuge am 1. 7.; ohne Kfz. d. Besatzungsmacht. — [2] Ende Sept. — [3] Jahresanfang. — [4] Bestand am 1. 8. — [5] Nur bei Kfz.-Unfällen Getötete u. Verletzte. — [6] Bestand am Jahresanfang. — Die Gesamtfahrleistung sämtlicher Kraftfahrzeuge erhöhte sich von 1950 auf 1954 um rund 20 vH.

Die Zahl der Unfälle und der Unfallopfer im Straßenverkehr hat sich in der Bundesrepublik Deutschland von 1950 — seit diesem Jahre sind Unterlagen für das gesamte Bundesgebiet verfügbar — bis 1954 mehr als verdoppelt. Diese Zunahme entspricht ungefähr dem Entwicklungstempo der insbesondere nach der Währungsreform stark ansteigenden Motorisierung.

Der Bestand an Kraftfahrzeugen hat sich von rd. 1,95 Mill. im Jahre 1950 um 110 vH auf rd. 4,1 Mill. im Jahre 1954 erhöht. Nicht berücksichtigt sind hierbei die Kraftfahrzeuge der ausländischen Streitkräfte und die übrigen ausländischen Kraftfahrzeuge, die im Bundesgebiet am Verkehr beteiligt waren. Diese Gegenüberstellung zeigt, daß das Unfallgeschehen auf den Straßen, welches von mannigfaltigen Faktoren abhängt, entscheidend mitbestimmt wird durch den Grad der Verkehrsdichte. Allerdings ist hier zu bemerken, daß der Kraftfahrzeugbestand als Maß für die Verkehrsdichte nur eine Hilfsgröße darstellt und eigentlich die Fahrleistungen der Fahrzeuge, die Zusammensetzung des Kraftfahrzeugparkes, die Länge des Straßennetzes usw. zu berücksichtigen wären. Leider stehen aber zuverlässige statistische Unterlagen, die insbesondere für internationale Vergleiche geeignet sind, hierüber nur in einem sehr geringen Umfange zur Verfügung. Auch eignen sich aus methodischen Gründen für den internationalen Vergleich die Zahlen der im Straßenverkehr getöteten und verletzten Personen besser als die der Unfälle, da die letzteren in den verschiedenen Ländern unterschiedlich abgegrenzt werden.

Eine ähnliche Entwicklung wie im Bundesgebiet ist, wenn auch nicht in diesem Ausmaß, in anderen Ländern zu beobachten, z. B. in Groß-Britannien und in den Niederlanden, wo einem ebenfalls anwachsenden Kraftfahrzeugbestand eine dieser Zunahme ungefähr entsprechende Steigerung der Unfallopfer gegenübersteht.

Allerdings ist auch erkennbar, daß in Ländern, welche bereits einen hohen Grad der Motorisierung erreicht haben, das Ansteigen der Unfälle mehr und mehr hinter der Entwicklung des Kraftfahrzeugbestandes zurückbleibt. Diese Tendenz, welche sich bereits bei der Schweiz abzeichnet, wird besonders deutlich bei den Vereinigten Staaten, wo die Opfer des Straßenverkehrs von 1950 bis 1954 nur um 4 vH angestiegen sind, während sich im gleichen Zeitraum die Zahl der Kraftfahrzeuge um 22 vH erhöht hat.

Literatur.

Statistisches Bundesamt, Wiesbaden: Gesundheitswesen-Statistische Ergebnisse 1954, Band 148. — Statistisches Bundesamt, Wiesbaden: Statistische Berichte, Reihe VIII/14 „Die Sterbefälle nach Todesursachen und Geschlecht im Bundesgebiet". — Hessisches Statistisches Landesamt, Wiesbaden: Staat und Wirtschaft in Hessen, Statistische Mitteilungen, Heft 6, 1954 und Heft 6, 1955. — Statistisches Bundesamt, Wiesbaden: Statistische Berichte, Reihe V/11, a) Die Straßenverkehrsunfälle 1954, b) Die Straßenverkehrsunfälle 1955.

A. ANDER, Stuttgart: **Über Todesfälle und Schwerverletzte im Straßenverkehr in ihrer Verteilung auf die einzelnen Verkehrsteilnehmer.** (Mit 3 Abb.)

Als Vertreter der amtlichen Straßenverkehrsunfallstatistik habe ich vorzugsweise die Aufgabe, Ihnen einen Einblick in dieses heute sehr vielseitige Aufgabengebiet zu geben und dabei auch einen Eindruck zu vermitteln, mit welcher Sorgfalt und Redlichkeit hier z. Zt. an der Erstellung eines umfassenden Bildes über die Straßenverkehrsunfälle in ihrem Zusammenhang mit dem so komplizierten Verkehrsgeschehen gearbeitet wird. Dabei kann ich allerdings nicht ohne ein gewisses Zahlenmaterial auskommen, dessen Behandlung hoffentlich durch die Ihnen vorliegenden Beilagen etwas erleichtert wird.

Wo bei einer statistischen Darstellung über die Straßenverkehrsunfälle, oder wie bei unserem heutigen Thema, über die im Straßenverkehr getöteten und schwerverletzten Personen, der Begriff eines Verkehrsteilnehmers auftritt, wird irgendwie die Struktur dieses Verkehrs berührt. Die Erscheinung des Straßenverkehrs ist als Ganzes heute kaum noch übersehbar und deshalb auch nicht mehr auf einen einfachen Ausdruck zu bringen: Ein weit verzweigtes, teils eng-, teils weitmaschiges Netz von Straßen, auf denen sich, jahreszeitlich und im Tagesverlauf immer schwankend, mehr oder weniger starke Ströme aus Fahrzeugen aller Art in wechselnder Mischung mit unterschiedlichen Geschwindigkeiten mehr oder weniger weit entfernten Zielen zu bewegen. Dazwischen bewegen sich dann teils am Rande, teils jedoch quer zu diesen Strömen, die hierbei besonders gefährdeten Fußgänger.

Wenn nun von der Verteilung der Toten und Schwerverletzten nach Verkehrsteilnehmern die Rede sein soll, so ist von den Personen zu sprechen, die bei der Benutzung bestimmter Fahrzeugarten oder als Fußgänger im Verkehr tödlich verunglückt oder schwer verletzt worden sind. Die Verteilung der Verunglückten auf die einzelnen Fahrzeugarten und auf die Fußgänger ist in gewissem Sinne auch der Ausdruck der jeweiligen, sich im Laufe der Zeit immer wieder ändernden Zusammensetzung des Verkehrs. Wieviele verunglückte Kraftradfahrer z. B. im Verhältnis zu den schwerverletzten Insassen von Personenkraftwagen in eine Unfallklinik eingeliefert werden, hängt von der Art des Verkehrs in der engeren und weiteren Umgebung ab, die von Ort zu Ort oder von Land zu Land stets etwas verschieden sein wird. Der Statistiker wird dementsprechend je nach dem Gebiet, von dem er ausgeht, immer wieder etwas abweichende Bilder dieser Verteilung finden, in denen sich die jeweilige Verkehrsstruktur ausprägt.

Es wäre reizvoll, dies an einigen internationalen Zahlen zu zeigen. Bedeutende Unterschiede in der Abgrenzung der Begriffe bei den Straßenverkehrsunfallstatistiken der einzelnen Länder und die dadurch bedingte, nur beschränkte Vergleichbarkeit lassen jedoch nur wenige Beispiele zu, über die Sie in der Anlage 1 einige Zahlen finden.

In der wiedergegebenen Tabelle ist auf eine Unterscheidung der Verunglückten nach Getöteten, Schwer- und Leichtverletzten verzichtet worden, da hier keine einheitlichen Begriffe bestehen, eine allerdings auch nur grobe Vergleichbarkeit deshalb allein für die Summe der Verun-

Tabelle 1. *Im Straßenverkehr verunglückte Personen in ihrer Verteilung nach der Art der Verkehrsbeteiligung in einigen europäischen Ländern 1953*

Kraftfahrzeugart, Verkehrsbeteiligung	Bundesgebiet	Frankreich	Dänemark	Schweden
	Anzahl			
Kraftfahrzeugbestände auf 100 000 Einwohner				
Krafträder	4 070	1 920	1 090	3 760
Personenkraftwagen	2 290	4 510	2 985	5 080
Lastkraftwagen	1 125	1 950	1 720	1 405
Verunglückte Personen auf 100 000 Einwohner				
auf Krafträdern	245	79	68	64*
Kraftwagen	103	86	57	66
Fahrrädern	143*	58	133*	51
als Fußgänger	126	50	55	36
Andere	11	2	5	5
Zusammen	628	275	318	222
Von 100 der Getöteten und Verletzten verunglückten				
auf Krafträdern	39	29	21	29*
Kraftwagen	16	31	18	29
Fahrrädern	23*	21	42*	23
als Fußgänger	20	18	17	16
Andere	2	1	2	3
Zusammen	100	100	100	100

* Einschließlich Mopeds.

glückten gegeben ist. In Deutschland werden, wie auch z. B. in Dänemark und Schweden, zu den bei Straßenverkehrsunfällen getöteten Personen auch die im Verlauf von einem Monat ihren Verletzungen erlegenen Verunglückten gezählt, in Frankreich jedoch nur noch die im Laufe von 24 Stunden nach dem Unfall Verstorbenen. Noch schwieriger ist die Abgrenzung bei den Schwerverletzten. Hier ist darauf hinzuweisen, daß in Deutschland die Verletzten danach unterschieden werden, ob sie vom Unfallort weg, oder auch später, in stationäre Krankenhausbehandlung überführt worden sind oder nicht. Wenn nun, ziemlich vereinfachend, bei diesen zunächst in Krankenhausbehandlung gebrachten Verunglückten von Schwerverletzten gesprochen wird, so ergeben sich im Vergleich zu anderen Ländern relativ höhere Zahlen. Sie sind einmal dadurch etwas überhöht, daß sie teilweise noch solche Personen umfassen, deren endgültige Untersuchung durch den Arzt doch das Vorliegen leichterer Verletzungen ergeben hat, die nach der ersten Versorgung ambulant weiterbehandelt werden können. Auch in anderen Ländern findet selbst da, wo die Verletzungen nach Hauptgruppen berücksichtigt werden, eine Orientierung nach der Krankenhauseinweisung statt, wobei es ebenfalls wieder Unterschiede bewirkt, daß nicht in allen Ländern in gleich großem Umfang von der stationären Behandlung Gebrauch gemacht wird wie bei uns in Deutschland.

Den Zusammenhang der Verteilung nach Verkehrsteilnehmern und der Verkehrsstruktur vermögen nun für das erste auch die zusammengefaßten Zahlen der Verunglückten zu zeigen. Die dargebotenen Zahlen für die Bundesrepublik, Frankreich, Dänemark und Schweden lassen unschwer gewisse Unterschiede in der Verkehrsstruktur erkennen. In Westdeutschland mit seinen hohen Beständen an Krafträdern steht die Gruppe der im Verkehr auf diesen Zweiradfahrzeugen verunglückten Personen weitaus an erster Stelle. In Frankreich, wo im Gegensatz dazu eine relativ viel höhere Ausstattung mit Personenkraftwagen besteht, ist der prozentuale Anteil der in der Gruppe der Kraftwagen überhaupt verunglückten Personen auch entsprechend höher als in Westdeutschland. In Dänemark wiederum, wo vor allem das Fahrrad im Verkehr eine besonders bedeutende Rolle spielt, treten in entsprechender Weise die verunglückten Radfahrer mit einem hohen Anteil hervor.

Für die westdeutschen Verhältnisse läßt sich nun, für die Getöteten und Schwerverletzten getrennt, ein noch etwas deutlicheres Bild der Verteilung in ihrem Zusammenhang mit der Verkehrsstruktur entwickeln. Ich darf hierzu auf die Tabelle 2 verweisen. In dieser für das Jahr 1953 aufgestellten Übersicht fallen z. B. die hohen Zahlen von 11 Toten und 132 Schwerverletzten auf Krafträdern je 100 000 Einwohner in Baden-Württemberg, gemessen am Bundesdurchschnitt, besonders auf. Sie stehen zweifellos mit dem in unserem Land besonders hohen Bestand an zugelassenen Krafträdern in engem Zusammenhang. In anderer Betrachtung zeigt sich dies daran, daß in Baden-Württemberg 41 vH der tödlich Verunglückten und 45 vH, also nicht viel weniger als die Hälfte aller Schwerverletzten, auf Krafträdern zu Schaden gekommen sind. Für Nordrhein-Westfalen mit seiner hohen Siedlungsdichte ist der relativ

Tabelle 2. *Getötete und Schwerverletzte nach der Art ihrer Teilnahme am Straßenverkehr im Bundesgebiet und einigen Bundesländern 1953*

Verkehrsbeteiligung	Getötete				Schwerverletzte			
	Bundes-gebiet	Baden-Würt-tem-berg	Bayern	Nord-rhein-West-falen	Bundes-gebiet	Baden-Würt-tem-berg	Bayern	Nord-rhein-West-falen
Auf 100 000 Einwohner								
auf Kraftrad . . .	8	11	8	8	98	132	106	92
Kraftwagen . .	3	4	3	4	39	42	38	37
Fahrrad	4	4	4	4	53	53	63	51
als Fußgänger . . .	7	7	6	8	57	60	54	63
Andere	—	1	1	—	4	5	4	4
Zusammen	22	27	22	24	251	292	265	247
In vom Hundert der Summen								
auf Kraftrad . . .	36	41	38	34	39	45	40	37
Kraftwagen . .	15	14	14	14	16	14	14	15
Fahrrad	17	16	19	16	21	18	24	21
als Fußgänger . . .	30	26	26	34	23	21	20	26
Andere	2	3	3	2	1	2	2	1
Zusammen	100	100	100	100	100	100	100	100

bedeutende Anteil der Fußgänger bemerkenswert. In Bayern dagegen spielen wiederum die Radfahrer eine ähnlich hervortretende Rolle.

In groben Zügen zeigt die Übersicht jedoch eine gewisse Übereinstimmung in der Verteilung, die in der fast gleichen Reihenfolge der einzelnen Verkehrsteilnehmergruppen zu erkennen ist. Übereinstimmend ist der hohe Anteil der auf Krafträdern getöteten und schwerverletzten Personen und der mit Ausnahme von Bayern an zweiter Stelle stehenden Fußgänger. Schließlich ist es auch bezeichnend, daß der Anteil der Radfahrer überall noch höher ist als der der Gruppe der Kraftwagen. Erwähnenswert ist, daß die Zahl der Schwerverletzten je 100 000 Einwohner um so höher ist je größer der Anteil der auf Krafträdern getöteten und schwerverletzten Personen an der jeweiligen Gesamtsumme ist. So ergibt sich gerade für Baden-Württemberg auf 100 000 Einwohner gerechnet eine Zahl von 27 Toten und 292 Schwerverletzten.

Die bisher gegebene Darstellung läßt sich nun an dem Beispiel Baden-Württembergs noch weiter vertiefen. Zu diesem Zweck ist das Material des Jahres 1955 in einer erweiterten Gliederung aufbereitet worden, wobei sich auch wertvolle Aufschlüsse über die Alterszusammensetzung der Verunglückten ergeben haben.

Ich darf hier wieder auf die Anlagen verweisen, und zwar auf die Tabelle 3. In dieser sind an die Stelle der bisherigen fünf Gruppen von Verkehrsteilnehmern, hauptsächlich durch Aufteilung der Gruppe der Kraftwagen, nunmehr zehn Gruppen getreten, die ohne Rücksicht auf die engere Zusammengehörigkeit nach der Größe ihres Anteils an der Gesamtsumme geordnet sind. Auch hier steht die Gruppe der auf Krafträdern verunglückten Personen mit einem Anteil von etwas mehr als 40 vH an der Spitze. Neu ist an dieser Übersicht, daß sie den ver-

Tabelle 3. *Die Getöteten, Schwer- und Leichtverletzten nach der Art ihrer Beteiligung am Verkehr in Baden-Württemberg 1955*

Art der Verkehrsbeteiligung	Getötete		Schwerverletzte[1]		Leichtverletzte	
	Anzahl	vH	Anzahl	vH	Anzahl	vH
Verunglückt						
auf Krafträdern	737	40,3	8 233	41,4	13 137	40,5
als Fußgänger	460	25,2	3 980	20,0	5 106	15,8
auf Personenkraftwagen . .	226	12,4	3 022	15,2	5 393	16,6
„ Fahrrädern	171	9,4	2 479	12,5	4 983	15,4
„ Mopeds	116	6,3	1 337	6,7	2 063	6,4
„ Lastkraftwagen	42	2,3	458	2,3	945	2,9
„ Zugmaschinen	36	2,0	107	0,5	83	0,2
„ Kraftomnibussen	8	0,4	70	0,4	251	0,8
„ Straßenbahnen	1	0,0	42	0,2	156	0,5
Sonstige	31	1,7	152	0,8	285	0,9
Zusammen	1 828	100	19 880	100	32 402	100

[1] In stationäre Behandlung gebrachte Verunglückte.

hältnismäßig bedeutenden Anteil der bei der Benutzung von Personenkraftwagen verunglückten Personen erkennen läßt. Mit 12 vH aller tödlich Verunglückten und 15 vH aller Schwerverletzten steht diese Gruppe nach den Fußgängern an dritter Stelle. Im Vergleich dazu spielen Todesfälle und schwere Verletzungen unter den Fahrern und Beifahrern von Lastkraftwagen nur eine untergeordnete Rolle.

Wenn nun die in der Tabelle nach ihrer Größe geordneten Massen der Getöteten und Schwerverletzten nach einzelnen Altersjahren dargestellt werden, so mag das in Anbetracht der vielfach sehr kleinen Zahlen für gewagt oder gar für unzulässig gehalten werden. Der zum erstenmal 1955 durchgeführte Versuch zeigt aber, wie Sie an den nachstehend wiedergegebenen Schaubildern sehen können, daß die den einzelnen Massen zugrunde liegende Gesetzmäßigkeit der Altersverteilung auch schon bei kleinen Zahlen in ihren wesentlichen Grundzügen klar hervortritt. In den Schaubildern sind die einzelnen Gruppen nicht mehr nach dem Gewicht ihrer Massen geordnet, sondern nach der bei ihnen erscheinenden Form der Altersverteilung, deren charakteristische Züge unschwer zu erkennen sind.

Bei den dargestellten Häufigkeitskurven liegt der Schwerpunkt der Verteilung mit einer mehr oder weniger stark ausgeprägten und hervortretenden Spitze in den unteren Altersjahren. Die Häufung der Fälle tritt in einer für die jeweilige Gruppe irgendwie typischen, verschieden breiten Altersstufe, manchmal wie bei den Krafträdern, in geradezu auffälliger Weise hervor. Bei den Fußgängern liegt diese Häufung, und zwar mit 19 vH der Toten und 27 vH der Schwerverletzten dieser Gruppe, in dem Intervall vom 2. bis zum 10. Altersjahre, anschließend folgt sie in der Gruppe der Radfahrer vom 10. bis 20. Altersjahre mit einem Anteil von 22 vH der Getöteten und 41 vH der Schwerverletzten. Einen bemerkenswerten Einschnitt in der Verteilung stellt das 16. Altersjahr dar, nach dessen Vollendung Jugendliche nach den polizeilichen Vorschriften zur Führung eines Mopeds berechtigt sind. An dieser Stelle ist bereits

eine Abnahme der Getöteten und Schwerverletzten unter den Radfahrern,
dafür aber eine Zunahme bei den Mopedfahrern zu erkennen. Der Masse
nach am auffälligsten und eindrucksvollsten ist dann die Verteilung bei

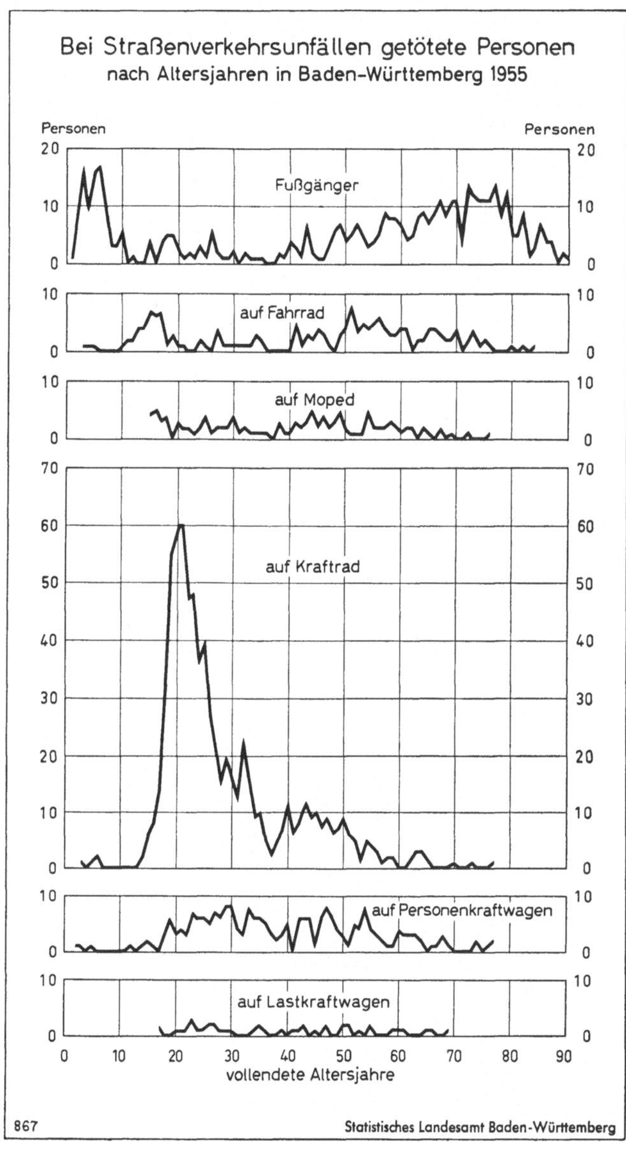

Schaubild 1

den Krafträdern, wo allein 47 vH, d. h. fast die Hälfte der Getöteten
und Schwerverletzten auf das schmale Intervall von 17 bis 24 Jahren
entfallen. Rund ¾ der auf Krafträdern tödlich verunglückten und

schwerverletzten Personen gehören den Jahrgängen vom 17. bis zum
35. Altersjahre an.

In der Gruppe der Personen- und Lastkraftwagen ist das Bild der

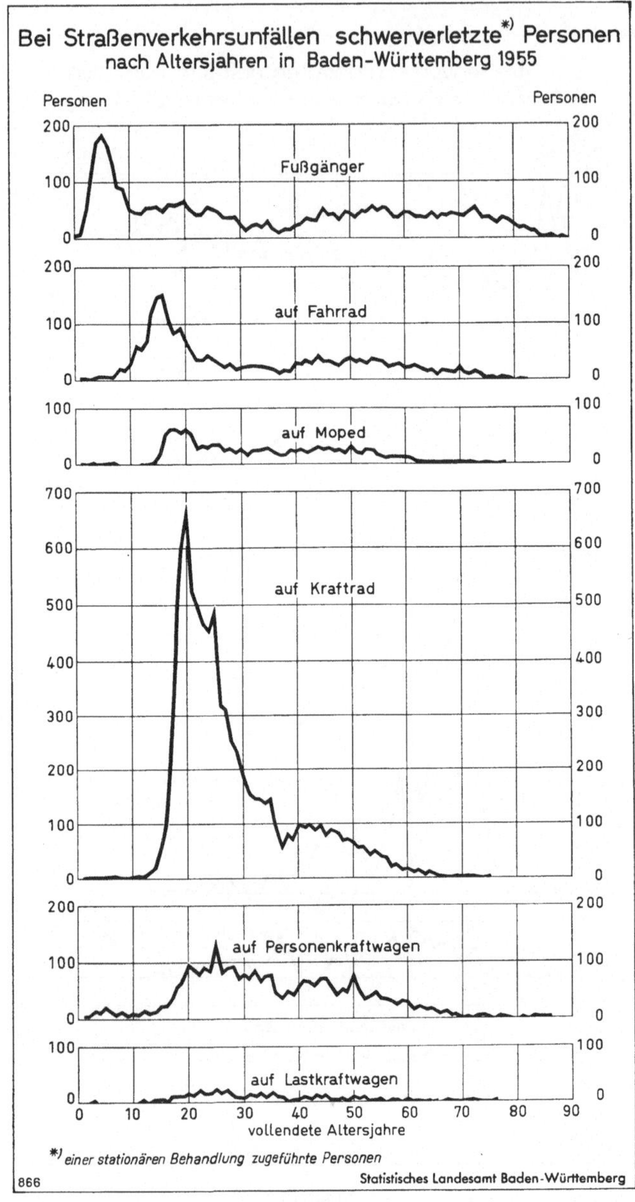

Schaubild 2

Altersverteilung wohl etwas gleichmäßiger. Aber auch hier liegt das
Schwergewicht noch eindeutig bei den jüngeren Jahrgängen.

So kann nun ganz allgemein gesagt werden, daß von tödlichen und schweren Verletzungen im Straßenverkehr die jüngeren Jahrgänge stärker betroffen werden als die älteren. Lediglich unter den tödlich verletzten Fußgängern treten auch die Altersjahre über 50, insbesondere von 60 Jahren an, relativ stark hervor.

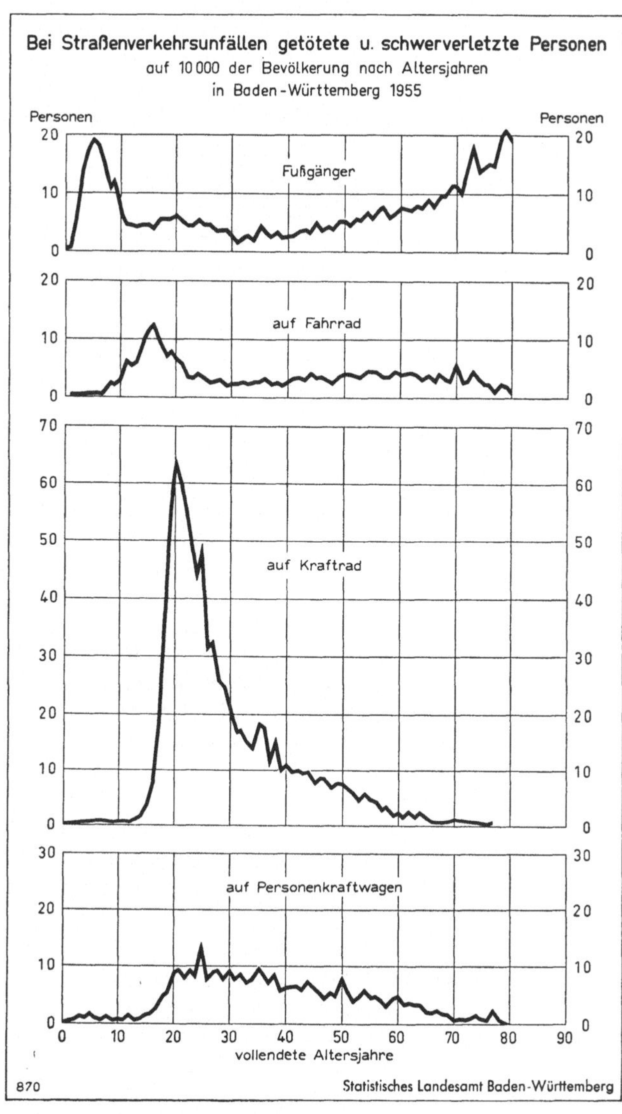

Schaubild 3

Um noch eine bessere Anschauung davon zu geben, wie weit die Altersgliederung bei den Verunglückten von der der Gesamtbevölkerung abweicht, ist noch das folgende Schaubild gezeichnet worden, in dem die Zahlen der Getöteten und Schwerverletzten zusammengenommen jeweils auf 10 000 der Bevölkerung in den einzelnen Altersjahren bezogen worden sind. Auf diese Weise wird für die dargestellten Verkehrsarten das Eigentümliche der Altersverteilung bei den Todesfällen und schweren Verletzungen noch etwas deutlicher. Vor allem wird hier nun sichtbar, in welchem Umfang neben den Jugendlichen auch gerade die älteren Fußgänger von Verletzungen im Straßenverkehr betroffen sind.

Die etwas unterschiedlichen Bilder der Altersverteilung erklären sich z. T. daraus, daß gerade die in den einzelnen Gruppen hervortretenden Altersklassen auch einen verhältnismäßig hohen Anteil an der Masse der in dieser Art am Verkehr teilnehmenden Personen stellen. Allerdings darf auch nicht übersehen werden, daß die höchste Häufigkeit der tödlichen oder schweren Verletzungen gerade in den Altersjahren gegeben ist, in denen die jungen Menschen zum erstenmal mit dem Straßenverkehr in Berührung kommen oder wo sie zum erstenmal unter Benutzung von Fahrzeugen aktiv an ihm teilzunehmen beginnen. Hier sind zunächst die Kinder im Alter von 2 bis 5 Jahren zu nennen, die sich im Spiel leicht vergessen und die auch sonst auf ihren Wegen den Gefahren der Straße noch besonders ausgesetzt sind. Es folgen dann die Radfahrer im Alter von 13 bis 16, die Mopedfahrer im Alter von 16 bis 18 und schließlich die Kraftradfahrer im Alter von 18 bis 21 Jahren. Hier sind es offensichtlich die jugendlichen Anfänger, die am häufigsten verunglücken und bei denen neben der Unerfahrenheit nicht selten auch noch Leichtsinn und mangelnde Vorsicht eine beträchtliche Rolle spielen.

Als eine ähnlich gefährdete Personengruppe erscheinen die Fußgänger der höheren Altersjahre, bei denen natürlicherweise Gehbehinderung und eine mit dem Alter zunehmende Schwerfälligkeit das Zurechtkommen in den heutigen Verkehrsverhältnissen erschweren. Fast die Hälfte der tödlich Verunglückten und ein knappes Viertel der schwerverletzten Fußgänger befand sich im Alter von 60 und mehr Jahren.

Zur Abrundung der bisher gegebenen Darstellung erscheint nun noch ein weiteres, letztes Zahlenbeispiel angebracht, in dem die Verteilung der Getöteten und Schwerverletzten nach Verkehrsteilnehmern noch in einem etwas anderen Zusammenhang gezeigt werden kann. Es ist aus Untersuchungen über die Kraftradunfälle entnommen, die für Baden-Württemberg auf Grund des statistischen Materials für das Jahr 1954 durchgeführt worden sind.

Die dazu gegebene Tabelle stellt einen Ausschnitt dar, der auf die Fälle einer Kollision zwischen einem Kraftrad, bei dem auch zur Hauptsache die Unfallursachen liegen, und einem anderen Verkehrsteilnehmer begrenzt ist. Bei der Betrachtung dieser Zahlen kommt es nun, wozu der untere Teil der Tabelle helfen soll, darauf an, zu erkennen, wie ungleich die Zahl der schweren Verunglückungen und ihre Verteilung ist, je nach dem, ob das Kraftrad mit einem stärkeren oder mit einem schwächeren Verkehrsteilnehmer in Kollision geraten ist. Solche Verwicklungen führen kaum zu nennenswerten Verlusten bei den Personenkraftwagen oder gar bei den Lastkraftwagen, während sie dagegen bei den daran beteiligten Krafträdern verhältnismäßig viel Todesfälle und schwere Verletzungen zur Folge haben. Umgekehrt erweisen sich die Krafträder den Fahrrädern und Fußgängern gegenüber als die Stärkeren. Bei 100 Unfällen zwischen Krafträdern und Fußgängern z. B. kam es zu 5 Todesfällen und 41 Schwerverletzten unter den Fußgängern und zu 1 Todesfall und 17 Schwerverletzten auf den Krafträdern. In diesen zuletzt genannten Zahlen kommt allerdings auch die große Sturzgefahr bei den Krafträdern

Tabelle 4. *Getötete und Schwerverletzte bei Kraftradunfällen[1]*
in Baden-Württemberg 1954

Art des zweiten Verkehrsteilnehmer	Unfälle zusammen	Dabei Verunglückte			
		auf dem Kraftrad		bei dem zweiten Verkehrsteilnehmer	
		tödlich	mit schweren Verletzungen	tödlich	mit schweren Verletzungen
Personenkraftwagen	4 885	87	1 230	—	40
Lastkraftwagen	1 453	99	634	1	9
Zugmaschine	205	5	77	—	1
Fahrrad	2 029	14	295	15	457
Fußgänger	2 047	17	357	96	838
Übrige	1 241	52	440	1	30
Zusammen	11 860	274	3 033	113	1 375
Auf 100 Unfälle					
Personenkraftwagen	100	2	25	—	1
Lastkraftwagen	100	7	43	—	1
Zugmaschine	100	2	38	—	—
Fahrrad	100	1	14	1	23
Fußgänger	100	1	17	5	41
Übrige	100	4	36	—	2
Zusammen	100	2	25	1	12

[1] Unfälle mit unmittelbaren Ursachen bei einem Kraftrad.

zum Ausdruck, die selbst bei Kollisionen mit schwächeren Verkehrsteilnehmern verhältnismäßig zahlreiche tödliche und schwere Verletzungen unter den Kraftradfahrern zur Folge hat.

Das Bemerkenswerte dieses statistischen Überblicks ist es, daß er bei den in ihrer Häufigkeit von der Zusammensetzung des Verkehrs bestimmten Kollisionen spezifische Gefährdungsgrade für die einzelnen Arten von Verkehrsteilnehmern erkennen läßt, die für einzelne Altersgruppen, wie wir gesehen haben, noch gesteigert sein können. So erklärt es sich auch, daß gerade in Deutschland infolge des hier sehr hohen Anteils der besonders stark gefährdeten Kraftradfahrer im Verkehr die Zahlen der Getöteten und Verletzten im Vergleich zu den Ländern mit geringerer Kraftraddichte verhältnismäßig hoch sind. Um ein vollständiges Bild dieser Zusammenhänge zu geben, müßten, was zur Zeit noch nicht der Fall ist, auch für die anderen Verkehrsteilnehmergruppen ähnliche Untersuchungen durchgeführt werden. Im Gegensatz zu manchen Ansätzen in der ausländischen Straßenverkehrsunfallstatistik bietet die deutsche Statistik darüber z. Z. noch keine Zahlen. Für Baden-Württemberg werden voraussichtlich für 1956 zum erstenmal solche Angaben gemacht werden können.

Literatur.

Die Straßenverkehrsunfälle im Jahre 1953. Statistik der Bundesrepublik Deutschland, Band 135. Herausgeber: Statistisches Bundesamt, Wiesbaden. Stuttgart-Köln, W. Kohlhammer, 1956, S. 50. — Die Straßenverkehrsunfälle in Baden-Württemberg im Jahre 1953. Mit einer Einführung in die Statistik der Straßenverkehrsunfälle. Statistik von Baden-Württemberg, Band 13, herausgeg. v. Statistischen Landesamt Baden-Württemberg, Stuttgart, 1955, 111 S. — MACH, N.: Verkehrsunfälle auf den Bundesautobahnen in Baden-Württemberg. Jahrbücher für Statistik und Landeskunde von Baden-Württemberg, 1, 243—259. — ANDER, A.: Die Unfälle auf Krafträdern in Baden-Württemberg im Jahre 1954. Ein Bericht über Methoden und Ergebnisse neuer Untersuchungen. Jahrb. f. Statistik u. Landeskunde von Baden-Württemberg, 2, 70—84.

R. SCHUNCK, Heidelberg: **Das Verhältnis zwischen Betriebs- und Wege-Verletzungen in ihren Auswirkungen für die Berufsgenossenschaften.**

Im Rahmen Ihrer diesjährigen 20. Jahrestagung ist mir die *Aufgabe* zugefallen, *„das Verhältnis zwischen Betriebs- und Wege-Verletzungen in ihren Auswirkungen für die Berufsgenossenschaften"* einer Betrachtung zu unterziehen.

Allerdings muß ich Sie in einem Punkte enttäuschen: Ich gehöre nicht dem Beamtenkörper der Berufsgenossenschaften an, sondern ich vertrete nur das unternehmerische Element im ehrenamtlichen Vorstande der Berufsgenossenschaft Nahrungsmittel und Gaststätten in Mannheim. Gestatten Sie mir daher, daß ich das genannte Thema vorwiegend aus der Sicht der Unternehmer behandele.

Die Grundgedanken meines Referates fußen auf dem statistischen Zahlenwerk der sozialen Unfallversicherung. Nachdem meine Herren Vorredner fast das gleiche Zahlenmaterial der Statistik Ihnen in so anschaulicher Weise dargelegt haben, möchte ich — Ihr Einverständnis vorausgesetzt — auf eine bildliche Wiedergabe der von mir zusammengestellten Ziffern verzichten. Dagegen will ich versuchen, Ihnen mehr den *Trend*, also die Grundrichtung, aufzuzeigen, in der sich die uns bewegenden Probleme derzeitig entwickeln.

Gestatten Sie mir vorweg noch einige *Bemerkungen über den Umfang und die Bedeutung des Zahlenmaterials.*

Das BUNDESMINISTERIUM FÜR ARBEIT hat für das Jahr 1954 (wie auch für die Vorjahre) einen statistischen Bericht über die gesamte gesetzliche Unfall-Versicherung herausgegeben. Ihm sind die meisten Zahlenangaben, auf die ich mich beziehe, entnommen. Dieses amtliche Zahlenmaterial ist zwar umfangreicher als die ebenfalls darin enthaltenen alljährlich vom HAUPTVERBAND DER GEWERBLICHEN BERUFSGENOSSENSCHAFTEN herausgegebenen „Nachweisungen über die Geschäfts- und Rechnungsergebnisse", denn der BAM-Bericht umfaßt *sämtliche* Versicherungsträger, nämlich die

>   36 gewerblichen Berufsgenossenschaften (einschließlich der See-Berufsgenossenschaft).
>   18 landwirtschaftliche Berufsgenossenschaften,
>   12 Gemeinde-Unfall-Versicherungsverbände und
>   30 Ausführungsbehörden, insgesamt

also 96 Versicherungsträger.

Im Gegensatz zur Statistik des HAUPTVERBANDES ist der BAM-Bericht jedoch nicht bei allen erörterten Unfallfragen vollständig, wie er auch einige Zahlenangaben enthält, die mangels exakter Unterlagen geschätzt und „gegriffen' werden mußten.

Weitere Zahlenangaben habe ich der Bibel aller Statistiker, den Statistischen Jahrbüchern, entnommen, wie ich (soweit erforderlich) auch die Landesstatistik und die sonstigen veröffentlichten Zahlenangaben mit herangezogen habe.

Berücksichtigt wurden die Zahlen der Jahre 1950 bis 1954, also einer fünfjährigen Periode, die trotz nicht vollständiger Homogenität in der Erfassung des Materials (Heranziehung von West-Berlin ab 1952 und Nichtberücksichtigung derjenigen Schadensfälle, für die in 1954 nur ein Krankengeld nach § 559, 2 RVO gezahlt wurde) bei der Größe desselben doch zutreffende Schlüsse zu ziehen gestattet. Der erfaßte Kreis beinhaltet immerhin

>   rund 24 000 000 versicherte Personen und
>   21 780 000 Vollarbeiter,

umfaßt also praktisch die gesamte schaffende westdeutsche Bevölkerung!

Die ungeheure Zahl der Betriebe fällt auf; sie wurde für das Jahr 1954 bei den

>   gewerblichen Berufsgenossenschaften mit 1,634,609
>   landwirtschaftlichen   „   „ 3,077,000
>   zusammen also   mit 4,711,609

ermittelt. Dieselben Feststellungen wurden bei den übrigen Versicherungsträgern *nicht* getroffen, weil dort andere Voraussetzungen vorherrschen (so z. B. Berufsschüler, DRK-Helfer, Mitglieder der freiwilligen Feuerwehren usw.). Aber auch obige Zahlen geben schon ein repräsentatives Bild und lassen die erforderlichen Rückschlüsse zu.

I.

Sie alle wissen, daß es die erste Aufgabe aller Unfallversicherungsträger ist, den arbeitenden Menschen vor Unfällen und seine Gesundheit vor Schäden zu bewahren.

Wer im harten Arbeitskampf mit Recht vom Arbeiter den vollen Einsatz seiner Person, seiner Fähigkeiten und seiner Fertigkeiten verlangt, der hat auch die *sittliche* Verpflichtung, dafür zu sorgen, daß die „Opfer der Arbeit" auf ein in den menschlichen Fehlergrenzen liegendes Minimum beschränkt werden und daß im Schadensfalle alles getan wird, um diese „Verwundeten der Arbeits-Schlacht" wiederherzustellen, ihnen

eine besondere Fürsorge angedeihen zu lassen, damit sie ein Höchstmaß
an Erwerbsfähigkeit zurückgewinnen und sich als vollwertige Glieder des
schaffenden Volkes fühlen können.

Bei der Vielzahl der Unternehmungen mußten nun Normen geschaffen
werden, die für alle Betriebe Gültigkeit hatten. Deshalb hat die Gesetzgebung schon sehr früh (erstmals in Preußen am 6. 4. 1839 mit der
,,Beschäftigung jugendlicher Arbeiter in den Fabriken'') eingegriffen und
neben den Jugendschutz-Bestimmungen auch Vorschriften erlassen, die
den Unternehmer verpflichteten, in seinem Betrieb alle Einrichtungen
zu schaffen und zu unterhalten, welche zu ,,tunlichster Sicherheit der
Arbeiter gegen Gefahr für Leben und Gesundheit notwendig sind''.
Dieser Grundgedanke ist in allen späteren Gesetzen — wenn auch im
Wortlaut verändert — dem Sinne nach aufrechterhalten worden.

Es gehört nicht zu meiner Aufgabe, an dieser Stelle einen historischen
Rückblick auf die Entwicklung der Unfall-Gesetzgebung zu geben. Auf
einige Daten muß ich aber doch hinweisen:

Die Stellung der Berufsgenossenschaften

Das Reichshaftpflichtgesetz von 1871 hatte sich ausführlicher mit den
Betriebsunfällen befaßt. Es hielt aber an dem unternehmerischen ,,Ver-
schulden'' fest. Damit konnte der Arbeiter aber nur in den seltensten
Fällen ohne Prozeß in den Genuß des Unfallschutzes kommen. Sollte
der Masse der Unfallverletzten geholfen werden, so mußte an die Stelle
der auf dem Schuldgedanken aufgebauten Haftpflicht eine allgemeine
Unfall-Entschädigung treten und durch Versicherung dafür eine breite,
tragfähige Basis geschaffen werden. Dies geschah durch das im Juli 1884
erlassene Unfallversicherungsgesetz, durch welches die Berufsgenossenschaften als Träger des gewerblichen Unfallschutzes und der Versorgung
der Unfallverletzten bestimmt wurden.

So obliegen denn heute den Berufsgenossenschaften kraft gesetzlicher
Bestimmungen: a) die Verhütung von Unfällen; b) die Heilung von
Unfallverletzten; c) die Berufsfürsorge für Unfallverletzte; d) die Entschädigung von Unfall-Folgen durch Geldleistungen. Und letztere Gruppe
ist nun diejenige, die uns heute besonders beschäftigt.

Die Wege-Unfälle

Ursprünglich war der ,,Weg zur und von der Arbeitsstätte'' *nicht* in
die Unfall-Versicherung eingeschlossen. Der Gedanke jedoch, dem Arbeiter im Zusammenhang mit dem Betrieb eine möglichst hohe Sicherheit zu geben, hatte die Rechtsprechung veranlaßt, bereits ohne eine
ausdrückliche Vorschrift den Versicherungsschutz auch auf den Weg zur
und von der Arbeitsstätte zu erstrecken, *wenn* die vorliegenden Umstände
ausnahmsweise die Annahme eines ausreichenden Zusammenhanges mit
dem Betriebe rechtfertigten. Wurde dieser Zusammenhang durch besondere Umstände wieder gelöst, so entfiel der Versicherungsschutz. Das
gab zu mancherlei Verwicklungen Anlaß und deshalb erweiterte der
Gesetzgeber im Jahre 1925 grundsätzlich den Versicherungsschutz auch

auf den „Weg zur und von der Arbeitsstätte". Dabei blieben aber die Grundsätze über den betrieblichen Zusammenhang, die sich inzwischen herausgebildet hatten, bestehen.

Der Einschluß der „Wege zur und von der Arbeitsstätte" hat dann noch mancherlei Änderungen, sowohl Erweiterungen als auch Beschränkungen, erfahren, steht aber in seiner heutigen Form seit 1949 fest. Es gilt also heute der Wegeschutz im Zusammenhang mit dem Betrieb in das Versicherungsverhältnis eingeschlossen. Es ist dies eine merkwürdige und nur aus dem industriellen Wachsen zu verstehende Lösung, weil zwei wesentliche Gründe dagegen sprechen: a) der Wegeschutz besteht als „Ausnahme-Bestimmung" nur für die Arbeiter, nicht aber auch für die übrige Bevölkerung, wie z. B. die Hausfrauen beim Einkauf usw. b) der Schuldgedanke der Arbeitgeber-Haftung ist ganz fallengelassen worden. Der Arbeitgeber hat keinen Einfluß darauf, wie die Wegegefahr verläuft und ob sich der versicherte Arbeitnehmer verkehrsgerecht verhält. Früher war aber die Arbeitsstätte weitgehend mit der Familien-Wohnung identisch oder sie lag doch in nächster Nähe derselben. Das hat sich mit der zunehmenden Größenordnung der Städte und der Betriebe geändert.

Will man nun die Auswirkungen der Relation *Betriebs-Verletzungen: Wege-Verletzungen* nach der derzeitig gültigen Unfall-Gesetzgebung auf Westdeutschland erfassen — letztlich finden sie ihren Niederschlag in den Veränderungen des sogenannten „Sozial-Produktes" — so muß man notwendigerweise auch von der Gesamtheit der Träger dieser gesetzlichen Regelung der Unfall-Folgen ausgehen.

Die Versicherten. Machen wir uns zunächst einmal mit den Grundlagen der Unfall-Statistik vertraut und betrachten wir die Zahl der

		Versicherten:	Vollarbeiter:
im Jahre	1949	20 000 000	—
	1950	20 500 000	—
	1951	22 200 000	19 990 000
	1952	23 000 000	20 670 000
	1953	23 500 000	21 300 000
	1954	24 000 000	21 780 000

Hier fällt sofort auf, daß die beiden Kolonnen fast parallel verlaufen; der Abstand bleibt jedenfalls bis auf unwesentliche Abweichungen der gleiche.

Während die Zahlenangaben bei den Versicherten vollständig sind, fehlen bei den Vollarbeitern für die Jahre 1949 und 1950 jegliche Angaben. Die Zahlen für die Versicherten und die Vollarbeiter können daher erst ab 1951 ausgewertet werden.

Zu den Versicherten gehören nicht nur alle in den Betrieben beschäftigten Personen, sondern bei fast allen Bgen auch die Unternehmer und ihre im Betrieb mithelfenden Ehegatten, insbesondere, wenn es sich um Bgen mit viel Kleinbetrieben handelt. Demgegenüber stellt sich die Zahl der Vollarbeiter nur als eine rein rechnerische Größe dar, da die Gesamtzahl der in den Betrieben geleisteten Arbeitsschichten durch 300 Arbeitstage geteilt und so die Zahl der Vollarbeiter ermittelt wird.

Die angemeldeten Schadensfälle. Von besonderer Bedeutung ist nun die Zahl der *angezeigten*

	Schadens- fälle	Arbeits-Unfälle i. e. S.	Wege- Unfälle	Berufs- krankheiten
die im Jahre				
1949	1 193 511	1 099 811	56 286	37 414
1950	1 382 353	1 258 220	86 582	37 551
1951	1 595 867	1 453 734	107 509	34 624
1952	1 864 961	1 677 681	143 548	43 732
1953	2 086 581	1 854 127	178 998	53 456
1954	2 242 156	1 992 424	193 816	55 916

betrug, Während wir sahen, daß die Zahl der Versicherten im Laufe der Periode nur um etwa ein Fünftel gestiegen war, zeigt sich aus obigen Zahlen, daß sich die gemeldeten Schadensfälle innerhalb von 6 Jahren fast verdoppelt, diejenigen der Wege-Unfälle dagegen mehr als verdreifacht haben!

Prozentual gesehen verteilt sich die Gesamtzahl der gemeldeten Schadensfälle

im Jahre	1954 %	1953 %	1952 %	1951 %	1950 %
auf: Arbeitsunfälle	88,86	88,86	89,96	91,09	91,02
Wege-Unfälle	8,64	8,58	7,70	6,74	6,26
Berufskrankheiten . .	2,50	2,56	2,34	2,17	2,72
	100	100	100	100	100

Und hieraus ist ersichtlich, daß

a) die Arbeitsunfälle i. e. S. seit Jahren eine fallende Tendenz aufweisen. Hier prägt sich die unermüdliche Arbeit der technischen Aufsichtsdienste aus und dies sowohl in der Betriebskontrolle als solcher, als auch in der Verbesserung des Unfallschutzes an den Maschinen selbst und in der allgemeinen Aufklärung der Beschäftigten.

b) die Wege-Unfälle dauernd ansteigen. Die Steigerung von

$$6{,}26\ \%\ \text{im Jahre 1950}$$
$$\text{auf}\ \underline{8{,}64\ \%\ \text{im Jahre 1954}}$$
$$\text{also um 2,38}\ \%\ \text{in fünf Jahren}$$

beträgt — relativ ausgedrückt — nicht weniger als 38 % der Ausgangsrelation. Prozentual ereignen sich also gegenüber 1950 heute ein Drittel Wege-Unfälle mehr!

c) auch die Berufskrankheiten eine, wenn auch unwesentliche Steigerung im Trend erfahren haben. Die Gründe hierfür liegen in der erweiterten Rechtsprechung und der daraus folgenden Änderung der medizinischen Beurteilung von Grenzfällen.

Die Beurteilung der Wege-Unfälle

Es muß aber bemerkt werden, daß die statistischen Ziffern kein absolutes klares Bild von dem *tatsächlichen Ausmaß der Verkehrs-Unfälle* vermitteln. Es liegt dies daran, daß zwar die Wege-Unfälle immer Verkehrs-Unfälle darstellen, daß aber umgekehrt nicht jeder Verkehrs-Unfall ein Wege-Unfall zu sein braucht. Praktisch fügt sich der Verkehrs-Unfall nicht ganz in die für die Aufteilung der Geschäfts- und Rechnungsergebnisse festgelegte Gliederung: Arbeits-Unfall/Wege-Unfall/Berufskrankheit ein. Statistisch zählt so z. B. ein Beschäftigter — sei er nun Vertreter oder Berufsfahrer — der im Außendienst einen Verkehrs-Unfall erleidet, nicht als Wege-Unfall, sondern als Arbeits-Unfall. Will man ein wirklich zutreffendes Bild von den eigentlichen Verkehrs-Unfällen haben, so muß man diejenigen Arbeits-Unfälle, die zugleich Verkehrs-Unfälle sind, aus der Gesamtheit der Arbeits-Unfälle herausschälen. Das ist naturgemäß bei der Vielzahl der Versicherungsträger außerordentlich schwierig. Bei der BERUFSGENOSSENSCHAFT NAHRUNGSMITTEL UND GASTSTÄTTEN hat unser Statistiker, Herr Dr. DÜREN, sich jedoch einmal dieser Arbeit unterzogen (wobei wir uns aber nur mit den erstmals entschädigten Verkehrs-Unfällen beschäftigen konnten) und hat gefunden, daß die *Verkehrs-Unfälle von 1949 bis 1954 um rund 167%* gestiegen sind. Gemessen an der Gesamtzahl (der erstmals entschädigten Fälle) dieser Berufsgenossenschaft stellten sich dabei die berichtigten Wege-Unfälle im Jahre

1949 auf 21,9%
1950 ,, 26,8%
1951 ,, 33,9%
1952 ,, 36,3%
1953 ,, 33,2%
1954 ,, 29,2%

waren also in den letzten Jahren (in 1953 trotz gestiegener Effektivzahl!) etwas rückläufig. Bei der genannten Berufsgenossenschaft scheinen aber besondere Verhältnisse vorzuliegen, die durch das Zahlenmaterial anderer Bgen nicht bestätigt werden.

Eine wesentliche Änderung des Gesamtbildes ergibt sich auch dann nicht, wenn man die sogenannten Bagatell-Fälle (mit einer Arbeitsunfähigkeit von weniger als 4 Tagen) fortläßt.

Auch das Bild der *Häufigkeit der angezeigten Schadensfälle*, für welche die Zahl der Unfälle je 1000 Vollarbeiter als Maßstab gilt, zeigt für die Jahre:

	1954	1953	1952
bei den			
gewerblichen Berufsgenossenschaften	130,52	125,36	118,72
landwirtschaftlichen Berufsgenossenschaften . .	52,67	50,65	47,54
Gemeindeunfallversicherungsverbänden	48,40	43,65	41,25
Ausführungsbehörden.	87,23	88,09	82,48
Insgesamt	102,95	97,94	90,88

mit Ausnahme der Ausführungsbehörden in 1954 nur einen steigenden Trend.

Die erstmals entschädigten Unfälle. Nicht jeder angemeldete Schadensfall führt nun gleich zu einer Entschädigungsleistung. Es bedarf vielmehr einer eingehenden Prüfung der Grundlagen sowohl vom medizinischen als auch verwaltungstechnischen Standpunkt aus, um die Berechtigung des Schaden-Anspruches darzulegen. Deswegen interessiert besonders die

Aufgliederung der entschädigten Unfälle

nach	Arbeits-Unfällen	Wege-Unfällen	Berufs-Krankheiten
im Jahre 1954 insgesamt	127 369	17 938	10 519
davon nur mit Krankengeld (§ 559, 2 ORV)	20 912	1 837	41
	106 457	16 101	10 478
im Jahre 1953	115 411	14 567	14 521
1952	107 411	11 098	8 769
1951	105 635	9 413	9 306
1950	98 963	6 795	10 289

(Die Krankengeld-Fälle nach § 559, 2 RVO waren bis 1953 statistisch nicht berücksichtigt worden. Zwecks Herstellung einer einheitlichen Basis mußten sie daher hier wieder abgesetzt werden.)

Auch diese Aufstellung zeigt bei wechselnder Höhe der Arbeits-Unfälle eine stetige Zuahme der Wege-Unfälle! Die Berufskrankheiten dagegen verändern von Jahr zu Jahr ohne direkt erkennbaren Grund ihr Bild. Zwar hat das Jahr 1952 den Erlaß der 5. Berufskrankheiten-Verordnung und damit eine Erweiterung des Kataloges und auch der Entschädigungspflicht gebracht, aber dies allein vermag das statistische Auf und Ab nicht zu erklären.

Ganz kurz will ich noch darauf hinweisen, daß die Entwicklung der Schadenskurven bei den einzelnen Unfall-Versicherungsträgern voneinander abweicht. Dem hohen Zugang bei den gewerblichen Bgen in 1953 steht ein geringerer Schadensverlauf bei den landwirtschaftlichen Bgen gegenüber. Die Gemeinde-Unfallversicherungsverbände und die Ausführungsbehörden zeichnen sich dagegen durch einen gleichmäßigen Schadensverlauf aus; ihr Einfluß auf die Gestaltung der Gesamtschadenszahl ist aber unbedeutend.

Gliedert man nun die erstmals entschädigten Unfälle und Erkrankungen weiter auf, so erhält man folgende *Übersicht:*

im Jahre:	1954 %	1953 %	1952 %	1951 %	1950 %
Arbeitsunfälle	80,02	79,87	84,39	84,95	85,28
Wege-Unfälle	12,10	10,08	8,72	7,57	5,86
Berufskrankheiten	7,88	10,05	6,89	7,48	8,86
	100%	100%	100%	100%	100%

(1954 wiederum ohne Krankengeldfälle nach § 559, 2 RVO.)

Während bei den Arbeitsunfällen i. e. S. die gleitende Tendenz zum Stehen gekommen ist, wachsen die Wege-Unfälle von Jahr zu Jahr. Es liegt dies daran, daß die Dichtigkeit im Straßenverkehr wesentlich stärker als in früheren Jahren geworden ist und daß trotzdem höhere Geschwindigkeiten gefahren werden. Die einzelnen Unfälle werden daher auch ihrer Art nach schwerer.

Für das Jahr 1954 ergibt sich nachfolgende interessante *Aufteilung der erstmals entschädigten Schadensfälle:*

	Arbeits-Unfälle männl.	weibl.	Wege-Unfälle männl.	weibl.	Berufskrankheit männl.	weibl.
Erwachsene	76 254	25 388	12 290	3 060	9 510	950
Jugendliche	3 975	840	516	235	10	8
	80 229	26 228	12 806	3 295	9 520	958
	+ 80 229		+ 12 806		+ 9 520	
zusammen also:	106 457		16 101		10 478	

Hiervon erlitten:			
den Tod	6 020	1 539	417
völlige Erwerbslosigkeit . .	788	130	342
teilweise Erwerbslosigkeit . .	99 649	14 432	9 719
	106 457	16 101	10 478

Bringt man diese Zahlen des Jahres 1954 in ein *Prozentverhältnis* zueinander, so ergibt sich folgende *Übersicht:*

	Arbeits-Unfälle	Wege-Unfälle	Berufs-Krankht.
Von	100	100	100
entschädigten Unfällen waren			
Getötete	5,65	9,56	3,98
völlig Erwerbslose	0,74	0,81	3,26
teilweise Erwerbslose	93,61	89,63	92,76
durch den Unfall geworden.	100,00	100,00	100,00

Auch hier zeigt sich wieder die durch den gestiegenen Verkehr erhöhte Wege-Gefahr. Hinsichtlich der Gefährlichkeit rangiert sie an erster Stelle.

Das Bild der *Häufigkeit der Entschädigungen* in den verschiedenen Bereichen der Unfallversicherung gibt ebenfalls einen aufschlußreichen Vergleich:

Je 1000 Vollarbeiter wurden Unfälle und Berufskrankheiten entschädigt im Jahr

	1954	1953	1952
bei den			
gewerblichen Berufsgenoss. . . .	5,83	6,61	5,80
landwirtschaftlichen Berufsgenoss.	8,22	8,81	8,68
Gemeindeunfallversicherungen . .	2,19	2,72	2,56
Ausführungsbehörden	3,82	4,00	3,77
Insgesamt	6,11	6,78	6,27

Diese Aufstellung zeigt, daß die landwirtschaftlichen Bgen im Vergleich zu den anderen Versicherungsträgern wesentlich mehr Entschädigungen zu zahlen haben; sie liegen um fast 40% höher als die Entschädigungsleistungen der gewerblichen Bgen. Die Gründe für diese Tatsache dürften in dem ländlichen Milieu, dem mangelnden Unfallverhütungsgeist weiter landwirtschaftlicher Kreise und in den Sonderheiten des Berufes zu suchen sein.

Die Relationen der Schadensfälle. Es interessieren nun besonders zwei Relationen:

a) Das Verhältnis der angemeldeten Schadensfälle zu den erstmalig entschädigten Unfällen und Erkrankungen, denn aus ihm ist die Schwere der einzelnen Unfälle zu entnehmen:

	Arbeits-Unfälle	Wege-Unfälle	Berufs-Krankht.
angezeigte Schadensfälle	1 992 424	193 816	55 916
erstmals entschädigte Unfälle und Krankheiten	106 457	16 101	10 478
Krankengeld-Fälle nach § 559, 2 RVO	20 912	1 837	41
Auf je 100 angezeigte Schadensfälle der Gruppe kamen also:			
Erstmalige Entschädigungen	5,3	8,3	18,7
+ Krankengeldzahlungen	1,0	0,9	0,1
somit insgesamt	6,3	9,2	18,8

Auch hier zeigt sich wieder, daß die Entschädigungslast bei den Wege-Unfällen um rund 50% höher liegt, als bei den Arbeitsunfällen im engeren Sinne. Sie wird nur noch übertroffen von den Berufskrankheiten, die bei den Entschädigungsziffern in der Häufigkeit dreimal so hoch liegen, wie die Arbeitsunfälle i. e. S. und doppelt so hoch, wie die Wege-Unfälle.

b) Die Zergliederung der tödlichen Unfälle. Sie läßt in besonderem Maße das Anwachsen der Verkehrsgefahren erkennen, denn es starben:

	Insgesamt	Arbeits-Unfälle	Wege-Unfälle	Berufs-Krankheiten
1954	7 976	6 020	1 539	417
1953	8 187	6 374	1 322	491
1952	7 371	5 890	1 101	380
1951	7 677	6 098	1 122	457
1950	7 749	6 429	809	511

Während sich die Arbeits-Unfälle i. e. S. dauernd um 6000 mit tödlichem Ausgang bewegen, was praktisch (bei gestiegener Versichertenzahl und höheren Schadensanmeldungen) einer sinkenden Häufigkeits-Rate gleichkommt, steigen die Zahlen der bei Wege-Unfällen Getöteten immer mehr an. Neben der erhöhten Verkehrsgefahr prägt sich darin auch die Schwere der Wege-Unfälle aus.

II.

Nachdem wir den Umfang der Unfall-Versicherung kennengelernt haben, drängt sich nun die Frage auf: Was kosten all die erwähnten Unfallschäden? Welche Jahres-Leistungen haben die Unfall-Versicherungsträger zu vollbringen?

Teilaufschlüsse hierüber geben die

	Bezieher von	
	Verletztenrente und Krankengeld	Hinterbliebenen-Rente
die ihrer Zahl nach besonders ins Auge fallen; sie betrugen:		
Ende 1954	624 271	181 743
1953	594 102	178 320
1952	567 987	177 092
1951	523 439	171 534
1950	471 627	164 658

Und unter den Beziehern von Verletztenrente befanden sich 139072 Schwerverletzte mit 74867 zuschlagsberechtigten Kindern.

Außerdem wurden aber noch die verschiedenartigsten Leistungen an die Versicherten getätigt, wie sich aus folgender Aufstellung ergibt:

	Personen, die Leistungen erhielten:		
	1954	1953	1952
Krankenbehandlung	1 158 584	1 084 232	918 400
Heilanstaltspflege	237 689	226 525	210 981
Pflege	7 792	7 581	6 299
Abfindungen an Verletzte usw. . . .	12 959	11 108	9 296
Sterbegeld	9 578	10 144	9 461
Abfindungen an Hinterbliebene . . .	711	656	800
Einmalige Witwenbeihilfen	1 767	1 850	1 663

All diese sozialen Leistungen, die unbestreitbar sind, müssen aufgebracht werden und hinzu kommen noch die übrigen Leistungen der Versicherungsträger sowie ihre eigenen Verwaltungskosten. So betrug der Etat 1954 der gesetzlichen Unfall-Versicherung über eine Milliarde D-Mark.

Über seine Zusammensetzung geben die beiden folgenden Übersichten Auskunft:

Gesamt-Ausgaben der Unfall-Versicherung (in 1000 D-Mark)

	im Jahre				
	1954 DM	1953 DM	1952 DM	1951 DM	1950 DM
A. Entschädigungen:					
1. Leistungen an Verletzte und Erkrankte (einschl. Angehörige)	642 580	591 060	521 989	417 502	366 230
2. Leistungen an Hinterbliebene	206 570	196 446	201 126	150 300	144 310
3. Gesetzliche Zuschläge für die Rücklage	20 532	23 594	18 902	17 503	5 835
4. Kosten der Heil- und Pflege-anstalten	4 355	4 636	5 145	3 991	3 207
	874 037	815 736	747 162	589 296	519 582
B. Unfallverhütung	23 088	21 916	19 278	16 157	12 959
C. Verfahrenskosten	18 924	17 791	14 556	12 561	10 097
D. Finanzdienst	9 194	11 758	12 668	7 504	14 330
E. Verwaltungsdienst	77 696	72 300	62 194	50 691	42 421
	1 002 939	939 501	855 858	676 209	599 389

Verteilung der Gesamt-Ausgaben auf die Versicherungsträger (in 1000 DM)

	Im Jahre				
	1954 DM	1953 DM	1952 DM	1951 DM	1950 DM
Gewerbliche Berufsgenossenschaften	796 130	734 690	665 585	510 274	453 104
Landwirtschaftl. Berufsgenossenschft.	116 929	115 827	109 328	98 226	84 315
Gemeinde-Unfallversicherungsverb. .	17 143	15 969	14 748	11 335	9 722
Ausführungsbehörden	72 737	73 015	66 197	56 374	52 248
	1 002 939	939 501	855 858	676 209	599 389
Steigerung gegenüber dem Vorjahr	63 438	83 643	179 649	76 820	131 358
in %	6,8	9,8	26,6	12,8	28,1
Steigerung gegenüber dem Jahr 1949	534 908	471 470	387 827	208 178	131 358
in %	114,3	100,7	82,9	44,5	28,1

III.

Ein so gewaltiges Werk, wie die deutsche Unfallversicherung, ist auf das engste mit der deutschen Volkswirtschaft verbunden. Jeder Arbeiter und Angestellte, jeder Unternehmer ist durch Gesetz Mitglied eines der Unfall-Versicherungsträger. Wenn auch die Arbeitnehmer nicht direkt zu den Kosten der sozialen Unfall-Versicherung beitragen, so werden diese doch vom Sozialprodukt getragen und liegen somit als Passiv-Posten auf der allgemeinen Lebenshaltung.

Es sind vorwiegend drei Quellen, aus denen die Unfallversicherung gespeist wird:

1. Die gesetzlichen Versicherungsträger. Wie schon eingangs erwähnt, ruht die Last der Unfallversicherung auf 96 verschiedenen Versicherungsträgern. Im Wege der Selbstverwaltung werden sie paritätisch von Arbeitnehmern und Arbeitgebern geleitet. Oberste Instanz der Selbstverwaltung ist die jeweilige Vertreterversammlung. Das Bundesarbeits-Ministerium bzw. das nun wieder ins Leben gerufene Bundesversicherungs-Aufsichtsamt übt nur die Kontrolle und die Überwachung aus.

Der jährliche Etat der 96 Versicherungsträger stellt sich auf über eine Milliarde DM; er wurde im einzelnen schon dargelegt.

2. Die Orts- und Betriebs-Krankenkassen. Die RVO sieht zu § 1505 vor, daß die Krankenversicherungen die Kosten der Heilbehandlung und der wiederkehrenden Barleistungen während der ersten 45 Tage nach dem Unfall zu tragen haben. Infolgedessen bleiben alle Schadensfälle von kürzerer Dauer zunächst von den Unfall-Versicherungsträgern fern.

Durch diese Regelung haben die Krankenkassen Aufwendungen zu tragen, die in ihrem Gesamt-Umfang etwa denjenigen der gewerblichen Berufsgenossenschaften gleichkommen und daher mit etwa 750 Mio. D-Mark zu veranschlagen sind.

3. Die Direkt-Ausgaben der Betriebe. Bei der heutigen Betonung der sozialen Einstellung der Betriebe ist es eine Selbstverständlichkeit geworden, daß neben den Versicherungsträgern und Krankenkassen auch die Betriebe mehr und mehr zu den Unfallkosten *direkt* beisteuern. Es sind dies die zusätzlichen Krankengelder, die während der Dauer gewisser — meist betriebsgebundener Zeiten — auf freiwilliger Basis geleistet werden. Außerdem findet durch die Mehrzahl der Arbeitgeber in immer höherem Maße eine soziale Betreuung der unfallgeschädigten Arbeitnehmer statt, wie auch zusätzliche Unterstützungen usw. gewährt werden.

Während diese Kosten sich noch annähernd erfassen lassen, bestehen unabhängig davon noch andere Kostengruppen, die die Gesamt-Wirtschaft zusätzlich belasten, ohne daß sie ziffernmäßig in Erscheinung treten. Es sind dies die Ausfallzeiten, die durch Unfälle entstehen und die nun zu Produktionsverlusten führen. Diese können zweierlei Art sein, einmal durch den Ausfall der menschlichen Arbeitskraft des Unfallverletzten selbst, dann aber auch durch Stillstände und Betriebsunterbrechungen anläßlich von Unfällen. Wie bereits dargelegt, sind im Jahre 1954 fast 1 200 000 Menschen, die in Unfälle verwickelt waren, durch die verschiedenen Versicherungsträger betreut worden. Wenn man die durchschnittliche Ausfallzeit mit einem Monat annimmt — sie liegt effektiv höher, doch besteht darüber keine absolut zutreffende Statistik — so tritt ein monatlicher Produktionsausfall ein, der der Arbeitsleistung von etwa 100 000 Menschen entspricht.

Es ist weiterhin zu bedenken, daß durch Unfälle einer großen Anzahl von Menschen Schäden zugefügt werden, die auch nach Wiederherstellung der Arbeitsfähigkeit nicht behoben werden können und die als Dauerschäden die zukünftige Arbeitskraft herabsetzen. In solchen Fällen treten ebenfalls Produktionsverluste auf, die aber ziffernmäßig nicht erfaßt werden können.

Und schließlich fallen Menschen, die bei einem Unfall den Tod erleiden, mit ihrer Arbeits- und Produktionskraft ganz aus.

Wenn man all diese „Verluste" zusammenrechnet, dann kommt man für die durch Betriebs- und Wege-Unfälle sowie Berufskrankheiten verursachten Kosten auf einen geradezu astronomisch anmutbaren Betrag von

2 bis 3 Milliarden D-Mark,

den die deutsche Volkswirtschaft Jahr für Jahr verliert. Legt man diejenigen prozentualen Maßstäbe an, auf die ich zu Eingang schon hingewiesen habe, dann kann man annehmen, daß sich die genannten

Größen-Ordnungen
von
2 Mia DM bis 3 Mia DM

		2 Mia DM	bis	3 Mia DM
auf Arbeits-Unfälle	mit	1,625	bis	2,475
Wege-Unfälle	„	0,225	„	· 0,350
Berufskrankheiten	„	0,150	„	0,225

aufgliedern lassen.

Hieraus ist die eminente Bedeutung zu ersehen, die den Arbeits- und Wege-Unfällen zukommt.

Das Brutto-Sozial-Produkt, das vor dem Kriege (1936) noch auf 44 Milliarden Reichsmark beziffert wurde, wird heute wie folgt veranschlagt:

1955	etwa	164	Mia	D-Mark
1954	„	145	„	„
1953	„	134	„	„
1952	„	126	„	„
1951	„	114	„	„
1950	„	98	„	„
1949	„	81	„	„

Gemessen an diesen Beträgen würden die Kosten der Unfallschäden sich auf etwa $1\frac{1}{2}$ bis 2% stellen.

Die Größe dieses Wertes ist es, die alle verantwortlichen Stellen veranlassen muß, alles zu tun, was in ihren Kräften liegt, um dieses jährliche Passivum unserer Volkswirtschaft auf ein nicht vermeidbares Minimum zu beschränken.

STUCKE, Würzburg: Die Ausführungen des Herrn Präsidenten und der Herren Referenten über die Todesfälle und schweren Verletzungen im Straßenverkehr reden eine so grausige und eindeutige Sprache, daß ich es mir ersparen kann, auf allgemeine Daten weiter einzugehen. Gleichsam zur Ergänzung möchte ich jedoch von klinischer Seite einen kurzen Beitrag zu einer Teilfrage dieses Komplexes geben.

Bei den Verkehrsverletzungen kommen als Todesursache neben dem Schädelhirntrauma, das ja nach MIKAT allein 79,1% ausmacht, den Verletzungen des Bauches und Brustkorbes, deren Anteil etwa 10 bis 11% an der Mortalitätsziffer beträgt, eine besondere Bedeutung zu. Die *stumpfen Bauchverletzungen* haben gerade in den letzten Jahren, insbesondere durch die Motorradunfälle, in fast jeder größeren Klinik sprunghaft zugenommen. In der Würzburger Klinik ist fast eine Verdreifachung im letzten Jahrzehnt zu erheben! Ganz besonders hervorzuheben ist nun, daß die stumpfen Bauchverletzungen des Verkehrs — in Übereinstimmung mit dem Heidelberger Krankengut — in fast 80% der Fälle sog. *Kombinationsverletzungen* darstellen, während bei den Betriebsunfällen in fast gleichem Hundertsatz isolierte Organverletzungen vorherrschen. Bei letzteren wird man sich somit sehr viel schneller und entschiedener zu einer Laparotomie entschließen als bei den kombinierten Verkehrsverletzungen, bei denen zentral oder peripher ausgelöste Schockzustände, Contusionen oder Commotionen des Gehirns, komplizierte mit Fettembolien einhergehende Trümmerbrüche usw. das Symptomenbild überdecken bzw. sogar völlig beherrschen. Subjektive Äußerungen des Patienten sind bei der Aufnahme in die Klinik entweder gar nicht zu erhalten oder verständlicherweise nur mit Einschränkung zu verwerten. Eine Objektivierung des Befundes ist bei den mannigfachen Überschneidungen zunächst kaum möglich, eine klare Indikation kaum zu stellen und es wird immer ein Problem bleiben, ob schon bei geringem Verdacht einer abdominellen Beteiligung grundsätzlich — wie es von mancher Seite gefordert wird — laparotomiert werden soll oder nicht. Eine derartige Entscheidung ist nicht leicht, die zusätzliche Gefährdung des Patienten durch das Operationstrauma muß in jedem Falle gebührend in Rechnung gestellt werden.

Unter den stumpfen Bauchverletzungen sind die akuten Blutungen durch *Leber-* oder *Milzrupturen* unmittelbar lebensgefährdend. Aber auch die übrigen Verletzungen des Bauches, insbesondere die Perforationen des Magen-Darm-Schlauches sind bei den sich überkreuzenden Krankheitserscheinungen oft recht schwer zu beurteilen. Bei allen stumpfen Bauchverletzungen müssen zur rechtzeitigen Erkennung neben allen klinischen Möglichkeiten *alle Sinne* und vor allem die *palpierenden Hände* die Entscheidung behalten, wann operiert werden soll. Stets sollte der Patient in *einer* Hand bleiben! Verordnungen, die zu einer etwaigen Verschleierung der Befunde führen können, wie z. B. Alkaloidgaben, Mischspritzen zur Einleitung eines Winterschlafes, aber auch massive Verabfolgerungen von Antibiotika und Chemotherapeutica sollten in der Zeit, wo die Indikation noch nicht klar gestellt ist, nicht vorgenommen werden. Lebenswichtige Entscheidungen können hierdurch verzögert, Klärungen aufgehalten und das Krankheitsbild verwischt werden. Zu frühzeitig angewandt haben derartige Maßnahmen nur allzu leicht verharmlosende Tendenzen!

Wenn man die Gesamtheit der Klinik der stumpfen Bauchverletzungen übersieht, so ist festzustellen, daß diese in ihrer ganzen Eigenart eine *Sonderstellung* einnehmen. Ihre Erkennung und Behandlung ist schwer, die Tatsache, daß man bei der Revision der Bauchhöhle stets auf überraschende Situationen gefaßt sein und notwendigenfalls zusätzlich eine Revision des Brust- oder retroperitonealen Raumes durchführen muß, macht die vielfach erhobene Forderung zu einer nüchternen Realität, daß die Behandlung der stumpfen Bauchverletzungen nur einem nach allen Richtungen gut ausgebildetem und erfahrenem *Allgemeinchirurgen* anvertraut werden sollte.

MAYER, Tübingen: Da nach unseren heutigen Ansichten die Unfälle vielfach eine seelische Ursache haben und zum Teil sozusagen Temperamentssache sind, ist mir aufgefallen, daß in den vorgebrachten Vergleichen mit Unfällen in anderen Ländern nur von germanischen Nationen Holland, Schweden, England die Rede war, nicht aber von den romanischen Ländern Frankreich und Italien. Da diese ein ganz anderes Temperament haben, wäre ein Vergleich mit ihnen besonders interessant. Er könnte unter Umständen geradezu den statistischen Beweis für die Bedeutung des Temperaments als Unfallursache bringen.

H. Zapp, Ludwigshafen: **Erste Hilfe — Wiederbelebung.** (Mit 1 Abb.)

Wenn wir heute den *zunehmenden Unfällen* im Betrieb, auf der Straße, im Haushalt, beim Sport und dem *Unfalltod* (übrigens der häufigsten Todesursache jüngerer Menschen bis zum 45. Lebensjahr) erfolgreich entgegentreten wollen, so geschieht das zunächst am besten durch intensive technische und psychologische *Unfallverhütungsmaßnahmen.* Hat sich aber ein Unglück erst einmal ereignet, dann kommt es darauf an, die Dauer und Schwere der Unfallfolgen sowie die Unfallsterblichkeit zu mindern. Das ist eine gemeinsame Aufgabe der „Drei Hilfen":

Die „*Erste Hilfe*" wird vorwiegend von Laienhelfern und praktischen Ärzten geleistet. Ihr frühzeitiges und umsichtiges Handeln beeinflußt häufig entscheidend das weitere Schicksal eines Verunglückten. Wir müssen zugeben, daß in vielen Fällen die schnelle und richtige Hilfe unmittelbar am Unfallort dem Krankenhauschirurgen die endgültige Behandlung überhaupt erst ermöglicht!

Was bedeutet es doch für den Verunglückten, wenn er unverzüglich aus dem Gefahrenbereich geborgen, zweckmäßig gelagert und liebevoll getröstet wird, wenn seine Verletzungen sofort sachkundig betreut, z. B. Wunden mit einem trocknen, keimfreien Verband bedeckt und Knochenbrüche ruhiggestellt werden, wenn für schnelle Transportfähigkeit und ärztliche Hilfe gesorgt wird, wenn also der erste Helfer durch diese und andere sinnvolle Maßnahmen schon am Unfallort den Schmerz, den Schock, die Angst, die Atemstörung, die Blutung usw. wirkungsvoll bekämpft — ?

Die „*Zweite Hilfe*" will die Frischverletzten im Krankenhaus *operationsfähig* machen — eine Aufgabe des Anaesthesisten (Herr Frey wird gleich darüber berichten).

In der „*Dritten Hilfe*" schließlich bemüht sich der Chirurg durch seine Behandlung und Nachbehandlung um *optimale Heilungsbedingungen* für den Verunglückten und dessen Wunden. Wir alle wissen, daß diese „Dritte Hilfe" des Chirurgen weitgehend, z. B. in der Wund- und Knochenbruchbehandlung, einen hohen Grad der Vervollkommnung erreicht hat. — Indessen müssen wir die „Erste" und „Zweite Hilfe" noch mehr fördern und verbessern.

Eine gerade nicht seltene und oft lebensrettende Maßnahme der „Ersten Hilfe" ist die *Wiederbelebung.* Über die notwendigen Maßnahmen bei versagendem Herzen, Kreislauf und Vegetativum möchte ich nicht sprechen, sondern über die erste und wichtigste Aufgabe der Wiederbelebung, die darin besteht, *den gestörten oder unterbrochenen Gasstoffwechsel (Atmung) wieder herzustellen.*

Es besteht kein Zweifel darüber, daß das beste Verfahren, einen Scheintoten wieder zu beleben, die *direkte Sauerstoffbeatmung* ist, d. h.

das Einblasen eines Sauerstoffluftgemisches mit Hilfe zuverlässiger Beatmungsgeräte. Das muß immer angestrebt werden! Je früher, desto besser — am besten gleich am Unfallort und während des Transportes. Die direkte Sauerstoffbeatmung sollte in Zukunft zunehmend auch eine Maßnahme der „Ersten Hilfe" werden und nicht nur als selbstverständliche Maßnahme der „Zweiten Hilfe", dem Anaesthesisten im modernen Krankenhausbetrieb vorbehalten bleiben.

Ich brauche in diesem Kreise im einzelnen nicht zu erörtern, welche Vorteile für eine erfolgreiche Wiederbelebung bestehen, wenn schon am Unfallort sowie während des Transportes *ein Arzt sofort durch Intubation, Absaugung und Sauerstoffbeatmung aktiv eingreift.* Voraussetzungen sind natürlich: ein mit der Intubationstechnik vertrauter Arzt und ein Instrumentarium, das, ähnlich wie ein Nottracheotomie — oder Geburtshilfebesteck — griffbereit liegt. Um diesem, ich möchte sagen, *Idealzustand* näher zu kommen, müßten ferner unsere Krankenwagen und Rettungsstellen mit den notwendigen Instrumenten und Geräten ausgerüstet sein, ebenso wie mit Blutersatzflüssigkeiten und Rawasan, Calcistin u. a. zur frühzeitigen Schockbekämpfung. Auf diesem Gebiet bedarf es noch erheblicher Anstrengungen, entsprechender Schulung der Medizinstudenten, der praktischen Ärzte und des Sanitätspersonals.

Ein Ziel, das sich schon leichter erreichen läßt, ist die *direkte Sauerstoffbeatmung mit Hilfe von einfachen und narrensicheren Beatmungsgeräten,* die auch der geschulte Laienhelfer bedienen kann und die außerdem nicht zu kostspielig sind. Ich erwähne nur das neuere „*Bonner Modell*", über das Herr Dietmann noch berichten wird, und die einfachen *Balgbeatmer* (in Deutschland als „Reanimator" oder „Reviator" bekannt), die im Ausland schon längere Zeit benutzt werden.

Wer von Ihnen technische Daten über diese Geräte und andere *vollautomatische* Beatmungsapparate wie Pulmotor, Poliomat erfahren möchte, hat in der Ausstellung gute Gelegenheit dazu. Die direkte Sauerstoffbeatmung, also die *künstliche Beatmung,* hat den großen Vorteil, daß sie in *allen* Fällen mit gestörter oder erloschener Atemtätigkeit, ganz gleich was die Ursache sein mag, angewandt werden kann. Also z.B. auch bei *Hirnschwellungszuständen* nach Gehirnerschütterung, Hirndruck, Gehirnverletzung, Schlaganfall, Hitzschlag, Sonnenstich; denn in diesen Fällen kann ein schließlich auftretender Atemstillstand durch Wiederbelebung von Hand nicht behoben werden.

Der Ersthelfer — gleichgültig, ob Arzt oder Laie! — darf überdies die *künstliche Atmung von Hand* nur vornehmen, wenn ein *Atemstillstand* vorliegt, der durch *Atembehinderung* verursacht wird — am augenfälligsten nach Ertrinken, Verschüttung, Erdrosseln, Erhängen, elektrischen Unfall, ferner durch Kohlenoxyd-, Kohlensäure- und Blausäurevergiftung.

Nun, trotz aller Fortschritte, die uns die Anaesthesie und die Technik beschert haben, werden wir niemals auf die *umgehend* (ich betone umgehend) *anwendbare Wiederbelebung von Hand* verzichten können. Denn eine erfolgreiche Wiederbelebung muß so schnell wie eben möglich begonnen werden! Die wünschenswerten „Sauerstoffbeatmungsgeräte" sind meistens nicht gleich zur Hand oder reichen (im Katastrophenfall) nicht aus. Auch wird der Idealzustand: *sofortige* Intubation, Absaugung und Sauerstoffbeatmung am Unfallort und während des Transportes sich so schnell nicht allgemein verwirklichen lassen. Kurz: die Wiederbelebung von Hand wird immer ihre Bedeutung behalten — gerade draußen im alltäglichen und zunehmenden Unfallgeschehen in der Industrie, auf den verkehrsreichen Straßen, beim Wassersport, im Gebirge und in Katastrophenfällen.

Die Erfahrung lehrt nun, daß der *entscheidend wichtige Zeitfaktor* bei notwendiger künstlicher Atmung leicht vernachlässigt wird und man wertvollste Zeit etwa auf „apparative Vorbereitungen" verschwendet. Dieses bekannte Diagramm der „Erfolgsaussichten bei Wiederbelebung" des amerikanischen Physiologen DRINKER belehrt uns eindringlich, worauf es ankommt.

So sehen wir, daß *2 Min.* nach dem eingetretenen Atemstillstand die Erfolgsaussichten 90%, nach *3 Min.* 75%, nach *4 Min.* 50% und *nach 5 Min.* nur noch 20% betragen.

Die Frage ist nun: *Welche künstliche Atmung von Hand soll gelehrt werden? Welche ist am besten für den Scheintoten? Welche ist praktisch für den Retter?*

Wir haben uns seit Jahren schon für die HOLGER NIELSEN-Methode, eine „*Rückendruck-Armhebemethode in Bauchlage*" entschieden,

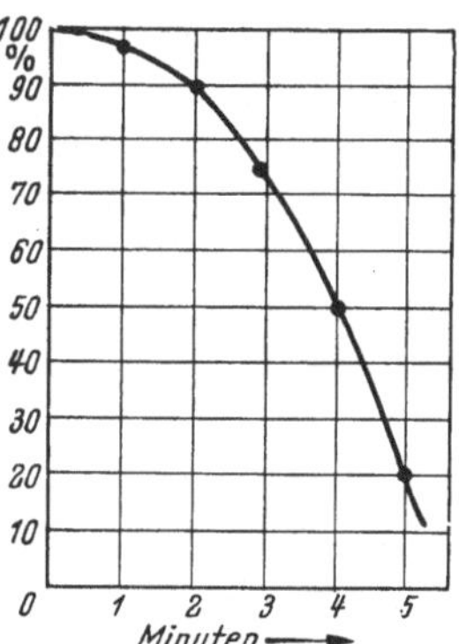

Abb. 1. Erfolgsaussichten bei Wiederbelebung

die heute auch vom DRK bevorzugt gelehrt wird. Anfragen wegen dieser Methode, die auf dem letzten Therapiekongreß in Karlsruhe im Rahmen des Hauptthemas „Wiederbelebung und Erste Hilfe" wiederholt empfohlen wurde (KILLIAN, DÖNHARDT, KOEPPEN) sowie das Interesse einiger Berufsgenossenschaften gaben Veranlassung, das NIELSEN-Verfahren Ihnen heute etwas ausführlicher zu demonstrieren. Und das geschieht am eindruckvollsten durch einen kurzen Tonfilm, den Sie jetzt gleich sehen werden, und durch eine bebilderte Darstellung, einen Sonderdruck[1], den ich Ihnen aushändigen lassen werde. Sicher ist, daß es nicht eine Handmethode der künstlichen Atmung gibt, die *vollständig* befriedigt. Hätte man es sonst nötig gehabt, so viele Verfahren zu erfinden und jahrelang über Vor- und Nachteile dieser oder jener Methode zu streiten? (Sie finden übrigens eine gute vergleichende Darstellung der verschiedenen manuellen sowie apparativen Wiederbelebungsmethoden in dem Buch „Wiederbelebung" von KILLIAN und DÖNHARDT.)

Um nun herauszufinden, welches der bekanntesten Wiederbelebungsverfahren (SCHÄFER, SILVESTER, HOLGER NIELSEN, EMMERSON, HOWARD, THOMSEN u. a.) noch am besten allen Anforderungen gerecht wird

---

[1] Bebilderte Sonderdrucke „Künstliche Atmung" können vom Verfasser angefordert werden.

und um endlich eine Einheitlichkeit in der Ausbildung zu erreichen, hat es in der Welt an umfassenden und gründlichen Forschungen nicht gefehlt, diese Frage zu klären.

Sie ist zu Gunsten der HNM entschieden worden. So wird in ganz Amerika (Wehrmacht, RK, Bergbau, Pfadfinder usw.) dieses Verfahren als Standardmethode gelehrt und geübt.

Vieljährige theoretische und praktische Erfahrungen liegen natürlich aus den skandinavischen Ländern vor, wo bereits 1932 der Däne HOLGER NIELSEN seine Methode, die die *Vorteile des Schäfer- und des Silvester-Verfahrens in sich vereinigt*, mit Erfolg lehrte. In mehr als 5000 Fällen wurde sie allein in Dänemark angewandt.

Schließlich wurde auf der Internationalen Rotkreuz-Konferenz 1952 in Toronto nach mehrjährigen gründlichen internationalen Erhebungen und Experimenten dieses Verfahren als Standard-Methode anerkannt und allen nationalen RK-Gesellschaften empfohlen.

Es wurden auch in Deutschland nachweislich bereits eine Anzahl von Wiederbelebungen nach HOLGER NIELSEN erfolgreich durchgeführt.

Ich darf Ihnen noch schnell die wesentlichen Vorteile der HOLGER-NIELSEN-Methode nennen, die Ihnen der Film dann bestätigen wird:

Das Verfahren bedarf keiner zeitraubenden Vorbereitungen, keiner Hilfsmittel und Sondermaßnahmen und kann daher augenblicklich angewandt werden.

Es wird also keine Schulterrolle (SILVESTER, THOMSEN) benötigt. Das Vorziehen und Befestigen der Zunge ist nicht erforderlich. Jeder Erfahrene weiß, welche unüberwindliche Schwierigkeiten Laienhelfer häufig mit dem Vorziehen und Befestigen der Zunge haben.

Die HNM ist eine vorteilhafte Bauch- und Gesichtslage.

Die von vielen unterschätzte Gefahr des Zungenrückfalls und der Aspiration besteht nicht. Wasser, Schlamm, Schleim, Blut usw. können ungehindert abfließen. Es gibt doch zu denken, daß bei 50% der Wiederbelebungsversuche in Rückenlage, die die amerikanischen Forschungsgruppen durchführten, es zum Verschluß der oberen Luftwege, meistens durch Zungenrückfall, kam. Die Bauch-Gesichtslage ist in besonderem Maße für den häufiger vorkommenden Ertrinkungs-Scheintod geeignet!

Es ist eine aktive Ein- und aktive Ausatmungsmethode.

Nur derartige Methoden erreichen eine *wirkungsvolle Lungenventilation* (je nach konstitutionellen Verhältnissen 900 bis 1400 ccm Atemvolumen) und eine gewisse *indirekte Herzmassage* durch das aktive Ausdehnen und Zusammendrücken des Brustkorbs.

Diese manuelle Wiederbelebung ermüdet den Retter weniger als die meisten anderen Methoden und kann lange Zeit (bis zu 4 Stunden) durchgeführt werden.

Der Helfer wendet keine „Brachialgewalt“ an, sondern erreicht durch „schwingendes Verlagern seines Körpergewichtes“ die gewünschte Wirkung. Es sind daher auch jugendliche, ältere, schwächere und beleibte Menschen in der Lage, diese Beatmung lange genug ausführen zu können.

Sie ist leicht zu erlernen, gut zu behalten und wird daher selbst nach längerer Zeit richtiger durchgeführt als die meisten anderen Verfahren.

Diese Vorteile, die für den Retter von großer Bedeutung sind — was leider häufig bei wissenschaftlichen Erörterungen übersehen wird —, können wir selbst unterstreichen; sie werden ferner durch umfassende amerikanische Untersuchungen *experimentell* bestätigt.

Das Nielsen-Verfahren erlaubt einen leichten Wechsel der Helfer, ohne daß die rhythmische künstliche Atmung unterbrochen werden muß.

Bei der sachkundig ausgeführten Methode kommen Verletzungen des Scheintoten (Gesicht, Brüste) nicht vor.

Auch dies ist schon tausendfach bestätigt. Gegebenenfalls kann man aber unter Hände und Gesicht des Scheintoten schnell Taschentuch oder Kleidungsstücke legen.

Außerdem kann die HNM bei bestimmten Verletzungen, z. B. Rippen- oder Armbrüchen, in leicht abgeänderter Form angewandt werden.

Einzelheiten hierüber wollen Sie bitte in meinem Sonderdruck nachlesen.

Literatur

Atta v.: Nat. Sef. News **64** (1951). — Baumgartner, O.: Praxis 8, 179—180 (1956). — Beecher, H. K.: „Resuscitation and Anesthesia for Woundet Men. The Management of Traumatic Shock." Springfield/III.: C. C. Thomas, 1949. — Bolt, W. u. a.: Klin. Wschr. **1950**, 113. — Ärztl. Wschr. **1950**, Nr. 1/2. — Ärztl. Wschr. **1951**, 20. — Die Medizinische **1953**. — Bruns, O.: Klin. Wschr. **127**, 1548. — Comroe, J. H. u. a.: J. Amer. Med. Ass. **130** (1946). — Departement US-Army: „First Aid for Soldiers", March 1954. — Dunker, W.: Med. Diss., Köln 1952. — Frey, R., Hügin, W., Mayerhofer u. a.: Lehrb. Anaesthesiologie. Berlin, Göttingen, Heidelberg: Springer 1955 (dort anaesthesiolog. Lit.). — Frey, R.: Therapie-Woche, **1956**, 9/10). — Fruhmann, G.: Münch. med. Wschr. **1951**, 1849. — Fruhmann, Klun u. a.: Dtsch. med. Wschr. **1953**, Nr. 40. — Garland, T. O.: Artificial Respiration, with Special Amphasis on the Holger Nielsen Method, London, Faber and Faber Limitid. — Gordon, A. S.: Am. Med. Ass. **1950**, 1455. — Gordon, Sadove u. a.: Am. Med. Ass. **1951**, 144. — Health Advisory Committee: Symposium on Artificial Respiration League of Red Cross Societies 8. 4. 52. — Report of the, Toronto 23/23. 8. 1952. — Hoffmann, Th.: Ärztl. Wschr. **1955**, 320. — Holger Nielsen-Committee 1952: Instructions in Artificial Respiration. — Instructions in Artificial Respiration, 1955. — Holstein-Rathlou: The H. N. Method's History and Scientific Basis, 1950. — Elektrizitätsunfälle und Künstliche Atmung, Dansk Rode Kors, 2/1953. — Karpovich, P. V.: J. Appl. Physiol., Wash. 4 **1951**, 403. — Adventures in Artificial Respiration, Association Press, New York. — Killian u. Dönhard: „Wiederbelebung". Stuttgart: G. Thieme, 1955 (*dort weitere Literatur*). — Maurath, J.: Dtsch. med. Wschr. **1950**, 22. — Mijnlieff, C. J.: Dtsch. Z. Chir. **250**, 454 (1938). — Nielsen, H.: Ugeskr. Laeger, K'hvn., **94**, 1201 (1932). — Pohl, H.: Die Methoden der Wiederbelebung in der Deutschen Lebensrettungs-Gesellschaft, Heft 3 (1951). — Sauerwein, W.: Zbl. Chir. **1950**, S. 1110. — Silvester, H. R.: Brit. Med. J. 2, 576 (1858). — Stoeckel: Ärztl. Praxis **1955**, Nr. 37. — Thomsen, W.: Münch. med. Wschr. **1934**, 948. — Zapp, H.: Künstliche Atmung nach Holger Nielsen, DRK-Zentralorgan 1/1953.

R. Frey, Heidelberg: **Die Anaesthesie im Dienste der Notversorgung Frischverletzter.** (Mit 10 Abb.)

Die *Erste Hilfe* umfaßt die Betreuung des Verletzten am Unfallort und während des Transportes. Ihre Bedeutung hat mein Vorredner besonders am Beispiel der Wiederbelebung demonstriert. Ich möchte jetzt auf die *Zweite Hilfe* eingehen, d. h. die Betreuung des frisch

Verunfallten unmittelbar beim Eintreffen im Krankenhaus (s. Abb. 1).
Ich stütze mich hierbei auf Erfahrungen bei der Betreuung von mehr als
10000 Schwerverletzten auf Hauptverbandsplätzen und an der Chirurgischen Universitätsklinik Heidelberg[1].

Wir müssen uns darüber im klaren sein, daß nur eine positive Auslese
von schwerverletzten Patienten noch lebend die Klinik erreicht: Diesem
Krankengut gilt unsere besondere Sorgfalt. Denn die Patienten sind

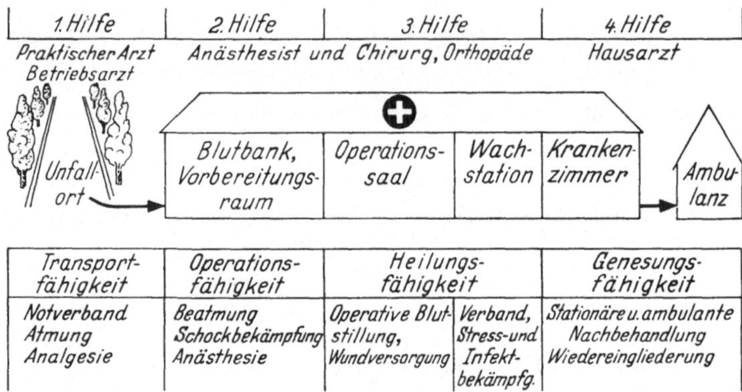

Abb. 1. Schematische Darstellung der vier ärztlichen Hilfen, deren der Kranke
bedarf zur endgültigen Wiedereingliederung in das Erwerbsleben

zwar in akuter Gefahr — sie können jedoch durch unmittelbares Eingreifen meist gerettet werden! Die *Beseitigung lebensbedrohlicher Zustände* hat allem anderen voranzugehen. Die akuteste Lebensbedrohung
rührt her von einer Beeinträchtigung von *Atmung* oder *Kreislauf*, d. h.
von einer Asphyxie lebenswichtiger Organe, die damit ihre Tätigkeit einstellen und bei längerer Dauer irreversibel geschädigt werden.

I. Atmung

a) Freihaltung der Atemwege. Ein hoher Prozentsatz der Schwerverletzten (die Angaben der Literatur schwanken zwischen 10 und 50%)
stirbt an einer Beeinträchtigung der Atmung, insbesondere einer Verlegung der Atemwege durch Erbrochenes, Blut oder Zurücksinken der
Zunge. Flache Seitenlagerung verhütet während des Transportes am
ehesten derartige Zwischenfälle, eventuell ergänzt durch Einlegung eines
Mundtubus und kunstgerechtes Vorhalten des Kiefers bei halber Öffnung
des Mundes. Der schweizerische Wiederbelebungs-Spezialist Baumgartner fordert, daß in jedem Krankentransportwagen eine Absaug-
vorrichtung angebracht ist, die die Entfernung von Sekret usw. aus dem
Rachenraum des Patienten erlaubt. Zumindest muß eine Kornzange mit
Tupfern erreichbar sein, um den Rachen auswischen zu können.

---

[1] Die Stoffwechseluntersuchungen bei Frischoperierten wurden von der Krebsstiftung Heidelberg ermöglicht.

Führen diese Maßnahmen nicht augenblicklich zum Erfolg, oder ist bereits eine Aspiration eingetreten, so bleibt nur die endotracheale Intubation als lebensrettende Maßnahme (Abb. 2). Sie garantiert freie Atemwege und ermöglicht nicht nur die Absaugung von Fremdmaterial aus

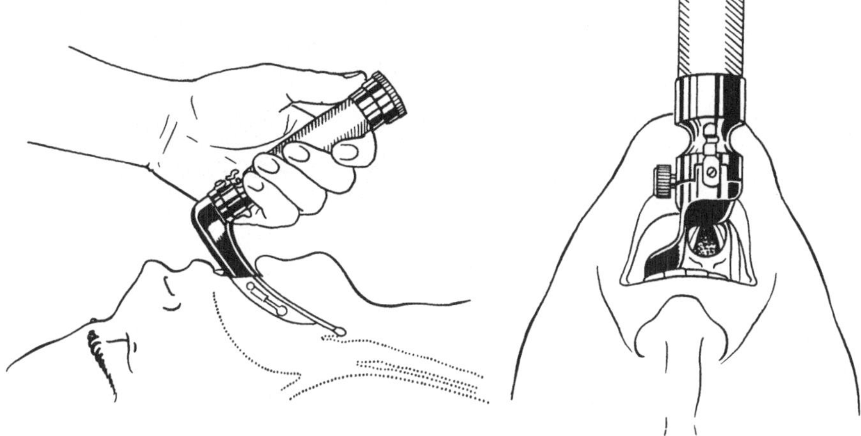

Abb. 2. Einsetzen des Laryngoskops nach Macintosh für die endotracheale Intubation in direkter Sicht   Abb. 3. Blick auf die Glottis

Luftröhre und Bronchien, sondern auch — durch Herstellung einer luftdichten Verbindungsmöglichkeit mit einem Beatmungsapparat — eine wirksame künstliche Beatmung.

b) Sauerstofftherapie und Unterstützung der Atmung. Bei Einschränkung der Atmung durch Stenosenatmung oder zentrale Atemdepression kann die Zufuhr von Sauerstoff wertvoll sein zur Verhütung einer Hypoxie. Am einfachsten ist die Einblasung von mindestens 4 l/min O_2 (ein geringerer Strom ist wirkungslos, eine exakte Dosierung ist auf die Dauer nur mittels Rotametern, nicht mittels Manometern gewährleistet) in den Nasen-Rachenraum mittels eines nasal eingeführten Katheters.

Hierdurch wird allerdings nur *eine* Komponente der Asphyxie, die *Hypoxie*, bekämpft. Die *Hyperkapnie* (CO_2-Überladung) bleibt unbeeinflußt, ja kann sogar verstärkt werden. Aus diesem Grunde gilt die früher übliche Kohlensäureatmung heute als überholt. Denn sie verstärkt ja nur die bereits bestehende Azidose und kann bei hoher Dosierung deshalb mehr schaden als nützen. Sie beseitigt nicht einen Mangel, sondern vermehrt einen Überschuß!

Die wirksamste Unterstützung („Assistierung") einer insuffizienten Atmung erfolgt durch manuellen Druck auf den Atembeutel eines mit Sauerstoff gefüllten Narkoseapparates während der Inspirationsphase.

c) Atemstillstand erfordert augenblickliche *künstliche Beatmung*. Die *Klinik* verfügt hier über eine Reihe von Möglichkeiten: 1. Die manuelle Beatmung nach HOLGER NIELSEN dient lediglich zur kurzfristigen Überbrückung, bis eine apparative Beatmung möglich ist. 2. Die Blasebalgbeatmung nach PARACELSUS von Hohenheim: dieser hat schon vor 500 Jahren mit Hilfe eines Blasebalges aus einer Schmiede eine wirksame künstliche Beatmung durchgeführt. Ein speziell für die künstliche Beatmung geeigneter Blasebalg wurde von Kreiselmann erdacht. Bei uns ist ein solcher Balgbeatmer von den Draeger-Werken Lübeck unter dem Namen „Reanimator" im Handel (Abb. 4). Er erlaubt eine wirksame Belüftung der Lungen — vorausgesetzt, daß die Atemwege frei sind, der Kiefer mit dem kleinen Finger kunstgerecht vor- und die Maske mit den übrigen Fingern gut dichtgehalten wird. Durch einen Stutzen kann erforderlichenfalls Sauerstoff zugeführt werden, wie es

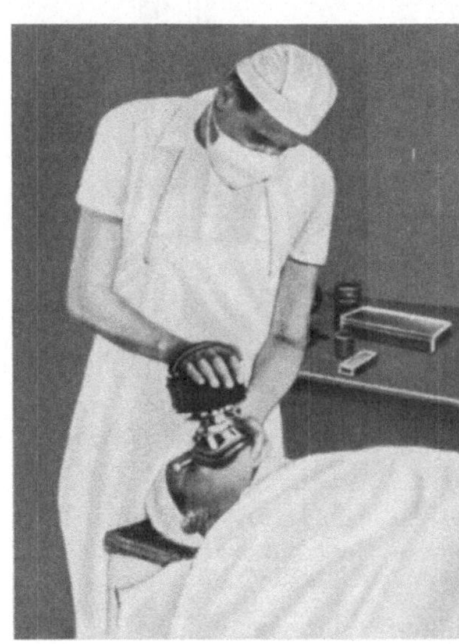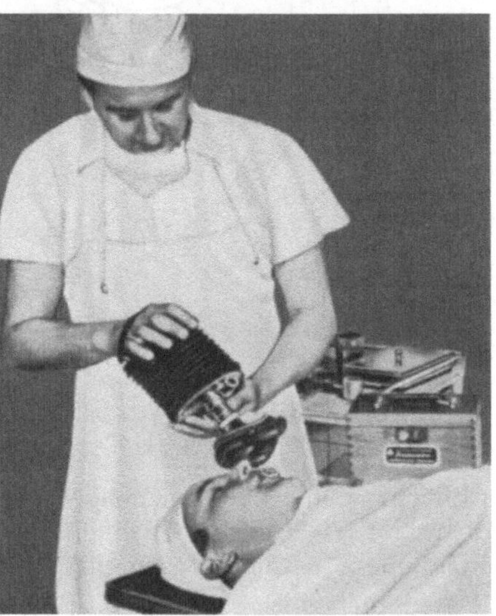

Abb. 4. Balgbeatmer (Reanimator von Dräger) mit Luftbrücke aus Gummi (Oropharyngealtubus nach Guedel oder Mayo) zur Freihaltung der oberen Atemwege

beim Gerät „Bonn" des Deutschen Roten Kreuzes gedacht ist. Ein solcher einfacher und billiger Balgbeatmer befindet sich in Ländern mit gut organisiertem *Erste-Hilfe*-Dienst, wie z. B. der Schweiz und den USA, in jeder Badeanstalt und in jedem Krankentransportwagen.

Anders liegen die Verhältnisse, wenn die akute Notfallssituation vorüber ist und eine *Dauerbeatmung* durchgeführt werden soll, wie z. B. bei Hirnverletzten, Schlafmittelvergifteten und Poliomyelitisgelähmten. Nach den Erfahrungen der Kopenhagener Poliomyelitis-Epidemie ist eine Dauerbeatmung durch intermittierenden Druck auf den Atembeutel eines Narkoseapparates[1] durchaus möglich. Dort wurden 1000 Studenten in überschlagendem Einsatz für die Beatmung von über 300 Atemgelähmten eingesetzt. Bei Großepidemien oder Massenkatastrophen wird dies die einzig mögliche Art der künstlichen Dauerbeatmung sein.

Aus Mangel an Hilfskräften wird man bestrebt sein, die manuelle Beatmung bald durch eine maschinelle zu ersetzen. Hierfür stehen zahlreiche Modelle zur Verfügung, die ihre Bewährungsprobe im letzten Jahr

---

[1] Auch einfache „Polio-Pendelgeräte" sind brauchbar, besonders für den Transport.

bestanden haben. Dies gilt auch für die deutschen Geräte, wie z. B. den Poliomaten der Draeger-Werke (Abb. 5), der sich zur Zeit bei der Epidemie in Argentinien ausgezeichnet bewährt. Sie wissen, daß diese Geräte von Dr. Loennecken, dem Anaesthesisten des Wiederbelebungszentrums an der Tönnis'schen Neurochirurgischen Univ.-Klinik in Köln, in Buenos Aires bedient werden. Dieses einfache und leicht transportable Gerät ist in der Lage, die eiserne Lunge weitgehend zu ersetzen, und hat deshalb bei Massenunglücken und Epidemien erhebliche praktische Bedeutung.

Nach den Untersuchungen Stoffregens soll eine Dauerbeatmung stets in Form einer *Wechseldruckbeatmung* durchgeführt werden. D. h.: die Luft muß nicht nur mit einem Überdruck von ca. 10 cm H_2O in die Lungen hineingepreßt, sie muß auch mit einem Unterdruck von ca. 8 cm herausgesaugt werden, so daß der resultierende Mitteldruck gleich Null und damit der venöse Rückfluß zum Herzen nicht gestört ist.

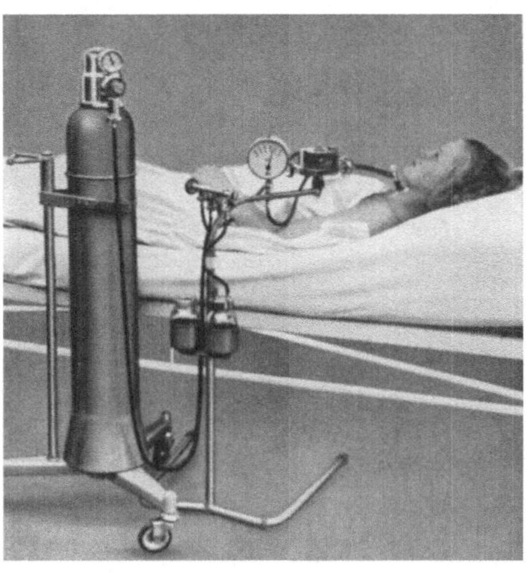

Abb. 5. Poliomat der Dräger-Werke zur künstlichen Dauerbeatmung. Das Gerät wird mit Sauerstoff oder Preßluft betrieben und ist heute weitgehend an die Stelle der umständlichen Eisernen Lunge getreten

II. Kreislauf

a) Schockerkennung und Einteilung. Während sofort bei der Einlieferung in die Klinik der erste Anaesthesist für eine genügende Belüftung der Lungen sorgt, widmet sich der zweite dem Kreislauf: er darf sich hierbei nicht mit der Diagnose „Schock" begnügen — er muß auch das *Stadium* des Schocks erkennen! Unter Verzicht auf alle Theorie stelle ich Ihnen diejenige Einteilung der Schockstadien vor, die sich uns in unseren täglichen Notfallsituationen deshalb am besten bewährt hat, weil sie uns einen Hinweis gibt auf die einzuschlagende Therapie. Wir sprechen (Abb. 6 oben): 1. vom *kompensierten* Schock, wenn der systolische Blutdruck noch nicht unter 100 abgefallen und die Pulsfrequenz noch nicht wesentlich über 100 angestiegen ist; 2. vom *dekompensierten* Schock bei Blutdruck unter 90 mm Hg und Pulsfrequenz über 120 in der Minute; 3. von *akuter Lebensgefahr* bei Blutdruck unter 80 mm und Pulsfrequenz über 140 in der Minute; 4. von der Gefahr des *irreversiblen Schocks*, wenn die unter 3. genannte akute Lebensgefahr länger als 30 min besteht, da sich dann die Prognose rasch verschlechtert.

Dem Praktiker erlaubt dieses Schema, sich binnen weniger Sekunden ein Bild über die tatsächliche Situation zu machen. Außer seinem klinischen Blick braucht er als einzige Hilfsmittel für die Diagnose eine Uhr mit Sekundenzeiger und einen Blutdruckapparat. Wichtige Anhaltspunkte lassen sich schon aus der Inspektion und Palpation der Hand gewinnen: Feuchte, kalte, zyanotische Finger sind ein Zeichen der Gefahr!

b) Schockbehandlung. Das Prinzip der heutigen Schocktherapie lautet nach TORSTEN GORDH: „Gebt dem Herzen Blut und dem Blut Sauerstoff!" Die heutige *kausale* Therapie des akuten Schockzustandes

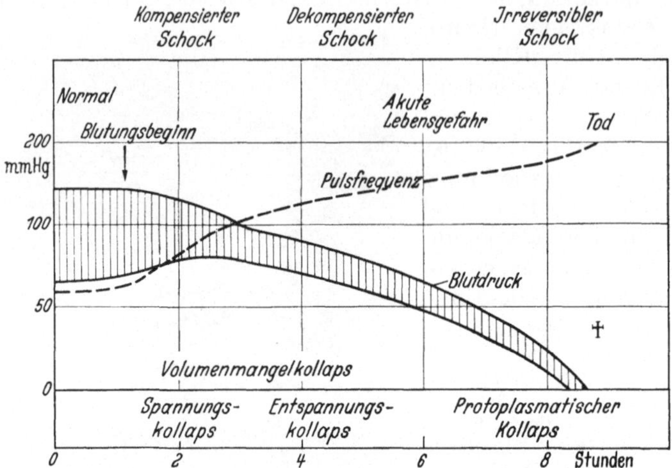

Abb. 6. Die Stadien des Schocks (oben: internationale Nomenklatur; unten: alte deutsche Bezeichnungen) am Beispiel eines Verblutungstodes durch subakute innere Blutung (z. B. Milz- oder Leberruptur). Der Tod würde hier durch Kreislaufmittel und Analeptica nur beschleunigt werden! Die einzig rationelle Therapie ist Blutersatz, kombiniert mit operativer Blutstillung (aus Lehrbuch der Anaesthesiologie, Berlin / Göttingen / Heidelberg: Springer 1955)

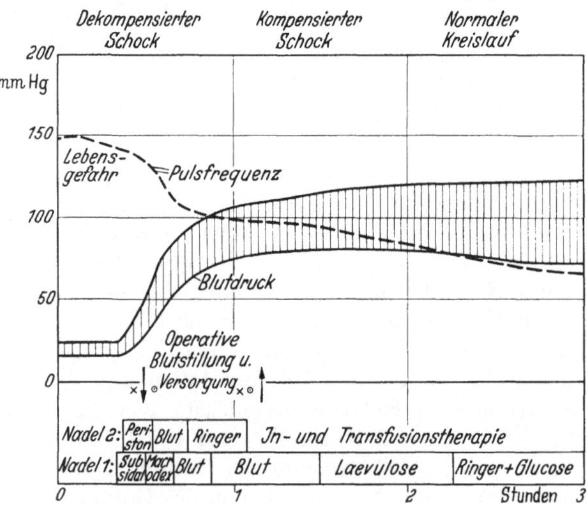

Abb. 7. Rationelle In- und Transfusions-Therapie eines akuten schweren Blutungsschocks (Abriß eines Beines durch Arbeitsunfall). Ein Kästchen ist gleich 500 ml (aus Lehrbuch der Anaesthesiologie, Berlin / Göttingen / Heidelberg: Springer 1955)

geht den umgekehrten Weg, wie in der vergangenen und nur noch historische Bedeutung besitzenden „Analeptica-Aera": Das Mißverhältnis wird nicht mehr durch pharmakologische Engstellung der Gefäße beseitigt, sondern durch Anpassung des verminderten Blutvolumens an das Gefäß-

bett auf dem Wege über die *Wiederherstellung einer normalen zirkulierenden Blutmenge* mittels intravenöser Infusion von Blut- und Blutersatzmitteln (Abb. 7 und 10). Denn ein Verdurstender braucht nun einmal
nicht Koffein, sondern Flüssigkeit!

Die wichtigsten, heute zur Verfügung stehenden Lösungen sind:

1. *Kolloidale Lösungen* haben ein Molekulargewicht etwa zwischen 10000 und
120000. Sie verbleiben deshalb tagelang in der Blutbahn und füllen diese am nach-
haltigsten auf.

a) Blut und seine Derivate sind die besten Blutersatzmittel. Leider stehen sie
nicht immer zur Verfügung. Ihre Anwendung bei Vollblut ist außerdem an die
Bestimmung der Blutgruppen gebunden.

b) Die Plasmaexpander müssen deshalb meist bei der ersten Schocktherapie
angewendet werden, bis die Blutgruppen bestimmt und Blutkonserven beschafft
sind. Sie verbleiben mehrere Stunden lang in der Blutbahn und sind durchaus in
der Lage, eine nachhaltige Auffüllung zu bewirken[1]. Periston und Macrodex sind
gleich wertvoll. Es sollen jedoch wegen der Häufigkeit von Nachreaktionen nur im
Notfall mehr als 1000 ml verabreicht werden.

2. *Kristalloide Lösungen* verweilen nur etwa $1/2$ Stunde in der Blutbahn. Wegen
ihrer geringen Molekülgröße wandern sie bald in die Gewebe ab.

a) *Kohlehydratlösungen* dienen gleichzeitig als Kalorienspender und bekämpfen
den hypoglykämischen Schock. Die Laevulose (Fructose) wird heute der Dextrose
(Glucose) vorgezogen, da sie folgende Vorteile bietet:

beschleunigte Verwertung gegenüber Glucose, Verwertung auch noch bei Stö-
rungen des Glucoseabbaues,
Verwertung unabhängig von Insulin und anderen Hormonen,
Eiweißspareffekt.

Es ist schon seit Jahrzehnten bekannt, daß sich die Laevulose im Kohlenhydrat-
stoffwechsel anders verhält als die Aldohexosen, vor allem Glucose. So hat schon 1893
MINKOWSKI gefunden, daß pankreatektomierte Hunde aus Laevulose im Gegensatz
zu Glucose noch Glykogen bilden. 1911 hatten OPPENHEIMER u. Mitarb. dann zeigen
können, daß auch die dissimilatorische Verwertung von Laevulose beschleunigt
verläuft, indem sie nachwiesen, daß die Milchsäurebildung unter Laevulose nahezu
dreimal so hoch liegt wie unter gleichen Mengen von Dextrose. BORNSTEIN und
HOLM fanden schließlich 1922 bei Untersuchungen über den respiratorischen Quo-
tienten der verschiedenen Zucker, daß dieser unter Laevulose vergleichsweise höher
ansteigt als nach Glucose. Des weiteren konnten BARRSCHEEN u. Mitarb. 1926
zeigen, daß auch das anorganische Blutphosphat schneller abfällt als nach Glucose; sie führten dies auf eine raschere Verbrennung der Laevulose zurück. Schließlich hat dann GREMELS 1944 ebenfalls eine Sofortverbrennung der Laevulose nachweisen können, die in neuester Zeit mit radioaktiven Hexosen bestätigt wurde
(CHAIKOFF). Es kann damit als erwiesen gelten, daß es unter Laevuloseanwendung
zu einer Beschleunigung der Oxydationsvorgänge und zu einer höheren Glykogenbildung vor allem in der Leber kommt. Auch LEUTHARDT u. Mitarb. konnten einen
schnellen Umsatz der Fructose in der Leber über eine spezifische Fructokinase
nachweisen.

Diese beschleunigte Verwertung der Fructose bleibt auch erhalten, wenn die
Glucoseverwertung gestört ist. Seit langem bekannt ist diese Tatsache für den
Diabetes, wobei eine bestimmte Tagesmenge an Laevulose vom Diabetiker ohne
zusätzliche Insulinanwendung toleriert wird. Im besonderen ist die ketolytische
Wirkung der Fructose bei der diabetischen Azidose und beim diabetischen Koma
neuerdings bestätigt worden (HILLER). Ähnlich wie beim Diabetes kann es nun auch
unter dem Einfluß von allgemeinen „Stress-Reaktionen", so z. B. bei schweren
chirurgischen Eingriffen, Traumen, Schockzuständen, akuten Intoxikationen,
langdauernden Narkosen usw., zu einer Verwertungsstörung der Blutglucose kommen, die ganz allgemein als *Hyperglykämie* kenntlich wird. In ähnlicher Weise

---

[1] Nach 4 Stunden haben allerdings die niedermolekularen Fraktionen, d. h. etwa
70% der Lösungen, bereits das Gefäßbett verlassen.

kann auch die Gykogensynthese der Leber gestört werden. Im Besonderen wird nun aber eine Glucoseverwertungsstörung beobachtet bei *Hungerzuständen*, wie sie ja durchaus bei den chirurgischen Maßnahmen auftreten können. Hierzu liegen sowohl seitens der Biochemie als auch der praktischen Klinik umfassende Befunde vor, daß die Glucose-Utilisation gestört, dagegen die Fructoseverwertung normal verläuft. Im besonderen haben dazu WYSHAK u. Mitarb. berichtet; in Deutschland haben LAMPRECHT u. a. nachweisen können, daß bei Hunger die ATP[1]-Konzentrationen der Leber signifikant abfallen; hierbei kann durch Laevulose — nicht dagegen durch Glucose allein — eine normale ATP-Bildung schon nach kurzer Zeit wiederhergestellt werden. Auch im klinischen Versuch ist die mangelnde Glucoseverwertung bei Hunger beschrieben worden: es kommt zu pathologischen Traubenzuckerbelastungskurven, während die Fructose-Utilisation wie bei normalen Versuchspersonen verläuft.

Eine umfassende Begründung für dieses besondere Verhalten der Fructose ist dadurch gegeben, daß der Nachweis ihrer hormonell unabhängigen Verwertung mehrfach erbracht werden konnte. Dies betrifft nicht allein das wesentliche und wichtigste Zuckerstoffwechselhormon Insulin, sondern vor allem auch das Adrenalin und die Hormone der Nebennierenrinde, die auf die Laevuloseverwertung keinen Einfluß haben (WEIL-MALHERBE).

Für die praktische Therapie mit Laevulose ist von besonderer Bedeutung, daß es gelungen ist, ihre sogenannte „Eiweißsparwirkung" im klinischen Versuch umfassend zu belegen. Ausgehend von den Arbeiten ELMANS, der an operativ behandelten Patienten diese Wirkung nachweisen konnte, haben in Deutschland vor allem STRUPPLER und STUHLFAUTH diese Wirkung der Laevulose in exakten Bilanzversuchen bestätigt. Schließlich kommt der Laevulose auch in weitem Sinne eine gewisse Entgiftungswirkung zu, wie sie z. B. für die Therapie von Alkohol- und Schlafmittel-Intoxikationen beschrieben wurde (STUHLFAUTH).

Mein Mitarbeiter KIRCHNER prüfte an frischoperierten Patienten das Verhalten des Fructose-Spiegels im Vergleich zu dem Verhalten des Glucosespiegels. Je 10 Patienten, die größeren abdominellen Eingriffen unterzogen worden waren, bekamen in den ersten beiden postoperativen Tagen 2×500 ml 10%ige Laevulose[2] bzw. Glucose in 30 min. intravenös infundiert. Dabei wurden fortlaufend bestimmt: die Blut-Laevulosespiegel nach Folin-Wu, die Blutglucosespiegel nach Hagedorn-Jensen. Der Tagesurin wurde gleichzeitig auf Laevulose und Glucose untersucht. Die Blutproben wurden jeweils im Abstand von 20 min. von Infusionsbeginn bis 2 Std. nachher entnommen. Die Abb. 8 zeigt die Mittelwerte von 10 Patienten der Fructosereihe. Man erkennt deutlich das rasche Verschwinden

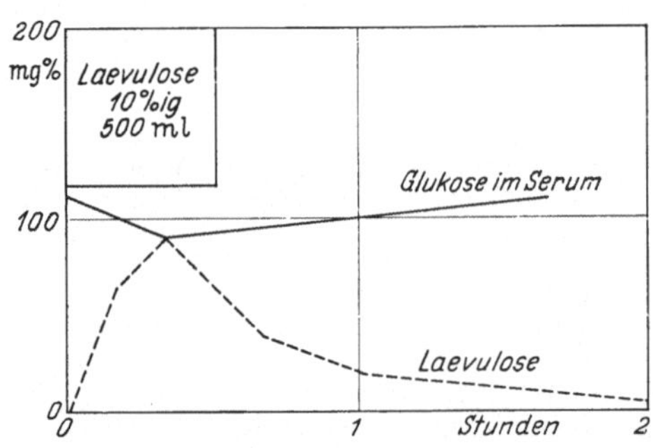

Abb. 8. Das Verhalten des Blutzuckerspiegels nach Infusion von 500 ml 10%iger Laevulose: diese verschwindet binnen 2 Stunden aus dem Blut, d. h.: sie wird vom Körper rasch teils verbrannt, teils zur Glykogenbildung verwertet. Der Glucosespiegel bleibt unterdessen unverändert. (Mittelwerte von 10 Patienten nach den Untersuchungen von Kirchner an der Chirurgischen Universitäts-Klinik Heidelberg)

binnen 1 Std. der Laevulose aus dem Blut und gleichzeitig einen geringfügigen Abfall des Glucosespiegels während der Laevuloseinfusion. Zur Erklärung der schnellen Verwertung der Fructose können die

---

[1] Adenosintriphosphorsäure. [2] „Laevosan" (PFRIMMER) 10%ig.

neuesten biochemischen Erkenntnisse über den Laevulosestoffwechsel dienen (LEUTHARDT): Die Laevulose umgeht mehrere Stufen des Abbauweges, den die Glucose gehen muß. Damit wird sie nicht von der postoperativ bestehenden Glucoseverwertungsstörung betroffen. Klinisch interessant ist, daß die im Urin ausgeschiedenen Zuckermengen bei unseren Versuchspersonen bei Laevulose zwischen 1 und 5%, bei Glucose zwischen 8 und 20% der zugeführten Menge betrugen.

Die richtige Auswahl der *anorganischen Lösungen* für die Infusionstherapie ist ebenfalls von entscheidender Bedeutung zur Verhütung von Mineralhaushaltsstörungen, die eng mit dem gestörten Energiestoffwechsel zusammenhängen. Durch die flammenphotometrischen Untersuchungen[1] meines Mitarbeiters KOLB können wir uns genaue Vorstellungen über Art, Größe und zeitlichen Ablauf dieser Störungen machen.

Der Organismus beantwortet die verschiedensten Arten von Stress mit einer von Fall zu Fall auffallend gleichgearteten Reaktion. Diese unter dem Namen *Alarmreaktion* bekannten Vorgänge gewannen in den letzten Jahren in der Chirurgie immer mehr Bedeutung. Denn Narkose und Operation, sowie besonders auch schwere Unfälle stellen eine Belastung dar, die zu einer entsprechenden Antwort von seiten des Organismus führen. In der Chirurgie tritt nun auch häufig der Umstand hinzu, daß schwer *Verunglückte* oder Patienten, die sich einer größeren Operation unterwerfen mußten, oft tagelang per os *keine Nahrung zu sich nehmen können.* Dadurch kommt es besonders in Verbindung mit der oben erwähnten Alarmreaktion zu schweren pathologischen Veränderungen des gesamten Stoffwechsels. Da nun der Stoffwechsel die Energie zur Verfügung stellen soll, die der Organismus zur Aufrechterhaltung seines Bestandes und seiner Funktion laufend benötigt, ist es von größter Wichtigkeit, hier korrigierend einzugreifen.

In der letzten Zeit hat — besonders durch die Arbeiten FLECKENSTEINS — die Bedeutung des *Mineralstoffwechsels* für die Energieverwertung im Organismus eine breite experimentelle und theoretische Grundlage gefunden. Dies gab dazu Veranlassung, in noch stärkerem Maße das Augenmerk auf die Störungen des Mineralstoffwechsels und auf ihre

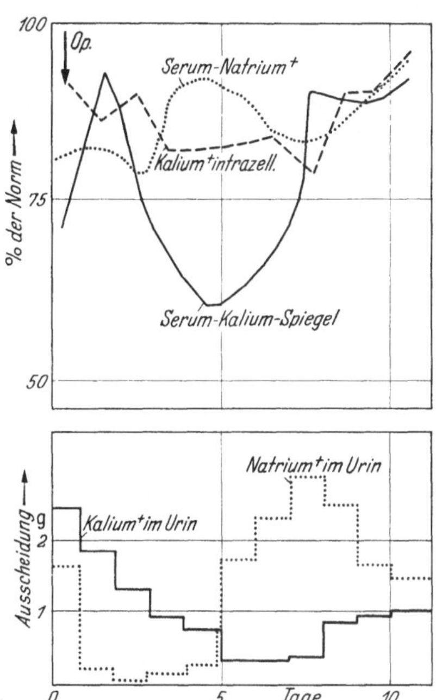

Abb. 9. Die durch einen großen operativen Eingriff oder ein schweres Trauma ausgelösten Störungen des Mineralhaushaltes (Untersuchungen von E. Kolb an der Chirurgischen Universitäts-Klinik Heidelberg 1956). Es wurden fortlaufend gemessen Kalium und Natrium im Blutserum, Kalium intrazellulär und tägliche Ausscheidung von Kalium und Natrium im Urin

mögliche Beeinflußbarkeit zu richten. Die dabei vorliegenden Verhältnisse sind am besten aus einem Fall zu ersehen, den wir mit Hilfe von flammenphotometrischen Kalium- und Natriumanalysen über einen Zeitraum von 10 Tagen nach einer Operation untersucht haben (Abb. 9).

---

[1] Ich danke der Krebsstiftung Heidelberg für ihre wertvolle Unterstützung bei diesen Versuchen.

Die ausgezogene Linie gibt den Kaliumgehalt im Serum, die unterbrochene Linie den Kaliumgehalt der Erythrozyten an. Da das Kalium als Hauptkation der *intrazellulären* Flüssigkeit zu gelten hat, untersuchten wir den Kaliumgehalt der Erythrozytenen, der beim Menschen ein Maß für die intrazellulären Kaliumkonzentration darstellt. Wir bestimmten hierzu den Kaliumgehalt im Serum und im haemolysierten Vollblut. Mit Hilfe des Haematokrits kann dann der Kaliumgehalt der Erythrozyten errechnet werden.

Die punktierte Linie gibt den Natriumgehalt des Serums wieder. Die Konzentrationen sind in mval/1 angegeben. Die Horizontale stellt die Norm dar. Im unteren Teil der Kurve sind die Natrium- und Kaliumausscheidungen im Urin in g/die angegeben.

Wir sehen, daß der Patient mit bereits erniedrigten Serum-Kalium-Werten zur Operation kam. Die intrazellulären Kaliumwerte entsprachen aber zu diesem Zeitpunkt noch der Norm. Am Tage nach der Operation war das intrazelluläre Kalium abgefallen, das Serum-Kalium angestiegen. Es mußte also Kalium aus den Zellen in die extrazelluläre Flüssigkeit übergetreten sein. Gleichzeitig hiermit erfolgte eine sekundäre starke Kaliumausscheidung im Urin. In den folgenden Tagen fiel der Kaliumgehalt des Serums erheblich ab, was auf die hohe Kalium*ausscheidung* zurückzuführen ist, da das intrazelluläre Kalium erniedrigt blieb. Erst vom 8. Tag an stieg der Kaliumgehalt des Serums wieder an, um am 10. Tage wieder in normale Bereiche zu kommen. Mit einem Tage Verzögerung näherten sich auch die intrazellulären Kaliumwerte wieder der Norm. Gleichzeitig mit dem Wiederanstieg der Kaliumwerte sank die Kaliumausscheidung stark auf unternormale Werte ab, obwohl der Patient zu diesem Zeitpunkt wieder kaliumhaltige Nahrung zu sich nahm.

Die *Natriumausscheidung* verhielt sich gerade umgekehrt. In den ersten Tagen nach der Operation war die Natriumausscheidung recht gering, im Serum war dabei ein Anstieg des Natriumgehaltes zu verzeichnen. Mit der Normalisierung des Stoffwechsels trat aber eine erhebliche Natriumausscheidung ein. Die absoluten Urinmengen lagen während der gesamten beobachteten Zeit zwischen 800 und 1000 ccm/die.

Dies ist in großen Zügen das Verhalten des Kalium-Natrium-Stoffwechsels, wie wir es nach größeren Operationen und nach schweren Unfällen finden.

Will man hier therapeutisch eingreifen, genügt es nicht, einfach Kaliumionen zuzuführen. Denn es kommt nur in zweiter Linie darauf an, den Kaliumgehalt im Serum zu erhöhen; am wichtigsten ist es vielmehr, daß das Kalium an den Ort seines physiologischen Sitzes, nämlich *in* die Zelle gelangt. Eine alleinige Erhöhung des Serum-Kaliums würde für den Patienten eher eine zusätzliche Belastung als eine Hilfe bringen. Besteht die Möglichkeit einer intrazellulären Kaliumbestimmung nicht, so muß man sich immer dessen bewußt sein, daß der Kaliumgehalt des Serums wohl Rückschlüsse auf einen physiologischen Kaliumhaushalt erlaubt, daß diese Rückschlüsse aber nicht immer zutreffen müssen.

Das Kalium ist in den Zellen in ungefähr 20mal höherer Konzentration enthalten, als in der extrazellulären Flüssigkeit. Wenn es nun in die Zelle gelangen soll, muß es also *gegen* ein starkes Konzentrationsgefälle hineingeschafft werden. Dies ist aber nur unter Aufwendung von Energie möglich, die der Organismus zur Verfügung stellen muß. Will man also eine sinnfällige Kaliumtherapie treiben, muß man auch Substanzen zuführen, die der Organismus leicht zu energiefreisetzenden Reaktionen in seinem Stoffwechsel heranziehen kann. Eine solche Energiequelle steht uns in der Fruktose (Laevulose) zur Verfügung, die wesentlich leichter als Glucose in den Energieumsatz eingeschaltet werden kann.

Heute sind eine ganze Reihe verschiedener Salzlösungen im Handel, um spezielle Störungen des Mineralhaushaltes individuell[1] behandeln zu können. Die Ringer-Lösung in der verbesserten gebrauchsfertigen Form von Tutofusin usw. ist der *un*-,,physiologischen'' Kochsalzlösung vorzuziehen. Durch Zusatz von Rutin (z. B. Subsidal) wird ein längeres Ver-

---

[1] Eine ausgeglichene Electrolytlösung mit auf das Doppelte erhöhtem Kaliumgehalt stellt z. B. das Tutofusin K 10 dar.

weilen in der Blutbahn bewirkt. Dieses hat außerdem den Vorteil, daß Nachreaktionen seltener sind als bei den kolloidalen Lösungen und evtl. Transfusionszwischenfälle gemildert werden.

Bluttransfusionen sind nur bei erheblichem Blutverlust nach außen oder in die Körperhöhlen oder bei erheblicher Blutarmut erforderlich.

Die Gleichheit der Blutgruppen (A_1, A_2, B, AB, O, Rh, rh) ist nicht nur durch Testsera festzustellen, sondern durch die direkte Kreuzprobe! Die Nachreaktionen der Bluttransfusion (etwa 3%) sind etwa 10mal seltener (etwa 3‰), wenn die Transfusion in Narkose vorgenommen wird und Antihistaminica und Rutin vorher gegeben wurden.

Eine Berechnung der Infusionsmenge kann schwierig sein. Im Notfall richtet man sich nach dem Erfolg und transfundiert, bis der systolische Blutdruck auf 90 bis 100 mm Hg gestiegen ist. Dann wird die Infusion nur noch langsam weitergegeben als Dauertropfinfusion, wie sie in Zusammensetzung und Menge zur Behandlung des chronischen Schockzustandes angewandt wird.

Ein höheres Blutdruckniveau braucht *nicht* gleich angestrebt zu werden (dies hat Zeit bis nach der operativen Versorgung). Eine Erhöhung des Blutdrucks über 100 mm Hg beschwört lediglich die Gefahr der Weiterblutung herauf, eine Überinfusion die Ödemgefahr. Eine Überlastung erkennt man manchmal auch an vermehrter Schweißsekretion.

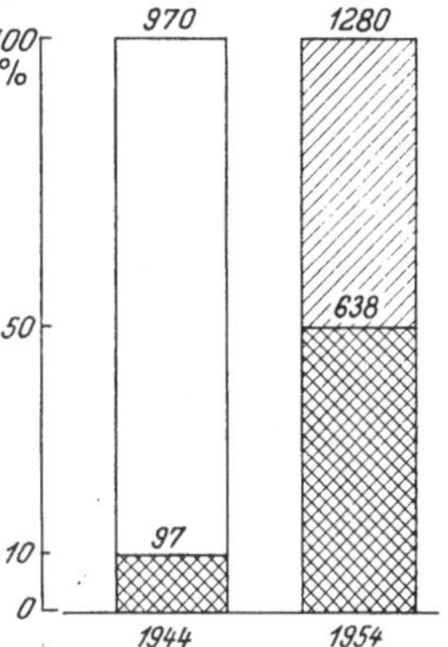

Abb. 10. Die Zunahme der Häufigkeit der In- und Transfusionstherapie bei größeren operativen Eingriffen an der Chirurgischen Universitäts-Klinik Heidelberg in den letzten 10 Jahren. Weiß: i.v. Therapie. Schraffiert: Infusionen. Doppeltschraffiert: Transfusionen. (Nach H. LAU)

Zusammenfassend kann man also sagen: Ein Zuviel schadet bei der In- und Transfusions-Therapie genau so, wie ein zu wenig und wie eine falsche Zusammensetzung der Flüssigkeiten.

Dieselben Richtlinien wie für die Schocktherapie gelten für die Behandlung des *Crushsyndroms* bei ausgedehnten Weichteilquetschungen und die Dauer-Therapie der schweren *Verbrennung*. Es sei hier nur auf die ausgezeichneten zusammenfassenden Darstellungen von M. ALLGÖWER hingewiesen. Dieser konnte durch sofortige adäquate In- und Transfusionsbehandlung selbst bei schwersten Quetschungen und Verbrennungen die Ausbildung des Crushsyndroms mit seinem — als Folge einer Nieren-Ischaemie auftretenden — Nierenversagen verhindern. Als einfaches Maß für die Menge der zuzuführenden Flüssigkeit benutzt er die stündliche Urinproduktion, die 50 bis 75 ml betragen soll. Er gibt pro 1 kg Körpergewicht und 1% verbrannte Körperoberfläche 1 ccm Kolloide (Blut, Plasma und Plasmaersatzmittel) und 1 ccm Ringerlösung pro Tag, außerdem 1 Liter Zuckerlösung. Bei ausgedehnten Verbrennungen müssen also täglich 5 bis 10 Liter Flüssigkeit[1] zugeführt werden!

c) Der Kreislaufstillstand. Ist trotz raschester Infusion kolloidaler, mit Noradrenalin (1 mg auf 100 ml) versetzter Lösungen durch zwei dicke Nadeln und trotz aktiver kräftiger Sauerstoffbeatmung der Patient zya-

---

[1] Anfangs intravenös, möglichst bald jedoch mehr per os.

notisch und pulslos, so muß an einen Herzstillstand gedacht werden. Sofortige Thorakotomie im 4. Interkostalraum und Herzmassage — ohne Verschiebung des Herzens aus seiner Mittellage! — läßt Zeit gewinnen zur Klärung der Frage: Kammerflimmern oder Stillstand des Herzens.

Bei *Kammerflimmern* wird mit wiederholten kräftigen Stromstößen (ca. 75 Volt) defribrilliert. Bei Stillstand in Diastole hat sich uns die Injektion von 1 mg Noradrenalin in die linke Kammerhöhle bewährt (dieses Mittel führt nicht zu so starker Tachycardie wie Adrenalin). Durch wirkungsvolle Bekämpfung der Ursachen (Asphyxie und Schock) ist der Herzstillstand (und damit der Exitus in tabula) heute ein seltenes Ereignis geworden (weniger als 1:3000).

Die *intraarterielle Transfusion* braucht nur in den seltensten Fällen angewendet zu werden. Denn sie ist mit einer erheblichen Komplikationsquote (z. B. Gangraen der betroffenen Gliedmaße) und mit Zeitverlust belastet. Die rasche intravenöse Infusion im Strahl leistet, wenn sie nur rechtzeitig genug einsetzt, meist dasselbe. Es empfiehlt sich lediglich, nach jedem Liter Blut 10 ml Calcium zu injizieren, um die kontrahierende Wirkung des Natrium citricum auf die Lungengefäße zu beseitigen (ALLGÖWER).

III. Schmerzbekämpfung

a) Psychische Beruhigung. Kehrt das Bewußtsein unseres Patienten unter dieser Behandlung zurück oder ist es gar erhalten, so gilt es, durch Schmerzbeseitigung weitere psychische und vegetative Traumen zu verhindern. Denn diese würden ja in einem Circulus vitiosus den Schock nur verstärken. Ein paar beruhigende Worte wirken schon Wunder — wenn sie von einer selbst ruhigen Arztpersönlichkeit gesprochen werden.

b) Praemedikation. Die überschießenden, bei Überbeanspruchung sogar schädlichen Kompensationsreaktionen des Körpers („Stress", „Agression") müssen gleichzeitig gedämpft werden durch *i.v.* oder *i.m.* zugeführte Analgetica, Sedativa, Antiallergica und Antiemetica.

Die *subkutane* Gabe von Medikamenten ist beim ausgeprägten Schock nutzlos, ja gefährlich: sie werden wegen der schlechten Durchblutung der Peripherie zunächst nicht resorbiert. Gelangen sie dann nach Beseitigung des Schocks plötzlich alle in den Kreislauf, so können sie zu schweren, sogar tödlichen Intoxikationen (z. B. Morphin-Vergiftung) führen (BEECHER).

Uns hat sich für die Praemedikation eine Kombination von Dolantin (50—100 mg) und Atropin (0,5—1 mg) mit Dimenhydrinat (z. B. 100 mg Vomex A) und Vitamin B 6 (z. B. 100 mg Hexobion oder Benadon) bewährt. Die beiden letzten Mittel sind auch kombiniert als Rawasal erhältlich.

Nur eine sinnvolle, zeitgerechte, individuelle Praemedikation unter Berücksichtigung der bereits vorher erhaltenen Medikamente und der Schwere des Schockzustandes ermöglicht eine optimale Anaesthesie! Die stärker wirkenden Phenothiazine (z. B. Atosil, Megaphen) und Alkaloide (Hydergin, Reserpin) dürfen hierbei immer nur kombiniert mit der Transfusionstherapie verabreicht werden. Sie eignen sich deshalb mehr für die klinische Behandlung.

c) Anaesthesie. Beim schockierten Schwerverletzten ist die therapeutische Breite aller Medikamente geringer als beim Gesunden! Sonst als „normal" geltende, „übliche" Dosen von z. B. Opiaten oder Barbituraten, oder sonst harmlose Atemstörungen (Stridor) können bereits zum Atemstillstand und Kreislaufzusammenbruch führen. Es ist deshalb besondere Vorsicht am Platze. Der Anfänger wird sich unter primitiven Umständen mit einer niedrig dosierten *Äther*-Tropf-Narkose begnügen. In der Klinik kann man oft schon mit *Lachgas* und evtl. kleinsten Barbiturat- oder Ätherzugaben eine genügende Anaesthesie erzielen. Am sichersten hat man indes die Situation in der Hand, wenn man endotracheal intubiert: man kann dann kräftig mit Sauerstoff ventilieren, durch Curare jeden gewünschten Grad von Muskelerschlaffung herbeiführen und mit Lachgas auch stundenlange Anaesthesien ohne toxische Schädigungen für den Kranken unterhalten. Als Faustregel fasse ich zusammen: je tiefer der Schock, desto flacher soll die Narkose gehalten werden!

IV. Nachbehandlung

In der postoperativen Phase sorgt der Anaesthesist für eine Überwachung und graphische Registrierung von Atmung und Kreislauf. Bei Hyperthermie, z. B. infolge Stammhirnverletzung oder Tetanus, kann er durch Einleitung einer künstlichen *Hypothermie* eine Senkung der Körpertemperatur zur Norm erzwingen. Bei schwersten tetanischen Krämpfen können die Kranken durch Dauercurarisierung (die natürlich künstliche Dauerbeatmung erforderlich macht) von ihren Krämpfen erlöst werden.

Für die Schockbehandlung gilt das bereits oben Gesagte. Besser als Therapie ist jedoch die Prophylaxe! Auf jeden Fall hüte man sich, bei einer *Nachblutung* vasopressorische Substanzen oder „Analeptica" zu spritzen! Sie würden die Blutung nur verstärken und in der darauf folgenden negativen Nachphase den Eintritt des Todes nur beschleunigen. Wirksam allein sind Frischbluttransfusionen, Hämostyptica und (bei stärkerer Blutung) operative Blutstillung. Ein Absinken des Blutdruckes unter 80 mm Hg und der Urinproduktion unter 50 ml in der Stunde muß unter allen Umständen durch ausreichende In- und Transfusion verhindert werden, da es bei längerem Bestehen nicht mit dem Leben vereinbar ist.

Zusammenfassung

Beim schockierten Schwerverletzten läuft also heute die Therapie in vier Phasen ab (Abb. 1):

1. Der *erste ärztliche Helfer* macht den Kranken *transportfähig* durch Notverband, evtl. Infusionen und i.m. oder rektal gegebene Analgetica (Opiate niedrig dosieren!) und Antihistaminica.

2. Der *Anaesthesist* macht den Kranken *operationsfähig* durch Transfusionstherapie, Praemedikation und Anaesthesie.

3. Der *Chirurg* macht den Kranken zunächst *heilungsfähig* durch operative Wundversorgung und endgültigen Verband.

4. *Genesungsfähig* wird der Kranke durch die Nachbehandlung — erforderlichenfalls Sonderbehandlung in orthopädischen Spezialabteilungen — und die Wiedereingliederung in das Erwerbsleben durch den Hausarzt.

Durch diese rationelle, auch die neuesten Erkenntnisse berücksichtigende Zusammenarbeit aller beteiligten Ärzte können heute mehr Schwerverletzte gerettet und wieder arbeitsfähig gemacht werden als je zuvor.

Literatur

ALBANESE u. a.: Metabolism 4, 160 (1955). — Metabolism 1, 20 (1952). — ALLGÖWER, M., A. PLETSCHER, J. SIEGRIST, A. WALSER: Dtsch. Med. Wschr. 1956, 462—470. — ALLGÖWER, M.: Das Crushsyndrom traumatischen Ursprungs. Regensbg. Jahrb. f. ärztl. Fortbildg. IV, (1956). — ASHARE u. a.: A. M. A. Arch. Surg. 70, 428 (1955). — BARRENSCHEEN u. a.: Biochem. Z. 177, 50, 67 (1926). — BAUMGARTNER, O.: „Praxis" 8, 179—180 (1956). — BEECHER, H. K.: Resuscitation and Anesthesia for Wounded Men. The Management of Traumatic Shock. Springfield/Ill.: C. C. Thomas, 1949. — BORNSTEIN u. HOLM: Biochem. Z. 130, 209 (1922). — DAUGHADAY u. a.: Metabolism 2, 459 (1953). — ELMAN: Annals Surg. 136, 635 (1952). — EULER, U. S. VON: Lancet II, 151 (1955). — FLECKENSTEIN, A.: Der Kalium-Natrium-Austausch als Energieprinzip in Muskel und Nerv. Berlin, Göttingen, Heidelberg: Springer, 1955. — FREY, R., HÜGIN, W., MAYRHOFER, O., u. a.: Lehrbuch der Anaesthesiologie. Berlin, Göttingen, Heidelberg: Springer 1955 (dort anaesthesiolog. Lit.). — FREY, R.: Therap.woche, 1956, 9/10. — GEIGER u. a.: Metabolism 4, 166 (1955). — GREMELS: Naunyn-Schmiedebergs Arch. exper. Path. 205, 57 (1948). — GROSSE-BROCKHOFF: Pathophysiologie des Kreislaufs. Berlin, Göttingen, Heidelberg: Springer 1950 (dort internist. Lit.). — HADORN, W., u. G. RIVA: Schweiz. med. Wschr. 1951, 761. — HILLER: Z. Klin. Med. 153, 4. Heft (1955). — HOLZER u. a.: Hoppe-Seylers Z. phys. Chem. 297, 1 (1954). — KILLIAN, H. u. DÖNHARD, A.: Wiederbelebung. Stuttgart: G. Thieme, 1955 (dort weitere Literatur). — KNIPPING, H. W., u. W. BOLT: Med. Klin. 1956, 625. — KRUESI u. a.: Diabetes 4, 104 (1955). — LAMPRECHT: Diss. TH München 1954. — LABORIT. H.: Réaction organique à l'aggression et choc; 2 éd., Paris, Masson 1954. — LOENNECKEN, S. J.: Anaesthesist 3, 190 (1954) — MILLER, J.: Clin. Invest. 32, 591 (1953). — MINKOWSKI: Naunyn-Schmiedeberg Arch. exper. Path. 31, 217 (1893). — MONCRIEF u. a.: A. M. A. Arch. Surg. 67, 57 (1953). — MOYER, C. A.: Fluid blance. A clinical manual. Year Book Publ. Chicago, 1952. — OGILIVIE, H.: Brit. med. J. I, 159 (1955). — OPPENHEIMER: Biochem. Z. 45, 30 (1912). — ROSSBERG, A.: Zbl. Chir. 1955, 2059. — SELYE, H.: Stress. Montreal (1950). — SCHNEIDER, E.: Zbl. Chir. 1956, 53. — STUHLFAUTH: Med. Klin. 47, 173 (1952). — STUHLFAUTH, K., u. V. STRUPPLER: Über den Einfluß des Operationstraumas auf den Eiweiß- und Mineralstoffwechsel. Verhandl. Dtsch. Ges. Inn. Med., 60. Kongr., 778 (1954). — STUHLFAUTH u. a.: Z. klin. Med. 153, 3 (1954) u. (1955). — WEDEL, K. W.: Anaesthesist 4, 122 (1955). — WEIL-MALHERBE: J. Endocrinology 11, 298 (1954). — WYSHAK: J. Biol. Chem. 200/2, 851 (1953).

STOECKEL, Mehlem: Es wurde eindrucksvoll aufgezeigt, wie sinnvoll es ist, heute von Erster und Zweiter Hilfe zu sprechen. Der sinnfälligste Unterschied zwischen beiden ist die Tatsache, daß die Erste Hilfe fast ausschließlich von Laien geleistet wird, während die Zweite Hilfe der ärztlichen Kunst vorbehalten ist.

Erst unlängst auf dem Deutschen Chirurgen-Kongreß konnte der, der darauf achtete, wieder erkennen, wie wenig der Chirurg, der Arzt schlechthin, heute mit der Ersten Hilfe, dem richtigen Zugreifen eines Laien draußen am Unfallort, rechnet. Wir sind wohl bestrebt, in bezug auf die, die lebend zu uns gebracht werden, immer bessere Behandlungsmethoden zu erdenken und durchzuführen. Aber wir pflegen z. B. schwere Verletzungen, die binnen weniger Minuten verbluten können, von vornherein abzuschreiben, wenn wir unter Verwendung von Statistiken über Behandlungsmethoden sprechen. Gerade bei denen, die noch rettbar zu uns kommen, pflegen wir uns andererseits zu ärgern, wenn erst allerlei Verbände, Schienen, Abbindungen u. ä., die von Laienhand draußen am Unfallort bewerkstelligt wurden, entfernt werden müssen. Und wir bedenken dabei zu wenig, daß ein Eingreifen unmittelbar am Unfallort richtig ausgeführt, unsere Behandlung oft erst ermöglicht. Auf die Laienhelfer draußen blicken wir allgemein ein bißchen mitleidig, mißtrauisch, ob ihrer sonst oft geübten quacksalberischen Neigungen, wenn nicht gar kraß ablehnend. Wegen falsch durchgeführter Hilfsmaßnahmen ist ja auch oft ein viel einschneidenderes Handeln des Chirurgen erforderlich als ohne dies.

Je mehr Verkehrsverletzte es aber geben wird — es sind im letzten halben Jahr 200000 neue Wagen zugelassen worden! —, desto mehr sollten wir die Laienhilfe am Unfallort beachten, da ihr zwangsläufig eine immer größere Bedeutung zukommen muß. Ich möchte hier Ihre Aufmerksamkeit für diese Erste Hilfe und vor allem die Erste-Hilfe-Ausbildung erbitten, die nur mit Hilfe der Ärzte, vor allem des Chirurgen, erfolgreich sein kann. Die Erste Hilfe war bislang — und ist auch heute noch für viele Kollegen — nicht viel mehr als ein Begriff, mit dem man die Erinnerung an die Helferin des letzten Krieges, vielleicht auch an die wenigen alten Helfer bei Sportveranstaltungen usw. verbindet. Es ist noch viel zuwenig bekannt, welch große Anstrengungen das Deutsche Rote Kreuz auf dem Gebiet der Ersten Hilfe durch Einrichtung von Unfallhilfsstellen und Durchführung von Lehrgängen für die allgemeine Bevölkerung und für die Ausbildung seiner Helfer- und Helferinnen in den Bereitschaften seit Jahr und Tag unternimmt. Die Tatsache ist dabei hier nicht das Wesentlichste, sondern der gleichzeitig an die Ärzteschaft gerichtete Appell, durch die Leitung dieser Lehrgänge die Verantwortung für die sachlich richtige Erste Hilfe und ihre Ausbilder zu übernehmen. Das Rote Kreuz ist sich dabei sehr klar des Problems aufkommenden Kurpfuschertums bewußt und appelliert gerade deshalb an die Mitarbeit der Ärzte, weil es hofft, dadurch dieser Gefahr ehestens begegnen zu können. Ein umfangreiches Lehrschrifttum ist seit 1952 entstanden und ermöglicht es dem Arzt, ohne viel Eigenarbeit diese Aufgabe zu übernehmen.

Darüber hinaus ist das Deutsche Rote Kreuz ständig bemüht, seine Bestrebungen der geschilderten Entwicklung der Unfallchirurgie anzugleichen. Es fordert von seinen Laienhelfern und der gesamten ausgebildeten Bevölkerung die Einhaltung der der Ersten Hilfe gesetzten Grenzen gegenüber dem Bereich der zweiten und dritten Hilfe, der ärztlichen Kunst. Es lehrt für verschiedene Verletzungssituationen Hilfeleistungen, bei deren Beginn jedenfalls der dringende Ruf nach dem Arzt überlegt werden muß und oft zu erfolgen hat, um ihm baldmöglichst die Verantwortung für die Behandlung und das weitere Ergehen des Verunglückten zu überlassen.

Wenn Herr Zapp hier im Hinblick auf Scheintodfälle nach Ertrinken oder Einwirkung elektrischer Ströme eine in vieler Beziehung gute Wiederbelebungsmethode propagierte, so ist dazu zu sagen, daß das Deutsche Rote Kreuz zur Beurteilung dieser und anderer Methoden einen Fragebogen geschaffen hat, mit dessen Hilfe die Güte dieser Methode in jeder Beziehung kontrolliert werden kann. Bisher haben wir im Verlauf von etwa $1\frac{1}{4}$ Jahren 28 solcher Fragebogen ausgefüllt zurückbekommen. In 21 Fällen war die Holger-Nielsen-Methode erfolgreich zur Anwendung gekommen, 4 davon bekamen nachträgliche Pneumonien, die geheilt werden konnten. In 5 Fällen wurde die Thomsen-Methode in Rückenlage ohne Erfolg angewandt und in 2 Fällen die Silvester-Methode, ebenfalls ohne Erfolg. Wenn die Deutsche Lebens-Rettungs-Gesellschaft, der das Deutsche Rote Kreuz diesen Fragebogen ebenfalls zur Verfügung stellte, gerade gestern in der Presse veröffentlichte, daß sie im Verlauf dreier Jahre 1359 Ertrinkende retten konnte, so ist zu erwarten, daß sehr bald über die Wertigkeit der einzelnen Methoden gesprochen werden kann. Das Deutsche Rote Kreuz fordert bei der Anwendung der manuellen Wiederbelebung einerseits natürlich stundenlange Ausdauer bei der Bemühung, eine Atmung wieder in Gang zu bringen. Mindestens ebenso wichtig ist aber auch hier der Ruf nach dem Arzt, der dann am Unfallort eingreifen soll und die Wiederbelebung in den meisten Fällen binnen ganz kurzer Zeit erreichen wird, wenn er mit entsprechenden Fähigkeiten und Geräten ausgerüstet ist. Das Rote Kreuz strebt an, jeden seiner Krankenkraftwagen, jede Unfallhilfsstelle, jede Wasserwachtrettungsstelle und jede Bereitschaft mit einem einfachen Sauerstoffinsufflationsgerät auszurüsten. Andererseits muß es erwarten, daß sich auch Ärzte und Krankenhäuser solche Geräte beschaffen und den Umgang mit ihnen beherrschen. Darüber hinaus aber auch die Tracheotomie und Intubation, deren Instrumente neben denen der Absaugung ständig bereitliegen sollten, wie das Besteck zur künstlichen Beendigung einer Geburt! Und es erhofft sich damit auch eine andere Einstellung der Ärzte, die mit diesen Geräten an die Unfallstelle eilen sollen, um dort einzugreifen, wo das Hilfsvermögen des Laienhelfers begrenzt ist.

Je mehr die Unfälle auf Straßen, in Betrieben und auf Seen zahlenmäßig zunehmen, desto bedeutungsvoller wird ein richtiges Eingreifen bei der Ersten Hilfe, desto wichtiger die Rolle des Arztes, als Ersthelfer schon am Unfallort und nicht erst im Praxisraum oder in der Ambulanz, wohin manch einer ohne ärztliche Hilfe nicht mehr lebend gelangen kann.

v. REDWITZ, Seeseiten: Aufgabe des Deutschen Roten Kreuzes ist es, möglichst viele Laien innerhalb der Lehre von der Ersten Hilfe in der künstlichen Atmung auszubilden. Es muß so eine möglichst einfache, wirkungsvolle und sichere Methode lehren, die von jedem begriffen und erlernt werden kann.

Wenn es in der Chirurgie für eine Operation viele Methoden gibt, so gilt das als Zeichen dafür, daß keine sicher ist! Für die künstliche Atmung sind viele Methoden vorgeschlagen. Wie ich mich überzeugt habe, werden die meisten unrichtig ausgeführt, dann sind sie natürlich nicht wirksam, sondern oft sogar schädlich. Seit dem Internationalen Rote-Kreuz-Kongreß in Toronto wird in vielen Rote-Kreuz-Gesellschaften die Bauch-Methode nach Holger-Nielsen geübt. Sie ist bei richtiger Anwendung, wie Kollege ZAPP ausgeführt hat, wirkungsvoll und leistungsfähig. Nach einer Absprache mit der Deutschen Lebens-Rettungs-Gesellschaft lehrt das Deutsche Rote Kreuz aber neben dieser Methode auch die Methode nach Thomsen und die nach Sylvester-Schäffer, in der Hoffnung, in ein bis zwei Jahren auf Grund eines größeren gesammelten Materials sich für nur eine Methode einsetzen zu können.

REUSCH, Trier: Durch die jahrelange Erfahrung und Aufbauarbeit während 43 Jahren kann die Deutsche Lebens-Rettungsgesellschaft zu dem Problem Stellung nehmen, und zwar folgendermaßen:

Bei uns in der Deutschen Lebens-Rettungsgesellschaft werden statt Holger-Nielsen nur die Thomsen- und Silvester-Methoden gelehrt aus folgenden Gründen:

Anfang der dreißiger Jahre entwickelte Prof. Thomsen seine Methode aus der Howardschen Methode und stellte die anatomischen Fehler ab. Seine Methode wurde bereits vor dem Kriege in der Schweiz auf dem letzten Internationalen Kongreß für Rettungswesen demonstriert und in der Schweizer Lebensrettungsgesellschaft sowie in der Schweizer Armee und im Schweizer Roten Kreuz eingeführt und als die Methode der Wahl mit besten Erfolgen nur noch gelehrt.

Mehr und mehr ist es uns in der DLRG erfreulicherweise gelungen, für Deutschland einige wenige wirksame Wiederbelebungsmethoden festzulegen.

Wenn meine Herren Vorredner die Holger-Nielsen-Methode anpreisen und ihre Erfolge und Erfahrungen sowie wissenschaftlichen Untersuchungen auf Unterlagen der Amerikaner stützen, so muß ich sagen, daß sich die gesammelten Erfahrungen stützen auf Untersuchungen und Unterschiede zwischen der alten Schäffermethode, der Silvestermethode und der Methode nach Eve (auch Kippmethode genannt) gegenüber der Holger-Nielsen-Methode. Gegenüber der Schäffermethode und der Methode nach Eve ist Holger-Nielsen zweifellos besser.

Nach unseren Untersuchungen und Erfahrungen, die ja weit größer sind als die beim DRK, ist die Methode Thomsen besser, weil sie 1. besseres Atemminutenvolumen hat (Thomsen 22,4 Liter, Nielsen 21,8 Liter, Silvester 21 Liter); 2. weil die Rückenlage günstiger ist als die Bauchlage (bei Thomsen ist das Gesicht frei, bei Nielsen liegt das Gesicht und der Mund im Dreck und Bodenstaub); 3. die so wichtige Herzmassage ist bei Thomsen möglich ohne Unterbrechung der Wiederbelebung (bei Nielsen nicht); 4. medikamentöse Wiederbelebung durch Injektionen intracardial ist bei Thomsen wiederum durch die Rückenlage gegeben; bei Nielsen-Methode erst Unterbrechung der manuellen Wiederbelebung (ungünstig); 5. bei Nielsen-Methode fällt der Kopf jedesmal beim richtigen Anheben der Arme auf die Brust und erschwert die Einatmung. Es entsteht dabei laufend ein Vagusdruck; 6. bei Thomsen scheiden die Brustverletzungen aus, die bei Nielsen besonders bei Frauen durch Reiben und Druck der Brüste am Boden vorkommen können; 7. die Thomsen-Methode ist möglich auch bei Verletzungen an den Armen (die Nielsen-Methode kann dann sowieso nicht angewandt werden); 8. Fälle mit Elektroschock sind bei ausgedehnten Verbrennungen nicht mit Holger-Nielsen möglich (das ist ebenfalls die Meinung von Dr. Jan Urquhart von der Kanadischen Rote-Kreuz-Gesellschaft).

Wenn in Deutschland im DRK in den letzten beiden Jahren etwa 60 Fälle mit Holger-Nielsen wiederbelebt werden konnten, so weisen unsere Erfolge an weit größerem Material doch bessere Zahlen auf.

Im Jahre 1955 wurden in der Deutschen Lebensrettungsgesellschaft allein **482** *Rettungen vom sicheren Tode des Ertrinkens mit unseren Methoden wiederbelebt.* Außerdem über 2000 leichtere Fälle.

Noch ein kurzes Wort über das Zustandekommen der Einführung der Holger-Nielsen-Methode im Internationalen Roten Kreuz (Konferenz in Toronto, Kanada, 9. August 1952).

Schon beim Internationalen Rettungskongreß in Cannes im Jahre 1951, an dem wir von der DLRG als Beobachter teilnehmen durften (!), stand das Problem der Wiederbelebungsmethoden im Vordergrund der Debatten. Man wollte die Schäffermethode fallen lassen und suchte nach einer besseren Methode. Unsere Methoden hatten sehr großen Eindruck hinterlassen. Als aber in dem Ausschuß über künstliche Beatmung zwischen den Vertretern Dr. Archer Gordon, College of Medizine, Universität Illinois, Chicago, Dr. Ian Urquhart von der Kanad. Rote-Kreuz-Gesellschaft und Dr. Erling Asmusses von der Dänischen Rote-Kreuz-Gesellschaft nur verhandelt wurden zwischen Schäffer-Methode und Holger-Nielsen-Methode, war es völlig klar, daß Holger-Nielsen-Methode die bessere war. Ohne Prüfung der anderen Methoden wurde daher die Holger-Nielsen-Methode als die Methode der Wahl ins Rote Kreuz übernommen.

Die gezeigten Diapositive gaben während der Aussprache Gelegenheit, die Methoden von Prof. Thomsen und Silvester kennenzulernen.

Dietmann, Bonn: Manuskript nicht eingegangen.

H. Bürkle de la Camp, Bochum: **Die Bedeutung der Erstversorgung Unfallverletzter. (Mit 5 Abb.)**

Die *Erstversorgung* Unfallverletzter ist von wesentlicher Bedeutung einmal für den Verletzten selbst, dann aber auch für den Versicherungsträger und nicht zuletzt für den Arzt.

Lassen Sie mich an einigen Beispielen zunächst eine Erläuterung dieses einleitenden Satzes geben.

Ein Sportstudent erleidet beim Skilaufen einen *Außenknöchelbruch.* Er wird in einer erfahrenen Klinik behandelt, und zwar mit einem Gehgipsverband, ohne daß nach Anlegen des Gipsverbandes die Stellung der Bruchstücke im Röntgenbild nachgesehen wird. Er bekommt die Anordnung, sich in vier Wochen in seinem Heimatort einem Arzt vorzustellen. Er sucht uns auf, wir machen vorsichtshalber zunächst eine Röntgenaufnahme im Gehgipsverband, um eine Urkunde über die Bruchstellung bei Übernahme der Behandlung in Händen zu haben, und stellen fest, daß der Außenknöchel nach außen geknickt, der Talus nach außen subluxiert und die Knöchelgabel durch Sprengung des Gabelbandes verbreitert ist.

Der Sportstudent wird niemals seinen beabsichtigten Beruf mit diesem Fußgelenk ausführen können, falls nicht eine wiederherstellende Operation zu einer guten Einstellung führt. Die Behandlung im Gehgipsverband und die Unterlassung der Röntgenaufnahme nach Anlegen dieses Verbandes bedingt also zumindest den Verlust eines Studiensemesters, wahrscheinlich aber den Wechsel des Berufs und damit den Verlust der bisherigen Studienzeit.

Ein 40jähriger Hauer erleidet eine *Handgelenkverletzung.* Das aufnehmende Krankenhaus fertigt Röntgenaufnahmen des verletzten Handgelenkes in zwei

Richtungen an — bei Handgelenkverletzungen sollte man noch eine schräge dritte Aufnahme in Schreibhaltung der Hand anfertigen! — und stellt eine *Kahnbeinfraktur* fest. Diese wird mit Gipsverband behandelt, ohne wenigstens die drei ersten Fingergrundglieder mit einzugipsen und ohne eine Stellung zu wählen, die den Kahnbeinbruch auf Druck stellt. Als nach 1½ Jahren Behandlung eine Kahnbeinpseudarthrose sich ausgebildet hat, werden mir von der Berufsgenossenschaft die Röntgenbilder zugeschickt.

Auf der ganzen bisher angefertigten Serie der Röntgenbilder — vom ersten Röntgenbild an — ist außer der Kahnbeinverletzung eine *peri-*

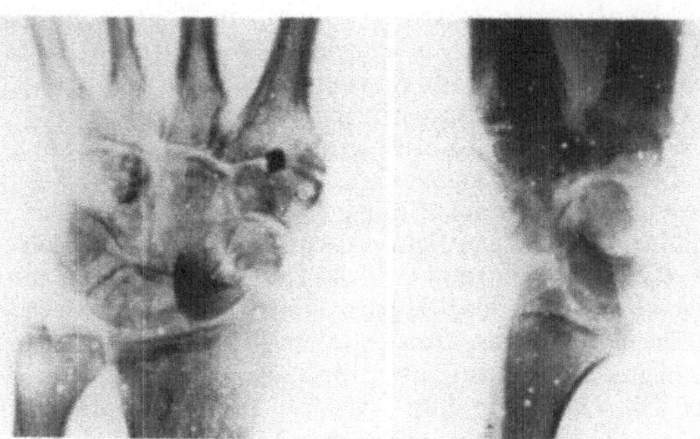

Abb. 1. Kahnbeinpseudarthrose und veraltete perilunäre
Luxation des Handgelenkes.

lunäre Luxation des Handgelenkes vorhanden, die nicht erkannt war, die auch jetzt nicht mehr konservativ behandelt werden kann (Abb. 1). Ich habe daher die Behandlung der Kahnbeinpseudarthrose abgelehnt

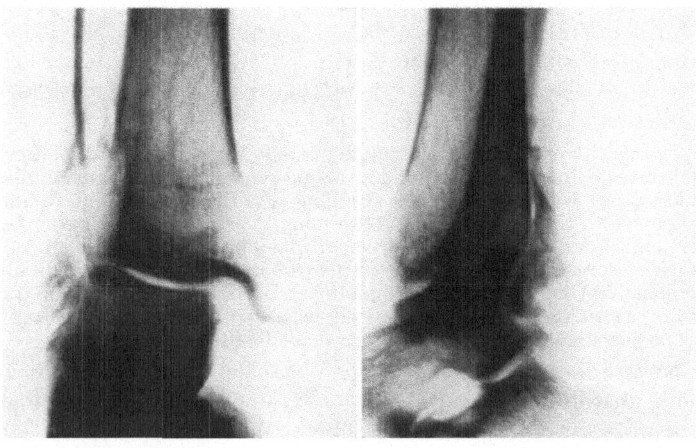

Abb. 2. Subluxation des Talus nach außen mit Knickfußstellung nach frühzeitiger
Belastung einer vorher gut eingestellten Luxationsfraktur.

und geraten, abzuwarten, bis etwa stärkere Beschwerden eintreten, die dann eine Versteifungsoperation des Handgelenkes erforderlich machen. Bis dahin muß der Verletzte eine Lederhülse für Handgelenk und Unterarm tragen, wie wir sie bei solchen Verletzungen immer empfehlen. Seine Erwerbsminderung ist mit 30% wenigstens einzuschätzen. Bei dem 40jährigen Hauer ist bei einer Lebenserwartung von 65 Jahren ein Rentenaufwand von 38.070,— DM erforderlich.

Bei richtiger Erkennung und Behandlung dieser Handgelenkverletzung wäre eine etwa 4 Monate dauernde Behandlung und eine 1 bis 2 Jahre dauernde Rentengewährung notwendig gewesen, wahrscheinlich wäre bei Festsetzung der ersten Dauerrente die Erwerbsminderung unter 20% gewesen. Dem Verletzten wäre also schnell geholfen worden, der Versicherungsträger wäre mit einem nur unbedingt notwendigen Aufwand belastet worden, und das Krankenhaus hätte sich Vorwürfe erspart.

Ein 48 jähriger Wirt erleidet eine schwere *Luxationsfraktur des Fußgelenkes* mit Bruch des Innen- und Außenknöchels und Abbruch des hinteren unteren Schienbeindreiecks. Die Wiederherstellung der Fußgelenkstellung gelingt ausgezeichnet, sie wird auch im Gipsverband einwandfrei erhalten. Aber schon nach vier Wochen wird der Gipsverband abgenommen, dem schweren Patienten wird erlaubt, den Fuß zu belasten. Die Luxationsfraktur baut sich in eine Knickfußstellung mit Subluxation des Talus nach außen um (Abb. 2).

Der Verletzte strengt einen Haftpflichtprozeß gegen den behandelnden Arzt an, in der Anklageschrift werden alle die bekannten Vorwürfe über

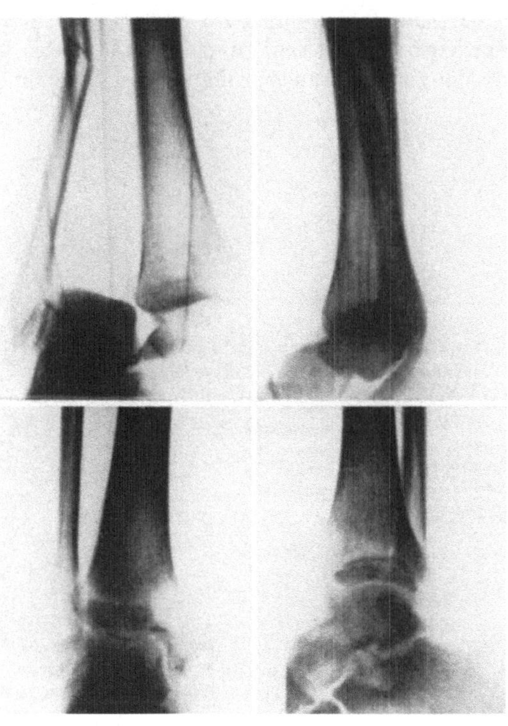

Abb. 3. Luxationsfraktur des Fußgelenkes erfordert nach Einrenkung und Einrichtung langdauernde Gipsverbandbehandlung zur Erhaltung der guten Stellung.

mangelhafte und nachlässige Behandlung und ungenügende Beaufsichtigung des Heilverlaufes niedergelegt. Der Arzt verliert den Prozeß, die Haftpflichtversicherung muß eine sehr hohe Summe bezahlen. Bei richtiger Behandlung wäre der Verletzte entsprechend der gutgelungenen Einrenkung und Einrichtung der Luxationsfraktur wiederhergestellt worden, der Arzt hätte dadurch an Ruf und Ansehen gewonnen, das er jetzt stark eingebüßt hat, und der Versicherungsträger, die Haftpflichtversicherung, hätte nicht in Anspruch genommen werden müssen.

Eine ähnliche schwere Fußgelenkverletzung, wie sie eben beschrieben wurde, zeigt Abb. 3. Die Einrenkung und Einrichtung ist bei diesen Verletzungen nicht übermäßig schwierig. Eine Gipsverbandbehandlung ist aber für wenigstens 6 bis 8 Wochen notwendig, so lange, bis der Kallus den Druck- und Knickbelastungen standhält. Wir lassen bei allen diesen Fußgelenkverletzungen in den ersten 3 bis 4 Monaten der Wiederbelastung den inneren Rand der Schuhsohle und des Absatzes um 4 mm erhöhen. Diese leichte Varusstellung empfindet der Verletzte als angenehm, sie beugt der Knickfußstellung, die nach solchen Verletzungen häufig ist, vor.

Auf Abb. 3 sieht man im ersten Röntgenbild schwach die röntgenstrahlendurchlässige pneumatische Schiene nach Pahde, die wir seit zwei Jahren erproben. Diese Schiene, die in Abb. 4 wiedergegeben

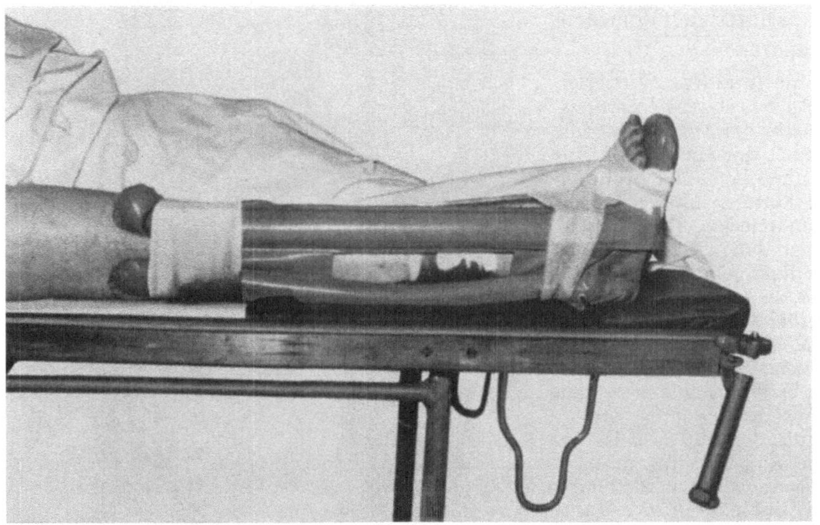

Abb. 4. Pneumatische Schiene nach Pahde.

ist, wird nach Abnahme des ersten Notverbandes auf dem Wege zur Röntgenaufnahme und auch beim Baden der Verletzten (Bergleute kommen ja „schwarz" zur Behandlung) angelegt. Sie schmiegt sich ausgezeichnet an, stellt ausreichend ruhig, wird vom Verletzten als angenehme Stütze empfunden, ist einfach in der Bedienung und hat den Vorteil der Röntgenstrahlendurchlässigkeit.

Über die Behandlung von *Gelegenheitswunden* der Weichteile ist viel gesprochen und geschrieben worden. Trotzdem ist es nicht Allgemeingut, daß Gelegenheitswunden ausgeschnitten und dann, wenn das möglich ist, spannungslos genäht werden, wobei die einzelnen Nähte nicht zu eng aufeinanderliegen dürfen. Trotzdem erlebt man es immer wieder, daß Gelegenheitswunden ohne Ausschneidung geklammert werden. Wenn das auch in manchen Fällen gutgeht, so sind die nach dieser unrichtigen

Behandlungsmethode auftretenden Phlegmonen eine so schwere Belastung für das Behandlungsverfahren, für den behandelnden Arzt und den Versicherungsträger und vor allem ein so großer Schaden für den Verletzten, daß der Arzt, der nicht die Zeit und Einrichtung zur *richtigen Wundversorgung* mit Ausschneiden der Wundflächen hat, den Verletzten besser einem Krankenhaus zur Erstversorgung überweisen sollte. Die (im Lichtbild vorgenommene) Gegenüberstellung einer kleinen, aber unrichtig versorgten Wadenwunde mit ausgedehnter Phlegmone und einer weit ausgedehnten Schädelverletzung, die aber entsprechend den gültigen Richtlinien behandelt worden ist, beweisen die Richtigkeit dieser Anschauung.

Die Bedeutung einer richtigen operativen Wundversorgung erhellt sich am besten aus unseren Erfahrungen bei der Behandlung *offener Kniegelenkverletzungen*. Wir haben im Jahre 1955 55 offene Kniegelenkverletzungen zu behandeln gehabt und verfügen in den drei davorliegenden Jahren über etwa dieselbe Zahl. Bei keiner dieser Kniegelenkverletzungen ist eine Gelenkeiterung aufgetreten. Und gerade das Kniegelenk mit seinem großen Hohlraum und seinen Nischen und Schlupfwinkeln ist sehr empfindlich für jede eitrige Infektion. Der richtigen operativen Wundversorgung sprechen wir bei der Behandlung dieser Verletzung eine noch größere Bedeutung zu als der unterstützenden antibiotischen Behandlung, die entweder peroral oder parenteral, aber niemals örtlich bei uns vorgenommen wird.

Die übliche Feststellung von Schädelverletzungen in zwei zueinander senkrechten Richtungen im Röntgenbild ist erfahrungsgemäß nicht ausreichend. Es müssen *Röntgenaufnahmen in vier Richtungen* angefertigt werden, und zwar von vorne nach hinten, von hinten nach vorne, seitlich und eine Basisaufnahme. Bei Impressionsfrakturen sind tangentiale Röntgenaufnahmen im Zweifelsfalle notwendig. Bei Blut- oder Liquorausfluß aus den Ohren müssen gezielte Aufnahmen der Felsenbeine angefertigt werden. Übersehene Frakturen des Schädels sind gar nicht selten, wenn nur eine Aufsichts- und eine seitliche Aufnahme angefertigt werden.

Bei allen *Schädel-Hirnverletzungen* sollten unbedingt vom ersten Augenblick der Behandlungsübernahme an Aufzeichnungen gemacht werden, so wie das Tönnis und Bürkle de la Camp wiederholt gefordert haben. Die von uns geführten Formblätter sind einfach, ihre Ausfüllung ist ohne großen Zeitaufwand möglich. Auch die *orthostatische Belastungsprobe* nach Schellong, die wir nach Möglichkeit bei jeder Schädelverletzung ausführen, erfordert keinen großen Aufwand, sie ist aber ein wichtiger Hinweis für Art und Schwere der Verletzung, für die Durchführung der Behandlung und für die Beurteilung von Spätfolgen. Eine Begutachtung von Schädelverletzungen wird durch ausreichende Unterlagen aus der Zeit der Erstbehandlung wesentlich erleichtert, manchmal sogar erst richtig ermöglicht. Bei der großen Zahl von Schädel-Hirnverletzungen, die wir zu behandeln haben, müßten wir weit über die Hälfte aller Betten mit diesen Verletzungen belegen, wenn wir noch nach dem alten Schema verfahren würden, das verlangt, daß Hirnerschütterungen wenigstens 3 Wochen Bettruhe erforderten. Wir richten uns nicht nach den Angaben des Verletzten über Dauer der Bewußtlosigkeit, Erbrechen, Schwindelgefühl, sondern lediglich nach unseren eigenen und von Anfang an schriftlich in die Formblätter eingetragenen Beobachtungen und nach der Schellongschen orthostatischen Belastungsprobe. Und nur so ist es möglich, daß wir Hirnerschütterungen schon nach 2—3 Tagen oft schon aufstehen oder gar entlassen können. Nur wenige derartige Verletzungen erfordern eine längere Behandlungszeit als 5—8 Tage, aber auch hier richten wir uns immer nach den obenerwähnten Untersuchungs-ergebnissen.

Eindellungsfrakturen des Schädels müssen immer sofort operativ versorgt werden. Das Röntgenbild, auch die tangentiale Aufnahme der Verletzungsstelle lassen nicht immer die Verlagerung der Bruchstücke richtig erkennen. Nur die operative Versorgung, Ausdellung oder Entsplitterung, sichert die störungsfreie und folgenarme Behandlung der Schädelverletzung. Oft findet man in der Tiefe Duraverletzungen, Verletzungen der Hirnrinde, eingesprengte Fremdkörper, wie Haare, Steine, Kohle, ja wir haben schon ein 90×22 mm großes Lederstück eines Schutzhelmes in der Tiefe gefunden, das vorher nicht feststellbar war.

Frakturen der Stirnhöhle sollten immer operativ behandelt werden, um einer aufwandernden Meningitis vorzubeugen.

Thoraxverletzungen mit einfachen Rippenbrüchen können ambulant mit Heftpflaster-Stützverbänden behandelt werden, wenn es gelingt, durch den Verband den Schmerz und die Atemnot zu beseitigen. Sonst behandeln wir stationär mit einer besonderen Lagerung: ausgehend von der Ansicht, daß Schmerz und Atemnot vorwiegend darauf zurückzuführen sind, daß die verletzte Thoraxseite bei der Atmung nicht auch noch den schweren Schultergürtel mit Arm heben sollte, lagern wir den Verletzten in halbsitzender Stellung und unterstützen durch geeignete Keilkissen beide Arme so, daß sie 90 Grad abgespreizt und um die Hälfte nach vorne geführt auf der Polsterung ruhen. Jetzt kann der Patient auch ohne Stützverband schmerzfrei durchatmen. Nur wenn Stück-brüche der Rippen vorliegen und dadurch die Brustwand flattert, geben wir einen Stützverband in Gestalt einer breiten, den ganzen Brustkorb umgebenden, nicht zu stark angezogenen elastischen Binde. Gewebe-emphyseme selbst schwerster Formen, die sich bis zum Scheitel, zu den Unterarmen und Oberschenkeln ausdehnen, behandeln wir nur mit dieser Lagerung. Sie verschwinden dann schnell und ohne entlastende Eingriffe. Bei Spannungspneumothorax und bei Haemothorax muß man gleich eingreifen und entlasten, gegebenenfalls auch operativ die Quelle verschließen. Die früher geübte abwartende Behandlung ist unrichtig.

Beckenbrüche lagern wir stets flach im Bett mit einer Abspreizschiene zwischen den Beinen. Da die Bruchhaematome sich bevorzugt in den Bereich der Adduktoren hinabziehen, kommt es zu vermehrten Spannungszuständen in dieser Muskulatur mit Zwangsstellung in Anspreizung. Die Abspreizschiene wirkt hier dagegen. Nur bei Frakturen mit Hochstand einer oder auch beider Beckenhälften wird eine Extensionsbehandlung angelegt. Dabei sind hohe Gewichtsbelastungen und Gegenzüge sowie häufige Röntgenaufnahmen notwendig, um eine gute Stellung zu erreichen. Bei Symphysensprengungen bewährt sich der Hängemattenverband mit diagonaler Zugrichtung. Wir haben 1954 206 und 1955 162 Beckenbrüche behandelt. Davon gingen 9% mit *Verletzungen der Blase und Harnröhre* einher. Läßt sich ein Dauerkatheter dabei nicht einführen, so hat sich uns das Behandlungsverfahren mit Sectio alta bewährt. Wir setzen dann je ein durch die Sectio alta von oben in die Harnröhre und ein von der äußeren Urethramündung vorgeführtes Instrument aufeinander, um auf diese Weise das untere Instrument zur Blase vorzuführen. Mit dieser Führungssonde wird dann ein *Boeminghaus*-Katheter zur Dauerspülung für 10—14 Tage eingeführt und später dann durch *Nelaton*-Katheter und Bougierung abgelöst. Diese Art der Behandlung von Blasen-Harnröhren-Verletzungen hat sich uns besser bewährt als eine Urethrotomia externa. Nur bei glattem Abriß der Harnröhre vom Blasenhals wird durch die Sectio alta hindurch die Naht vorgenommen.

Bei Beckenbrüchen werden sehr häufig Nebenverletzungen der *Wirbelsäule* übersehen. Wir machen daher grundsätzlich Aufnahmen der Lendenwirbelsäule bei diesen Verletzungen. Gerade die *Spondylolisthesis* macht große Schwierigkeiten in der Begutachtung im Anschluß an stumpfe Verletzungen der Nachbarbereiche. Hat man die geeignete Aufnahme vom ersten Behandlungstage an, so kann man auch die Spondylolisthesisfrage einwandfrei beantworten und ist nicht auf Mutmaßungen und theoretische Erwägungen angewiesen.

Die Vor- und Nachteile der Aufrichtungs- oder funktionellen Behandlung von *Wirbelbrüchen* kann ich hier nicht eingehend schildern. Wir machen die Aufrichtungsbehandlung nur ganz ausnahmsweise bei sehr starker, gibbusartiger Knickung der Wirbelsäule an der Bruchstelle und auch bei bestimmten Fällen von Querschnittslähmungen. Eine sofortige oder auch spätere Erholung von Lähmungserscheinungen, die man mit der Aufrichtung in Zusammenhang bringen könnte, haben wir nie beobachtet, — und wir sehen eine große Zahl von Wirbelbrüchen, durchschnittlich über 200 frische Wirbelfrakturen in Jahr (1955 233 frische Wirbelbrüche, davon 21 mit Rückenmarksschädigung). Auffallend ist aber eine gewisse Scheu vor der sofortigen Einrenkung einer Wirbelsäulenluxation im Halsbereich. Nach unseren Erfahrungen ist die sofortige, mit der Hand ausgeführte Einrenkung der Luxationsfraktur der Halswirbelsäule der zumeist geübten Extensionsbehandlung mit der Glissonschen Schwebe, die doch recht unsicher ist und lange Zeit den Druck auf das Halsmark nicht beseitigt, vorzuziehen.

Der Desaultsche Verband bei *Schulterverletzungen* darf nur ein Notverband oder eine Behandlungsmaßnahme für die allerersten Tage sein. Der Desaultsche Verband zieht unweigerlich Schultersteifen nach sich, wenn er längere Zeit liegenbleibt, und zwar nicht nur bei alten Leuten. Eine Schultergelenkversteifung bei einem 40jährigen Tagesarbeiter bedingt eine Erwerbsminderung von 30%. Das bedeutet bei einer Lebenserwartung von 65 Jahren einen Rentenaufwand von 29130,00 DM. Bei richtiger Lagerung und richtiger, nicht gewaltsamer Nachbehandlung von Schultergelenkverletzungen ist im allgemeinen eine schnelle und folgenlose Wiederherstellung möglich.

Mit der Verwendung von Fremdkörpern bei *offenen Frakturen* sollte man mehr zurückhaltend sein. Selbst der sehr erfahrene Chirurg erleidet in einem großen Krankengut einige wenige Rückschläge, die ihn dazu führen, bei offenen Knochenbrüchen Fremdkörper wegzulassen. Ein offener Knochenbruch läßt sich nach richtiger Versorgung der Weichteilwunde im allgemeinen mit den üblichen konservativen Behandlungsmaßnahmen einstellen. Auch der Marknagel und die neuerdings empfohlenen Crush-Nägel machen davon keine Ausnahme. Eine *eitrige Ostitis der Bruchstelle* nach Anwendung von Fremdkörpern bei offenen Knochenbrüchen bedeutet eine so erhebliche Störung und Verzögerung der Heilung und erfordert so erhebliche Opfer und Aufwendungen, daß sie jedem Chirurgen eine Mahnung sein sollte.

Ich halte es auch für falsch, mit Marknägeln versehene Frakturen, wie z. B. eine Oberschenkelfraktur, frühzeitig belasten zu lassen. Wenn der Oberschenkelbruch durch den Marknagel gut eingestellt ist, und wenn der Verletzte dann in Bettruhe in den ersten 4 Wochen schon alle benachbarten Gelenke ohne Druckbelastung der Fraktur durch Auftreten oder Gehen voll bewegen kann, so ist das ein so gewaltiger Vorteil gegenüber der Extensions- oder Gipsverbandbehandlung, daß man über diesen Fortschritt erfreut sein muß. Frühzeitige Belastung auch gut eingestellter Ober- oder gar Unterschenkelfrakturen mit Marknagelung führen doch in einem verhältnismäßig hohen Hundertsatz zu Pseudarthrosen, Verbiegungen oder Ermüdungsbrüchen der Marknägel, die wohl nur der kennt, der einen großen Überblick über solche außerhalb seiner eigenen Klinik behandelten Fälle besitzt. Wir lassen einen gut mit Marknagel eingestellten Oberschenkelbruch nicht vor Ablauf von 4 Wochen belasten, lassen ihn aber so frühzeitig üben, daß er schon lange vor dieser Zeit alle Gelenke frei bewegen kann. Von der Unterschenkelmarknagelung sind wir ganz abgekommen. Auch die von Herzog empfohlene Marknagelung des Schienbeins führen wir nicht aus, so daß ich darüber nicht berichten kann.

Die *Chirurgie der Hand* ist in den letzten Jahren in neue Wege geleitet worden. Sie ist kein Sondergebiet der Chirurgie, wohl aber eine Aufgabe besonders geschulter Chirurgen. Jedes größere Krankenhaus und jede Klinik sollte über eine handchirurgische Gruppe von besonders ausgebildeten Ärzten verfügen, die nicht nur bei der Beseitigung von Verletzungsfolgen, sondern ganz besonders schon bei der *Erstversorgung* angesetzt wird. Sparsames, gewebeschonendes und sinnvolles Operieren ist erforderlich. Die größten Schwierigkeiten bereiten die in Sehnenscheiden eingebetteten Beugesehnen und die Hand- und Fingernerven. Wer nicht über die verfeinerte Technik der Handchirurgie, nicht über die Möglichkeit und Zeit zur richtigen Versorgung schwerer Handverletzungen verfügt, der möge heute solche Verletzungen besser in eine geeignete Anstalt weiterleiten, was in Anbetracht der Verkehrsmöglichkeiten ohne weiteres durchführbar ist. Es erscheint mir nicht richtig und auch nicht zu verantworten, solche Handverletzungen zunächst nur mit antibiotischen

Mitteln hinzuhalten, bis in späteren Stunden eine gute Versorgung möglich ist, wie dies schon empfohlen wurde. Gerade die schweren Handverletzungen müssen so bald wie möglich der Erstversorgung zugeführt werden.

Auch die Behandlung der *Verbrennungskrankheit* ist gerade in den ersten Stunden nach der Verletzung von einer ganz besonderen Bedeutung. Schon vor dem 2. Weltkrieg haben wir erkannt, daß die Behandlung der Verbrennungskrankheit, also der Allgemeinstörungen des Verletzten, wichtiger ist als die örtliche Behandlung der Verbrennungswunde. Während früher Verbrennungen von 15—20% der Körperoberfläche schon tödlich sein konnten, können wir heute Verbrennungen von 35—40%, gelegentlich auch von 50% noch am Leben erhalten, ja es sind auch schon ausgedehntere Verbrennungen beschrieben worden, die gerettet werden konnten. Im Vordergrunde steht bei der Verbrennung — wie bei jeder anderen schweren Verletzung — der *Schock*. Die Überwindung des Schockzustandes erlaubt erst die Behandlung der Verbrennungswunde. Herz- und Kreislaufmittel sind bei der Behandlung des Schockzustandes nur kleine Peitschenhiebe (K. H. BAUER). Im Schock nimmt die kreisende Blutmenge ab, da das Blut in seine Depots absackt, es kommt zum Versagen des Kreislaufes. Und nur die Auffüllung der Blutbahn mit Blut oder geeigneten Blutersatzmitteln kann den Schockzustand beseitigen.

Die *Sofortmaßnahmen beim Schwerverbrannten* sind folgende:

1. *Schmerzbekämpfung:* Schmerzstillende Mittel dürfen *nur* intravenös gegeben werden. Subkutan oder intramuskulär verabreichte Arzneimittel werden nicht aufgesaugt, bleiben liegen und überschwemmen bei Wiederaufleben des Kreislaufes und bei Verschwinden der Oedembereitschaft den Körper unter schweren Schädigungen.

2. *Blutersatzmittel:* Sofort Plasma- oder Serumkonserve, auch Periston (Periston N) oder Dextran-Präparate zur Überbrückung, bis Bluttransfusion möglich ist.
Bestimmung der Blutgruppe, des Rhesus-Faktors, von Haemoglobin, auch Haematokrit, Alkalireserve, Reststickstoff, Kalium, Gesamtbasen.

3. *Dauerkatheter* zur Bestimmung der stündlichen Harnmenge. Kritischer Wert von 25—30 ccm stündlich darf nicht unterschritten werden.

4. *Vollbluttransfusion,* am besten Blutkonserve, so früh wie möglich.

5. Vorbeugung gegen *Wundstarrkrampf* (Antitoxin-Serum oder Auffrischungsimpfung). *Antibiotische Behandlung* (peroral oder parenteral, möglichst nicht örtlich).

6. Wenn möglich *Flüssigkeitszufuhr* durch Trinken der HALDANE-schen Lösung (3 g NaCl + 1,5 g NaHCO$_3$ auf 1 Liter Wasser).

7. Sobald Schockzustand beseitigt ist, Einleiten der *örtlichen Behandlung.*

8. Spätestens 4—6 Stunden nach Krankenhausaufnahme Aufstellen des *Infusionsplanes* für die ersten 24 Stunden; maßgeblich hierfür

stündliche Urinmenge, Haemoglobinwert, Ausdehnung der verbrannten Oberfläche.

Flüssigkeitszu- und -ausfuhr ist täglich tabellarisch aufzuzeichnen.

Für die *Infusionsbehandlung* empfehlen wir in Anlehnung an Evans:

Kolloide intravenös: 1 ccm für jedes Kilogramm Körpergewicht und für jedes Prozent verbrannter Körperoberfläche.

Kristalloide Salzlösungen: Gleiche Menge wie Kolloide. An Stelle der physiologischen Kochsalzlösung empfehlen wir kristalloide Salzlösungen wie Tutofusin, Sterofundin o. ä. in fertigen Ampullen.

Glukoselösung: Etwa 2000 ccm für den normalen Wasserverlust.

Ein Beispiel für den Infusionsplan:

60 kg schwerer Verletzter, 30% verbrannte Körperoberfläche

Blut, Plasma, Kolloide	60 mal 30 ccm	= 1800 ccm
Kristalloide Salzlösungen	60 mal 30 ccm	= 1800 ccm
5%ige Glukoselösung		= 2000 ccm
Gesamtflüssigkeit in 24 Stunden intravenös . .		= 5600 ccm

Am nächsten Tag die Hälfte der Kolloide und der Salzlösungen.

Aus dem eben Gesagten geht schon hervor, daß es von besonderer Wichtigkeit ist, die *Oberflächen- und Tiefenausdehnung der Verbrennungswunde* festzustellen. Diese Feststellung muß auch eingetragen werden. Das einfachste Schema dafür ist die nebenstehende „*Neunerregel*", nach der die Oberflächenausdehnung eines Armes 9%, eines Beines 18%, des Rumpfes 36% und des Kopfes und Halses 9% (abgerundet 10%) ist, wie nebenstehende Abb. 5 zeigt. In dieses Schema wird neben der Oberflächenausdehnung auch die Schadenstiefe nach der bewährten Gradeinteilung mit verschieden schraffierten und verschiedenfarbigen Strichen eingezeichnet. Dabei wird die Tiefe eingeteilt nach Verbrennungen 1. Grades: Rötung, 2. Grades: Blasenbildung, 3. Grades: Nekrose, gegebenenfalls 4. Grades: Verkohlung.

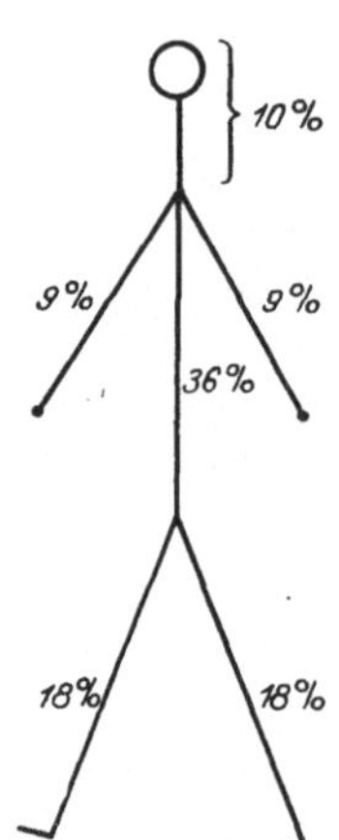

Abb. 5. „Neunerregel" der Oberflächenausdehnung.

Bei der örtlichen Behandlung der Verbrennungswunde ist man mehr und mehr von der Verwendung von Salben, Ölen, Linimenten usw. abgekommen. Die beste Behandlung ist eine eintrocknende. Seit Jahren verwenden wir Medargal-Puder, ein Aluminium metallicum pulv. comp. Der Aluminium-Puder mit seiner großen Oberflächenwirkung adsorbiert die Bakterien und läßt die Wundsekrete ungehindert in die umgebenden Verbandstoffe fließen, ohne daß sie auf der Brandwunde ankleben.

Wir verwenden ausschließlich Medargal-Puder und sind damit zufrieden, da wir bisher nichts Besseres kennen. Eine Gel-Behandlung oder örtliche antibiotische bzw. bakteriostatische oder auch tryptische Behandlung üben wir nicht aus.

Die sofortige Anfertigung eines Elektrokardiogramms bei *elektrischen Stromverbrennungen* ist für die Behandlung und spätere Begutachtung von ausschlaggebender Bedeutung.

Welche Bedeutung die Versorgung der Verbrennungskrankheit für den Versicherungsträger haben kann, möge an den beiden nachstehenden Beispielen erkannt werden:

Ein 17jähriger Lehrling wird durch Verbrennungsfolgen und vorwiegend durch die damit verbundenen Kontrakturen lebenslänglich 100% erwerbsunfähig. Das bedeutet bei einer Lebenserwartung von 65 Jahren mit Pflegegeld einen Aufwand von DM 248637,60, also rund eine Viertelmillion D-Mark.

Ein 20jähriger Gedingeschlepper erleidet durch schwerste Verbrennungen bei Schlagwetterunglück Unfallfolgen, die eine 100%ige Erwerbseinbuße nach sich ziehen. Das bedeutet bei einer Lebenserwartung von 65 Jahren einen Aufwand einschließlich Pflegegeld von DM 232848,00.

Bei der Besprechung der Verbrennungskrankheit habe ich die *Schockbehandlung* erwähnt und auch gesagt, daß diese bei allen schweren Verletzungen im Vordergrund steht. Wir können keine schwere Weichteilverletzung, keine Verletzung einer Körperhöhle oder des Skeletts behandeln, bevor nicht der Schock gelöst ist. Wo eine eigene Anaesthesie-Abteilung vorhanden ist, übernimmt der Anaesthesist die Schock-Behandlung. Dieses Zusammenarbeiten des Chirurgen mit dem Anaesthesisten ist ein Beispiel für das dem Vorteil des Verletzten dienende Ineinandergreifen von auf Sondergebieten ausgebildeten ärztlichen Kräften, wie ich es auch schon bei der Handchirurgie erwähnt habe. Wo besonders geschulte Ärzte in einer gut geleiteten Klinik oder einem großen Krankenhaus vorhanden sind, werden sie sich in reibungsloser Zusammenarbeit zusammenfinden, um beim Schwerverletzten die Arbeit nach Verletzungsgebieten zu teilen. Auch im Unfall-Krankenhaus ist das so. Ein richtiger Einsatz der verschiedenen in Sondergebieten besonders ausgebildeten chirurgischen Gruppen wird einen Schwerverletzten oft retten können, der sonst verloren wäre. Für den Allgemeinchirurgen, der aus begreiflichen Gründen nicht über einen großen Stab von Hilfskräften verfügt, ergibt sich die Verpflichtung, sich über die Fortschritte aller Zweige der Chirurgie so fortzubilden, daß er die Möglichkeiten und Grenzen der Erstversorgung in voller Bedeutung beurteilen kann.

In dem mir gesteckten Rahmen konnte ich nur einiges beleuchten, was nach unseren Erfahrungen für die Erstversorgung Unfallverletzter von Bedeutung erscheint. Bei allen Fortschritten der Chirurgie, die an viele Chirurgen Anforderungen stellt, die man vor wenigen Jahren noch nicht anzunehmen gewagt hat, darf aber die Mutter der Chirurgie, das ist die *Unfallchirurgie*, nicht in den Hintergrund treten. Sie ist nicht nur die Quelle der Ausbildung des werdenden Chirurgen, sie stellt — und zwar im zunehmenden Maße als Folge fortschreitender Technik und um sich greifender Motorisierung — das Hauptarbeitsgebiet einer jeden chirugischen Krankenanstalt dar. Den Wert und die Bedeutung der Erstversorgung hat die reichsgesetzliche Unfallversicherung richtig erkannt, sie hat auch ihren Trägern, den Berufsgenossenschaften, die Pflicht auferlegt, die ärztliche Versorgung der Unfallverletzten zu überwachen. Diejenigen Chirurgen, die sich mit der Unfallchirurgie befassen — und das sind ja wohl die meisten —, müssen sich in Unterricht, Ausbildung und Fortbildung ihrer Bedeutung bewußt sein.

K. Unger, Rostock: **Zur Versorgung Schwerstverletzter.** (Mit 2 Abb.)

Die Zufuhr von Blut oder Blutersatzmitteln bei Blutungen, die einer sofortigen Blutstillung durch Erste Hilfe nicht zugängig sind, ist problematisch. Zeitpunkt, Ort und Intensität der Therapie sind nicht gleichgültig.

Die Einrichtung von Blutbanken und leistungsfähiger Betriebspolikliniken und die Verfügung über Blutersatzmittel würde uns an sich in die Lage versetzen, in bestimmten Fällen schon am Ort der Ersten Hilfe eine Auffüllung des Kreislaufes vorzunehmen. Im Gespräch mit Betriebsärzten unserer Gegend kam eine solche Neigung zum Ausdruck. Eine derartige Maßnahme ist in Fällen wünschenswert, wo wir die schwere Blutung durch Erste Hilfe sicher beherrschen. Die Transportgefährdung ist nach Kreislauferholung geringer. Dagegen scheint ein solches Handeln in allen unklaren Fällen mit Verdacht auf innere Blutung nicht ohne weiteres angezeigt.

Es ist eine bekannte Tatsache, daß schwere Verletzungen parenchymatöser Organe im Schock oft nur eine geringe Blutung hervorrufen. Diese verstärkt sich erst nach Wiederanstieg des Blutdruckes.

Wir erlebten kürzlich einen extremen Fall (Abb. 1): Der 19jährige Landarbeiter wird 2 Stunden vor der Aufnahme von einem schweren Pferdefuhrwerk überfahren. Einlieferung im Schock. Druckschmerzhafter rechter Oberbauch. Baldige Erholung ohne Kreislaufauffüllung unter kleinen Dosen von Atosil, Megaphen und Dolantin. 2 Stunden später halten wir wegen peritonealer Reizerscheinungen eine Laparotomie in Intubationsnarkose für notwendig. Unter der nun anlaufenden Bluttransfusion kommt es noch vor Eröffnung der Bauchhöhle zu einem Kollaps. Dieser kann durch weitere Blutgaben aufgefangen werden. Wir finden 2 l Blut in der Bauchhöhle. 2 parallel verlaufende, 15 cm lange, tiefe Leberrisse auf Unter- und Zwerchfellfläche des rechten Leberlappens isolieren etwa zwei Fünftel des Lappens. Es besteht zwischen den beiden Teilen des Lappens noch eine 2 bis 3 cm dicke Verbindungsbrücke. Das abgetrennte Leberstück resezieren wir thorakoabdominal. Um die Operation schnell zu beenden, bedecken wir nach sorgfältiger Blutstillung die große Wundfläche mit Gelatineschwamm und fixieren diesen durch Tamponade mit 2 Mullkompressen. Während der Operation erhält Patient noch 2 l Blut. Unkomplizierter Heilverlauf bis auf eine kurzfristige, mäßig starke Gallenabsonderung.

Auf die Frage kontrollierter Hypotension unter Blutzufuhr können wir in diesem Zusammenhang nicht eingehen.

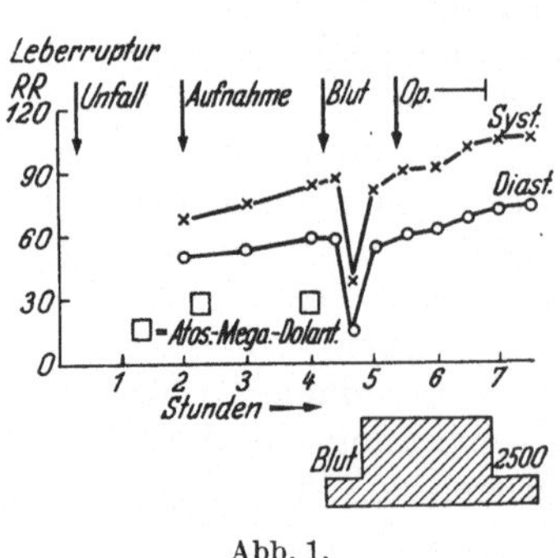

Abb. 1.

Bei Verletzungen, bei denen erfahrungsgemäß eine Fettembolie erwartet werden muß, gehen die Meinungen über Art und Weise der Kreislaufbehandlung, insbesondere der Transfusionstherapie, auseinander.

Die am häufigsten vertretene Ansicht über die Behandlung und Prophylaxe der Fettembolie fordert baldige Normalisierung des Blutdruckes und Stützung des Herzens. In neuerer Zeit befürworten z. B. MOSER und WURNIG die Therapie mit Blut oder Blutersatz in Kombination mit Noradrenalin bis zur Normalisierung des Blutdruckes. Die Fettoleranz liegt bei normalem Blutdruck höher als im Kollaps. Das in die Lunge verschleppte Fett gelangt leichter in den großen Kreislauf. Dort ist es weniger zu fürchten. Auch andere Autoren stehen auf dem Standpunkt, daß der überwiegende Teil der Todesfälle an Fettembolie durch deren pulmonale Form verursacht wird.

FULAR und KRAFT dagegen schlagen eine kontrollierte Hypotension von etwa 20 mg Hg unter Normalwert zur Prophylaxe der Fettembolie vor. Sie fürchten die Druckerhöhung im Bruchhämatom und wollen diese deshalb hintanhalten. Mit dem Druck im Hämatom soll die Gefahr der Fetteinschwemmung in den Kreislauf steigen. Außerdem soll durch die Hypotension die Einschwemmung des Fettes in den großen Kreislauf verhindert werden. Nach Meinung von FULAR und KRAFT bedeutet die sekundäre Fettembolie eine besondere Gefahr und muß möglichst vermieden werden. Die Hypotension ist auf etwa 5 Tage auszudehnen.

Wir bezweifeln, daß die von FULAR und KRAFT angestrebte Hypotonie von 20 mg Hg unter Normalwert im gedachten Sinne wirken kann. Eher scheint uns die mit diesen Maßnahmen erzielbare Kreislaufstabilisierung ähnliche Wirkungen wie die Normalisierung des Blutdrucks zu erreichen; besonders wenn die Hypotension bei den schweren Fällen durch blutdrucksenkende Medikamente in Kombination mit Kreislaufauffüllung gesteuert wird.

Sicher ist, daß eine solche Methode in der Praxis eine erhebliche Komplizierung bedeutet. Nur eine Überlegenheit dieser Maßnahmen könnte ihre Bevorzugung rechtfertigen.

Wir selbst richteten in letzter Zeit unser Augenmerk auf Patienten mit schweren multiplen Frakturen ohne klinisch nachweisbare Fettembolie, obwohl diese erfahrungsgemäß bei dem Ausmaß der Verletzungen zu erwarten gewesen wäre. Wir achteten gleichzeitig darauf, ob vielleicht in diesen Fällen eine langanhaltende, ausgesprochen hypotone Kreislaufsituation von bedeutend mehr als 20 mm Quecksilber unter Normalwert ohne Intervalle einer Blutdruckerholung nach dem Trauma abgelaufen war. Die Problematik der Beurteilung solcher Fälle ist offensichtlich. Das langdauernde Blutdrucktief kann selbst der Ausdruck der Fettembolie sein. Die klinisch stumme Fettembolie ist nicht zu erfassen. Der initiale Schub, wie er in vielen Fällen vorkommt, findet keine Berücksichtigung.

Trotzdem möchten wir 3 Krankengeschichten in aller Kürze bekanntgeben, weil sich dabei die Schwierigkeit ihrer Bewertung im Hinblick auf solche Gesichtspunkte zeigt.

Fall 1 (Abb. 2): Die 51jährige adipöse Patientin wird 1 Stunde nach Fenstersturz aus 10 m Höhe im schwersten Schock bei uns aufgenommen. Neben Brüchen beider Sitz- und Schambeine mit erheblicher Dislokation registrieren wir noch 5 Knochenbrüche, z. T. vom Trümmertyp, der oberen Extremitäten und schwere Weichteilkontusionen. Ausgangsblutdruck 70/50. 7 Stunden nach dem Unfall hat die Patientin unter Periston und Blutzufuhr von 800 ccm in langsamer Tropfenfolge, Sauerstoffsonde und kleinen Megaphen-Atosil-Dolantin-Gaben den Schock weitgehend überwunden. Wegen peritonealer Reizerscheinungen muß operiert werden. Es finden sich zwei 4 cm lange Leberrisse und ein großer Mesenterialriß mit ernährungsgestörtem Darm und nur 500 ccm Blut in der Bauchhöhle. Eine untere Ileumschlinge wird vorgelagert. Patientin erhält unter der Operation noch

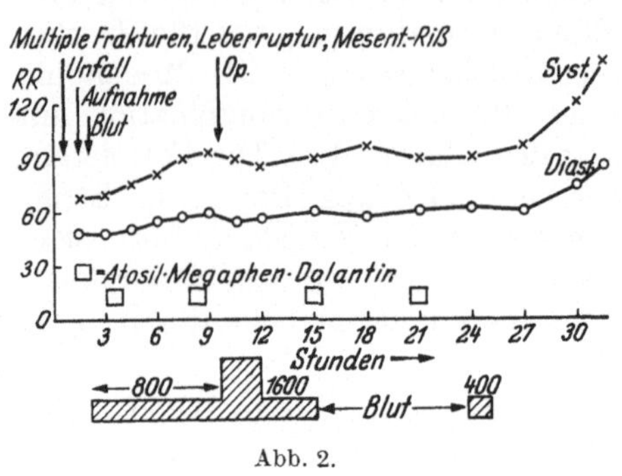

Abb. 2.

1600 ccm Blut. Während und nach der Operation liegt der Blutdruck zwischen 90 bis 100 systolisch und 60 diastolisch. Er normalisiert sich erst nach etwa 30 Stunden. Die Patientin kann nach 4 Monaten in ambulante Behandlung entlassen werden. Sichere Fettembolie konnten wir nicht beobachten.

Fall 2: Ein ähnlicher Verlauf war bei einem 41jährigen, kräftigen Mann mit Oberschenkelfraktur und schweren Weichteilkontusionen des rechten Oberschenkels sowie beidseitigen Tibiakopfbrüchen nachweisbar. Es lagen besonders schwierige Bergungs- und Transportverhältnisse vor. Trotzdem bestand klinisch keine sichere Fettembolie.

Fall 3: Zuletzt noch ein Fall, der u. E. die Bedeutung des Druckes im Bruchhaematom bei der Fettembolie zeigt: Die 36jährige Patientin stürzte ½ Stunde vor der Aufnahme aus 8 m Höhe ab. Schwerster Schock. Trümmerbruch der rechten Beckenhälfte mit zentraler Hüftluxation. 2 weitere einfache Brüche der oberen Extremitäten.

Behandlung mit Blutdauertropf, Sauerstoffsonde und Medikation von kleinen Dosen Megaphen, Atosil und Dolantin. Trotz 1600 ccm Blut und 400 ccm Periston keine Erholung und Exitus nach 16 Stunden. Die Symptomatologie sprach für Fettembolie des kleinen Kreislaufs. Die Sektion ergab aber einen überraschenden Befund: Im Abdomen 2 l Blut. Ein Frakturstück hatte das Peritoneum des kleinen Beckens perforiert. Das Bruchhaematom hatte sich in die Bauchhöhle ergossen. Histologisch fanden sich nur geringgradige Zeichen einer Fettembolie der Lunge.

Abschließend möchten wir wie folgt zusammenfassen:

1. Die Vorstellungen über die Wirkungsweise der Kreislauftherapie zur Behandlung und Prophylaxe der Fettembolie werden erschwert durch unsere unvollständigen Kenntnisse der pathologischen Vorgänge. 2. Die Kreislaufauffüllung bei Fettembolie und bei innerer Blutung entbehrt auch heute noch nicht der Problematik. 3. Die Kombinationsverletzungen der Unfallchirurgie unterstreichen die Notwendigkeit ihrer allgemeinchirurgischen Versorgung.

Baumann, Langenthal-Bern: Gewisse Entwicklungen in der ersten Behandlung von Handverletzungen haben sich in den letzten Jahren auch in der Schweiz abgezeichnet. Ihre Bedeutung wurde durch Hauptvorträge von Buff und Verdan an der Jahresversammlung der Schweizerischen Gesellschaft für Chirurgie vom

12./13. Mai 1956 in Genf betont. Die Auffassung, daß die unvermeidliche primäre Infektion der Zufalls- und Unfallswunde nicht mehr als überwiegender Faktor zu betrachten ist, führt dazu, daß Wunden der Hand grundsätzlich primär vollständig geschlossen werden.

Wo dies nicht durch spannunglose Naht geschehen kann, müssen Defekte plastisch durch sehr sorgfältig aufgenähte Transplantate gedeckt werden. Dünne Thiersch-Lappen heilen am sichersten an, geben aber, außer etwa am Handrücken, nicht immer genügend gute Dauerbedeckung. Haben sie aber ihre Aufgabe erfüllt, so können sie nachträglich ersetzt werden. Bessere Narben geben Dermatom-Lappen, die zwei Drittel der Hautdicke umfassen. Sie werden sorgfältig und völlig lückenlos am Defektrand angenäht. Mittels der lang gelassenen Fäden werden auf die Lappen weiche Polster aufgeschnürt, um sie überall in Berührung mit der Wundfläche zu halten. Mit feiner Stahlwolle haben wir dabei gute Erfahrung gemacht. Noch bessere Narben geben Lappen nach WOLFE-KRAUSE, welche die ganze Hautdicke umfassen, aber vollkommen vom subkutanen Fett befreit sind. Sie eignen sich besonders für kleine Defekte. Oft kann man abgetrennte, sonst verlorene Hautstücke des Wundgebietes benutzen. Für Fingerstümpfe eignet sich besonders gut die Kuppe eines im übrigen verlorenen Fingers. Gestielte Plastiken können aus dem Daumenballen auf abgetrennte Fingerkuppen gesetzt werden. Für größere Gewebslücken bietet der Arm die beste, die Brust die zweitbeste, der Bauch die ungünstigste Qualität der Haut. „Bauchhaut" behält ihren Charakter dauernd auch in der Hohlhand. BUFF lehnt Muffplastiken ab. Als größter Feind der Wiederherstellung der Hand hat die sekundäre Infektion und die Heilung durch Granulation und Narbe zu gelten. Diese sind nur durch den beschriebenen vollständigen Wundschluß zu vermeiden. Narben, welche die natürlichen Falten kreuzen, müssen unbedingt vermieden werden.

Natürlich stellen sich eine Menge weiterer Probleme. Völlig skelettierte Finger haben schlechte Heilungsaussicht, und Vorsicht in den Grenzen konservativer Versuche ist geboten. Beugesehnen vor und hinter den Grundgelenken sollen grundsätzlich nicht primär genäht werden. Die meisten Chirurgen verfahren nach den Vorschlägen von BUNNEL.

Die kunstgerechte Versorgung der Hand verlangt gute Ausbildung des beauftragten Chirurgen, gute Assistenz, gute äußere Bedingungen und sehr viel Zeit. Zu den angedeuteten Problemen kommen ja noch wichtige weitere, wie die der Frakturen und der Nervenverletzungen.

A. MAYER, Tübingen: **Über Unfälle und Berufsschäden der Frau vom Standpunkt des Frauenarztes. (Mit 1 Abb.)**

Von den beiden Teilen meines Themas — Unfälle und Berufsschäden der Frau — möchte ich mich zunächst mit dem *Unfall* etwas näher befassen. Dabei gehe ich aus von der Frage: wieweit bestehen hinsichtlich von Häufigkeit, Art, Schwere und Nachwirkungen der Unfälle Unterschiede:

1. zwischen Mann und Frau, also *Geschlechtsunterschiede,* 2. zwischen den *Frauen unter sich,* je nach Phase ihrer Geschlechtsfunktionen.

Angesichts der knappen Zeit muß ich mich mit Ausschnitten begnügen; dazu kann ich aus Mangel an qualitativ ausreichenden statistischen Unterlagen manche Fragen leider nicht beantworten, sondern nur aufwerfen, um sie der künftigen Beachtung zu empfehlen.

I.

Zunächst einige Bemerkungen zu den *Geschlechtsunterschieden.*
Ich stütze mich dabei weitgehend auf 466 700 in der chemischen Industrie Beschäftigte beider Geschlechter mit insgesamt 53 621 Un-

fällen (also 11,5%) während der Zeit vom 1. 1. 39 bis 12. 1. 54.[1] Diese
in der chemischen Industrie gewonnenen Ergebnisse lassen sich wegen
der verschiedenen Arbeitsbedingungen natürlich nicht verallgemeinern,
aber sie geben doch manche brauchbaren Hinweise, aus denen sich
einiges ersehen läßt, wie die nachstehende Tabelle zeigt.

Tabelle 1. *Übersicht über 53 621 Unfälle unter 466 700 Beschäftigten*

	insgesamt	Männer	Frauen
Beschäftigte	466 700	323 400 = 69,3%	143 400 = 30,7%
Gesamt-Unfälle	53 621 = 11,5 aller Beschäft.	45 421 = 14,0% d. männl. Beschäft. 84,7% d. gemeld. Unfälle	8 200 = 5,7% d. weibl. Beschäft. 15,3% d. gemeld. Unfälle
Arbeits-Unfälle	46 067 = 85,6% (53 621)	39 925 = 87,9% (45 421) davon tot: 111 = 0,24%	6 142 = 74,9% (8 200) davon tot: 5 = 0,06%
Wegeunfälle	7 554 = 14,4% (53 621)	5 496 = 12,1% (45 421) davon tot: 62 = 0,13%	2 058 = 25,1% (8 200) davon tot: 2 = 0,02%

Die wichtigsten Ergebnisse dieser Tabelle sind etwa:

1. Der *Überschuß der Männer unter den Beschäftigten* ist mit 69,3%
sehr erheblich; er entspricht wohl dem sonstigen Verhalten der Geschlechter auf dem gesamten Arbeitsmarkt.

2. In Übereinstimmung damit steht der *Überschuß der Männer unter
den Verunfallten* mit 84,7% gegen nur 15,3% der Frauen. Von den
arbeitenden Männern erlitten 14,0% einen Unfall und von den arbeitenden Frauen nur 5,7%.

3. Die Unfälle waren *Arbeitsunfälle*: 46 067 = 85,6% und *Wegeunfälle*
7 554 = 14,4%.

4. Die *Arbeitsunfälle* sind beim *Mann* mit 87,9% von den 45 421 männlichen Verunfallten *merklich häufiger* als bei der Frau mit 74,9%. Dazu
sind, wie wir hörten, die gesamten Unfälle der Frau mit nur 5,7% erheblich seltener als beim Mann mit 14,0%.
Die Mehrbelastung des Mannes hängt weitgehend wohl mit seiner
anderen Beschäftigungsart zusammen, die Männer sind oft „Schwerar-
beiter" in besonders unfallgefährdeten Betrieben, z. B. Eisenbahn, Flug-
zeug, Bergwerk etc., während die Frauen vielfach „Leichtarbeiterinnen"
sind, z. B. Büroangestellte oder Verkäuferinnen.

5. Zu meiner Überraschung sind an dem genannten Material *Wege-
unfälle* bei der *Frau mit 25,1% doppelt so häufig wie beim Mann mit 12,1%.*

---

[1] Das Material verdanke ich dem überaus freundlichen Entgegenkommen von
Herrn Prof. Hergt, Ludwigshafen, dem ich auch an dieser Stelle herzlich danken
möchte.

Leider fehlen Angaben darüber, wie weit es sich um *Fußgänger* oder *Fahrzeuge* handelt. Aber nach einem Bericht des Statistischen Landesamtes Wiesbaden[1] sind die *Fußgängerinnen besonders belastet*; sie machten unter den durch Straßenverkehrsunfällen verletzten Frauen 43,2% aus und unter den getöteten 33,8%. Auf den Versuch einer Erklärung dieser Mehrbelastung der Frau an Wegunfällen komme ich später zurück (S. 85).

Die geringere Gefährdung der Frau durch Fahrzeuge sieht man daran, daß laut Feststellungen des Statistischen Landesamtes Baden/Württemberg[2], die *Todesfälle* nach *Kraftfahrzeugunfällen* oder anderen Straßenverkehrsunfällen bei der Frau in allen Altersgruppen erheblich seltener sind als beim Mann.

6. Auffallend ist, daß auch sonst *tödliche* und daher wohl *schwere Unfälle bei der Frau merklich seltener* sind als beim Mann. Das dürfte weitgehend mit der anderen Beschäftigungsart zusammenhängen; man kann aber auch fragen, ob die Frau nicht *widerstandsfähiger* ist als der Mann. Eine größere Widerstandsfähigkeit besitzt sie auf alle Fälle dem *Blutverlust* gegenüber; durch die Menstruation ist die *Erwachsene* an den Blutverlust gewöhnt und im Blutersatz geübt. Dafür spricht auch der Umstand, daß *heranwachsende Mädchen* infolge starker Menstruationsblutungen schneller einen höheren Grad von Anaemie erreichen als Erwachsene.

Ich erinnere mich an eine *Gebärende*, die vor meinen Augen 3½ *Liter Blut verlor, aber mit dem Leben davon kam*, was beim Mann wohl kaum der Fall gewesen wäre. Lebensrettend waren weitgehend die ungewöhnlich starken *Varizen* an beiden Beinen; sie enthielten eine große Menge Reserveblut, das im Moment der Lebensgefahr von der Peripherie hereingeholt wurde, so daß die Varizen von einem Augenblick zum andern geradezu schlagartig vollkommen verschwunden waren.

7. Was die Beteiligung der Frau an Unfällen in *bestimmten Beschäftigungsarten* angeht, so scheint die Frau als *Autochauffeuse* weniger Unfälle zu haben als der Chauffeur. Zur Erklärung mag man an zwei Dinge denken: Die Frau steht kaum einmal unter *schädlichem Alkoholgenuß* und die Frau fährt gewöhnlich auch *vorsichtiger* als der Mann, weil sie aus einer *latenten Mütterlichkeit* heraus sich viel mehr für den Mitmenschen und die Allgemeinheit verantwortlich fühlt als der Mann, der eher ein großes Verfügungsrecht über sich selbst beansprucht.

Mit dem größeren Verantwortungsgefühl hängt es vielleicht auch zusammen, daß die *verheiratete* Frau an Arbeits- und Wegunfällen merklich seltener beteiligt ist, als die *Nichtverheiratete*, wie wir noch sehen werden (S. 88).

Das Seltenersein von *Motorradunfällen* bei der Frau kommt wohl weitgehend davon her, daß sie an sich seltener und auch vorsichtiger Motorrad fährt als der Mann. Auf alle Fälle wäre es von großem Interesse zu untersuchen, wie weit die Frau an der ungeheuren Zunahme der Auto-

---

[1] Statistische Berichte Arb, Nr. V/11/24 vom 22. 6. 55, S. 4, für deren Überlassung Herrn Med.Rat Dr. MIKAT, Wiesbaden auch hier bestens gedankt sei.

[2] Herrn Ministerialrat Prof. Dr. GRIESMEIER, Stuttgart, sage ich auch an dieser Stelle für seine ausgedehnte Unterstützung besten Dank.

Fahrrad-Motorradunfälle[1], auf die K. H. Bauer so eindringlich hingewiesen hatte, beteiligt ist.

Nach meinem Eindruck hat die Frau auch an *Sportunfällen* erheblich weniger Anteil als der Mann, weil sie besonders gewagte Sportaufgaben seltener übernimmt als der Mann.

8. Eine *spezifisch weibliche Unfalldisposition* haben wir in den „*Stöckelschuhen*" (Ilse Bleissner) mit ihrer verminderten Standfestigkeit; ferner in *weiten Ärmeln* und *langen Haaren*, die sich in Transmissionen oder anderen Maschinen verfangen können.

Eine größere Unfallbereitschaft der Frau liegt wohl auch in ihrer aus ihrer *Körperkonstitution* sich ergebenden *leichteren Ermüdbarkeit*, da der Ermüdete z. B. früher und ungeschickter fällt.

Die *Sauerstoffversorgung* des Körpers der Frau bleibt hinter der des Mannes etwas zurück durch das kleinere Herz, die geringere Zahl an roten Blutkörpern und die oberflächlichere Atmung. Die Muskulatur beträgt bei der Frau nur 30% des Körpergewichtes gegenüber 41% beim Mann. Die einzelnen Muskelfasern sind bei der Frau länger, dünner und weniger zäh. Die *Kraft* des einzelnen Muskels ist geringer als beim Mann. Die Muskelkraft des rechten Handgelenkes beträgt z. B. nur 57,5%, und die Beugekraft des rechtsseitigen Bizeps nur 48,7% von der des Mannes (Bönig).

9. Ob es einen Geschlechtsunterschied gibt bezüglich der *Unfallhäufung* an *bestimmten Wochentagen* oder zu bestimmten *Tagesstunden*

Tabelle 2. *Uhrzeit der Unfälle bei Frauen*

Uhrzeit	Arbeitsunfälle	Wegeunfälle	zusammen
1 Uhr	13 = 0,16%	9 = 0,11%	22 = 0,3 %
2 „	10 = 0,12%	3 = 0,03%	13 = 0,2 %
3 „	10 = 0,12%	6 = 0,07%	16 = 0,2 %
4 „	13 = 0,16%	9 = 0,11%	22 = 0,3 %
5 „	24 = 0,3 %	97 = 1,2 %	121 = 1,5 %
6 „	125 = 1,6 %	340 = 4,1 %	465 = 5,7 %
7 „	307 = 3,8 %	486 = 5,9 %	793 = 9,7 %
8 „	447 = 5,5 %	126 = 1,5 %	573 = 7,0 %
9 „	487 = 6,0 %	18 = 0,2 %	505 = 6,2 %
10 „	633 = 7,7 %	7 = 0,1 %	640 = 7,8 %
11 „	674 = 8,2 %	8 = 0,1 %	682 = 8,3 %
12 „	489 = 6,0 %	36 = 0,4 %	525 = 6,4 %
13 „	405 = 4,9 %	111 = 1,4 %	516 = 6,3 %
14 „	440 = 5,4 %	94 = 1,1 %	534 = 6,5 %
15 „	531 = 6,5 %	66 = 0,8 %	597 = 7,3 %
16 „	482 = 5,9 %	70 = 0,8 %	552 = 6,7 %
17 „	312 = 3,8 %	216 = 2,6 %	528 = 6,4 %
18 „	142 = 1,7 %	154 = 1,9 %	296 = 3,6 %
19 „	101 = 1,2 %	56 = 0,7 %	157 = 1,9 %
20 „	88 = 1,0 %	23 = 0,3 %	111 = 1,3 %
21 „	75 = 0,9 %	11 = 0,1 %	86 = 1,0 %
22 „	63 = 0,8 %	36 = 0,4 %	99 = 1,2 %
23 „	19 = 0,2 %	34 = 0,4 %	53 = 0,6 %
24 „	8 = 0,1 %	14 = 0,2 %	22 = 0,3 %
ohne Angabe	244 = 3,0 %	28 = 0,3 %	272 = 3,3 %
	6142	2058	8200 100,0 %

[1] Es scheint mir nicht überflüssig darauf hinzuweisen, daß auch der bekannte Heidelberger Wirtschaftswissenschaftler Rüstow das *Motorrad* gerade auch wegen der großen Unfallgefahr als „*einen der größten Sozialschädlinge*" bezeichnet.

mit einem besonderen 24-Stundenrhythmus oder einem besonderen Verlauf der *Ermüdungskurve*, muß offenbleiben, zumal da auch vom Mann darüber nichts Sicheres feststeht; auffallenderweise scheint der sogenannte „Blaue Montag" nicht mit Unfällen besonders belastet zu sein.

An der mir von Herrn Prof. HERGT zur Verfügung gestellten Tabelle (2) über 8200 Unfälle bei *Frauen* fällt auf, daß die *Arbeitsunfälle* ihre größte Häufigkeit in den Stunden von 8 bis 16 Uhr haben mit einem Gipfel um 11 Uhr, während die *Wegeunfälle* drei Gipfel zeigen: von 6—7, 13—14 und 17—19 Uhr.

10. Der *Doppelberuf* der Frau ist nach neueren Mitteilungen mit einer erheblicheren Unfallhäufigkeit belastet (KIRCHOFF, Versicherungswirtschaft 1954, Nr. 9 „Hausfrauenschäden"). Das ist verständlich, wenn man bedenkt, daß KLUCK schon den *Hausfrauenberuf* allein zu den „schwersten Berufen" rechnet sowohl hinsichtlich der Schwere als auch Dauer der Arbeit. Die *Unfälle der Hausfrau waren:* Verkehrsunfälle 24,4%, Sportunfälle 7,8%, allgemeine Unfälle 67,8%; fast die Hälfte davon waren typische Hausfrauenunfälle (Versicherungswirtschaft 1954, Nr. 9 „Hausfrauenschäden").

Leider scheinen die Beziehungen zwischen „*Nachtschicht*" und Unfall bis jetzt nicht untersucht zu sein. Die Nachtschicht ist für die Frau etwas ganz anderes als für den Mann. Dieser hält es nach der Nachtschicht nicht nur für sein Recht, sondern für seine Pflicht, zuallererst zu schlafen; er erblickt im Schlaf fast ein „Kulturgut", für das er eine Art „Naturschutz" beansprucht. Ganz anders bei der Frau; diese besorgt zuallererst das Haus mit Küche, Kindern, Garten und evtl. noch einem Kleintierstall auf Kosten des Schlafes.

11. Über Geschlechtsunterschiede hinsichtlich des *Alters* der Verunfallten sei zunächst betont, daß *kleine Buben* wegen ihres anderen Temperamentes und ihrer anderen Lebensführung an Wegeunfällen viel häufiger beteiligt sind, als gleichaltrige Mädchen.

Die Buben lösen sich viel öfters von der Hand der Mutter, gehen vom Gehweg auf die Straße und überqueren sie auch noch angesichts eines herankommenden Autos, wie ich selbst mehrfach erlebt habe.

Etwas größere Buben ziehen sich häufiger Arm- und Beinbrüche oder andere Verletzungen dadurch zu, daß sie häufiger auf Bäume steigen und herunterfallen oder über Zäune klettern und dabei Schaden nehmen.

Wenn nach einer Zusammenstellung des medizinisch-psychologischen Institutes für Verkehr in Hannover[1] *Betriebsunfälle* bei beiden Geschlechtern im *jugendlichen Alter bis zu 18 Jahren* besonders häufig sind, vor allem auch im Hinblick auf die geringe Zahl der jugendlichen Arbeiter dieser Jahrgänge, so ist zu fragen, ob dabei neben der *geringeren Sorgfalt* nicht auch die *mangelnde Übung* mitspricht.

Über etwaige Geschlechtsunterschiede in *Erwachsenen-Jahren* ist deswegen schwer zu urteilen, weil ja auch die Verschiedenheit der Beschäftigungsart und der Lebensführung dabei eine Rolle spielt.

---

[1] Ich verdanke diese Angabe einer brieflichen Mitteilung des Herrn Dr. WINKLER vom Medizinisch-Psychologischen Institut für Verkehr, Bergbau und Industrie in Hannover.

Daß *jenseits vom 55. Jahr* die Betriebsunfälle bei der Frau nur noch 1% betragen und damit erheblich seltener sind als beim Mann mit 5,1%, hängt wohl damit zusammen, daß die Frauen in den mittleren Jahren meistens Familie haben und sich gewöhnlich nur noch mit Haushalt beschäftigen, so daß im hohen Alter kaum noch eine Frau auf einem Arbeitsplatz steht, während das beim Mann nicht so ganz selten der Fall ist (Körting).

Daß die *Männer über 75* Jahren an den *tödlichen Kraftfahrzeugunfällen* und anderen Verkehrsunfällen (Statistisches Landesamt Baden/Württemberg) häufiger beteiligt sind als die Frauen, hängt damit zusammen, daß die Männer aller Altersklassen viel häufiger Verkehrsunfälle erleiden als die Frauen, braucht also kein Spezificum des alten Mannes zu bedeuten.

Der *gewaltsame Tod* hat nach K. H. Bauer seine größte Häufigkeit beim Mann zwischen 20 und 25 Jahren und bei der Frau zwischen 75 bis 80 Jahren.

12. Eine, wie mir scheint, bisher kaum untersuchte Frage ist die nach einem *Geschlechtsunterschied* hinsichtlich der *seelischen Ursachen* von Unfällen. Nach Ansicht der modernen *Unfallpsychologen* (Berney, Bornemann, Bönig, Hersey, Hergt, Kellner, Kühnel usw.) ist der Unfall keineswegs nur eine Angelegenheit *äußerer Gegebenheiten*, sondern die seelische Verfassung wie Lust, Unlust, Ermüdung usw. spielt dabei eine große Rolle. Man hat daher von „*Krisen des Arbeitswillens*" gesprochen, die als eine Art „*Sand im Getriebe*", wie Kellner es nannte, den normalen Ablauf seelischer Funktionen stören und den Menschen sozusagen dem Unfall entgegenführen. Das gilt besonders auch bei wiederholten Unfällen des gleichen Menschen, dem sogenannten „*Unfäller*" oder der „Unfallpersönlichkeit" (Marbe). Wenn ich nicht irre, hatte Herr Kollege Hergt bei der Stuttgarter Tagung über einen Mann berichtet, dessen Unfall letzten Endes die Flucht aus einer *unharmonischen Ehe* war.

Leider reichen 'die vorliegenden Beobachtungen über Geschlechtsunterschiede hinsichtlich der seelisch bedingten Unfälle nicht aus zu einer Urteilsbildung, so daß wir uns mit einigen allgemeinen Bemerkungen begnügen müssen.

Beim plötzlichen Auftreten einer unerwarteten Gefahr ist nach Bönig das Verhalten der Frau zur „*Schrecksekunde*" ungünstiger als das des Mannes. Die Frau verliert auf Grund ihrer *größeren Emotionalität* oft schneller den Kopf als der Mann und begeht infolge „*Kurzschlußreaktion*" zuweilen Fehlhandlungen, die der besonnenere Mann am Ende nicht begangen haben würde. Auf diese Weise erklärt sich vielleicht auch die oben erwähnte Häufigkeit der Wegeunfälle bei der Frau.

Nach einer persönlichen Mitteilung des erfahrenen Arbeitspsychologen Roemer liegt die seelische *Unfallbereitschaft der Frau* oft auf einer hintergründigen, verdrängten Ebene, zuweilen mit verbissener, verhärmter und ängstlicher Emotion.

Die *Unfallbereitschaft des Mannes* erblickt er mehr in der Neigung zu Impulsivreaktion, Wut- und Zornanfällen, alkoholischen Ekzessen. Der

Mann kommt nach ROEMER durch seine „*sthenischen*" und die *Frau* durch ihre „*asthenischen*" *Affekte* zum Unfall.

Dabei darf man aber nicht vergessen, daß es in der Affektbereitschaft nicht nur Unterschiede nach *Nationen* gibt, sondern auch nach *Volksstämmen* der gleichen Nation. Nicht zu Unrecht spricht man von „gemütlichen Schwaben", „Pfälzer Krischern", von „Maßkrugbayern" oder „Messerstechern".

Wir *Geburtshelfer* sehen die stammesmäßigen Temperamentsunterschiede oft schon am verschiedenen Verhalten der Frauen dem *Geburtsschmerz* gegenüber; die sensible *Rheinländerin* oder die *Pfälzerin* hört man unter der Geburt oft schon lange, ehe man sie sieht, während die ruhigere *Schwäbin* viel eher mit dem Geburtsschmerz fertig wird.

So hat also die *Frau in ihrer körperlich-seelischen Beschaffenheit dem Mann gegenüber bald eine besondere Bereitschaft zum Unfall und bald einen besonderen Schutz.*

II.

Was nun den Unterschied in der Unfallbereitschaft der *Frauen untereinander* angeht, so wäre zu fragen, ob der *Status menstrualis* eine vermehrte Bereitschaft mit sich bringt. Leider nehmen die Unfallakten in der Regel von der Menstruation keine Notiz, so daß eine Beurteilung schwer fallen wird. Aber mir haben im Laufe der Jahre mehrfach sehr geübte und fast passionierte Autofahrerinnen angegeben, daß sie in dieser Zeit das Auto lieber selber gar nicht lenken oder besonders vorsichtig fahren, scheinbar aus einem *unterbewußten Gefühl der vermehrten Gefährdung* heraus.

Vor langer Zeit kam der Freiburger Psychiater HAUPTMANN auf Grund von Untersuchungen an Studentinnen zu der Auffassung, daß im Status menstrualis die *Aufmerksamkeit, Reaktionsgeschwindigkeit und Richtigkeit der Reaktion vermindert* sei, so daß man von einer „*Menstruationspsyche*" spricht. Mit Rücksicht darauf habe ich vor einiger Zeit eine sehr erfahrene Psychologin gebeten, diese Dinge mit den modernen Testmethoden zu prüfen.

Eigens betont sei, daß bei Unterleibsverletzungen im Zustand der Menstruation die Gefahr einer bedrohlichen Blutung besonders groß sein kann.

Was die seelische Verfassung in der *Schwangerschaft* angeht, so erinnere ich mich aus meiner Heidelberger Assistentenzeit an ein junges Mädchen, das bald nachdem ich eine Schwangerschaft festgestellt hatte, tot auf dem Bahngeleise gefunden wurde. Die Tageszeitung stand vor einem „Rätsel", aber die Tote und ich hatten die Lösung gewußt.

Eine *vermehrte körperliche Bereitschaft* zu Unfällen bringt unter Umständen die Schwangerschaft dadurch mit sich, daß die Gravida infolge der veränderten Statik und Motorik schneller und vielleicht auch ungeschickter fällt als die Nicht-Gravida.

Ob hinsichtlich der Unfallbereitschaft ein Unterschied zwischen *Ledigen* und *Verheirateten* (cfr. S. 82) besteht, ist schwer zu sagen; aber nach den mir von Herrn Prof. HERGT zur Verfügung gestellten Zahlen über

8200 verunglückte Frauen sieht es fast so aus, als ob die *Ledigen schlechter stünden als die Verheirateten* (Tab. 3).

Tabelle 3. *Unterschiede zwischen Ledigen und Verheirateten an 8200 Frauen*

Familienstand	Arbeits-unfälle	%	Wege-unfälle	%	zu-sammen	%
ledig	2 955	36,0 (8200)	983	12,0 (8200)	3 938	48,0 (8200)
verheiratet . . .	2 236	27,3	744	9,0	2 980	36,3
verwitwet . . .	459	5,6	179	2,2	638	7,8
geschieden . . .	421	5,1	134	1,7	555	6,8
ohne Angabe . .	71	0,9	18	0,2	89	1,1
	6 142		2 058		8 200	100,0

Darnach machen die Ledigen 48%, also fast die Hälfte der 8200 verunfallten Frauen aus; man kann nicht annehmen, daß sie auch die Hälfte der 143 400 beschäftigten Frauen ausmachten. Die Ledigen sind sowohl beim gesamten Unfallgeschehen als auch bei den beiden Unfallarten (Arbeitsunfall, Wegeunfall) ca. um ein Drittel mehr beteiligt als die Verheirateten.

Herr Prof. HERGT sieht (briefliche Mitteilung) den Grund darin, daß die Ledigen überwiegend ganztägig und meist im Fabrikbetrieb beschäftigt und daher der Unfallgefahr mehr ausgesetzt sind als die Verheirateten, die vielfach nur stundenweise, z. B. als Putzfrau, arbeiten. Dabei mag man sich auch fragen, ob die Ledigen als *Unverheiratete weniger umsichtig* und weniger sorgfältig und als *Jugendliche* weniger *arbeitsgeübt* sind.

III.

Bezüglich der *Unfallauswirkungen* besteht ein ausgesprochener Geschlechtsunterschied. Beim Mann bleibt die Unfallauswirkung gewöhnlich auf den Körper, oft sogar auf die Stelle der Einwirkung beschränkt. Bei der Frau ist das ganz anders; hier reichen die Unfallfolgen oft nicht nur über die Einwirkungsstelle, sondern über den Körper der Frau hinaus, greifen zuweilen tief hinein in den Bereich des Seelischen und bekommen am Ende für die ganze Zukunft eine schicksalshafte Bedeutung von größtem Ernst.

1. An traumatisch entstandenen lokalen *genitalen Erkrankungen* nenne ich nur: Stieldrehung oder Platzen von Ovarialtumoren, Platzen von Pyosalpingen, Extrauteringravidität, Corpus-luteum graviditatis mit lebensbedrohlicher Blutung in die Bauchhöhle hinein (KOLLER[1]).

2 Zu diesen anatomischen Erkrankungen kommen zuweilen noch vielfache *Funktionsstörungen* hinzu, z. B. Amenorrhoe nach Hirnerschütterung (A. MAYER), Schreckamenorrhoe, Schreckblutungen, Abort nach Unfall, Verletzung der Leibesfrucht, intrauteriner Fruchttod (besonders nach Schreck), Verlust der Gebärfähigkeit wegen Verengung

---

[1] Laut brieflicher Mitteilung von Herrn Prof. KOLLER-Basel (Frauenklinik) wurde eine Frau kurz nach einem Uterusabort angefahren und bekam eine von einem Corpus luteum graviditatis ausgehende intrabdominelle Blutung mit Verdacht auf Tubenschwangerschaft, so daß sie laparotomiert werden mußte.

des weichen oder knöchernen Geburtskanals infolge des Unfalles (A. MAYER).

Kommt es in der Auswirkung davon zu einer Entbindung durch *Uterusschnitt*, dann taucht die Frage auf, wieweit die Unfallentschädigung sich auch darauf auszudehnen hat.

Indes, unerfahrene Geburtshelfer nehmen gelegentlich ganz überflüssigerweise einen Uterusschnitt vor, den der Erfahrene nicht nötig hat. So wurde z. B. bei einer *zentralen Schenkelluxation mit Pfannenbruch* (cf. Abb. 1) mehrfach nicht nur ein Uterusschnitt durchgeführt, sondern auch wegen vermeintlichen *Verlustes der Gebärfähigkeit* eine hohe Schadenersatzsumme beantragt (STRÄHLER, DROSSARD).

Im Gegensatz dazu haben unter meiner Leitung zwei Frauen mit dieser im Beginn der Schwangerschaft sich zugezogenen Verletzung im ganzen 7mal erheblich übergewichtige Kinder spontan und lebendig auf die Welt gebracht.

Intrauterine Verletzungen der Frucht, z. B. durch *Tierhornstoß, Stich*

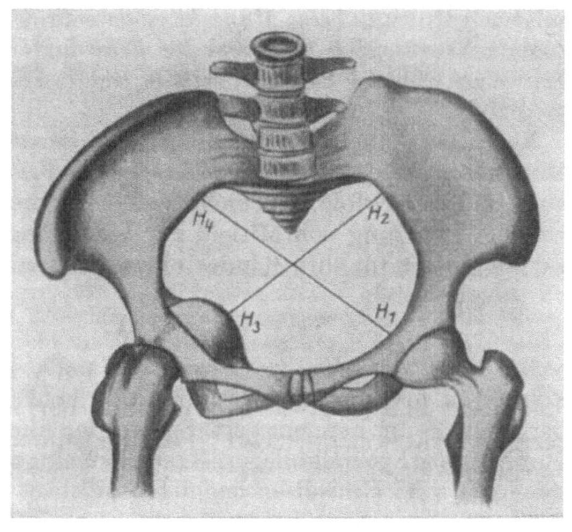

Abb. 1. Pfannenbruch und zentrale Schenkelluxation (schematische Zeichnung nach einer Röntgenaufnahme). H = Stellung des Hinterhauptes bei den verschiedenen Geburtsmöglichkeiten (Zbl. Gyn. 1938, 1523).

oder *Schuß*, sind mehrfach berichtet (A. MAYER). Im Lauf der Jahre habe ich wiederholt erlebt, daß die Leibesfrucht nach *Schreckeinwirkung* auf die Mutter *schlagartig abstirbt*, offenbar infolge von Gefäßspasmen in der Nabelschnur durch Adrenalinausschüttung im Schreck.

In andern Fällen führt eine *Verbrennung der Brust* zu *Stillunfähigkeit* und infolge davon zu schlechtem Gedeihen oder gar Tod des Kindes.

3. Durch *Totgeburt* oder *nachfolgenden Tod* des Kindes hat die Frau am Ende auch noch *zusätzliche Kosten* durch ärztliche Behandlung oder Begräbnis, vor allem aber ist sie um das vielleicht besonders ersehnte *Mutterglück gebracht*.

Gelegentlich führt die *Mißstaltung einer Braut* durch einen Unfall zur *Lösung der Verlobung*, also zum Betrug um die Ehe; oder der *Verlust der Fortpflanzungsfähigkeit* zieht eine *Ehescheidungsklage* nach sich.

Bei der Frau kann also der Unfall — im Gegensatz zum Mann — einen das *Leben lang nachwirkenden schweren Schicksalsschlag* bedeuten, der sie am Ende um ihre eigentliche Aufgabe als Frau und Mutter bringt und damit um ihr Lebensglück. Leider nimmt die Unfallentschädigung bei der herrschenden Unfallgesetzgebung davon keinerlei Notiz; eine entsprechende Änderung des Gesetzes ist kaum zu erwarten, sollte aber doch angestrebt werden (Achinger, Höffner, Muthesius und Neundörfer).

4. Auf die Frage, ob es Geschlechtsunterschiede im *Kampf um die Unfallentschädigung* gibt, kann ich nur kurz eingehen.

Die Waffen in diesem Kampf sind einesteils Übertreibung, Unwahrheit und Simulation, andernteils Rentenneurose.

Die *Simulation*, die sich vorwiegend im Bereich des Bewußten abspielt, soll nach Roemer *beim Mann häufiger* sein, während die dem Willen entzogene *Neurose* sich mehr bei der *Frau* findet. Ähnlicher Ansicht ist der Schweizer Chirurg Lang in seinem Buch „Die Simulation in der Unfallmedizin".

Nach persönlicher Mitteilung von Senatspräsident Dr. Müsbach, München, *kämpfen die Frauen häufiger und zäher um die Rente* und haben auch häufiger Erfolg, vielleicht weil ihnen die weibliche Waffe der Träne und der Erregung von Mitleid zur Verfügung steht, vielleicht auch weil sie als Mütter für ihre Kinder einen Nutzen anstreben.

IV.

Die *Berufsschäden der Frau* sind nach dem Referat von Robert Schröder in Leipzig 1950 unter den heutigen Arbeitsbedingungen in der Regel kaum nennenswert. Sie wurden auch auf der Tagung in Goslar von meinem Spezialkollegen Kirchoff eingehend behandelt, so daß ich mich mit zwei Hinweisen begnügen möchte:

1. Nach dem *Mutterschutzgesetz* dürfen werdende Mütter mit Rücksicht auf die Leibesfrucht nicht beschäftigt werden in Betrieben mit gesundheitsgefährlichen Stoffen, z. B. *Phosphor, Blei, Quecksilber*. Die Durchführung dieser Bestimmung unterbleibt aber oft, weil die Frauen die Schwangerschaft aus irgendeinem Grund verschweigen.

Aus meiner Heidelberger Assistentenzeit ist mir erinnerlich, daß unverheiratete Schwangere gerne in die *Tabakindustrie* gingen, in der Hoffnung, durch Nikotin einen *Abort* zu erzielen.

2. Die zweite Bemerkung bezieht sich auf den *Doppelberuf der Frau*. Er ist, wie ich auch in meinem soeben in der Münchn. Med. Wschr. 1956 Nr. 18 und 19 erschienenen Aufsatz ausführte, *eine bei unserer heutigen Wirtschaftsordnung zwar notwendiges, aber tief beklagenswertes Übel zum Schaden von Kind, Familie, Volk und Kultur.*

Seitdem wir den technischen Fortschritt für einen Kulturfortschritt hielten und den Motor zum Gott erklärten, haben wir, wie der hochangesehene Heidelberger Volkswirtschaftler Rüstow sagte, „den Menschen verloren" und durch den Doppelberuf der Frau sind wir dabei, auch die Frau zu verlieren. Im Kampf um die *Erhöhung des Lebensstandardes*, worauf in Goslar auch Egner hinwies, und im Wahn, daß das *„Wochenende"* der eigentliche Sinn der Wochenarbeit, ja des Lebens sei, schlachten wir die Arbeitskraft der Frau bis zum letzten aus und haben sie und uns um ihre für das ganze Volk so wertvolle Seele betrogen.

Wir tanzen um die sogenannten *„Güter des gehobenen Konsums"* wie um das goldene Kalb, ohne zu merken, daß der Tanzboden wankt. Da wir Ärzte auch der Verhütung von Schäden dienen sollen, so möchte ich gerade auch an dieser Stelle auf die angedeuteten, mehr als bedenklichen Schäden hinweisen und meine Ausführungen schließen mit der tiefernsten Frage: *„Quousque tandem?"*.

Literatur

Achinger, Höffner, Muthesius u. Neundörfer: Neuordnung der sozialen Leistungen. Köln, Greven-Verlag 1955, S. 92, Witwen und Waisen. — Bauer, K. H.: Hefte Unfallheilk., Heft 52, S. 160. Berlin, Göttingen, Heidelberg: Springer 1956. — Berney, M.: zit. nach Kellner, Zbl. Arbeitsmed., Darmstadt 1953, 4. — Bönig: Entwicklung und Bedeutung der Frauenarbeit. Dtsch. Gesundheitsmuseum Köln 1952. — Bleissner, I.: Grundlagen und ärztliche Mitwirkung beim Gesundheitsschutz der Frau. — Boormann: Der Christ und die soziale Marktwirtschaft. — Bornemann: Psychologie und Unfallpersönlichkeit. 17. u. 18. Kongreß d. dtsch. Ges. f. Psychologie. Göttingen 1948 u. Marburg 1951, S. 171. — Zbl. Arbeitswiss. 1951, 170. — Drossart: Zbl. Gyn. 1938, Nr. 7. — Egner, E.: Hefte Unfallheilk., Heft 52, S. 102, Berlin, Göttingen, Heidelberg: Springer 1956. — Hauptmann: Arch. Psych. 71, 1 (1924). — Hergt, W.: Hefte Unfallheilk., Heft 48, S. 63. Berlin, Göttingen, Heidelberg: Springer 1955. — Hersey: Zitiert nach Kellner, Zbl. Arbeitsmed., Darmstadt, 1953, 3. — Kellner: Psychologie 1951, 383. — Psychologe 1950, 451. — Ein Arzt erlebt die Industrie. Stuttgart: Ernst Klett, 1949. — Kirchhoff, H.: Hefte Unfallheilk., Heft 52, S. 114. Berlin, Göttingen, Heidelberg: Springer 1956. — Kluck: Entrechtung des Genesenden, Du u. die Welt 1954, Juliheft. — Kühnel: VDRI Jahrbuch 1951, S. 14. — Lang: Die Simulation in der Unfallmedizin. Bern: Hans Huber, 1937. — Mayer, A.: Die Unfallerkrankungen in der Geburtshilfe und Gynäkologie. Stuttgart: Enke, 1917. — Weibliche Geschlechtsorgane und Unfall. Hdb. ges. Unfallheilk. Bd. IV, S. 643. — Die Frau im Unfallgeschehen. — Die Gemeindeunfallversicherung. Mitteilungsblatt der Arbeitsgemeinschaft der gemeindlichen Unfallversicherungsträger. München 1953. — Münch. Med. Wschr. 1943, 1169. — Hefte Unfallheilk., Heft 48, 69. Berlin, Göttingen, Heidelberg: Springer 1953. — Z. Geb. u. Gyn. 129, 131 (1948). — Unfall in der Frauenheilkunde in Seitz-Amreich, Biologie und Pathologie des Weibes. 1953, Bd. V, S. 908. — Zbl. Gyn. 1938, 1521 u. Zbl. Gyn. 1928, Nr. 51. — Arch. Orthop. Unfallchir. 1934. — Roemer: Private Mitteilung an den Autor. — Rüstow: Wirtschaftsethische Probleme der sozialen Marktwirtschaft — Schroeder, R.: Zbl. Gyn. 1950, 1709 u. 1719. — Stähler: Über traumatische Beckenverengerung. Zbl. Gyn. 1936, 2345.

A. W. Fischer, Kiel: **Sozialreform aus der Sicht der Unfallheilkunde.**

Das Stichwort Sozialreform fehlt heute in kaum einer Zeitung, in keinem Bericht der Versicherungsträger, sowie der Verbände der Versicherten. Im Vordergrund von Zustimmung und Ablehnung stehen das sogenannte Professorengutachten und der Entwurf des Bundesarbeitsministeriums.

Aus dem großen Komplex des Sozialwerkes kann ich mich hier nur mit den Unfallschäden befassen, ihrer Behandlung, der Wiedereingliederung der Verletzten in den Arbeitsprozeß und der Sozialgerichtsbarkeit auf diesem Sektor. Beim Durchgehen der sehr umfangreichen Literatur habe ich den Eindruck bekommen, daß in vielen Punkten der Arzt, speziell der Chirurg und Orthopäde mehr zu Wort kommen müßte, er ist es schließlich, der aus eigenem Erleben die vorhandenen Möglichkeiten erkennen kann. In dieser Hinsicht dürfen wir es begrüßen, daß unser Präsident auf dieser Tagung das Thema gestellt hat, über die Sozialreform aus der Sicht der Unfallheilkunde zu sprechen, haben wir Ärzte doch gerade im Rahmen dieser Gesellschaft nicht allein das Recht, sondern die Pflicht, auf Grund unserer Fachkenntnisse und Erfahrungen Stellung zu nehmen.

Das Ziel der jetzt im Vordergrund stehenden Reformbestrebungen ist, die bisherige Kopplung von Leistungsminderung und Geld in Form einer Rente soweit wie möglich zu verlassen. Die Frage einer Rentengewährung soll erst nach Abschluß aller Wiederertüchtigungsmaßnahmen, welche man unter dem Stichwort der Rehabilitation zusammenfaßt, geprüft werden. Unter diesem Begriff versteht man nicht nur die ärztliche Behandlung im üblichem Sinne, die ja sowieso darauf abgestellt ist, eine möglichst vollkommene Wiederherstellung zu erreichen, sondern auch die Wiederheranführung an den alten Arbeitsplatz oder gegebenenfalls durch Umschulung an einen neuen, welchen der Betreffende an Hand der ihm verbliebenen Fähigkeiten noch auszufüllen in der Lage ist.

Man hat kritisch darauf hingewiesen, daß Rehabilitation im deutschen Sprachgebrauch eine andere Bedeutung hat: Wieder ehrlich machen, den Ruf wieder herstellen, Wiedereinsetzung in frühere Rechte. Ich habe jedoch kein Bedenken, der Anwendung des Wortes, in dem im Ausland gebräuchlichen Sinne auch bei uns zuzustimmen. Ich sehe nicht ein, warum wir uns die Arbeit des Erfahrungsaustausches auf diesem internationalen Arbeitsgebiet dadurch erschweren sollen, daß wir für den gleichen Sinn verschiedene Worte wählen. Wir verstehen somit unter Rehabilitation Wiederertüchtigung und Wiedereingliederung des Verletzten oder irgendwie Versehrten in den Arbeitsprozeß.

Wenn wir nun dieses Wort aus dem Auslande übernehmen, so könnte der Eindruck entstehen, als ob die durch dieses Wort gekennzeichneten Bestrebungen Importware wären. Daß dies keineswegs so ist, wissen wir hier im Saale alle, man würde uns sehr unrecht tun, würde man übersehen, was in steigendem Maße an Rehabilitations-Maßnahmen bei uns seit dem ersten Weltkriege geleistet worden ist. Ich erinnere nur an die Krüppelfürsorge, die Blinden- und Gehörlosenschulen, die Hirnverletztenheime, die Arbeit unserer Versorgungskrankenhäuser, an die berufsgenossenschaftlichen Behandlungszentren für Schwerverletzte, die Arbeit im Oskar-Helene-Heim in Berlin, in Hohenlychen usw. Mit vollem Recht haben die Berufsgenossenschaften in der jetzt laufenden Diskussion darauf hingewiesen, welche großen Leistungen gerade sie auf diesem Gebiete vorzuweisen haben (Lauterbach). Wir müssen also unterstreichen, daß Rehabilitation für uns nichts Neues darstellt. Wir begrüßen es, wenn der Staat jetzt zu weiterer Verbesserung der Leistungen auf diesem Gebiet die Voraussetzungen schafft.

In diesem Zusammenhang rufe ich Ihnen einen Vortrag unseres Mitgliedes Bohnenkamp auf der Kieler Tagung 1939 ins Gedächtnis zurück, in welchem vor nunmehr 17 Jahren genau die Gesichtspunkte herausgearbeitet wurden, welche heute im Vordergrund stehen. Der Krieg und die Nachkriegszeit haben es offenbar mit sich gebracht, daß diese Anregungen vergessen wurden. BOHNENKAMP hat damals gesagt: Es wird wichtig sein, daß wir in Zukunft in einer wahrhaft sozialen Versicherung und einer groß ausgerichteten Sozialpolitik, die damit auch beste Wirtschaftspolitik in diesem Sinne ist, für den Verlust eines Armes, die Erkrankung des Herzens nicht mehr den Gesundheitsschaden, der doch unersetzlich ist, in Geldeswert ausgleichen, sondern in Anbetracht der Schulbarkeit restlicher Funktionen durch Neueinfügung in nun neue geeignete Arbeit und neue Arbeitsgemeinschaft wahrhaft biologisch sinnvoll den Kranken, den Unfallgeschädigten ohne Sonderentschädigung wieder voll im Erwerbsleben tätig sein, an Aufstiegen teilhaben und glücklich werden lassen. Immer wieder wird vergessen, wie mannigfaltig die Möglichkeiten zur Wiederherstellung und Ersetzung verlorener Funktionen sind. Die Lehre von den Correlationen der inneren Organe, der hormonalen, chemischen, nervösen Kräfte, die Beobachtungen bei den Regenerationen nötigen uns, immer wieder die unendliche Fülle der ausgleichenden und damit heilenden Maßnahmen zu bewundern. BOHNENKAMP fordert dann eine Arbeitstherapie; in der arbeitstherapeutischen Abteilung erkenne der Arzt den Geschädigten in seiner neuen Leistung. Es könne nicht Sinn unserer Sozialpolitik sein, für Gesundheitsschäden bei Opfern der Arbeit nur Geld zu zahlen und nach Prozenten den Verlust zu bewerten. Das Ziel müsse sein, Neuversorgung und Neugewinn der Person mit ihrem ganzen natürlichen Anspruch, also die Arbeitsbeschaffung nach Maßgabe verbliebener Fähigkeiten an Stelle von Renten für körperliche Mängel. Er zitiert auch von WEIZSÄCKER, daß die Leistungsfähigkeit nicht als quantitative Größe meßbar sei, auch nicht in Prozenten ausdrückbar, sondern eine Qualität der Zuordnung einer bestimmten lebensmöglichen Aufgabe. Es sei noch viel Erziehungsarbeit zu leisten, die Menschen müßten zu der Auffassung geführt werden: Ich bin geschädigt, also muß ich mich mit den restlichen Fähigkeiten so gut es geht vermehrt anstrengen und alles tun, um im Kampf ums Dasein wettbewerbsfähig zu sein. Verschwinden müsse eine Gesinnung wie: Ich bin geschädigt, jetzt soll die Fürsorge auch recht für mich sorgen, ich brauche jetzt weniger zu tun.

BOHNENKAMP faßt seine Forderungen in zehn Punkten zusammen, von denen ich hier drei wiedergebe, welche mir das Wesentliche zu enthalten scheinen. 1. Der Unfall- und Berufsgeschädigte wird nicht beurteilt nach Ausfällen und Mängeln, sondern nach den verbliebenen Fähigkeiten. 2. Die restliche Größe ist durch Arbeitstherapie und gegebenenfalls durch Umschulung zu erfahren, zu beeinflussen und zu entwickeln. 3. Der Arbeitsplatz wird unter Beihilfe aller mit den Geschädigten befaßten Stellen unter ärztlicher Beratung vom Arbeitsamt vermittelt. Eine Umschulung und wirtschaftliche Differenz übernimmt der Kostenträger.

Soweit das Referat von BOHNENKAMP. Lassen Sie mich dann aus einem Schriftsatz des Arbeitsministeriums folgendes entnehmen. Es heißt dort:

Wer in Zukunft auf Grund seiner Invalidität Rentenleistungen beanspruchen will, muß sich bereit erklären und auch innerlich bereit finden, an der Wiederherstellung seiner eigenen Gesundheit und an seiner Wiedereingliederung in das Arbeitsleben tatkräftig mitzuwirken. Ein solcher Mitwirkungswille ist, wie von Ärzten und Psychiatern gleichermaßen betont wird, Voraussetzung jeden Erfolges der Rehabilitation. Durch eine vorherige Begutachtung könne im Einzelfall vermieden werden, daß Rehabilitationsmaßnahmen unnötigerweise in Anspruch genommen werden, wenn von vornherein ihre Aussichtslosigkeit feststeht. Wenn erst einmal — gefördert durch Aufklärung über den Sinn der Rehabilitation — in das Bewußtsein des Versicherten eingedrungen ist, daß Geldleistungen nur an solche Invalidenpersonen gewährt werden, die bestrebt sind sich über ihre eigene Invalidität hinwegzuhelfen, dann könnte auch das Streben nach Geldleistungen soweit es ungerechtfertigt ist und die damit gelegentlich verbundene Rentenneurose zurückgehen.

Hier werden sehr zutreffend die *zu erwartenden Hemmungen* aufgezeigt. Wir können nun einmal nicht an der Tatsache vorbeigehen, daß es häufig an dem nötigen *Gesundungswillen* fehlt. Eine Rehabilitation ohne ausreichenden Gesundungswillen wird jedoch nicht möglich sein. Wenn der Beschädigte nicht mithilft, wird alle ärztliche Mühe umsonst sein. Bei diesem Punkte müssen wir einen Augenblick verweilen.

In einigen Veröffentlichungen hat man den Eindruck, als ob bei den dort vorgebrachten Vorschlägen von einer Idealpersönlichkeit ausgegangen wird, die von sich aus das Letzte daran setzt, nach der Beschädigung wieder die alte Leistungsfähigkeit zu erreichen. Dies Beispiel bieten uns in der Tat sehr oft die Sportler oder auch Verletzte, die eine Entschädigung in irgendeiner Form nicht zu erwarten haben und deren Existenz von einer möglichst raschen Wiederherstellung ihrer Leistungsfähigkeit abhängt. Immer wieder stehen wir vor dem bestimmenden Eindruck, daß die Kopplung von Schaden und Rente sich hemmend auswirkt.

Darf ich Ihnen aus eigener Erfahrung zu diesem Thema ein Beispiel geben: Ich habe mich gegen Ende des Krieges und in der Gefangenschaft viel mit Gelenkmobilisierungen beschäftigt und habe namentlich während meiner Arbeit als Lagerchirurg hierbei so erstaunlich vollkommene Ergebnisse erzielt, wie ich sie nach meiner Friedenserfahrung nicht für möglich gehalten hätte. Nie hatte ich eine solch intensive Mitarbeit gesehen, nie beispielsweise ein solches Drängen nach neuerlicher Mobilisierung in Narkose unter dem Hinweis, daß es jedesmal etwas besser danach würde. Als dann 1947/48 die Verhältnisse sich bei uns stabilisierten, hörten beinahe schlagartig die Anfragen auf, ob ich in der Lage sei, versteifte Gelenke wieder durch Operation beweglich zu machen. Es kamen nur noch vereinzelt solche Anfragen und durchweg handelte es sich dabei um Sportler. Wie ist diese Erfahrung zu erklären? Nach dem Zusammenbruch rechnete keiner der Lagerinsassen damit, jemals für die Folgen der Verwundung eine Rente zu erhalten. Jeder sagte sich, Deutschland hat den Krieg verloren, woher soll das Geld für Kriegsrenten kommen. Im Lager wurden nicht einmal Prothesen für die Amputierten geliefert und ich weiß, daß gerade dieser Punkt auf alle Versehrten äußerst deprimierend wirkte. Jeder rechnete fest damit, daß er nach der

Entlassung aus dem Lager einen harten Existenzkampf würde aufnehmen müssen, für welchen er sich so leistungsfähig wie möglich machen wollte. Als die Verhältnisse mit der Währungsreform stabil wurden entfiel beinahe urplötzlich dieser unerhört wirksame Anreiz von Wiederherstellung der eigenen Leistungsfähigkeit. Der sozusagen fanatische Gesundungswillen war dahin. Nach dem ersten Weltkriege sind offenbar die gleichen Umstände wirksam gewesen, ich schließe das daraus, daß der bekannte Chirurg PAYR, Leipzig, die meisten seiner Gelenkmobilisierungen Ende des Krieges und gleich nach dem Kriege gemacht hat, jedenfalls wurde seit dem Jahre 1921, in welchem sein Schüler KORTZEBORN über diese Operationen berichtete, aus seiner Klinik nichts mehr darüber veröffentlicht, offenbar mangels entsprechenden Krankengutes und in der Literatur blieb es bis nach dem zweiten Weltkriege über diese Eingriffe völlig still. Wir sehen die Parallele: Als die beiden Weltkriege sich ihrem Ende zuneigten, als jeder fühlte, daß alsbald eine harte Zeit über uns kommen würde, wo jeder auf sich selbst gestellt sein würde und Hilfe von Seiten des Staates nicht zu erwarten sein würde, waren die Geschädigten bereit, sich jedem Eingriff zu unterziehen, der ihre Leistungsfähigkeit bessern konnte, ja sie forderten sogar solche Eingriffe.

Heute scheut sich jeder Chirurg wiederherstellende Eingriffe bei einem Patienten durchzuführen, die auf Grund ihres Schadens einen Anspruch auf Geld an Dritte haben, sei es im Rahmen der Unfallversicherung, sei es unter den Vorzeichen eines privatrechtlichen Haftpflichtprozesses. Einem Vorschlag, durch diesen oder jenen Eingriff eine Besserung des Zustandes zu erreichen, wird entweder gleich mit unverhüllter Ablehnung oder mit einer durch Garantieansprüche verklausulierten Abwehr begegnet. Wenn man heute einmal mit bestem Erfolg einen Korrektureingriff durchgeführt hat, wenn sich der Patient bei der Entlassung sogar für den Erfolg aufrichtig bedankt hat, so wendet sich das Blatt gewöhnlich sehr bald danach, spätestens bei der zwangsläufig erfolgenden Rentenherabsetzung. Aus dem Arzt als Freund wird sozusagen der Arzt als Feind, weil er in seinem Gutachten pflichtgemäß eine Besserung festgestellt hat.

Ich darf aus der Literatur hier noch einiges anfügen. Gerade diesen Punkt des Gesundungswillens müssen wir in den Vordergrund stellen und den Gesetzgeber auf die Schwierigkeiten hinweisen, welche nach unserer Erfahrung bei der Durchführung des so naheliegenden und so zu begrüßenden Planes einer Rehabilitation sich entgegenstellen werden.

So schreibt OSTERMAYER in der Sozialversicherung bei seiner Kritik des Professorengutachtens, er sei zwar auch der Meinung, daß die Rehabilitation besser wäre als die Gewährung von Dauerrenten, es bedürfe aber verschiedener Maßnahmen, teils gesetzlicher Art, teils menschlicher Beeinflussung, um dieses Ziel zu erreichen. Die materialistische Einstellung des größten Teils der in Betracht kommenden Personen sei das Haupthindernis. Ohne den Gesundungswillen des Einzelnen seien alle Maßnahmen zwecklos. Diesen Willen zu stärken gelte es, und dabei würde es ohne gewissen Zwang nicht abgehen. Wenn man eine Rente auf Zeit einführen würde, so würde das ganz sicher zu einer weiteren Erhöhung der Arbeitslast der Landessozialgerichte führen. Es sei zwar richtig, daß man in England Erfolg bei der Rehabilitation gehabt habe, daß sei aber sicherlich zu einem wesentlichen Teil auf eine andere Einstellung der Menschen dort in einer alten Demokratie dem Staate gegenüber zurückzuführen. Ob das stimmt, kann ich nicht beurteilen, allzu viele Faktoren wirken hier durcheinander.

Liebing ebenfalls in der „Sozialversicherung", unterstreicht daß, wenn eine Rente erst einmal gewährt sei, die Aussicht, ihre Voraussetzungen zu beheben, gemindert werden, wenn der Rentenempfänger seine Rente mit allen Mitteln verteidige. Das geltende Recht sei nicht geeignet, den Willen zur Selbstverantwortung zu stärken, sondern berge die Gefahr, diesen Willen entweder zu schwächen oder auf die Verteidigung der Rentenansprüche abzulenken.

Albert führt in der „Ortskrankenkasse" aus, es müsse eindeutig herausgestellt werden, daß jede Rehabilitation nur Erfolg haben könne, wenn der Betreffende den festen Willen hierzu habe. Keine produktive Betätigung könne befohlen werden, sondern beruhe entscheidend auf dem freien Willen des einzelnen. Arbeits- und Gesundungswillen seien gewöhnlich situationsbedingt und könne durch äußere Einflüsse, mangelnde Betreuung, soziale Unsicherheit, auch andere Faktoren, die im Berufseinsatz eine große Rolle spielen, gemindert oder gefördert werden. Krankenhäuser könnten Brutstätten der Rentenneurose werden, in denen Dauergäste Unterricht im Mißbrauch der sozialen Einrichtungen erteilen. Es wäre zu wünschen, daß jedes Krankenhaus gleichzeitig Rehabilitationszentrum darstelle, monatelanges Krankenlager ohne besondere Aufgabe lähme immer die Spannungskraft. Es sei also ein ärztlich überwachtes Training im Krankenhaus zu fordern. Kein Mensch könne nach lang dauerndem Krankenlager sofort wieder auf seinen Beruf umschalten. Es müsse den Kranken die im Berufsleben notwendige persönliche Härte erst wieder anerzogen werden, sie werde niemals durch Nachgiebigkeit erreicht. Das Selbstbewußtsein müsse gesteigert werden, erst dann könne die berufliche Förderung beginnen. Am Ende jeder Einschulung müsse sofort ein Arbeitsplatz vermittelt werden, sonst würde alles Gelernte wieder vergessen.

Hermannsdorfer's Vorschläge gehen in der gleichen Richtung, nach ihm ist es eine schwere Verkennung der staatlichen Obliegenheiten, wenn ihr wesentlicher Inhalt auf dem Gebiete der sozialen Sicherung im Verteilen von Geld erblickt werde. Berufsfürsorge und Arbeitsvermittlung für jeden Arbeitswilligen und Arbeitsfähigen gebühre gegenüber der Berentung bei weitem der Vorzug. Man müsse die Rentenbezieher ausschalten, die keinen echten Anspruch haben und die Bezüge für die wirklich Berechtigten erhöhen. Mit einer wohlwollenden Bewilligung einer reichlichen Übergangsrente schädige man den Verletzten nur. Jetzt sei die Situation so, daß es zu einem Kampf der einzelnen und der Verbände im Jahre langem Rechtsstreit darum käme, sich einen möglichst reichen Anteil an dem Rentensegen zu verschaffen. Er zitiert Oeter's Buch, Familienpolitik: Schon heute stehe das Heer der Bezieher von Sozialeinkommen als eine nahezu völlig ungegliederte Masse, erfüllungheischend vor den Toren der staatlichen und sozialen Kassen. Auch in einer Arbeit von Betzel aus der Klinik von Herrn Bürkle de la Camp finde ich ähnliche Gedankengänge. Beim Erwachsenen überlagere der Wunsch nach einer langen Krankfeierzeit den instinktmäßigen, beim Kinde vorhandenen Gesundungswillen und unterdrücke ihn. Neben Rentenwünschen spielen auch zahlreiche andere Faktoren nach ihm eine Rolle, wie schlechte Arbeitsbedingungen, Abneigung gegen bestimmte Arbeit usw. Wenn auch die finanzielle Seite einen sehr wesentlichen Teil einnehme, so gäbe es doch zahlreiche andere Faktoren, welche der Wiederaufnahme der Arbeit hemmend entgegenständen, worunter nicht zuletzt die gesamte Arbeitsatmosphäre eines Arbeitsplatzes eine Rolle spielt, eine sehr komplexe Angelegenheit.

Die hier vorgetragenen Dinge sind den Ärzten und den Versicherungsträgern sehr wohl bekannt. Sie offen auszusprechen scheut man sich vielerorts, weil völlig zu Unrecht solche Feststellungen als Vorwurf gegen die Sozialversicherten angesehen werden. Das sind sie ganz sicher nicht. Ich unterstreiche nachdrücklichst, daß nicht die Sozialversicherten schlechthin es sind, welche den Vorwurf mangelnden Gesundungswillens verdienen, nicht auf eine bestimmte soziale Schicht beziehen sich oben gemachten Ausführungen. Der Arbeiter unterliegt dem hemmenden Einfluß der Rentensehnsucht genauso wie der höchstbezahlte Generaldirektor mit einer privaten Unfallversicherung von DM 100,— und mehr an Tagegeld. Es ist vielmehr die Tendenz des Gesetzes als solches, welche letzten Endes an diesen Dingen schuld ist. Die Kopplung zwischen körperlicher Behinderung und Geld in Form einer Rente. Es ist eine Binsenwahrheit, daß jedes Gesetz neben den erstrebten Vorteilen auch negative, von dem Gesetzgeber nicht beabsichtigte Auswirkungen hat. Ich darf nur daran erinnern, daß es keine Banknotenfälscher gäbe, wenn es kein Banknotengesetz gäbe.

Wir müssen also alles daran setzen, die Mitarbeit der Beschädigten bei der Rehabilitation zu gewinnen und diese zu einem gemeinsamen Ziel zu machen. Hier muß noch viel Arbeit geleistet werden, eine besondere Bedeutung kommt der Analyse der Faktoren zu, welche den Gesundungswillen hemmen. Es wäre, wie ich schon darlegte ein Irrtum zu glauben, daß allein der Wunsch nach Geld hier maßgebend sei, BOHNENKAMP hatte 1939 sehr recht als er damals sagte, mit so einfachen Formeln wie Krankheitsgewinn und Begehrungsvorstellungen komme man nicht immer aus, man müsse die psychophysischen Zusammenhänge erkennen. Es kann ja nicht übersehen werden, daß das zwangsläufige Ferngehaltensein von der Arbeit in Zeiten der Arbeitslosigkeit ebenso zu einer neurotischen Verarbeitung führen kann. Aus der Psychiatrisch-Neurologischen Universitätsklinik Wien haben H. HOFF und SPIEL dargetan, daß dann, wenn man den Verletzten zuviel Mitleid entgegenbringt, die Folge eine Regression ins Infantile sein könne. Die alleinige Gewährung einer finanziellen Unterstützung mindere das Selbstvertrauen und vernichte die Persönlichkeit. Nur der Appell an die Persönlichkeit selbst würde Erfolg bringen können. Auch diese Autoren schließen sich dem Vorschlag an, zu rehabilitieren und nicht zu berenten. Hinsichtlich der Tatsache, daß eine allzu weitgehende finanzielle Sicherstellung sich ungünstig auswirken kann hat auch Paul WEST/London Ausführungen gemacht. Er hat untersucht, wie Betriebsgröße und Arbeitsmoral zusammenhängen und gefunden, daß je größer die Fabrik sei, desto länger die Arbeitsunfähigkeit dauere. Man geht wohl nicht fehl, wenn man annimmt, daß bei den größeren Betrieben die Sozialleistungen im allgemeinen ebenfalls größer sind als in kleineren Betrieben und damit der Anreiz zu längerer Feierzeit gegeben ist.

LIEBING wendet sich dagegen, daß der Anspruch des Versicherten gegen die Krankenversicherung einfach durch einen Anspruch auf Rente abgelöst werden solle. Der Rentenanspruch dürfe erst dann entstehen, wenn eine zeitlich wesentlich länger angelegte Maßnahme zur Wiederherstellung mit Sicherheit erkennen lasse, daß die Invalidität sich nicht mehr verhüten oder beheben lassen werde. Man müsse also eine wirtschaftliche Leistung gewähren, die keine Rente sei, sondern den Charakter eines *Übergangsgeldes* tragen und für einen Zeitraum gewährt werde, in dem alle in Betracht kommenden Maßnahmen so durchgeführt werden, daß sie eine abschließende Beurteilung ermöglichen. Der Versicherte dürfe aber auch nicht in einem ewig sich fortsetzenden Wiederherstellungsverfahren sich behaglich einrichten, deshalb müsse der Zeitraum von vornherein beschränkt sein und die wirtschaftliche Leistung in dieser Zeit allmählich so weit absinken, daß sie mit ihrem Ablauf den Betrag erreiche, mit dem der Versicherte als Rente zu rechnen haben werde, wenn er nicht wiederhergestellt werden könne. Aus falsch verstandenem Mitgefühl dürfe man nicht vor der Entscheidung zurückscheuen, die Wiederherstellungsmaßnahme zu beenden, wenn mit einem weiteren Erfolg nicht zu rechnen sei. Eine Zeitrente ist nach ihm für solche Fälle angebracht, bei denen zwar die Wiederherstellungsmaßnahmen beendet seien, man aber doch noch mit der Zeit eine weitere Besserung des Zustandes erwarten könne. In solchen Fällen solle eine Rente festgesetzt werden, die nach Ablauf einer individuell zu bemessenden Laufzeit automatisch sofort ausfalle und erst gesondert neu bewilligte werden müsse, wenn wider Erwarten die Besserung nicht eingetreten sei. Am heute geltenden Recht wird bemängelt, daß der Versicherte nicht verpflichtet sei, sich umschulen zu lassen, auch wenn damit die Bewilligung einer Rente verhindert werden könne.

Sicher spielt die *Grundeinstellung des Beschädigten* bei der Wiederherstellung eine sehr *entscheidende Rolle*. Im Augenblick wo es als *anständig* und richtig gilt, sich die größte Mühe zu geben wieder gesund zu werden, wenn man *stolz* darauf hinweisen kann, wieder *trotz schwerer Verletzungen leistungsfähig* geworden zu sein, wenn man nicht befürchten braucht, als *dumm* und rückständig angesehen zu werden, *weil* man sich Mühe gegeben hat, dann wird viel gewonnen sein. Mit Zwang ist hier ganz sicher nichts anzufangen. Indirekt kann nur ein gewisser Zwang dadurch ausgeübt werden, daß keine allzu reichliche Entschädigung in Geld gegeben wird. Ich zitiere hier den Soziologen Röpke, welcher seine Meinung so formuliert hat, daß das von der Zwangsversicherung geleistete Minimum von einer *Kärglichkeit sein solle, die weder beruhigt noch entmutigt. Der Gesetzgeber möge nicht durch seine Maßnahmen die Selbstverantwortung des Kranken lähmen*, er möge nicht zu einem System kollektiver Zwangsvorsorge mit seinen negativen Begleiterscheinungen kommen. Auf diese negativen Auswirkungen des übersteigerten Wohlfahrtsstaates ist bereits oft hingewiesen worden.

Die eigenen Erfahrungen bei Gelenkmobilisierungen aus der Nachkriegszeit, von denen ich oben sprach, haben gezeigt, daß die Sorge und die *Not* die *mächtigsten Antriebsfaktoren* sind, die die Menschen kennen. Das ist eine alte Weisheit. Nimmt man den Geschädigten jede Sorge ab, so lähmt man seinen Willen. Man nimmt ihm zugleich die Möglichkeit stolz auf eigene Leistungen und auf die Überwindung eines Notstandes zu sein. Wir wollen aber auch nicht vergessen, daß allzu große Sorge um Existenz und Familie auch lähmend sich auswirken kann. *Es kommt also bei all unsern Maßnahmen auf die richtige Dosierung an: Nicht zuviel und nicht zuwenig*, wie das auch Röpke gesagt hat. Da der Mensch ein Individuum ist, wird das in jedem Falle verschieden sein. Allein dieser Ausschnitt dürfte Ihnen die *ungeheure Schwierigkeit zeigen, paragraphenmäßig alle diese Dinge zu fixieren*. In der neuen Zeit versucht man zunehmend die unübersehbare Vielfalt der Lebensvorgänge durch immer neue und umfangreichere Paragraphen zu reglementieren und erkennt nicht, daß das einfach unmöglich ist. Man muß dem *freien Ermessen* mehr

Spielraum geben, auch um den Preis, daß nicht immer das Richtige getroffen wird. Wenn wir in 90% das Richtige treffen, müssen wir schon zufrieden sein, wir müssen es als unvermeidlich hinnehmen in 10% Unrecht zu tun.

Wie weit sich ein Beschädigter den Rehabilitationsmaßnahmen unterziehen *muß*, muß auch noch klargelegt werden. Zwar kennen wir auch bereits heute eine *Operationsduldungspflicht*, wir alle wissen, daß diese Pflicht aber praktisch nur auf dem Papier steht. Praktisch besteht der Zustand des Operationsverweigerungsrechtes.

Was kann nun der Arzt dazu beitragen, die Mitarbeit der Geschädigten zu fördern. Von ihm hängt sehr viel ab, wie er seine Aufgabe auffaßt, wie er von ihr erfüllt ist, das wird entscheidend für den Erfolg sein. *Der Verletzte muß vor allem erkennen, daß der Arzt sein Bestes will und ihm vertrauen. Vertrauen ist immer noch die beste Basis für den Erfolg.* Es muß uns gelingen, im Rahmen unserer Krankenhäuser und Wiederertüchtigungsabteilungen durch den Ton in diesen Häusern auf die Persönlichkeit des Versehrten einzuwirken. Dem Arzt ist hier ein weites Feld gegeben, aber auch seinen Hilfskräften, insbesondere den Gymnastinnen.

Besonders ermunternd wirkt es, wenn in einer Nachbehandlungsabteilung einige besonders schwer Verletzte am *eigenen Beispiel* zeigen, wozu sie fähig geworden sind. Das *gute Beispiel* ist von nicht zu unterschätzender Bedeutung. Der Arzt muß auch sehr darauf achten, *negative Einflüsse auszuschalten*, die nicht selten aus der Reihe der Beschädigten selbst kommen.

Lassen Sie uns nun noch einmal überschauen, was auf dem Gebiet der Rehabilitation bereits geleistet ist und was noch zu erstreben ist.

Hinsichtlich der Einteilung der einzelnen Abschnitte folge ich hierbei den Darlegungen von Herrn KREUZ, welcher unterscheidet:

1. Die Erstversorgung; 2. die der Erstversorgung folgende Hauptbehandlung; 3. die Wiedereinschulung oder auch die Umschulung des Verletzten zur Sicherung seiner beruflichen Existenz.

Zu 1. Die Erstversorgung Unfallverletzter ist auf unserer Tagung von mehreren Rednern, so von Herrn BÜRKLE DE LA CAMP bereits behandelt, ich verweise darauf. Unterstrichen sei noch einmal, daß das weitere Schicksal der Verletzten in sehr hohem Maße vom Können des erstbehandelnden Arztes abhängt. Es liegt in der Natur der Sache, daß die Erstversorgung im Sinne der Bekämpfung unmittelbarer Lebensgefahr durch jeden Arzt, Facharzt und jedes Krankenhaus erfolgen muß. In einem Zeitalter der Unfälle muß es ein besonderes Anliegen auch der Ausbildung an den Universitäten sein, unseren Nachwuchs auf diesem Gebiete zu erziehen. Der jeweils erstbehandelnde Arzt muß erkennen, was unbedingt nötig ist, er muß wissen, was er im Rahmen seiner eigenen Kenntnisse und der ihm zur Verfügung stehenden Hilfsmittel leisten kann und was Zeit hat. Er muß sich daran erinnern, daß oft eine Teilversorgung schlechter ist als gar keine und dafür Sorge tragen, daß der Verletzte in die richtigen Hände weitergeleitet wird.

Zu 2. Die Hauptversorgung ist Aufgabe von Krankenanstalten, welche einrichtungsmäßig und personell die Voraussetzungen für eine beste Therapie bieten. Verletzung ist nicht gleich Verletzung, zweifellos wird man geringfügigere Schäden auch ambulant durch den Hausarzt behandeln lassen können, es wäre aber falsch, etwa grundsätzlich jeden Speichen- und Knöchelbruch dem praktischen Arzte zu überlassen. Wenn er die Behandlung in solchen Fällen übernimmt, muß er gegebenenfalls auch die Verantwortung für ein schlechtes Heilergebnis tragen. Auch Fraktur ist nicht gleich Fraktur, es ist ein großer Unterschied, ob die Bruchenden verschoben sind oder nicht und ob das Gelenk beteiligt ist. Jedenfalls halte ich es durchaus für richtig, wenn bestimmte Verletzungen von vornherein in besonders fachkundige Hände gegeben werden. Das bedeutet eine Weitergabe des Verletzten vom praktischen Arzt zum Facharzt, vom Facharzt zum Krankenhaus und von dort gegebenfalls in eine sogenannte Sonderstation. Es ist uns voll bewußt, daß ein solches Weitergeben der Kranken für die Beteiligten oft als peinlich empfunden wird, sowohl vom Arzt, der die Behandlung abbrechen muß, wie von jenem, der sie übernimmt. Es geschieht aber letzten Endes alles nur zum Wohle des Patienten. Der abgebende Arzt darf in solchen Maßnahmen keine ihm zugefügte Beleidigung sehen, sie bedeuten keine Minderung seines Ansehens. Es kann nun einmal nicht jeder Arzt schlechthin, auch nicht jeder Chirurg, Fachmann für alle vorkommenden Verletzungsformen sein, es gibt eben keine Universalkünstler, leider manche, die sich dafür halten.

Zu dem Thema Unfallklinik will ich hier nicht weiter Stellung nehmen, darüber ist schon viel geschrieben und gesprochen worden. Der Begriff einer gesonderten Unfallabteilung ist mir nicht sehr sympathisch, weil Unfallschädigungen in alle Einzelteile der Chirurgie übergreifen. Wenn ich schon aufgliedern sollte, so würde ich ein Haus aufgliedern in eine neurochirurgische Abteilung, eine solche für Erkrankungen der Brust- und Bauchhöhle, einschließlich Urologie und schließlich eine Abteilung für Erkrankungen und Verletzungen der Bewegungsorgane einschließlich Orthopädie. Doch gehört das wohl nicht zu meinem engeren Thema. Jedenfalls sollte dann, wenn etwa der leitende Chirurg einer Anstalt sein Hauptinteresse der Thoraxchirurgie widmet, er einen verantwortlichen Mitarbeiter für die Chirurgie des Bewegungsapparates einstellen.

Derzeit sehe ich einen Mißstand darin, daß oft allein aus Bettenmangel unsere Verletzten nach Heilung ihres Bruches nach Hause entlassen werden und dann lediglich 2- bis 3mal wöchentlich ambulant mit Heißluftbädern, Massage und Bewegungsübungen nachbehandelt werden. Für eine Reihe von Knochenbrüchen und Verletzungen reicht das aus, für viele aber nicht. Wenn hier Wandel geschaffen wird, so wird sich das in der Minderung der Dauerschäden auswirken.

Zu 3. Herr KREUZ hat unterstrichen, daß dieser dritte Abschnitt nicht mehr in die Kompetenz des Arztes gehöre, er hat aber sicher nichts dagegen, wenn wir fordern, daß auch hier der Arzt als Berater weiterhin tätig sein muß. Aus der Literatur entnehme ich, daß im Auslande von den großen Industrien vielfach Lehr- und Umschulungswerkstätten

errichtet worden sind, ja sogar Produktionsbetriebe, welche ausschließlich auf die Arbeitsleistung der Versehrten eingestellt sind, in welchem
beispielsweise irgendwelche kleineren Konstruktionsteile von Kraftwagen oder Flugzeugen hergestellt werden. Auch wir verfügen in Deutschland über solche Lehrwerkstätten der Industrie, ein weiterer Ausbau und
ihre Nutzbarmachung für unsere Versehrten wäre wünschenswert. Zu
beachten sind in diesem Zusammenhang auch die Darlegungen von
KREUZ, *der aus seiner großen Erfahrung heraus vor allzuviel Umschulung
warnt. Umschulung soll nach ihm nur allerletztes Ausfluchtsmittel sein, dem
Wiedereinschulen sei der Vorzug zu geben.* Die Fähigkeiten eines gelernten
Arbeiters beständen ja nicht nur in gewisser Handgeschicklichkeit, er hat
auch sehr wertvolle allgemeine Erfahrungen und Kenntnisse auf seinem
Berufsgebiet erworben, welche man vor allem nutzbringend verwerten
müsse. KREUZ weist darauf hin, daß dieses geistige Erfahrungsgut bei
der Wiedereinschulung ja ungeschmälert zur Verfügung stände, hingegen
habe er nur wenige Fälle kennengelernt, wo umgeschulte Menschen wieder
wettbewerbsfähig und aufstiegsfähig geworden sind.

Bei einer Überschau über den ganzen Fragekomplex müssen wir feststellen, daß *hinsichtlich der Erstversorgung und auch hinsichtlich der
Hauptbehandlung nur wenig Beanstandungen zu machen sind, wohl aber
fehlt es uns noch an Einrichtungen für die funktionelle Nachbehandlung
vor Überweisung an den dritten arbeitspädagogischen Teil.* Die jetzt fast
durchweg übliche schematische Nachbehandlung mit Heißluftbädern
und Massage sowie Bewegungsübungen, wird ja zwar schon jetzt weitgehend ersetzt durch die Arbeit der Gymnastinnen, aber auf diesem Gebiete könnte man noch mancherlei tun. Ich denke weniger an die Errich-
tung großer Behandlungszentren, sondern an den *Ausbau vorhandener
Einrichtungen an den Krankenanstalten.* Man muß wenn irgend möglich
hier einen *Arztwechsel vermeiden.* Ich kann diesen Abschnitt aber nicht
schließen, ohne noch einmal auf KREUZ zu verweisen, der davor *warnt,
neue Einrichtungen zu schaffen für die kein Bedarf vorhanden ist.* Er weist
auf den katastrophalen Sog hin, der von solchen neuen Einrichtungen
dann ausgeht, wenn sie ihre Existenzberechtigung beweisen müssen.
Ehe man also auf diesem Gebiet etwas Neues schaffe, müsse man sehr
sorgfältig den Bedarf prüfen und eher *bestehende Einrichtungen moderni-
sieren und ausweiten,* als ganz neue schaffen.

Wenn die nun jetzt vorliegenden Reformpläne durchgeführt werden,
so sollte man meiner Meinung nach für *nicht ausgleichbare Schäden* bei
der *Berentung* von andern Gesichtspunkten ausgehen als bisher. Für mein
Empfinden ist der Begriff des *allgemeinen Arbeitsmarktes,* der heute die
Grundlage für die Feststellung der Erwerbsminderung bedeutet, un-
glücklich, weil seine Anwendung zu Ungerechtigkeiten führt. *Dieser Begriff ist theoretisch erdacht, er ist wenig wirklichkeitsnah.* Ich habe es immer
als Widerspruch empfunden, wenn der bei einer Berufsgenossenschaft
Versicherte nicht an Hand seines Berufes, sondern unter diesem Blick-
winkel des allgemeinen Arbeitsmarktes beurteilt werden soll. Es ist doch
nicht zu verkennen, daß der gleiche anatomische funktionelle Schaden
das eine Mal überhaupt keinerlei Störung für die Berufsarbeit bedeutet,

das andere Mal den Betreffenden berufsunfähig macht und aus der Bahn wirft. Wenn jemand beispielsweise ein Bein verliert, aber sitzende Beschäftigung hat, so hat er keinerlei Lohneinbuße und kann auch weiterhin seinen Beruf voll ausüben, ist er aber zufällig Dachdecker, so nutzt die ihm zugesprochene Rente nichts, da er in seinem Beruf keine Arbeit wieder finden wird. In beiden Fällen wird sogar oft die gleiche Berufsgenossenschaft zuständig sein.

Ebenfalls als *Mißstand* empfinden wir Ärzte die *Ungleichheit der Entschädigung für Invalidität als Unfall und als Krankheitsfolge.* Als klassisches Beispiel sei hier das Verheben älterer Leute genannt. Wenn jemand in seinem Beruf dauernd schwere Säcke zu heben hat, dann kommt eines Tages notwendigerweise der Augenblick, wo der alternde Körper nicht mehr zu dieser Leistung in der Lage ist. Bis zu diesem einen bestimmten Tage hat der Betreffende anstandslos die Säcke heben können, auf einmal hat er nun Schmerzen dabei, es liegt nun nahe, daß er die Vorstellung hat, er habe sich verhoben und deswegen Unfallanzeige erstattet. Der Arzt muß dann feststellen, daß es sich nicht um die Folge des Verhebens handelt, sondern um eine Alterserscheinung, also um eine Altersinvalidität. Der Anspruch auf Unfallentschädigung wird dann abgelehnt, das führt zu Mißstimmung gegen den Arzt und darüber hinaus gegen den Staat, weil nach Meinung des Betroffenen ihm eine Entschädigung zu Unrecht vorenthalten wird.

Ein weiterer Punkt, den ich heute abschließend noch kurz erörtern will, ist das *Verfahren bei den Sozialgerichten.*

Unser Präsident hat mir einen Fall mitgeteilt, wo es nicht weniger als 7 Jahre gedauert hat, bis ein berechtigter Anspruch anerkannt wurde. Ob nun Anerkennung oder Ablehnung, *allein die Tatsache, daß ein Verfahren jahrelang läuft, bedeutet eine erhebliche Schädigung seelischer und auch körperlicher Art des Beteiligten.* Wir wissen sehr genau, wie groß der hemmende Einfluß eines schwebenden Verfahrens auf die Arbeitsfähigkeit ist. Diese lange Dauer der Verfahren hat offenbar ihren Grund in einer Überbelastung der Gerichte. Aus einem Aufsatz des Landessozialgerichtsrates Dr. Gunkel entnehme ich, daß seiner Meinung nach der Grund für die stetig steigende Häufung der Klagefälle darin zu suchen ist, daß in *großer Anzahl Ansprüche erhoben werden, welche sachlich unbegründet sind.* In zahlreichen Sitzungen des Unfallsenats, auf welche er Bezug nimmt, seien fast alle Berufungen, die von angeblich Unfallgeschädigten eingelegt wurden, zurückgewiesen worden, ohne daß eine neue Beweisaufnahme erforderlich gewesen sei. Da in der überwiegenden Anzahl der Unfallsachen, die in die Berufung gelangten, die Klage bereits im ersten Rechtszuge als unbegründet abgelehnt worden war, sei zu ersehen, daß *auch in erstinstanzlichen Verfahren die Sozialgerichte mit unbegründeten Klagen überschüttet würden. Die Folge müsse sein, daß derjenige, der einen wirklich berechtigten Anspruch habe, Schaden leide, er müsse manchmal jahrelang warten, bis ihm der Anspruch durch rechtskräftiges Urteil zuerkannt werde. Die unberechtigt Klagenden versperren das Feld.* Dr. Gunkel erhofft, von der Zusammenarbeit der Verbandsvertreter der Beschäftigten eine Besserung der Verhältnisse. Der *Ver-*

bandsvertreter sei gewöhnlich die einzige Persönlichkeit, die dem Kläger klarmachen könne, daß durch die Klageabweisung ihm kein Unrecht geschehe. Der Richter selbst rede meist gegen eine Wand des Unverständnisses und der Voreingenommenheit. Die Menschen seien so überzeugt von ihrem Recht und hätten sich so in ihren eigenen Gedankengängen verstrickt, daß hiergegen kaum anzukommen sei. Zum *Verbandsvertreter* habe der Kläger im allgemeinen Vertrauen, denn dieser sei ja zur Wahrnehmung seiner Interessen bestellt. Er könne also eine für das Zusammenarbeiten im Rechtsstaat wichtige Aufgabe erfüllen.

Um die Gerichte zu entlasten, könnte man meiner Meinung nach auch noch an etwas anderes denken: Es könnte eine Art *Vorprüfung* vorgenommen werden, wie sie bei den ordentlichen Gerichten vor Gewährung des Armenrechtes stattfindet. In einer solchen Vorprüfung müßte die Frage beantwortet werden, ob der Betreffende Aussicht auf Erfolg seiner Berufung hat, es wäre zu erwägen, die Verbände dafür zu gewinnen, daß sie nur dann die Vertretung in der Berufungsinstanz übernehmen, wenn eine solche Aussicht besteht. Ich erinnere mich, daß vielerorts in Zeiten der Arbeitsfront ein solches Verfahren üblich war. Die Arbeitsfront übernahm, wenn ein von ihr befragter Arzt eine für den Geschädigten günstige Entscheidung für möglich hielt, die Vertretung vor dem OVA, andernfalls lehnte sie diese ab. Auf diese Weise wurde der größte Teil aussichtsloser Fälle ausgeschieden.

Ebenso wie die Gerichte jetzt überlastet sind, sind es die *ärztlichen Gutachter*. Um ein Gutachten abgeben zu können, muß der Arzt über Erfahrung verfügen, allein an Hand von Lehrbüchern sollte er besser keine Gutachten erstatten. Schon jetzt werden Ärzte, die sich eines Ansehens als Gutachter erfreuen, der Aufträge einfach nicht mehr Herr, neben der Tagesarbeit am Kranken bleiben ihnen nur die Nachtstunden für diese Aufgaben und das geht auf die Dauer nicht.

Zum Schluß sei noch die Frage angeschnitten, ob eine Besserung dieser Mißstände etwa dadurch erreicht werden kann, daß ein Arzt als Beisitzer mit richterlichen Funktionen eingesetzt wird. Ich habe dieses Thema gelegentlich auf Ärztesitzungen zur Erörterung gestellt und begegnete allgemeiner Ablehnung. Die Ärzte wollen nicht gleichzeitig Richter sein, sie befürchten, daß auf diese Weise das unmittelbare Vertrauensverhältnis zwischen Arzt und Patienten noch weiter leidet als es das bereits durch die Einschaltung des Arztes in den Sozialmechanismus geschehen ist, sie wollen möglichst im Arzt nur den Behandler sehen. Im übrigen hat ja bereits bei der jetzigen Handhabung, wo der Arzt als Gutachter auftritt, er praktisch schon richterliche Funktionen, denn in der großen Mehrzahl der Fälle kann das Gericht ja gar nicht anders, als sich dem Urteil des Arztes anzuschließen, einfach deswegen, weil dieser der einzige Sachverständige ist. Daß er damit das Odium einer Rentenablehnung oder -minderung auf sich nehmen muß, ist zweifellos eine erhebliche Belastung.

Wir stehen vor einer sehr entscheidenden Umwälzung im Gebäude unserer sozialen Sicherung des unfallgeschädigten und kranken Menschen.

Mißstände als Folge des alten Gesetzwerkes sollen jetzt ausgemerzt werden. Wir Ärzte müssen dabei immer darauf hinweisen, daß man in jedem Gesetz menschliche Unzulänglichkeiten in Rechnung stellen muß, allzu leicht ist sonst der Erfolg des Gesetzes anders, als der Gesetzgeber sich das vorgestellt hat. Was wir uns wünschen ist eine großzügiger Aufbau und eine weitere Förderung der von uns seit jeher betriebenen Rehabilitation, unter engerer Zusammenarbeit von Arzt und Berufsfürsorger, als das bisher der Fall war.

Literatur

Achinger, H., J. Höffner, H. Mathesius, L. Neundörfer: Neuordnung der soz. Leistungen, Köln, Greven 1955. — Albert, W.: O. K. K. 1955, 461. — Anlage und Abnutzung, Hauptreferate VIII. Internat. Kongreß für Unfallmedizin, Frankfurt/Main 1938, Leipzig, Thieme. — Arbeitsministerium, Grundged. zur Gesamtreform soz. Leistungen. — Beirat Neuordnung soz. Leistungen. Die Berufsgenossenschaft, Aug. 1955. — Bemerkungen zum Prof. Gutachten, Gew. Berufsgenossensch. 1955. — Bogs, W., Versicherung, Versorgung, Fürsorge, Vers. wiss. Verein, Hamburg 28/3. 55. — Bohnenkamp, H.: Arch. Orthop. und Unfallchir. 40, 6 (1939). — Erhard, L.: Arbeits- und Sozialpolitik, 1955, Juli. — Ertz: Neuordnung soz. Leistungen. Der Soz. Vers. Beamte usw. Bonn, 55. — Gassmann: O. K. K. 1955, 541. — Gunkel: Soz. Vers. 1955, 245. — Hammer, R.: Ärztl. Mitt. Köln, 1955, 872. — Hermannsdorfer: Begutachtungsfragen, Unfallchir. Tg. Bad Ems 55. Landesvbd. Berufsgen. Mainz. — Hoff, H., und L. Spiel: Wien. med. Wschr. 1956, 1. — Internat. Arbeitskonferenz, Bundesarbeitsblatt 1955, 668. — Kirch, G.: Refer. d. soz. Gesetzgebung, Arbeit u. Sozialpolitik 1955, März. — Kreuz, L.: Medizinische 1956, 1; Hefte Unfallheilk. Heft 48, 1—18, Berlin, Göttingen, Heidelberg: Springer 1955. — Krohn: Vorschlag Neuordnung soz. Rentenvers. Ges. Vers. Wiss. u. Gestaltung, Köln. — Ladeburg, H.: Rehabilitation, Intern. Krüppelfürsorge, Bundesarbeitsblatt 1955, 269. — Lauterbach, Schramm, Kreuz: Rehab. in Dtsch. Vers. Z. 1955, 268. — Leitsätze, Neuordnung ges. Krankenvers. 58. Dt. Ärztetag. — Lesval: Neuordnung soz. Leistungen. Der Soz. Vers. Beamte usw. Bonn O. K. K. 1955. — Liebing, H. E.: Soz. Vers. 1955, 242. — Nepke, H.: Praev. u. Reh. O. K. K. 1955, 452. — Oeter, F: Ärztl. Mitt. 1956, 144, 199. — Ostermayer: Soz. Vers. 1955, 241. — Räntsch, F. E.: Reh. Tbc. Münch. med. Wschr. 1956, 372. — Reichsbd. Kriegsbesch. Grundged. z. Sozialreform 1955, Nov. — Richter, M.: Die Sozialreform. Dokumente und Stellungnahmen, Godesberg, Asgardverlag. — Rohrbeck, W., E. Roehstein, C. Meyrich: Zum Problem der Realisierbarkeit usw. Berlin, Dunker u. Humblot 1955. — Roepke: Frankf. Allg. Ztg. 1956 (25. II.). — Rosenstiel: Soz. Vers. in Amerika, Frankf. Allg. Ztg. 1956 (3. III). — SPD und der Versorgungsstaat, Zuschrift Prof. Preller u. Antwort, Arbeits- u. Sozialpolitik, 1955, Okt. — Schreiber: Arbeit u. Soz. Pol. 1955, Okt. — Sozialpolitik Umschau, O. K. K. 1955, 279. — Steinbusch: Soz. Vers. 1955, 234. — Wagnitz, L.: Arbeit u. Soz. Pol. 1955, Okt. — —: Arb. u. Soz. Pol. 1955, Nov. — West, P.: Frankf. Allg. Ztg. 1956 (4. I.). — Witten: Dt. Arzt 1956, 2.

Flesch-Thebesius, Frankfurt a. M.: Wenn wir auch Gefahr laufen uns unpopulär zu machen, sollten wir Ärzte doch immer wieder darauf hinweisen, daß ein von manchen Seiten erstrebtes risikofreies Leben für die Versicherten keinen Segen bedeutet. Und mit Recht betont die auch von dem Vorredner erwähnte Schrift der vier Professoren die Bedeutung der Subsidiarität bei der Inanspruchnahme sozialer Leistungen.

Auf einer der letzten Tagungen wurde von internistischer Seite die These aufgestellt, ein Magenreszierter sei von vornherein als 30% erwerbsbeschränkt zu betrachten. Vortr. demonstriert drei Röntgenbilder eines und desselben Patienten, der völlig beschwerdefrei und erwerbsfähig ist, obwohl eine Magenresektion bei ihm vorgenommen wurde, ein Schlüsselbeinbruch völlig difform verheilte und er bei einem Fliegerangriff eine 8 cm lange Fraktur am Hinterkopf erlitt. Dieser Patient ist Vortr. selbst und es ist doch wohl kein Zufall, wenn bei seinem Gesundungswillen keinerlei Wunsch nach Berentung aufgetreten ist. Mit Recht hat Reischauer einmal den Satz aufgestellt, daß das Invalidenbewußtsein der sicherste Garant einer Erfolglosigkeit einer Behandlung sei. Vortr. geht noch einen Schritt weiter, indem er für gewisse Fälle die These aufstellt: „Hilfe beleidigt!"

W. Tönnis, Köln: Cerebrale Krankheitsprozesse (Anfälle) und Führerschein.

Bei der Erörterung der beobachteten und möglichen Ursachen von Verkehrsunfällen wird der Anteil, der auf ein Versagen des Fahrers fällt, erstaunlicherweise verhältnismäßig niedrig veranschlagt. Man kennt den Anteil des Alkohols und erörtert die Ermüdungsfaktoren. Das Schrifttum nimmt weiter Stellung zu Einschränkungen der Reaktionsfähigkeit des Fahrers durch Erkrankungen bzw. deren Folgen. Visus- und Gesichtsfeldeinschränkungen sind im deutschen Schrifttum von Jaensch und Hallermann in ihrer behindernden Bedeutung eingehend erörtert worden. Herz-, Kreislauf- und Stoffwechselerkrankungen wurden gewürdigt. Besondere Beachtung fanden natürlich die Anfallsleiden, Hirnverletzungsfolgen und Erkrankungen des Gehirns, wie Tumoren. So eindrucksvoll hier auch die Mitteilungen von Steens aus der Laubenthalschen Klinik oder von Grossjohann sind, in der Allgemeinheit der Ärzte haben sie doch nicht den ihnen entsprechenden Widerhall gefunden (Borgmann). Ich bin deshalb unserem verehrten Vorsitzenden sehr dankbar, daß er mir Gelegenheit gibt, Ihnen einmal kurz unsere eigenen Beobachtungen zu diesem Problem vorzutragen, um hierzu Stellung nehmen zu können.

Wir haben, wie Ihnen Tab. 1 zeigt, 175 Fälle gesammelt. Seit wir uns aber für dieses Problem interessieren, fliegen einem gewissermaßen diese Fälle zu, denn man unterhält sich kaum mit einem Kollegen, ohne daß er einem nicht einen oder mehrere Fälle seiner eigenen Beobachtung mitteilt. So bilden also diese Zahlen nur einen Anhalts- bzw. Ausgangspunkt.

Tabelle 1

Fahrer von Kraftfahrzeugen (Führerschein)		71
davon Auto 62		
Motorrad 9		
Sonstige		2
Lokomotive 1		
Flugzeug 1		
Radfahrer		102
		175

Unsere 175 Fälle sind in Tab. 1 aufgeteilt nach Fahrzeugen, Tab. 2 zeigt die Genese der Erkrankung. Die Häufigkeit der Anfälle geht aus Tab. 3 hervor. Die Mehrzahl der Kranken hat ihre Anfälle wöchentlich bzw. monatlich. Eine regelmäßige Therapie wurde nur bei 76, also nicht

einmal in der Hälfte der Fälle, durchgeführt. 54 nahmen unregelmäßig,
43 überhaupt keine Medikamente.

Tabelle 2. *Genese*

	Gesamtzahl	Führerschein-pflichtige Fahrzeuge	Radfahrer
Frühkindlich	11	2	9
Hirnverl. offen	34	18	16
gedeckt	34	11	23
Entzündlich	18	8	10
Vasculär	5	5	—
Ungeklärt	69	25	44
Tumor	4	4	—
	175	73	102

Tabelle 3. *Häufigkeit der Anfälle*

Führerschein-pflichtige Fahrzeuge		Radfahrer	
2	mehrm. tägl.	8	10
2	täglich	10	12
12	wöchentlich	25	37
26	monatlich	36	62
7	¼ jährlich	6	13
7	½ jährlich	6	13
5	1 Jahr	4	9
4	über 1 Jahr	1	5
6	unregelmäßig	6	12
71		102	173
	Therapie		
25	regelmäßig	51	76
24	unregelmäßig	30	54
22	keine	21	43
71		102	173

Tabelle 4. *Führerscheinpflichtige Fahrzeuge*

		fokal	fokalgener.	gener.	gener.-Absc.	Bewußt-losigkeit	Dämmer-zustand
Mit Vorzeichen	29	8	15	5	1		(2)
Ohne Vorzeichen	37	3	12	10	6	5	1 (3)
Mit u. ohne Vorzeichen	5		2	2	1		(1)
	71	11	29	17	8	5	1 (6)

In Tab. 4 und 5 ist getrennt für Kranke mit führerscheinpflichtigen
Fahrzeugen und in Radfahrer die Art der Anfälle angegeben. Etwa
40% der Fälle gibt an, daß ihren Anfällen regelmäßig eine Aura voran-
ging. Diesen Fällen stehen 60% gegenüber, bei denen keine sicheren

Vorboten mit Regelmäßigkeit beobachtet werden konnten. In Tab. 6
sind zu den Anfällen hinzukommende zusätzliche Körperbehinderungen

Tabelle 5. *Radfahrer*

		fokal	fokal-gener.	gener.	gener.-Absc.	Absc.	Äquiv.	Bewußt-losigkeit	Dämmer-zustand
Mit Vorzeichen	43	5	15	13	5		2	3	(2)
Ohne Vorzeichen	53	5	16	20	6	2		4	(4)
Mit u. ohne Vorzeichen	6		2	2	2				(1)
	102	10	33	35	13	2	2	7	(7)

Tabelle 6. *Anfall und zusätzliche Körperbehinderung*

	Führerscheinpfl. Fahrzeuge	Radfahrer
Wesensveränderung . . .	21	38
Hemiparese	2	5
Homonyme Hemianopsie u. Visusherabsetzung . . .	2	1
Augenmuskelparese . . .	1	3
Gehör		4

aufgeführt, wobei Wesensveränderung und Visusherabsetzung die größte
Rolle spielen dürften.

Dazu darf ich Ihnen nun einige Fälle schildern:

Ein Patient hält mit seinem Wagen vor einer Ampel (rotes Licht). Da er bei
grünem Licht nicht anfährt — er hatte inzwischen einen Anfall bekommen — wird
die Polizei aufmerksam. Entzug des Führerscheins.

Ein Patient bekam im Kino einen Anfall. Der herbeigerufenen Sanitätsstreife
wurde er dadurch auffällig, daß er in dem noch bestehenden Dämmerzustand immer
nach seiner Aktentasche suchen wollte, die er in seinem Wagen habe. Er wurde
dann am eigenen Wegfahren gehindert. Führerscheinentzug nach Meldung bei der
Polizei.

Ein anderer erlitt auf der Autobahn einen Anfall. Der Beifahrer konnte nach
vieler Mühe den Wagen stoppen. Ein nachfahrender Autofahrer, der wegen des
Schleuderns und Zickzackfahrens seines Vordermannes nicht wußte, wohin er
fahren sollte, aber doch — wenn auch mit Sachschaden — unverletzt zum Stehen
kam, wurde von dem im Dämmerzustand befindlichen Fahrer angegriffen, so daß
er die Polizei zu Hilfe holte. Führerscheinentzug.

Ein Tierarzt fand sich 10 m von der Straße mit seinem Auto im Rübenfeld
wieder. Aber nicht dieser Unfall, sondern erst ein zwei Jahre später sich vor seinem
eigenen Hause ereignender Anfall wurde der Anlaß zum Verlust des Führerscheins.

Dieser *bekannten* Gruppe unfallverursachender Anfallsleidender mit
Verlust des Führerscheins stehen nun andere Gruppen gegenüber.

Zunächst einmal berichtete ein Patient, daß auch seinem *Landrat*
sein Anfallsleiden bekannt sei, er ihm jedoch den Führerschein belasse,
da er nur auf Seitenwegen und Nebenstraßen fahre. — Das Wissen

der Behörde um die Krankheit ohne Entzug des Führerscheins bringt ein neues Problem auf die Diskussionsebene, das der *Verantwortlichkeit*.

Vor Gericht steht ein Anfallsleidender, der mit seinem Auto einen Unfall hervorgerufen hat. Gegen den Rat des ärztlichen Sachverständigen beläßt ihm der Gerichtsvorsitzende den Führerschein. Wenige Wochen später finden wir den gleichen Personenkreis zu einer Gerichtsverhandlung versammelt. Diesmal steht zur Diskussion ein Personenschaden mit tödlichem Ausgang. Der Angeklagte beruft sich darauf, daß ihm der Gerichtsvorsitzende den Führerschein auch gegen den ärztlichen Gutachter belassen habe. In einem Haftpflichtprozeß wurde der Richter als verantwortlich erkannt.

Eine groteske Begebenheit, die DEGLMANN vor zwei Jahren in der „Kriegsopferversorgung" berichtet hat, möchte ich an dieser Stelle zitieren:

Der 43jährige H. bezog wegen „Schädelhirnverletzung mit Stecksplittern, linksseitiger Innenohrschwerhörigkeit, Gleichgewichtsstörungen und epilepsieähnlichen Anfällen" eine Versorgungsrente nach einer MdE um 80%. Er war als Hirnverletzter anerkannt und im Besitz der Bescheinigung über die Notwendigkeit einer Begleitperson bei Eisenbahnfahrten. Gleichwohl fuhr er täglich mit dem Motorrad zur Arbeit und erlitt dabei eines Tages eine Gleichgewichtsstörung, wodurch ein Unfall verursacht wurde, der zum Verlust seines linken Auges führte. H. beantragte, diesen Augenverlust als mittelbare Folge seiner Kriegsbeschädigung anzuerkennen; das wurde abgelehnt. In der dagegen eingelegten Berufung schrieb der ihn vertretende Verband wörtlich: „Wenn nun von der Beklagten vorgebracht wird, daß der Kläger infolge seiner Hirnverletzung ein Motorrad nicht mehr fahren durfte, so erwidert der Kläger, daß er gerade wegen seiner Gesundheitsschädigung die Steuerfreiheit für sein Fahrzeug erhielt. Man hätte ihm seinerzeit, statt die Steuerfreiheit zu gewähren, den Führerschein entziehen müssen."

Unter 208 hirnverletzten Führerscheininhabern seines Bereiches fanden sich laut Angaben DEGLMANNS 24, deren „Krankheitsbezeichnung ausdrücklich organische Anfälle, traumatische Epilepsie oder Anfälle von Bewußtlosigkeit" enthielt. 13 Führerscheininhaber waren infolge ihrer Hirnverletzung 100% erwerbsgemindert, erhielten Pflegezulage und auf Antrag eine Bescheinigung, daß sie in der Bundesbahn nur zusammen mit einer kostenlos zu befördernden Begleitperson reisen können. Solche Fälle sind — wie mir mitgeteilt wurde — auch andernorts bekannt. Wir hatten einen 100% erwerbsgeminderten Hirnverletzten mit Pflegezulage usw., der verzweifelt mit Unterstützung des Segelfliegerverbandes um seinen Segelflugzeugführerschein kämpfte. Zwischenzeitlich war er zugelassener Taxifahrer.

Es folgt nun die weitere, zahlenmäßig nicht abzuschätzende Gruppe der *Unbekannten*. Sie werden zum ersten Male bekannt bei der ärztlichen Untersuchung und natürlich erst bei einer geschickten Exploration. Sie sind größtenteils ängstlich bemüht, ihr Geheimnis nicht zu verraten.

So erfuhren wir, daß ein Landgerichtsrat mit einer ausgedehnten fronto-temporalen Kriegsverletzung trotz seiner Anfälle regelmäßig Auto fährt. — Eine Ehefrau gab an, daß ihr Mann die Absencen auch beim Autofahren bekomme. Sie merke das daran, daß er im Gespräch aussetze oder auf Anruf nicht reagiere. Er würde aber immer gut weiterfahren. Vor wenigen Monaten hatten wir eine Patientin wegen Tumorverdacht zu untersuchen. Sie gab an, daß sie 5- bis 6mal täglich Anfälle im linken Arm hätte, denen eine sensible Aura vorausginge. Sie habe aber das Auto noch jedesmal anhalten können. Ein 36jähriger Förster hat seit 1944 Anfälle, die seit 1948 stets generalisiert sind und mit Dämmerzuständen schizoiden Gepräges auftreten. Die EM wurde von 40% auf 60% erhöht. Durch erneuten Einspruch ist die Erhöhung auf 90% beantragt. Dieser Förster fährt täglich im Dienst Motorrad, ebenso geht er berufsmäßig mit geladenen Schußwaffen um.

Ein 16jähr. Pat., der inzwischen Führerscheinbesitzer geworden ist, litt seit dem 14. Lebensjahr — wie auch sein Vater — an Anfällen und Dämmerzuständen. In einem derartigen epileptischen Ausnahmezustand fuhr er mit dem Rad in voller Fahrt von einer Querstraße auf die Hauptstraße, kam beim Einbiegen vor einer Straßenbahn zu Fall und wurde gleichzeitig von einem Lkw. angefahren. Nicht er wurde gerichtlich belangt, sondern der Lkw.-Fahrer, der Berufsfahrer war. Ihm wurde der Führerschein entzogen, da bei der Blutprobe der Alkoholgehalt eben die zulässige Grenze überschritten hatte. — Auch bei der sofortigen stationären Aufnahme des Jungen blieb es unerkannt, daß der Unfall durch einen Anfall verursacht worden ist. Seine Bewußtseinstrübung wurde auf den Unfall bezogen. Erst bei einer Untersuchung bei uns kamen die Absencen zur Sprache.

Noch größere Schwierigkeiten bot schließlich die Deutung folgenden Falles:

Ein 52jähriger Mann gab an, daß er 6 Wochen vor der Aufnahme bei uns einen Autounfall durch Übermüdung und Einschlafen am Steuer erlitten habe. Er habe sich plötzlich mit seinem Wagen in einem Buschwerk neben der Autobahn befunden. Da kein Sachschaden entstanden war, habe er das Auto mit Hilfe einiger Passanten wieder herausgeholt und sei weitergefahren. Etwa eine Stunde später fuhr er dann gegen ein Brückengeländer. Er wurde in bewußtlosem Zustand in ein benachbartes Krankenhaus gebracht. Ein bei 190 mm Hg liegender Blutdruck legte die Diagnose eines apoplektischen Insultes nahe. Außerdem wurde ein Wirbelbruch ohne Rückenmarksbeteiligung festgestellt. Der Patient ließ sich dann nach Hause verlegen. Hier bekam er mehrere anfallsartige Bewußtseinsverluste mit Kopf- und Augendrehungen im Sinne von Adversivanfällen, die vom Hausarzt als Embolien, vom Konsiliarius als Herzinfarkt angesprochen wurden. Schließlich gelangte man auf Grund von Berichten, daß der Patient auch früher schon öfter den Faden bei der Unterhaltung verloren habe und der Blutdruck noch bei 165 mm Hg lag, zu der Annahme eines cerebralen Gefäßleidens, Tumors oder subduralen Hämatoms. Die klinische Untersuchung konnte weder das eine noch das andere bestätigen. Aber sie zeigte bei der EEG-Untersuchung einen Krampfstrombefund über beiden Hemisphären wie er nur bei der genuinen Epilepsie gefunden wird. Daraufhin wurde in einer sehr persönlichen Aussprache die Anamnese vervollständigt. Dabei wurde zugegeben, daß der erste Anfall bereits 1938 mit einer Schulterluxation aufgetreten sei. Wie häufig die Anfälle weiterhin aufgetreten seien, konnten wir nicht erfahren. Er hat den Revers unterschrieben, auf die Gefahren aufmerksam gemacht worden zu sein, aber — er verbot uns die Mitteilung unserer Diagnose an seine behandelnden Ärzte zu Hause!!

Es besteht ja wohl kein Zweifel, daß derartige Führerscheininhaber, die trotz Kenntnis ihrer Behinderung nicht freiwillig auf die Führung eines Fahrzeuges verzichten, die Verkehrssicherheit auf das schwerste gefährden können. Angesichts dieser Tatsache ist von Vertretern der Verwaltung, der Polizei und auch von Ärzten die Frage angeschnitten worden, ob nicht der Arzt in solchen Fällen verpflichtet sei, der Gesundheitsbehörde eine Meldung zu erstatten. Es gibt aber keine verwaltungsrechtliche, polizeiliche oder sonstige juristische Vorschrift, die dem Arzt eine solche Meldung als Pflicht auferlegt. Demgegenüber steht die ärztliche Schweigepflicht, die in solchen Fällen von vielen Ärzten als bedrückend empfunden wird. Trotzdem aber sollten wir die ärztliche Schweigepflicht, die durch die Entwicklung und Auswirkung der Sozialversicherung in vielen Punkten schon genügend in Frage gestellt worden ist, gerade in diesen Fällen besonders betonen. Sie ist in vielen Fällen ja überhaupt die einzige Möglichkeit, um diese Führerscheininhaber zu ermitteln und auf sie einwirken zu können. Dabei sollte der Arzt es nicht versäumen, im Interesse der eigenen Verantwortlichkeit, vom Patienten einen Revers unterschreiben zu lassen, daß er auf die Gefahren für sich und seine Umwelt aufmerksam gemacht ist oder bei Weigerung, diese Ermahnung vor einem Zeugen vorzunehmen.

Es ist verständlich, daß im Rahmen dieser Erörterungen auch die Frage der ärztlichen Tauglichkeitsuntersuchung bzw. fortlaufender ärztlicher Kontrolle des Gesundheitszustandes ein besonderes Interesse gewonnen hat. Pflichtmäßige Untersuchungen werden gefordert in Argentinien, Ägypten, Frankreich, Italien, Staat New York, Österreich, Schweden, Türkei. Keine Tauglichkeitsuntersuchungen werden verlangt in Südafrika, Deutschland, Großbritannien und Irland, Schweiz und USA.

Der Forderung nach Pflichtuntersuchungen wird entgegengehalten, daß die durch Krankheit des Fahrers hervorgerufenen Unfälle zahlenmäßig so wenig ins Gewicht fallen, daß sich der Kostenaufwand für die Durchführung einer generellen Untersuchung nicht lohnen würde. Ganz besonders gilt dieser Einwand für spätere Kontrolluntersuchungen. Der Wiener Chefarzt der Polizei stellte 1954 fest, daß für Wien die Durchführung von Kontrolluntersuchungen allein die Neueinstellung von 34 Ärzten notwendig machen würde (Harder).

Wir Ärzte können aus unserem Erfahrungsgebiet heraus natürlich nur Empfehlungen geben. Vielleicht könnte man in den Text des Antragformulars zur Erlangung des Führerscheins eine eidesstattliche Erklärung aufnehmen, daß der Antragsteller nicht an einer Krankheit leidet, die seine Fahrtüchtigkeit beeinträchtigt. Vom medizinischen Standpunkt allein läßt sich das schwierige Problem der Verkehrsgefährdung und Unfallverhütung zweifellos nicht ausreichend beurteilen. Nur von einer Diskussion zwischen Verkehrssachverständigen, Technikern, Verwaltungsbeamten und Medizinern wäre ein annähernd wirklichkeitsnahes Bild zu erwarten. Diese Diskussion sollten wir von uns aus anstreben und unterstützen. Damit würden wir vor allem auch dem unbeirrten und mutigen persönlichen Einsatz unseres verehrten Herrn Vorsitzenden in der Frage der Unfallverhütung gerecht werden und die von ihm damit angestrebte, wenn ich es einmal so ausdrücken darf, präventive Unfallheilkunde mit fördern helfen.

Literatur

Borgmann, W.: Ärztl. Mitt. 41, 382 (1956). — Deglmann, T.: Kriegsopferversorgung, 3, 60 (1954). — Grossjohann, A.: Dtsch. Med. Wschr., 1954, 1294. — Hallermann, W.: Dtsch. Med. Wschr. 1953, 1537. — Harder, W.: Medizin heute, 1954, 594. — Jaensch, P. A.: Klin. Mbl. Augenhk. 119, 196 (1951). — Lennox, W. G.: Zbl. Verkehrsmed. und Verkehrspsychol. 1, Heft 2, (1955). — Meyer, J. E.: Münch. Med. Wschr. 1955, 400—405. — Schmidt, E.: Brennende Fragen des ärztlichen Berufsgeheimnisses, München 1951, Isar-Verlag. — Steens, F.: Dtsch. Med. Wschr. 1952, 343.

R. A. Frowein, Köln: **Behandlung der Schockfolgen im akuten Stadium schwerer Schädel-Hirnverletzungen.** (Mit 8 Abb.)

Die Behandlung des schweren Verletzungsschocks ist in den voraufgehenden Referaten ausführlich dargestellt worden. Trotzdem erscheint es uns nicht als überflüssig, nochmals zu unterstreichen, daß auch die Behandlung der Schockfolgen im akuten Stadium schwerer Schädel-Hirnverletzungen mit der Wiederbelebung und sorgfältigen Stabilisation von Atmung und Kreislauf beginnen muß.

Dies mag zunächst als selbstverständlich erscheinen. Die Praxis zeigt aber täglich, daß ein solches Vorgehen durchaus noch nicht allgemeine Anwendung gefunden hat. Woran liegt das? — Vielleicht sind hierfür zwei Besonderheiten der Kopfverletzungen ausschlaggebend gewesen:

1. *Die äußere Verletzung:* Eine stark blutende Kopfwunde, eine große Knochenimpression und daraus austretender Hirnbrei scheinen ein sofortiges chirurgisches Vorgehen gewissermaßen herauszufordern. — Nun haben aber doch die Hirn-Schußverletzungen des Krieges gezeigt, daß selbst sehr ausgedehnte Hirnsubstanzzerstörungen durchaus überlebt werden können. Auch die Infektionsgefahr der Hirnwunden kann unter den heutigen Verhältnissen beherrscht werden (Tönnis[13], Röttgen[9] u. a.). — Solange es sich also um die rein vitale Indikation handelt, ist die operative Versorgung nicht so dringend.

2. Der zweite Grund, warum die Kreislaufbehandlung mit frühzeitigen Infusionen bei Hirnverletzungen noch Schwierigkeiten machte, ist die Sorge um das *Hirnoedem.*

Es schien so, als ob die Infusionen in den ersten Tagen das posttraumatische Hirnoedem verstärken und damit eine erhebliche Verschlechterung auslösen würden. Bei einer solchen Begründung wurde aber zuwenig berücksichtigt, daß ein posttraumatisches Hirnoedem nicht allein die Folge der substantiellen Hirnschädigung ist. Gerade bei den schweren Fällen kommt das Oedem auch daher, daß in der initialen Phase nach der Verletzung infolge der Atem- und Kreislaufstörungen eine unzureichende Hirndurchblutung mit Sauerstoff- und Energiemangel bestanden hat (Abb. 1). Die Folge davon ist eine pathologische Veränderung der Zelltätigkeit, die Hypoxydose (Strughold[11]) mit einer ganzen Kette von Struktur- und Funktionsstörungen des Hirngewebes (Opitz[7], Schneider[10]). Unter dieser Sicht erscheint dann das Hirnoedem als eine sekundäre Veränderung, neben den Störungen der

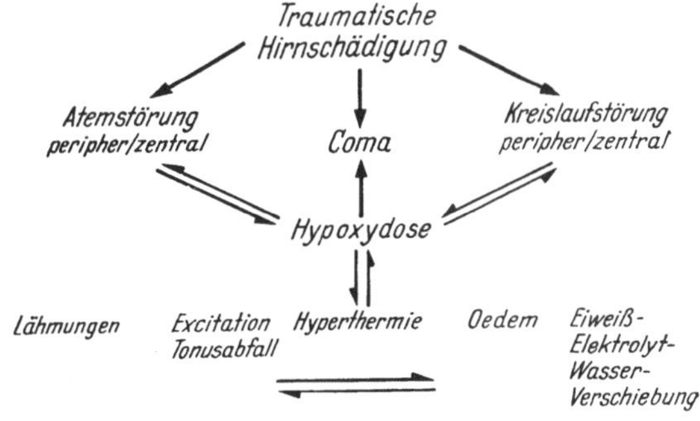

Abb. 1. Hypoxydose als Folge der traumatischen Hirnschädigung und Ursache der posttraumatischen Regulationsstörungen

Motorik, des Tonus, der Wärmeregulation, den Eiweiß-Elektrolyt- und
Wasserverschiebungen. Nur in wenigen Fällen wird man diese kom-
plexen Vorgänge alleine mit einer Entwässerung erfolgreich behandeln
können. — Dagegen müssen alle Maßnahmen zweifellos bei den initialen
Atem- und Kreislaufstörungen beginnen.

Zur Behandlungstechnik der *Atemstörungen* braucht an dieser Stelle
nichts mehr hinzugefügt werden. Die Freihaltung der Atemwege
(durch Absaugen, Nasentubus, Intubation und nötigenfalls eine nicht
zu späte Tracheotomie) und die Entlastung von Magen und Blase sind
heute ausführlich besprochen worden (Lit.: Killian u. Dönhardt[4]).

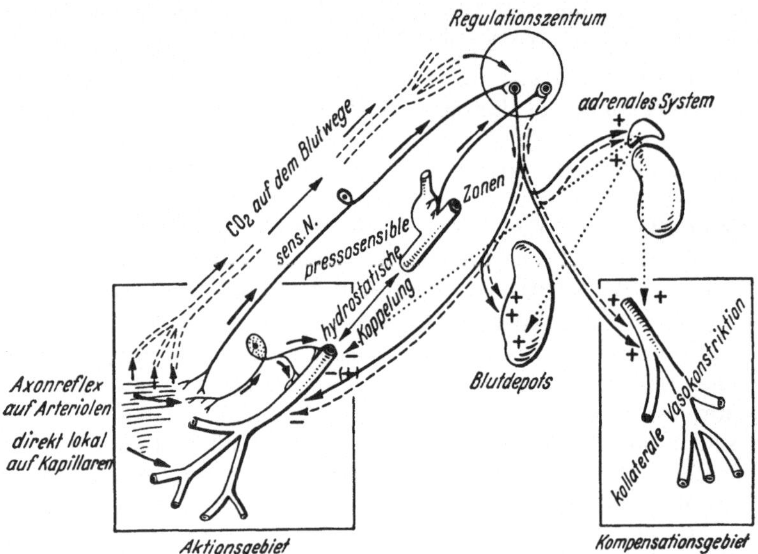

Abb. 2. Übersicht über das Zusammenwirken aller nervösen, chemischen und hormonalen
Faktoren bei normaler Kreislaufanpassung (s. Text)　　　　Aus Rein u. Schneider[8]

Man halte nur fest, daß bei den schweren Schädel-Hirnverletzungen oft
eine tagelange Bewußtlosigkeit bestehenbleibt, und daß daher diese
Maßnahmen laufend durchgeführt und kontrolliert werden müssen.

Die akuten *Kreislaufstörungen* der schweren Schädel-Hirnverletzung
verlangen ein ebenso rasches Eingreifen. Dabei sollen einfache und
sichere Maßnahmen einerseits eine optimale Hirndurchblutung sichern
und andererseits den zu erwartenden späteren Komplikationen so früh
wie möglich vorbeugen. Es wurde heute schon darauf hingewiesen, daß
die Arbeits- und Verkehrsunfälle häufig Kombinationsverletzungen sind,
d. h. daß neben der Hirnverletzung meist auch ein schweres stumpfes
oder scharfes Körpertrauma vorliegt. Also sind sowohl die regulierenden
Kreislaufzentren wie die regulierten Kreislaufabschnitte betroffen. Dies
soll das Schema (Abb. 2) verdeutlichen, welches dem Buch von Rein u.
Schneider[8] entnommen ist. Ob eine tonische oder atonische Gefäßkrise
(Usadel[14]), ob ein Spannungskollaps oder Entspannungskollaps (Dues-

BERG u. SCHRÖDER[1]) bei der ersten Untersuchung angetroffen wird, das hängt von vielen Faktoren ab, vor allem von der Art der Verletzung und von der Zeitspanne, welche zwischen Unfall und Beobachtung verstrichen ist. Wenn im Tierexperiment für ein oder zwei Minuten die Hirndurchblutung schlagartig unterbunden wird, dann folgt meistens eine akute starke Blutdrucksteigerung. Selten sahen wir in unseren 45 Versuchen einen sofortigen Blutdruckabsturz. Während der anschlie-

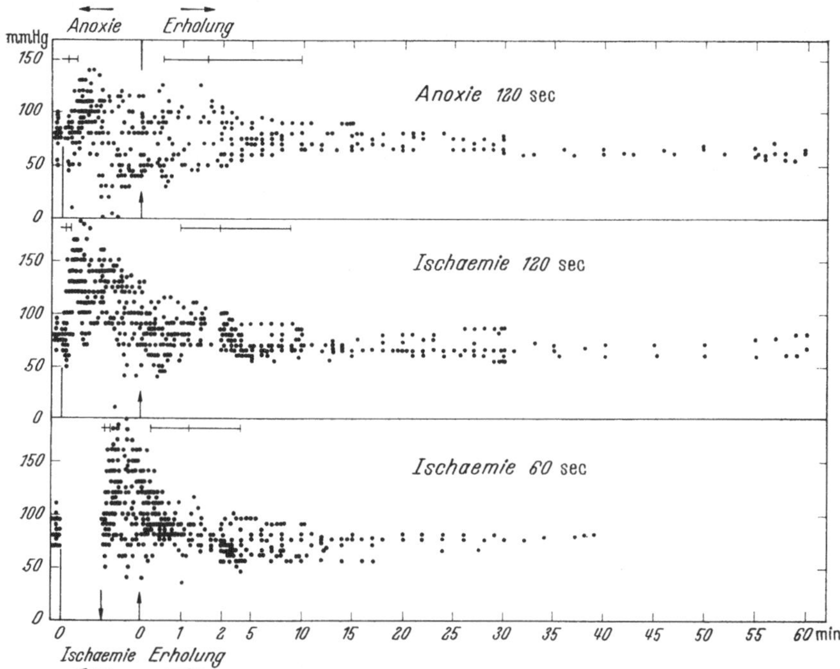

Abb. 3. Blutdruck (Kaninchen, Art. femor.) während und nach perakuter Anoxie und Ischaemie (Carotis-Kompression)

ßenden Erholung kehren die Blutdruckwerte bald zur Norm zurück (THORN, PFLEIDERER, R. A. FROWEIN u. ROSS[12]) (Abb. 3).

Auch in unseren klinischen Fällen war die Kreislaufzentralisation, der Spannungskollaps am häufigsten (Abb. 4). Diese Notregulation darf aber nur vorübergehend bestehenbleiben. Auch für die Hirnverletzten im akuten Stadium gilt also, daß man die Kreislaufzentralisation nicht durch Analeptica verlängern soll. — Am meisten zu fürchten ist aber der Umschlag zum Entspannungskollaps. Man darf die Zentralisation daher nicht durch vorzeitiges Aufwärmen des Patienten (Lichtbügel, warme Packungen usw.) unvorbereitet abbrechen. Der meist irreversible Volumenmangel-Kollaps wäre die Folge. Vielmehr muß als erste Maßnahme durch *Infusion* (250 ccm) eine Vergrößerung der effektiv zirkulierenden Flüssigkeitsmenge geschaffen werden. Erst *danach* kann *allmählich die Öffnung der Peripherie* durch Medikamente erfolgen. Man kann dazu verwenden: Novocain (1—3 g/l), Hydergin (1—3 ccm/l), Pendiomid (2—3 stdl. 25 mg i. m.), später Phenothiazine und Dolantin (Megaphen 12,5 mg + Atosil 12,5 mg + Dolantin 25 mg, verdünnt auf 5 ccm, intramuskulär 1—2stdl., oder verdünnt auf 250 ccm Infusionsflüssigkeit intravenös) (Phenothiazine unverträglich mit Blutkonserve!).

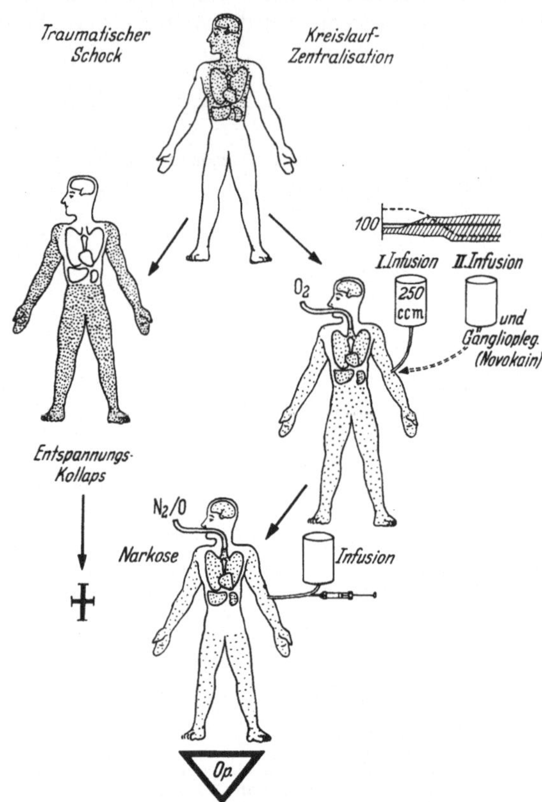

Abb. 4. Schematische Darstellung der posttraumatischen Kreislaufzentralisation und ihrer Behandlung

Auf diese Weise erreicht man gleichzeitig die Wiedereinbeziehung der Peripherie in die Zirkulation sowie eine zentrale Dämpfung, die für die späteren Belastungen unter den Komplikationen erforderlich ist (Laborit[6], Wirth[15], Irmer[3], Frowein u. Loew[2], Krauss u. Wiemers[5]).

Erst nach dieser Stabilisierung von Atmung und Kreislauf dürfen größere Transporte, Röntgen-Untersuchung, Operation usw. vorgenommen werden. Das praktische Vorgehen mag ein *Fall* erläutern, der sogleich auch einige der späteren Komplikationen zeigt (Abb. 5).

Es handelt sich um einen 17jährigen Montagearbeiter, der 8 m abstürzte. Bei der Aufnahme, 1½ Stunden nach dem Trauma, war die Kreislaufzentralisation voll ausgebildet: die Haut kalkweiß, blaufleckig und kalt. Dabei erhebliche motorische Unruhe und stärkstes, schüttelfrostartiges Zittern. Damit schnellte die

Körperkerntemperatur in die Höhe, hier über 40° C; Puls und Atmung folgten. —
Es war nach Anlegen der Infusionen zunächst mit Novocain und Hydergin gedämpft worden. Dadurch wurde die Temperatursteigerung noch nicht genügend
gebremst. Gestützt auf die voraufgehende Flüssigkeitssubstitution konnte nun
aber mit stärkerer zerebraler Dämpfung durch Dolantin und Phenothiazine begonnen werden. Unter gleichzeitiger *Abdeckung des Patienten und Anblasen mit*

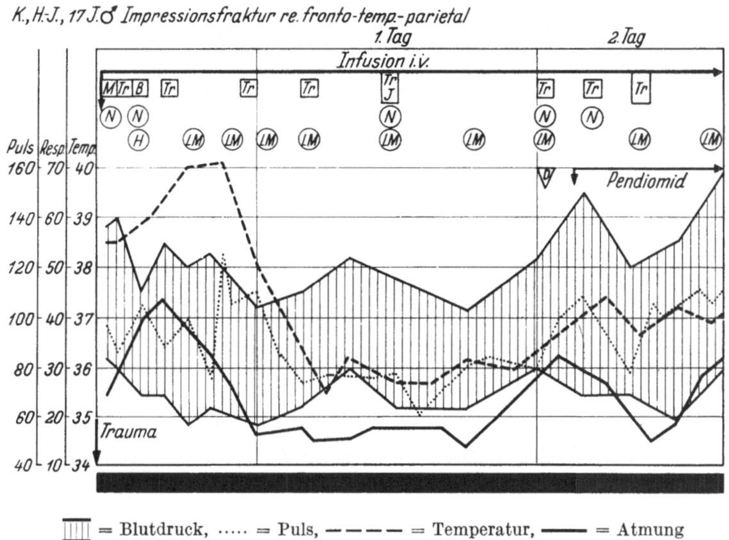

⫿⫿⫿ = Blutdruck, ... = Puls, — — — — — = Temperatur, ▬▬▬ = Atmung

M = makromolekulare Blutersatzflüssigkeit, B = Blut, Tr = Traubenzucker,
J = Jensenlösung, N = Novocain, H = Hydergin, LM = Lytische Mischung

Abb. 5. Behandlung einer posttraumatischen Kreislauf- und Temperaturregulations-
störung durch Infusionen und vegetative Dämpfung

dem Ventilator sank dann die Temperatur rasch auf normale Werte, hier um 36°.
Besonders wichtig ist die damit sogleich auch eintretende völlige Beruhigung des
Verletzten, das Absinken des Pulses und insbesondere der Atmung. Man muß
unterstreichen, daß wir in diesen Fällen keine Hypothermie, also keine extreme
Temperatursenkung, anwenden, keine Abkühlung mit Eis für erforderlich halten.
Wenn die vegetative Dämpfung ausreichend dosiert wird, so ist das Abdecken
und die Abkühlung mit dem Ventilator vollkommen genügend. Diese sehr einfache und wirksame Technik kann überall und unter allen Umständen durchgeführt werden.

Das erst später angefertigte Röntgenbild dieses Falles zeigte,
welche große Ausdehnung die Impressionsfraktur hatte: sie reichte
vom Parietalgebiet in die Stirn und vordere Basis. Man erkennt jetzt
schon, mit welcher späteren Verlaufsstörung zu rechnen war: die fronto-
orbitale Impression geht durch die Stirnhöhlen und wird zur Liquorfistel
führen.

Die nächste Kurve (Abb. 6) zeigt dann den weiteren Verlauf: zunächst am 5. Tage, schon etwas verspätet vielleicht, die Tracheotomie.
Temperatur und Atmung normalisieren sich wieder. Am 22. Tag kam
es dann zu der befürchteten nasalen Liquorfistel, und jetzt erst ist die
operative Versorgung vorgenommen worden, wobei man dann sowohl
die Impression heben wie die Hirntrümmerherde beseitigen und die aus-

gedehnte Durazerreißung exakt plastisch schließen konnte. — Dieser
ausgedehnte Eingriff wäre im initialen Stadium nicht überlebt worden.
   Die allmähliche, stetige Besserung der Reaktionslage führte nach
6 Wochen zur Bewußtseinsaufhellung, und das Farbfoto zeigt den

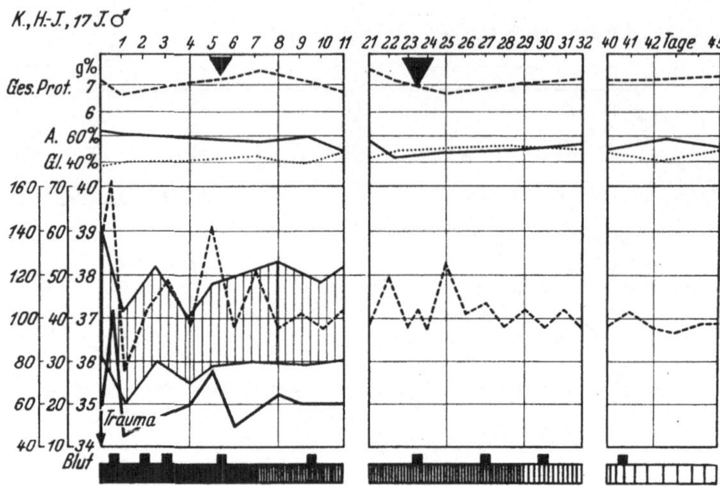

Abb. 6. Fortsetzung der Verlaufskurve von Abb. 5

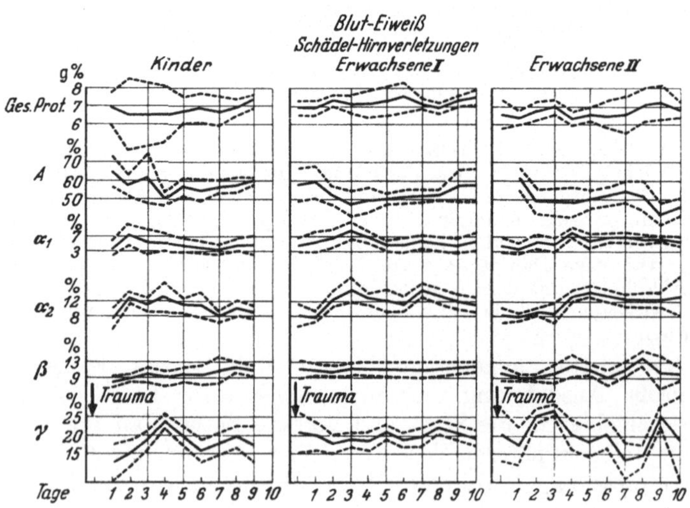

Abb. 7. Bluteiweißveränderungen nach Schädel-Hirnverletzungen bei un-
kompliziertem Verlauf (I), bei kompliziertem Verlauf (II) und Kindern

Verletzten 5 Monate nach dem Unfall. Von der vorher kompletten
linksseitigen Paralyse ist jetzt noch eine motorische Schwäche und
Facialisparese zurückgeblieben.

Für die Behandlung des Hirnoedems werden sich weitere Hinweise auch ergeben aus den zunehmenden Beobachtungen der *posttraumatischen Veränderungen des Eiweiß- und Mineralhaushaltes*. Es sei erlaubt, hier eine summarische Beurteilung zu geben, die sich auf die fortlaufenden Messungen der Blut- und Urinwerte an 70 Schädel-Hirnverletzungen stützt (Abb. 7). Bei den unkomplizierten Verläufen ergab sich nämlich eine Gesetzmäßigkeit sowohl der Bluteiweißveränderungen wie der Blut- und Urin-Mineralien in den ersten Tagen nach dem Schädel-Hirntrauma: Diese Kurve zeigt die Mittelwerte und Standardabweichung der *elektrophoretisch analysierten Blut-Eiweiße*. Die auffälligste Veränderung ist die nach allen Streßformen bekannte Senkung der Albumine und der entsprechende Globulinanstieg. Normalerweise erreichen diese

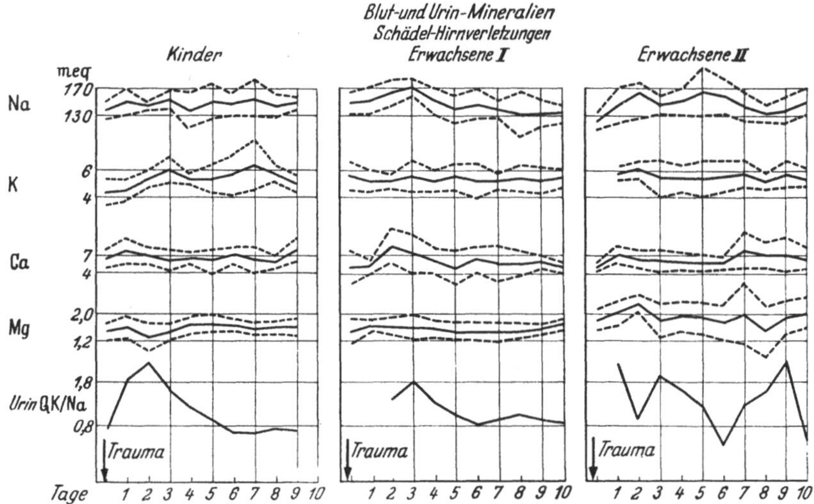

Abb. 8. Veränderungen der Blut- und Urinmineralien nach Schädel-Hirnverletzungen bei den gleichen Patientengruppen wie Abb. 7

Abweichungen nach 3 bis 5 Tagen ihre stärkste Ausprägung, sind dann wieder rückläufig, und um den 10. Tag nach dem Trauma werden im Durchschnitt die Ausgangswerte wieder erreicht. Anders bei den Verläufen, welche durch tagelange Bewußtlosigkeit, spätere meningeale Reaktionen, erneute Operationen, zusätzliche periphere Verletzungen, durch Bronchopneumonie usw. gestört wurden: hier tritt nach dem 5. Tage die Erholung nicht ein (zunehmende Streuungsbreite!), die Albumine steigen nicht wieder an und die Gamma-Fraktion hat zeitweise erhebliche Anstiege, wie bei anderen entzündlichen Verläufen. Bei den Kindern zeigt sich eine starke Streuung, als Ausdruck der Labilität und geringer Reserven, und eine verzögerte Erholung. — Für diese beiden Gruppen — komplizierte Verletzungen und Kinder — erscheint es uns demnach erforderlich, während der Zeit der Bewußtlosigkeit häufig, möglichst täglich Blut oder Plasma zu geben (300—500 ccm bei Erwachsenen).

Auch die *Blut-Mineralien* (Abb. 8) zeigen ein grundsätzlich systematisches Verhalten. In den ersten 10 Tagen liegen die wichtigsten Veränderungen nicht im Kalium-Spiegel, wie auch andere Autoren beschrieben haben (die Kalium-Verluste müssen bei Kindern ersetzt werden wegen der geringeren Reserve). Von praktischer Bedeutung für alle Gruppen ist ein Anstieg der Natriumkonzentration im Blutserum mit gleichzeitig verminderter Natrium-Ausscheidung im Urin. Bei den komplizierten Verlaufsformen bleibt diese Natrium-Retention während mehrerer Tage bestehen, oder sie tritt bei erneuten Störungen wieder auf. Also erscheint zusätzliche Natrium-Zufuhr durch einfache Kochsalzinfusionen unzweckmäßig. Dagegen muß die *Natrium-Ausscheidung* intensiviert werden (Tab. 1). Dazu sind erforderlich ein ausreichend

Tabelle 1. *Behandlung schwerer Schädel-Hirn-Verletzungen*

Veränderung	Ausgleich durch	Tagesmenge
Wasser-Verlust	Wasser	1500 ccm
Albumin-Abfall	Blut	500 ccm
Senkung des onk. Druckes	Blutersatzflüssigkeit	500 ccm
Kalium-Verlust	Kalium-Chlorid	3,0 g
Natrium-Retention	Diamox	250—500 mg i.v.
Energieverlust	Traubenzucker	50 g Tropf-Infus.
		200 g per Sonde
NNR-Insuffizienz	Cortison	50 mg
	ACTH	10 E.

hoher Blutdruck, eine genügende Flüssigkeitsmenge und wenn möglich, eine medikamentöse Hemmung der Natrium-Rückresorption in der Niere: zur Zeit am leichtesten durch Diamox (250—500 mg/Tag).

Die Gaben von *Traubenzucker* oder *Laevulose* als Infusionen (5%, 10% oder auch 40%) oder mit der Magensonde haben einen doppelten Zweck: einerseits die Bereitstellung der zur Diurese unbedingt nötigen Flüssigkeitsmenge und zweitens die Zufuhr von Zucker für den energieverbrauchenden Zellstoffwechsel. Die Energiezufuhr ist Voraussetzung für die Regulation der intra- und extrazellulären Elektrolytverschiebungen, die als Folge der schweren Hirnverletzung und der anfänglichen Atem- und Kreislaufstörungen aufgetreten sind.

Mag auch in den kurz dargestellten Befunden und Arbeitshypothesen manche Schematisierung liegen, so haben wir aber den Eindruck, daß mit dem rechtzeitigen Einsatz dieser verhältnismäßig einfachen Methoden für den Verlauf der schweren Schädel-Hirnverletzungen Entscheidendes geleistet werden kann.

Literatur

[1] Duesberg, R., u. W. Schröder: Pathologie und Klinik der Kollapszustände Leipzig, S. Hirzel 1944. — [2] Frowein, R. A., u. F. Loew: Zbl. Neurochir. 14, 325 (1954). — [3] Irmer, W.: Therapiewoche 6, 235 (1955/56). — [4] Killian, H., u. A. Dönhardt: Wiederbelebung. Stuttgart, Thieme 1955. — [5] Krauss, H., u. K. Wiemers: Med. Klin. 51, 501 (1956). — [6] Laborit, H.: Réaction organique à l'agression et choc. Paris, Masson 1952. — [7] Opitz, E., u. M. Schneider: Ergebn.

Physiol. **46**, 126 (1950). — [8] Rein, H., u. M. Schneider: Einführung in die Physiologie des Menschen. Berlin, Göttingen, Heidelberg, Springer 1955. — [9] Röttgen, P.: Zbl. Neurochir. **10**, 356 (1950). — [10] Schneider, M.: Therapiewoche **6**, 217 (1955/56). — [11] Strughold: Klin. Wschr. **23**, 221 (1944). — [12] Thorn, W., G. Pfleiderer, R. A. Frowein, I. Ross: Pflügers Arch., **261**, 334 (1955). — [13] Tönnis, W.: Chirurg **22**, 197 (1951). [14] Usadel, W.: Arch. klin. Chir. **142**, 423 (1926). — [15] Wirth, W.: Therapiewoche **6**, 231 (1955/56).

W. Schiefer, Köln: **Klinische Beobachtungen beim chronischen subduralen Haematom.** (Mit 2 Abb.)

Beim sogenannten *traumatischen* subduralen Haematom spielen eine Reihe ätiologisch nicht genügend bekannter und beachteter Faktoren eine Rolle. Hier ist zunächst an die auffällige *Geschlechtsabhängigkeit* — in unserem Krankengut fanden sich 92 Männer und nur 6 Frauen — und die besondere Bevorzugung des 5. und 6. Lebensjahrzehntes zu erinnern.

Eine lebhafte Diskussion hat sich um den *intracraniellen Unterdruck* als möglichen ätiologischen Faktor entwickelt. Im Schrifttum schwanken diesbezügliche Häufigkeitsangaben erheblich. Andererseits kann aber auch ein erhöhter Liquordruck bestehen. Außerdem ist es fraglich, ob die im Spätstadium des Krankheitsbildes gewonnenen Druckwerte noch etwas über die Verhältnisse zum Zeitpunkt der Entstehung des Haematoms aussagen. Man wird sich davor hüten müssen, Veränderungen, die Folge des Haematoms sein können, mit dessen Ursache zu verwechseln. In manchen Fällen mag die oft schematisch angewandte Entwässerungsbehandlung bei Schädelverletzungen als Ursache für einen Liquorunterdruck in Frage kommen. Von größerer Bedeutung dürfte hierbei allerdings die oft beachtliche Austrocknung des bewußtseinsgetrübten und nur ungenügend ernährten Verletzten sein.

Störungen des *Eiweiß- und Mineralhaushaltes* sind bisher eingehend natürlich nur im postoperativen Verlauf untersucht worden. Wir glauben aber, daß sie auch bei der Haematomentwicklung von Bedeutung sind. Bei der Diagnose ist die *cerebrale Angiographie* allen anderen Untersuchungsmethoden bei weitem überlegen. Sie zeigt die charakteristische Abdrängung der Gefäße von der Schädelkalotte besonders deutlich im Phlebogramm.

Neben der üblichen bogigen Form sehen wir gelegentlich ein flache Abdrängung. Es wurde behauptet, daß man aus der *Form* der Abdrängung einen Rückschluß auf das *Alter des Haematoms* ziehen könne. So sollte man eine flache Abdrängung bei akuten Haematomen sehen, die bogige Abdrängung bei solchen, deren Entstehung länger als 4 Wochen zurückliegt. Am eigenen Krankengut fanden wir solche Beziehungen zwischen Form und Alter des Haematoms aber nicht. Wir können nur sagen, daß sich eine bogige Form ausschließlich zwischen dem 40. bis 56. Lebensjahr zeigte, während die flache Form in jedem Lebensalter beobachtet wurde. Beziehungen zur Vorgeschichte und dem postoperativen Verlauf haben sich ebenfalls nicht ergeben.

120   W. Schiefer: Klin. Beobachtungen beim chronisch. subduralen Haematom

Ein *doppelseitiges Haematom* ist an dem mittelständigen Verlauf der vorderen Gehirnarterien zu erkennen. Da die nur einseitige Entleerung neue Gefahren in sich birgt, muß auf diesen angiographischen Befund geachtet werden.

Differentialdiagnostisch ist zu berücksichtigen, daß klinisches Bild und psychisches Verhalten bei einem raschwachsenden, malignen Hirntumor oder einem Abszeß der Symptomatologie eines subduralen Haematoms außerordentlich ähnlich sein können. Schon früher wurde von Tönnis darauf hingewiesen. Auch bei serienangiographischen Untersuchungen fanden wir gewisse Übereinstimmungen hinsichtlich der Zirkulationszeit, d. h. der Durchlaufzeit des Kontrastmittels durch die Hirngefäße.

Zu einem Zeitpunkt, an dem normalerweise das Kontrastmittel Arterien, Kapillaren und Venen des Hirns verlassen hat, ist bei vielen Glioblastomfällen erst die kapillare oder frühvenöse Phase erreicht. Die Feststellung einer solchen Zirkulationsverlangsamung beim subduralen Haematom läßt nun gewisse *prognostische Rückschlüsse* zu. Auf Abb. 1 links finden sich Eintragungen über das psychische Verhalten bei 29 serienangiographisch untersuchten Kranken mit subduralem Haematom; daraus ergeben sich noch keine Rückschlüsse auf den weiteren Verlauf. Nur bei solchen Patienten, die neben einer starken Benommenheit oder völligen Bewußtlosigkeit auch eine deutliche Zirkulationsverlangsamung im Serienangiogramm erkennen lassen, muß die Prognose als außerordentlich schlecht bezeichnet werden.

Therapeutisch gehen wir so vor, daß zunächst über dem angiographisch gesicherten Haematom ein Bohrloch angelegt wird. Nach der Entleerung des Haematoms wird bei noch offener Wunde lumbalpunktiert und dann evtl. unter Senkung des Kopfes so lange physiologische Kochsalzlösung eingefüllt, bis sich das Hirn der Schädelkapsel wieder völlig angelegt hat. Erst dann wird die Wunde verschlossen. Es scheint, daß auf diese Weise der Häematomsack, der dabei zusammengedrückt wird, rascher verklebt und verödet. Darin und nicht so sehr in der Bekämpfung eines evtl. postoperativen Liquorunterdruckes liegt nach unserer Meinung die Bedeutung der lumbalen Auffüllung.

Gelingt es auch bei mehrfacher Nachpunktion nicht, eine völlige Ausheilung des Haematoms zu erreichen, so wird man sich zur osteoplastischen Freilegung entschließen müssen. Die Frage, ob dabei wegen der Blutungsgefahr nur eine große Fensterung der Haematomkapsel oder

| Psyche | Zirkulation | | |
	normal	verlangsamt	stark verlangsamt
o.B.	• • • • • •	•	
benommen	• • • • • •	• • • • • •	
stark benommen	• •	• • •	✝
bewußtlos	•	•	✝ ✝

Abb. 1. Zirkulationszeit und psychischer Befund bei 29 Patienten mit chronischem subduralem Haematom

eine totale Ausräumung vorzunehmen ist, erscheint weniger wichtig, als die Eröffnung der meist verklebten basalen Zisternen.

Für die *Nachbehandlung* vermögen die Ergebnisse der Bluteiweiß- und Elektrolythbestimmungen wichtige Hinweise zu geben: Aus Abb. 2 seien zwei Beobachtungen aus einer Reihe fortlaufend wiederholter Bluteiweißbestimmungen bei 15 operierten Haematomen herausgegriffen.

Daraus ergibt sich erstens, daß in diesen Fällen die *Gesamteiweiße* im Laufe der ersten 10 Tage nach der Operation kontinuierlich absinken. Zweitens fehlt den γ-Globulinen das frühzeitige Ansteigen. Dieses Verhalten könnte als Ausdruck einer mangelhaften Abwehrreaktion des Organismus gedeutet werden. Beide Vorgänge sind beim chronischen subduralen Haematom wahrscheinlich damit zu erklären, daß es sich meist um ältere Patienten mit unzureichenden Eiweißreserven handelt. In therapeutischer Hinsicht dürften daher wiederholte Bluttransfusionen besonders in den ersten Tagen nach der Haematomentleerung notwendig sein.

Früher haben wir geglaubt, die Wasserhaushaltstörungen durch Infusion mit Kochsalzlösungen behandeln zu müssen. Die Bestimmung der Serumelektrolyte zeigt jedoch, daß der Kaliumspiegel und insbesondere die Natriumkonzentration erhöht sind, während die Natriumausscheidung im Urin tagelang vermindert ist. Wenn also eine parenterale Flüssigkeitszufuhr erfolgen soll, so wird man hauptsächlich Blut und 5- bis 10%ige Traubenzuckerlösung statt Minerallösungen zuführen.

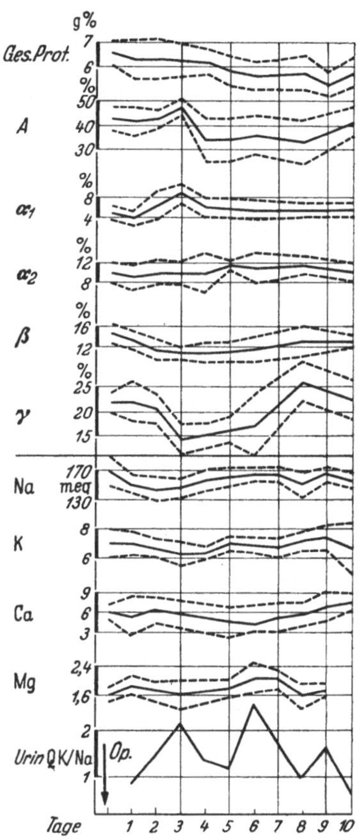

Abb. 2. Blut-Eiweiß und Mineralveränderungen bei 15 Fällen mit subduralem Haematom

K. J. Zülch, Köln: **Histologische Untersuchungen bei chronischem subduralen Haematom.**

Es hat sich in der deutschen Unfallmedizin nach Erscheinen der Monographie von Link immer mehr die These eingebürgert, daß die traumatische Entstehung des gekapselten subduralen Haematoms abgelehnt werden müsse. Zwar wurde auf der Jahrestagung der Deutschen Gesellschaft für Neurochirurgie 1949 in zahlreichen Referaten und Diskussionen die Frage der traumatischen Ätiologie dieses chronischen subduralen gekapselten Haematoms ausführlich diskutiert. Leider sind diese Diskussionen in der deutschen Öffentlichkeit nicht genügend bekannt geworden. Es hat sich aber auch dort keine Klarheit ergeben, vielmehr standen sich zwei große Richtungen in der Deutung des krankhaften Geschehens gegenüber. Man kann diese schlagwortartig dadurch kennzeichnen, daß die ersten mit VIRCHOW glauben, daß es sich um ein entzündliches oder degeneratives Geschehen mit Schwartenbildung *innerhalb* der Dura handelt, in der es nachträglich auch zu Blutungen kommen kann. LINK hat sich seinerzeit unter Beibringung eines großen Beobachtungsmaterials dieser These angeschlossen. Die zweite Richtung hingegen glaubt, daß es sich zum mindesten in einem Teil der Fälle primär um eine subdurale Blutung handelt, die traumatisch entstanden, später von der Dura organisiert wird und dann mit ihr in einem gewebsmäßigen Zusammenhang steht, also *subdural* liegt. Eine dritte Anschauung, die die primäre Blutung in den Subarachnoidalraum verlegen wollte (FISCHER-BRÜGGE) hat jedoch keine weitere Diskussion gefunden.

Nun ist die Erörterung über die Ätoilogie und Pathogenese des subduralen Haematoms keine nur akademische Streitfrage, sondern ihre Beantwortung hat eine eminent versicherungsrechtliche Bedeutung. Ich darf daher noch einmal ganz kurz die Möglichkeiten einer traumatischen Genese an dem folgenden Schema entwickeln, das folgende Stadien vorsieht. Durch das Schädeltrauma kommt es zur subduralen Blutung. Ich halte die seinzeit von WIGLESWORT und später von TROTTER und PUTNAM vertretene These von einem Einriß der großen Brückenvenen noch heute für vertretbar. Diese subarachnoidale Blutung hat zunächst keinen raumbeengenden Charakter, sondern wird vielleicht nur wenige Millimeter dick sein. Die Blutung wird dann von der Durainnenfläche aus organisiert, wobei es zur Entstehung eines schwartigen Granulationsgewebes kommt, das dem der Pachymeningitis haemorrhagica der älteren Lebensjahrzehnte gleicht, aber natürlich subdural liegt. (Man muß dieses Gewebe an geeigneten Präparaten nur bis an den Rand der Dura, d. h. bis zur Falx oder den Umschlagsstellen verfolgen, um mit Sicherheit sagen zu können, daß es subdural entsteht, wenn auch natürlich durch Organisation von der Dura aus!) In diesem schwartigen Gewebe bilden sich nun durch einen Prozeß, den wir im einzelnen noch nicht kennen, sehr zahlreiche und feine Kapillaren, die sogar an manchen Stellen den Charakter großer, sinusoider Hohlräume bekommen können, die mit Blut gefüllt sind und fast wie in einem Cavernom aneinanderliegen. Wir müssen auf Grund unserer Befunde annehmen, daß es aus diesen Gefäßen heraus blutet. Derartige Blutungen können in stato nascendi in vielen Präparaten nachgewiesen werden. Diese Blutungen fließen zusammen und ergeben eine zunächst kleine Massenblutung. Diese Blutung beginnt nun zu wachsen, z. T. durch weiteren Einriß in der Zone dieser zarten, sehr brüchigen sinusoiden Gefäße, z. T. möglicherweise auch durch Liquoraufnahme auf Grund osmotischer Vorgänge an der semipermeablen Membran der Innenseite, wie sich das ähnlich PUTNAM vorgestellt hat. Es kommt dabei langsam zu einem nunmehr raumbeengenden Volumen des subduralen, jetzt gekapselten

Haematoms und damit auch zum Beginn der klinischen Erscheinungen. Wir verfügen jetzt über genügend Fälle, um alle einzelnen Stadien zeitlich vom Beginn eines Traumas bis zum Beginn der klinischen Erscheinungen auch morphologisch darstellen zu können. — Die Schwäche dieser Vorstellung beruht darin, daß offensichtlich noch andere Faktoren eine Rolle spielen müssen, damit es während der Organisation des Blutfilms zu einer Schwarte zu diesen Blutungen kommt. Ob diese in einer individuellen Verletzlichkeit des Gefäßsystems, in einer Störung des Mineralhaushaltes, in einer Schrankenstörung, in einem Liquorunterdruck oder worin auch immer bestehen mögen, läßt sich morphologisch nicht entscheiden. Es wäre Aufgabe der Klinik, durch Serienuntersuchungen von Patienten mit Bagatelltraumen (die erfahrungsgemäß derartige Haematome bekommen) nach derartigen Faktoren zu suchen.

Der Einwand, daß bei Tausenden von Hirnverletzten niemals die Entstehung eines gekapselten subduralen Haematoms gesehen worden ist, dürfte hier nicht stichhaltig sein. Denn die chronischen gekapselten subduralen Haematome entstehen gerade bei den geringen Traumen, bei denen es nicht sehr bald zur intrakranialen Volumensvermehrung, d. h. zur Entstehung von Hirnödem und Hirnschwellung kommt. Ist nämlich das Trauma schwerer, kommt es zur Contusion von Hirngewebe und kommt es zum posttraumatischen Hirnödem und zur Hirnschwellung, dann besteht gar keine Möglichkeit, daß aus den angerissenen Venen eine nennenswerte Blutmenge heraustritt und sich wie ein Film über die Hemisphäre lagert, da der entstehende Hirndruck die Blutung ja tamponiert und verhindert. Diesen primären Blutfilm aus den angerissenen Venen aber müssen wir ja sozusagen als Grundausgangspunkt für einen späteren Organisationsvorgang, d. h. mit Blutungen für die Bildung des subduralen gekapselten Haematoms annehmen.

Fassen wir also zusammen: Ich glaube nicht, daß die heute immer ausschließlicher vertretene These schon völlig bewiesen ist, daß die traumatische Ätiologie des subduralen gekapselten traumatischen Haematoms überholt ist, glaube vielmehr morphologisch zeigen zu können, daß es auch derartige Fälle gibt. Man wird also in jedem Falle zu prüfen haben, ob sich nicht doch ein Unfallzusammenhang wahrscheinlich machen läßt. Dann würde die These der „Dualisten" stimmen, daß es neben der intraduralen Pachymeningitis haemorrhagica doch ein traumatisch entstandenes subdurales gekapseltes Haematom gibt, wie es auch PETERS (1949, 1951) und H. JACOB vertreten haben.

Literatur

JACOB, H.: Zbl. Neurochir. **10**, 266—279 (1950). — LINK, K.: Zbl. Neurochir. **10**, 264—265 (1950). — PETERS, G.: Zbl. Neurochir. **10**, 280—283 (1950). — PETERS, G.: Fortschr. Neurol.-Psychiatr. **11**, 485—540 (1951). — SPATZ, H.: Zbl. Neurochir. **10**, 302—303 (1950). — ZÜLCH, K. J.: Zbl. Neurochir. **10**, 305—306 (1950).

W. Kindler, Heidelberg: **Die Bedeutung der Vestibularisprüfung für die Beurteilung posttraumatischer Schwindelzustände.** (Mit 3 Abb.)

Mehr denn je steigt die Zahl der Schädelverletzungen an, die hauptsächlich durch die immer mehr sich ausbreitende Motorisierung in allen Ländern bedingt ist. Eine häufige Folge dieser Verletzungen, sei es, daß es sich um Brüche, Contusionen oder Commotionen handelt — manchmal sind nicht mal dafür sichere Anhaltspunkte zu gewinnen —, sind die Schwindelbeschwerden, die entweder unmittelbar nach dem Unfall, häufig auch erst später nach Abklingen der akuten Verletzungserscheinungen während der Heilphase auftreten können oder von Verletzten vorgetragen werden. Im Interesse des Verletzten selbst, aber auch auf Grund der Forderung wohl aller Versicherungsträger erscheint es notwendig, daß die behandelnden Ärzte, vor allem auch die Gutachter, über die objektivierenden Methoden der Untersuchung von Schwindelbeschwerden unterrichtet sind. Sie gehören, da zum Teil sehr subtil, in die Hand des Otologen bzw. in die des mituntersuchenden Neurologen, soweit er die Methodik beherrscht. Immer wieder muß festgestellt werden, daß auch die Kollegen, in deren Hand die Erstversorgung des Unfalles, aber auch die Nachbehandlung liegt, häufig unzureichend orientiert sind über das Wesen, Ausmaß und Grenzen der Vestibularisuntersuchung und über die Schlüsse, die sich aus solcher Untersuchung ziehen lassen.

Für viele bedeutet die Vestibularisuntersuchung eine Art Geheimwissenschaft, der man am besten aus dem Weg geht und mit der man offenbar häufig nicht allzuviel anfangen kann. Freilich — und das darf vorweggenommen werden, ohne damit am Prinzip etwas zu ändern — bieten die vestibulären Untersuchungsmethoden eine Schwierigkeit, nämlich die, daß jeder Untersucher meist eine etwas differente Untersuchungsanordnung und Prüfungsmethode anwendet, die nicht ohne weiteres auf die Methoden des Nachuntersuchers übertragen werden können, wie vestibuläre Stark- und Schwachreize, Temperatur bei der kalorischen Prüfung usw. Dennoch kommt es letzten Endes nur auf die Auswertung der Untersuchungsergebnisse an, und die sind in der Regel zuverlässig und vergleichbar. Bei der ophthalmologischen Untersuchung liegen die Dinge meist einfacher, weil hier die Untersuchungsmethode in der Regel bei allen Untersuchern die gleiche ist.

Ich zeige zunächst eine Übersicht, bei welchen Disziplinen heute Vestibularisuntersuchungen gefordert werden und bei welchen Krankheiten das vornehmlich der Fall ist. Dabei spielt, wie Sie sehen, die Beurteilung von Folgezuständen nach Schädelverletzungen eine besondere Rolle:

Vestibularisprüfung notwendig für:

Neurologie:	Erkennung und Lokalisation endokran. Prozesse (Tumor, Blutungsherd, Tbc., Encephalitis, multiple Sklerose, Syringomyelie, Lues usw.).
Chirurgie:	Herdlokalisation von Hirngeschwülsten, Kontusions- und Kommotionsfolgen. Schädelbrüche.
Dermatologie:	Lues II und congenita (Hennebertsches Zeichen).

OTOLOGIE:	Entzündliche und nichtentzündliche Innenohrerkrankungen (Hirnabszeß, Lageschwindel, Zost. oticus, Kleinhirnbrückenwinkel, Menière, Erbschwerhörigkeit, Otosklerose, tox. Störung) commotio labyrinthi.
LUFTFAHRTMEDIZIN:	Fliegertauglichkeit.
VERSICHERUNGSMEDIZIN:	Beurteilung überstandener Schädelverletzungen (Schwindel).

Der Gleichgewichtssinn resultiert aus dem Zusammenspiel von Augenfunktion, Tastsinn, Fühlen, Tiefenempfindung, den Vestibularreaktionen und schließlich noch den Stellreflexen, die von der Halsmuskulatur her gesteuert werden. Kommt es hier irgendwie zu einer Unterbrechung, Störung oder Tonusdifferenz der verschiedenen symmetrischen und

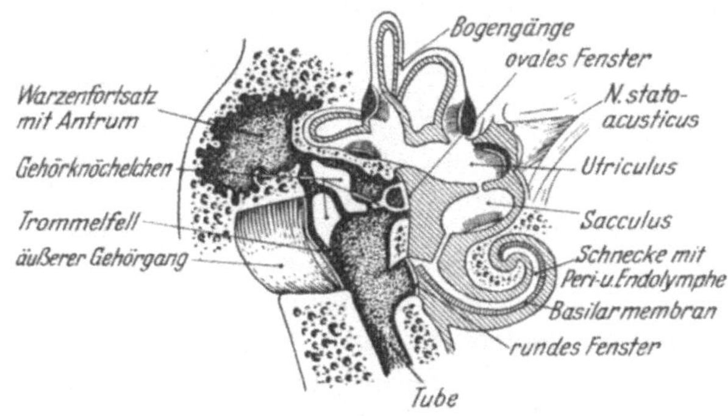

Abb. 1. Anatomie des Mittel- und Innenohres
(umgezeichnet nach J. Zange „Labyrinthentzündungen", Verlag J. F. Bergmann, München 1919)

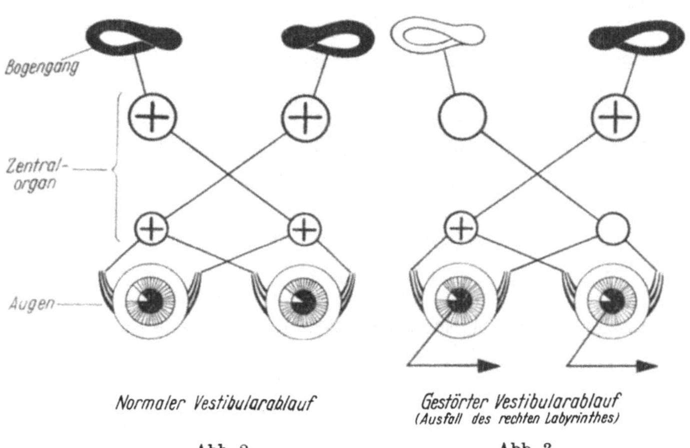

Abb. 2   Abb. 3

gleichstark arbeitenden Impulse, wird von einer Gleichgewichtsstörung gesprochen, die sich oft subjektiv, meist aber auch objektiv durch experimentelle Untersuchung bemerkbar macht. Diese Untersuchung gibt Aufschluß über Sitz und Umfang der Schädigung.

Abb. 1 bringt Ihnen die Anatomie des Mittel- und Innenohres, den peripheren Teil des Vestibularapparates, in Erinnerung.

Abb. 2 und 3 zeigen auf Seite 125 eine Übersicht der Vestibularis-
bahnen, die zum Teil gekreuzt ihren Verlauf nehmen und in Beziehung
zu den Augenmuskeln, Kleinhirn, dem Rückenmark, Halsstellreflexen,
Vagus und Sympathikus treten.

Die übliche *Vestibularisprüfung* erfolgt auf 1. Spontanreaktionen
(Ny., Zeigen, Fallen, Gehen, Vagus, Sympathikus, Schwindel); 2. Lageprüfung, Tret- und Peilversuch; 3. Fistelproben (Kompression, Aspiration, vasculäre Prüfung); 4. Kalorischer Stark- und Schwachreiz
(kalt und warm); 5. Rotatorischer Stark- und Schwachreiz; 6. Galvanische Probe.

Da, wie bekannt, *Hör- und Gleichgewichtsapparat* in einer *Hausgemein-
schaft*, nämlich im Labyrinth untergebracht sind, und auch von dort
der gemeinsame Nervus (stato-acusticus) hirnwärts zieht, sind in vielen
Fällen von Vestibularisstörungen auch *Hörstörungen* mitvorhanden,
nach denen daher bei jeder Vestibularisprüfung mitgefahndet werden
muß. Dies geschieht sowohl mit der *klassischen Hörprüfung*, nämlich
durch Feststellung der Hörweite von Flüster- und Umgangsstimme und
durch Stimmgabeluntersuchung sowie mit der neuzeitlichen *audiome-
trischen Prüfung*, wo mittels reiner Töne und Sprachtests elektroakus-
tische Hörkurven angelegt werden. Sie setzen uns instand, festzustellen,
wo der Sitz einer Schwerhörigkeit ist und ob sie peripher, labyrinthär,
retrolabyrinthär oder zentral vorliegt.

Bevor wir untersuchen, erheben wir die *Vorgeschichte* und lassen uns
die *Art des Schwindelgefühls* beschreiben. Der vestibulär Gestörte erlebt
den Schwindelvorgang und hat eine Dreh-, Schwank- oder Schaukel-
empfindung, während Schwindel im Sinne des „Schwindens der Sinne"
nicht in den Bereich der Vestibularisprüfung fällt.

Wir untersuchen bei dem Fahnden auf krankhafte *Spontanreaktionen*
vor allem auf *versteckten Nystagmus* und können mitunter solchen durch
Lockerungsbewegung des Kopfes leicht sichtbar machen. Zur besseren
Erkennung und Beseitigung von Fixationsvorgängen des Bulbus be-
nutzen wir gern zur Nystagmusprüfung eine stark konvexe Brille nach
Bartels oder besser eine Leuchtbrille nach Frenzel.

Dann kommt die *Lageprüfung*, die am besten auf einem verstellbaren
Tisch ausgeführt wird. Manche Patienten bekommen nur in bestimmter
Körperlage Nystagmus und Schwindel („Lageschwindel bei Schwindel-
lage"). Wichtig ist der Unterbergersche Tretversuch bei einseitiger
peripherer Vestibularisstörung, ebenso der Fischer-Wodaksche Versuch (Diskuswerferstellung) und schließlich der *Peilversuch*, bei dem die
Wichtigkeit der *Halsstellreflexe* erkennbar wird.

Positive *Fistelproben* kommen zuweilen nach Schädelgrundbrüchen
mit Innenohrbeteiligungen zustande. Wir unterscheiden dabei die Aspi-
rations-, Kompressions- und vasculäre Probe.

In unserer Übersicht folgen nun die experimentellen Prüfungen, und
zwar mittels *kalorischer* Kalt- und Warmwasserspülung (Schwach- oder
Starkreiz-Methode), mittels der *Drehprüfungen* bei aktiver und passiver
Drehung und schließlich, wenn auch am wenigsten bedeutungsvoll,

mittels des *galvanischen* Stromes. Bei der *kalorischen Prüfung* wird jedesmal nur ein Labyrinth gereizt bzw. ausgeschaltet, das Ergebnis ist in der Regel augenfällig.

Bei der *Drehprüfung* werden beide Vestibularapparate in Erregung gesetzt, beim plötzlichen Stoppen der Drehbewegung vor allem das der Drehrichtung entgegengesetzte Labyrinth erregt.

Zum Drehen benutzen wir entweder durch Handantrieb betriebene Drehstühle, wo wir nach einer bestimmten Drehzahl plötzlich anhalten und den Drehnachnystagmus, vor allem seine Qualität und Dauer beurteilen und zwischen rechts und links vergleichen. Hier kommt es infolge einer Art Auspendelns zu weiteren Nachreaktionen und wechselnder Richtung des Nachnystagmus. Neuerdings werden auch elektrisch angetriebene Drehstühle benützt, bei denen eine langsame Drehbeschleunigung und auch ein langsames Abklingen der Umdrehungen geregelt wird und weitere Feinuntersuchungen dadurch ermöglicht werden.

Die *galvanische Prüfung* hat praktisch nur geringe Bedeutung und bezieht sich vor allem auch auf die retrolabyrinthären Bahnen.

All diese experimentellen Untersuchungen entsprechen zwar meist weniger natürlichen physiologischen Reizen, sondern vollziehen sich gewissermaßen in ihrem Ablauf unter „Blitz und Donner". Immerhin geben sie hinreichenden Aufschluß über vorliegende Störungen.

Als Ergebnis der Vestibularisprüfung kann sich herausstellen, daß z. B. jede experimentelle Reaktion fehlt, daß ein- oder doppelseitig Unter- oder Übererregbarkeit oder Ausfall vorliegt, daß dissoziierte Erregungsstörungen vorhanden sind oder daß trotz vorhandenen Vestibularstörungen bereits gewisse Kompensationserscheinungen vorliegen. Dies alles im einzelnen anzuführen, würde hier zu weit führen. Wir finden dann oft als Ergebnis periphere oder zentrale Störungen, gelegentlich sogar multilokulärer Art.

Über Sitz und Ursache und anatom.-pathol. Substrate der Vestibularisstörungen und ihre jeweilige Beurteilung sichere Aussagen zu machen, ist oft schwierig, und die Deutungen sind nicht immer leicht. Deshalb ergibt sich gerade auf diesem Gebiet die Notwendigkeit der engen Zusammenarbeit von Chirurgen, Neurologen, Ophthalmologen, Otologen und Versicherungsmediziner.

B. Mueller, Heidelberg: Die Ausführungen von Herrn Tönnis möchte ich im folgenden ergänzen: Im gerichtsmedizinischen Sektionsmaterial in Heidelberg (darunter etwa 150 Verkehrstote im Jahr) erleben wir nur selten einen Zusammenhang zwischen einem epileptiformen Zustand und einem Unfall. Vor etwa eineinhalb Jahren beobachteten wir jedoch derartige Zusammenhänge gehäuft: Ein junger Mann konsultierte seinen Arzt wegen Anfällen von Bewußtlosigkeit, die Absencen zu sein schienen; er überwies ihn einem Neurologen; als er mit dem Motorrade zu ihm hinfuhr, wurde das Rad führerlos; es zerschellte an einem Felsen; der Fahrer verlor das Leben. Ein Schauspieler hatte wegen gehäufter epileptischer Anfälle seinen Beruf aufgeben müssen und wurde Schreiner; er mußte dauernd ärztlich behandelt werden; der Kranke schaffte sich einen Wagen an; den Führerschein hatte er noch aus einer Zeit, in der er gesund war; auf seiner ersten Fahrt mit seiner Familie (im ganzen vier Personen) wurde der Wagen führerlos, er fuhr in den Neckar, die Familie ertrank. Ein Taxifahrer litt seit längerer Zeit an Anfällen von Schwindel und Bewußtlosigkeit, die neurologisch nicht völlig geklärt worden sind; ihm war aufgefallen, daß er mit seinem Wagen, ohne daß er wußte, was vorgegangen war, auf dem Bordstein stand; es fand eine Beobachtung in einer neurologischen Klinik statt, nach deren Abschluß ihm der Stationsarzt erklärte, er dürfe nicht mehr fahren; er fuhr trotzdem; als er über eine gut beleuchtete Brücke fahren wollte, sah er in der Ferne einen Weichensteller der Straßenbahn arbeiten; dann weiß er nichts; als das Bewußtsein nach Bruchteilen von Sekunden wiederkehrte, war der Weichensteller tödlich überfahren. Verurteilung wegen fahrlässiger Tötung und Entzug des Führerscheines, weil der Taxifahrer den ärztlichen Rat nicht befolgt hatte [B. MUELLER: z. Verkehrssicherheit 2, 500 (1955)]. Zur Zeit haben wir mit einem Kriegsbeschädigten zu tun, der wegen einer traumatischen Epilepsie eine 100%ige Versorgungsrente bezieht. Er hat einen Wagen, und zwar deshalb, weil es ihm unbequem ist, von Veranstaltungen seines Gesangvereines mit dem Omnibus nach Hause zu fahren. Er fährt aber auch sonst. Auf der Autobahn bemerkt er nicht, daß ein LKW langsam fährt und nach dem rechten Rand zu hält. Er fährt ihn von hinten an. Zwei Personen erleiden Hirnkontusionen. Die Beurteilung dieses Vorfalles ist noch nicht abgeschlossen. Der Arzt muß, so meine ich, in bestimmten Fällen den Mut aufbringen, bei einer Entziehung des Führerscheines mitzuwirken, um weiteres Unheil zu verhüten, auch wenn er damit gelegentlich einen Patienten kränkt.

FRIESE, Berlin: Wir haben im elektroencephalographischen Laboratorium bei Herrn Priv.-Doz. Dr. GÖTZE innerhalb eines Jahres 22 Tumorfälle hirnelektrisch untersuchen können, die bis zum Tag der Klinikaufnahme ein Kraftfahrzeug gesteuert hatten.

20 von ihnen boten schwere EEG-Veränderungen und klinisch Zeichen psychischer Verlangsamung. In mehreren Fällen wurden Verkehrsunfälle verursacht. Bei einem Tumorkranken war Trauma infolge Verkehrsunfalls anerkannt und Berentung vorgenommen worden.

Wir möchten die Ausführungen von Herrn Prof. TÖNNIS sehr unterstützen und auf den Wert des EEGs zur Frühdiagnose cerebraler Krankheitsprozesse hinweisen.

DEMME, Hamburg, stimmt mit dem Vortragenden vollkommen darin überein, daß Kranke, die an Anfällen leiden, welche mit Bewußtseinsstörungen einhergehen, unter keinen Umständen ein Motorfahrzeug führen dürfen. Auch die oft gemachten Einwände, daß den Anfällen eine hinreichend lange Aura vorausgehe oder daß die Anfälle nur zu bestimmten Tageszeiten (z. B. nachts) oder nur nach vermeidbaren äußeren Einwirkungen (z. B. Schlafentzug, Alkoholgenuß) auftreten, berechtigt nicht, im Einzelfall eine Ausnahme zu machen, da niemals die Gewähr gegeben ist, daß nicht Anfälle auch ohne diese Voraussetzungen auftreten. Der Arzt hat heute aber nur die Möglichkeit, den Kranken mit allem Nachdruck darauf hinzuweisen, daß er bei seinem Leiden kein Kraftfahrzeug führen dürfe. Eine Meldepflicht für Anfallskranke würde eine sehr unerwünschte Durchbrechung der ärztlichen Schweigepflicht bedeuten. Bei den Erfahrungen, die seiner Zeit mit der Meldepflicht der „erblichen Fallsucht" im Rahmen des Gesetzes zur Verhütung erbkranken Nachwuchses gemacht worden sind, ist von einer solchen Meldepflicht praktisch auch nicht viel zu erwarten — sie würde viele Kranke sogar veranlassen, keinen Arzt aufzusuchen. Dagegen käme eine beschränkte Meldepflicht, ähnlich der Meldepflicht von Geschlechtskranken für solche Fälle in Frage, bei denen der Arzt Anlaß zu der Annahme hat, daß der Kranke trotz des ärztlichen Rats ein Kraftfahrzeug führt.

E. WEISSCHEDEL, Freiburg: **Über Unfälle bei Kindern vom Standpunkt des Klinikers.** (Manuskript nicht eingegangen.)

H.-J. Streicher, Heidelberg: **Bericht über 1500 kindliche und jugendliche Frakturen** (Mit 9 Abb.)

In den vergangenen 13 Jahren wurden an der Heidelberger Chirurgischen Klinik 1540 Frakturen bei Kindern bis zum 15. Lebensjahre behandelt. Dies sind 47% aller kindlichen Verletzungen. Der Vergleich mit Erwachsenen zeigt, daß beim Kinde vor allem der Schädel - und zwar der Gehirnschädel — sowie die langen Röhrenknochen betroffen werden, wogegen Gesichtsschädel, Schultergürtel, Rippen, Wirbelsäule und Becken seltener frakturieren (Abb. 1).

Die Elastizität des kindlichen Skelets, sein kräftiger Periostschlauch und die offenen Epiphysenfugen sind Ursache besonderer Frakturformen im Kindesalter und sind richtungweisend für deren Behandlung.

Drei Gesichtspunkte leiten unsere Therapie:

1. exakte primäre Reposition und möglichste Vermeidung nachträglicher Stellungskorrekturen und Manipulationen; 2. baldiges Bewegenlassen, damit das Kind gleichsam im Spiel rasch alle Funktionen wie-

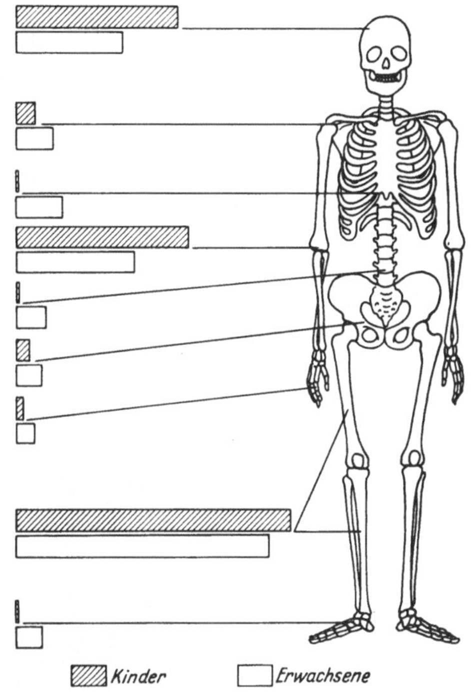

Abb. 1. Verteilung der Frakturen auf das Skelet in %

der erlernt; 3. äußerste Zurückhaltung von operativen Eingriffen.

Dieser Standpunkt ist gerechtfertigt, wenn man die anatomischen und funktionellen Ergebnisse kindlicher Frakturen betrachtet. 87% unserer Kinder zeigten bereits bei der Entlassung ein gutes funktionelles Resultat, die Erwachsenen dagegen nur in 65% der Fälle. Die Dauer des stationären Aufenthaltes ist über ein Drittel kürzer als bei entsprechenden Frakturen des Erwachsenen. Die meisten Kinder bedürfen überhaupt keiner oder nur einer kurzen medicomechanischen Nachbehandlung, was nicht zuletzt auf einen von Rentenhoffnungen unbelasteten Gesundungswillen zurückzuführen ist. Verzögerte Callusbildung war selten. Pseudarthrosen und eine echte Sudecksche Knochenatrophie wurden nicht beobachtet.

Die große Umbaufähigkeit des noch im Wachstum befindlichen Knochens rekonstruiert selbst primär sehr schlecht stehende Frakturen, daß oft nach Jahr und Tag weder funktionell noch röntgenologisch eine frü-

here knöcherne Verletzung zu erkennen ist. Auch schon nach kürzerer
Zeit, hier sind es zwei Jahre, gleichen sich Verschiebungen um Schaftbreite aus (Abb. 2), ja selbst Achsenknickungen (Abb. 3) wie bei dieser

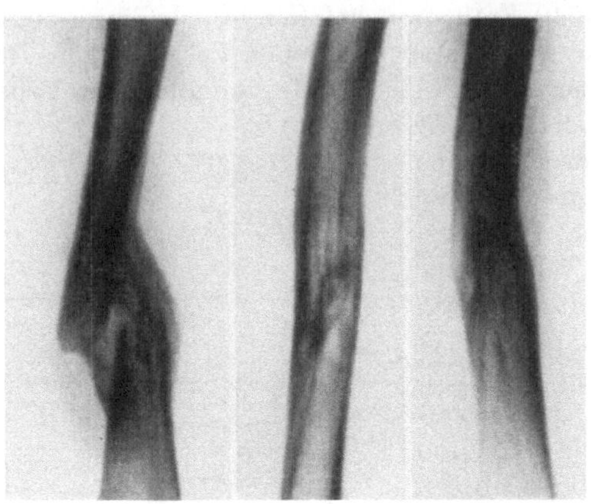

a 2. 12. 1954   b 23. 2. 1956

Abb. 2. Oberschenkelfraktur
a Verschiebung um über Schaftbreite; b nach 2 Jahren

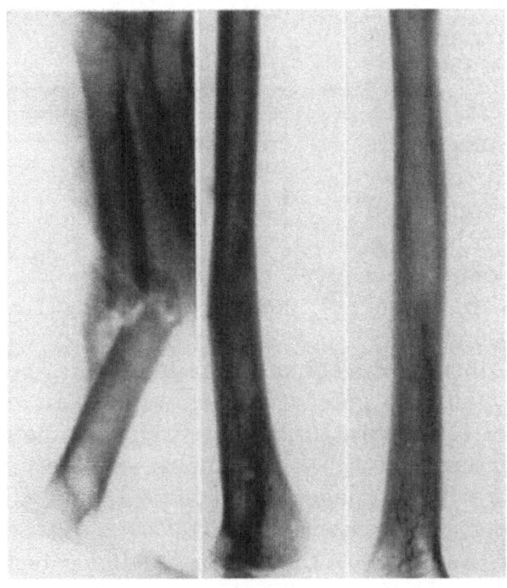

a 25. 9. 1952   b 23. 2. 1956

Abb. 3. a Oberarmfraktur bei 3jähr. Jungen mit Achsenknickung knöchern geheilt;
b nach 3½ Jahren ist die Stelle der alten Fraktur kaum noch zu erkennen

zu spät erkannten Oberarmfraktur eines Dreijährigen, der tagelang mit
einem Schädeltrümmerbruch ohne Bewußtsein war, können durch Umbau des Knochens verschwinden.

Hier eine sekundär abgerutschte Radiusfraktur bei einem 14jährigen (Abb. 4), der wegen einer Halswirbelluxation mit vorübergehender Tetraplegie in Behandlung war.

Nach drei Jahren ist eine erstaunliche Rekonstruktion nicht nur der anatomischen Verhältnisse, sondern auch der Funktion eingetreten (Abb. 5).

Selbst gelenknahe Frakturen, wie supracondyläre Humerusfrakturen, lassen sich, wenn sie bei der ersten Reposition sorgfältig gestellt werden, in Gips oder auf der Extensionsschiene im allgemeinen gut fixieren, auch geringe seitliche Dislokationen können selbst hier durch Wachstumsausgleich zu guten funktionellen und anatomischen Ergebnissen führen (Abb. 6). Am

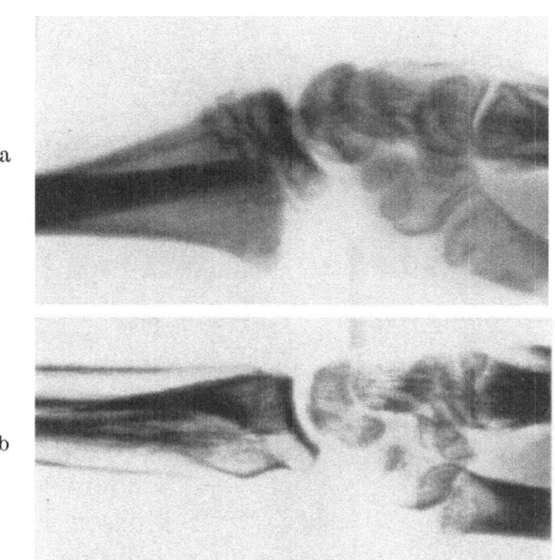

Abb. 4. a Radiusfraktur bei 14jähr. Jungen; b Zustand nach 3 Jahren

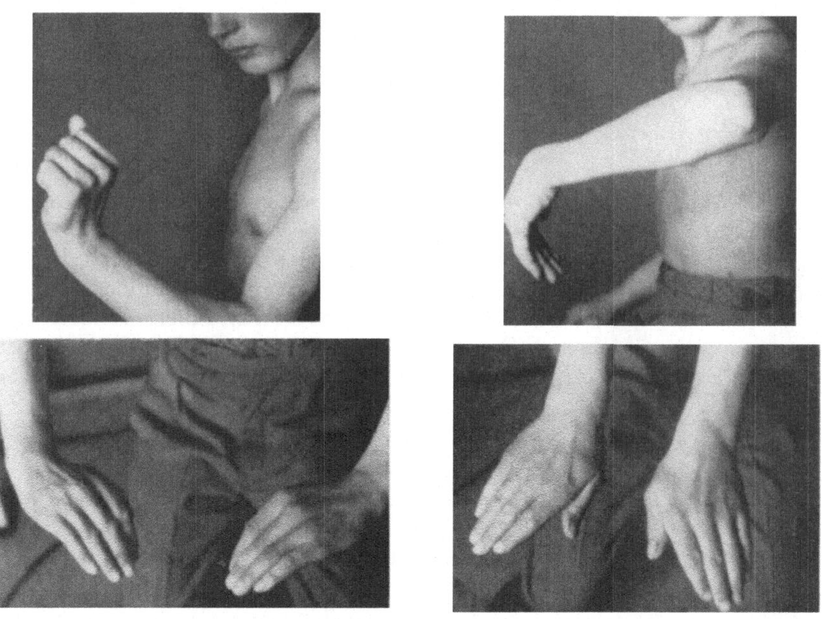

Abb. 5. Funktionelles Ergebnis der Radiusfraktur (Abb. 4) nach 3 Jahren

schlechtesten gleichen sich jedoch Verkürzungen aus, was unser besonderes Augenmerk bei der Behandlung hierauf richten sollte.

Diese günstigen Ergebnisse dürfen jedoch nicht darüber hinweg-
täuschen, daß es Frakturformen beim Kinde gibt, die gerade wegen des

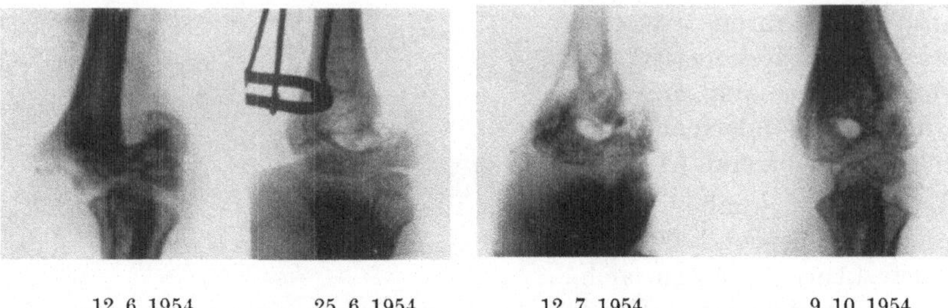

Abb. 6. Heilung einer Humerusfraktur durch Wachstumsausgleich

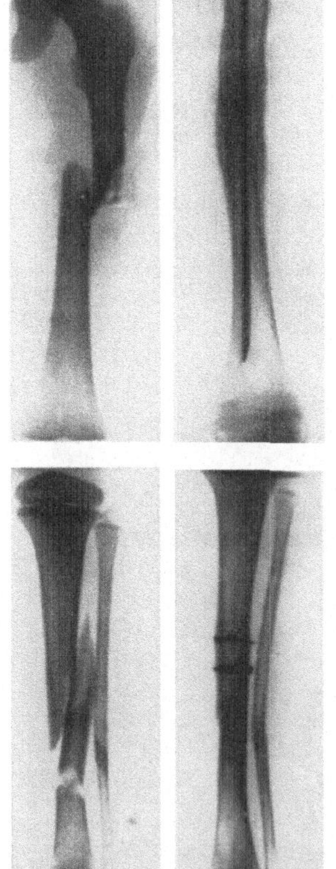

Abb. 7. Doppelfraktur bei 5jähr. Mädchen. Rechts der Zustand nach Oberschenkelmarknagelung und Tibiacerklage

noch nicht abgeschlossenen Wachstums besonders sorgfältiger Behandlung bedürfen. So
müssen Epiphysenfrakturen und Epiphysenlösungen exakt anatomisch reponiert und
eine längere Zeit im Gipsverband ruhiggestellt werden, da auch geringe Dislokationen
hier durch das weitere Wachstum sich meist
nicht ausgleichen, sondern zu Fehlstellungen
führen können. Eine exakte Reposition ist so
gut wie immer möglich. Eine operative Stellung war bei unseren Fällen nie erforderlich.

Frakturen des Condylus radialis und des
Radiusköpfchens müssen, wenn sie sich nicht
exakt reponieren lassen, operativ gestellt
werden, da es sonst nicht zu guten Ergebnissen, sondern durch das weitere Wachstum
oft zu Abweichungen in der Form (z. B. Cu-
bitus valgus) kommen kann und auch die
Funktion irreversible Einbußen erleidet. Der
Condylus ulnaris hingegen läßt sich meist gut
reponieren und bedarf kaum je operativer
Intervention.

Operative Eingriffe sind weiter angezeigt
bei nicht zu beseitigenden Interpositionen —
dies ist im Kindesalter selten — sowie vor
allem bei Doppelfrakturen einer Extremität,
wie sie in den letzten Jahren durch direkten
Anprall bei Verkehrsunfällen bedingt, häufiger
beobachtet wurden (Abb. 7).

Bei diesem 5jährigen Mädchen wurde zunächst die Oberschenkelfraktur genagelt und
nach 10 Tagen eine operative Stellung des
Unterschenkelbruches ausgeführt. Die Ti-

bialfraktur eines 14jährigen Jungen mußte operativ reponiert werden, nachdem die Oberschenkelfraktur zuvor unblutig eingerichtet worden war (Abb. 8). Rechts der Zustand nach 1½ Jahren.

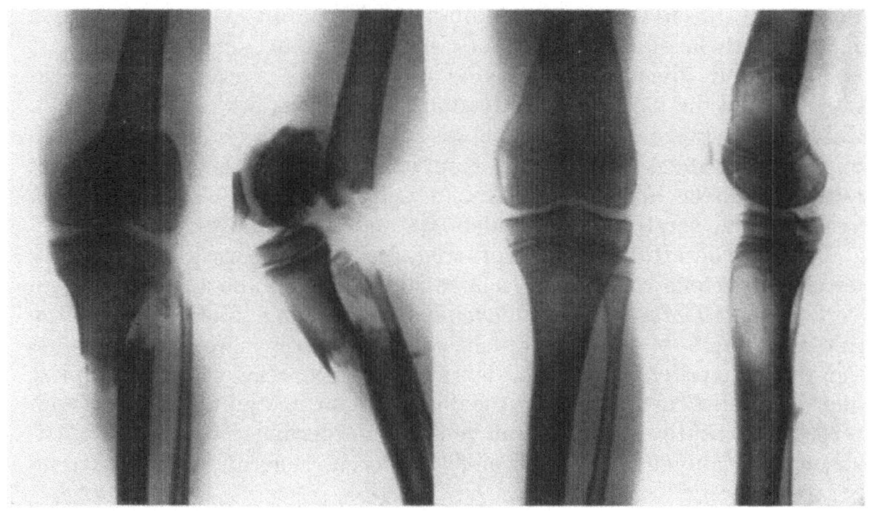

Abb. 8. Doppelfraktur. Rechts Zustand nach 1½ Jahren

Insgesamt waren in nicht ganz 2% aller kindlichen Frakturen operative Eingriffe erforderlich. Stets sollte man sich bei der Indikationsstellung bewußt sein, daß eine Fraktur — beim Kinde mehr noch als beim Er-

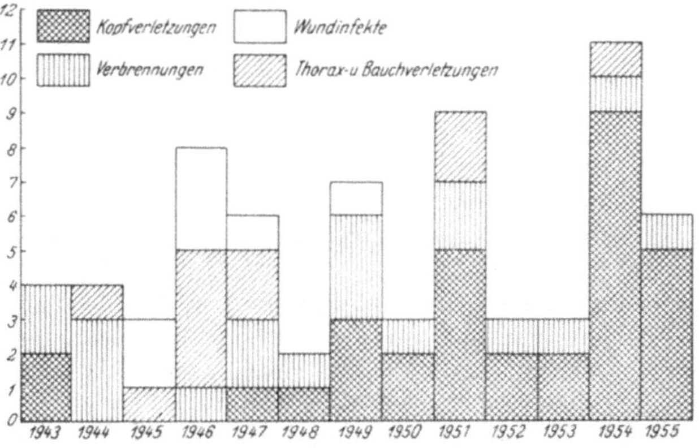

Abb. 9. Unfalltodesursachen bei Kindern 1943—1955

wachsenen — nicht nur eine Störung der Röntgenanatomie darstellt, sondern eine Verletzung, von der ein mehr oder minder großer Teil des Bewegungsapparates der entsprechenden Körperregion betroffen ist, und

die eine, wie wir zeigen konnten, erstaunliche Rekonstruktionsfähigkeit
aufweist.

Dies günstige Bild — hier an einer Auswahl primär negativer Fälle
demonstriert — wäre unvollständig, würden wir nicht noch auf die
Schädelfrakturen zu sprechen kommen. Ein Fünftel aller kindlichen
Knochenbrüche sind Schädelfrakturen. Die Heilungstendenz an sich ist
ebenfalls gut, doch sind die Kinder durch ihre ausgeprägte Schock-
neigung und die häufige Mitverletzung des Gehirns besonders gefährdet.
Zahl und Schwere der Kopfverletzungen nahmen in den letzten Jahren
zu, was sich im Anstieg der an Kopfverletzungen verstorbenen Kinder
am deutlichsten manifestiert. Abb. 9 zeigt den Vergleich der an Kopfverletzungen verstorbenen Kinder mit anderen Unfalltodesursachen.

Bei über der Hälfte der Kopfverletzten sind Nebenverletzungen anderer Körperteile vorhanden. In etwa 80% unserer Fälle war ein Straßenverkehrsunfall Ursache der tödlichen Kopfverletzung. Trotz Fortschritten
in der Therapie — auf die hier nicht näher eingegangen werden kann — ist
der Straßenverkehrsunfall bei den 4—6jährigen Kindern an die Spitze
aller Todesursachen getreten. Aus dieser Tatsache ergibt sich neben weiteren therapeutischen Bemühungen die Forderung nach prophylakti-
schen Maßnahmen, d. h. nach einer größeren Sicherung der Kinder im
Straßenverkehr.

E. Friedhoff, Köln: **Unfälle im hohen Lebensalter.** (Mit 4 Abb.)

Die Geriatrie findet bei den Chirurgen im deutschsprechenden Raum
zunehmende Beachtung. An unserer Klinik in Köln gehen wir seit mehreren Jahren den chirurgischen Problemen der Gerontologie nach. Es sei
ferner an die Arbeiten von Nissen, Moritsch, Hohmann u. a. erinnert.
Doch nur spärlich werden der ältere Mensch und seine Verletzungen in
der Literatur erwähnt.

Ebenso wie beim Kind haben wir auch beim Greise altersspezifische
Gesichtspunkte in der Traumatologie zu berücksichtigen. Zudem mahnen
der Zeitwandel der Technik, der Medizin und der sozialen Probleme auch
in dieser Sicht Rück- und Ausschau zu halten. Diese Gedanken lagen
unseren Untersuchungen über die in den letzten Jahren an der Kölner
Chirurgischen Universitätsklinik stationär behandelten Unfallverletzten
im höheren Lebensalter zugrunde.

Sie sehen auf der Abb. 1, daß wir 244 Sechzig- bis Siebzigjährige, 194
Siebzig- bis Achtzigjährige und 73 Achtzig- bis Neunzigjährige mit
meist schweren Verletzungen auf der geschlossenen Abteilung zu versorgen hatten. Davon starben bei einer Gesamtzahl von 511 Fällen 71,
das sind 13,9%. (Die prozentuale Zunahme der Mortalität in den drei
Dekaden ist bei annähernd gleicher Gewalteinwirkung, wie nicht anders
zu erwarten, altersbedingt.)

Verständlich ist es, daß in einer Großstadt wie Köln der *Verkehrsunfall* an erster Stelle steht. Dabei wurden mehr als zwei Drittel als Fußgänger von Fahrzeugen jeglicher Art angefahren und zu Boden geschleu-

dert. Dies spiegelt sich auch noch in der Aufschlüsselung der Todesfälle deutlich wider. Neben der Verkehrsdichte spielen beim Verkehrsunfall die verlangsamte Reaktion und körperliche Ungeschicklichkeit eine wesentliche Rolle. Die hohe Zahl der *hauswirtschaftlichen Unfälle* erklärt sich daraus, daß sich das Leben der älteren Menschen während der 24 Stunden des Tages vorwiegend in diesem Raum abspielt. Ausschließ-

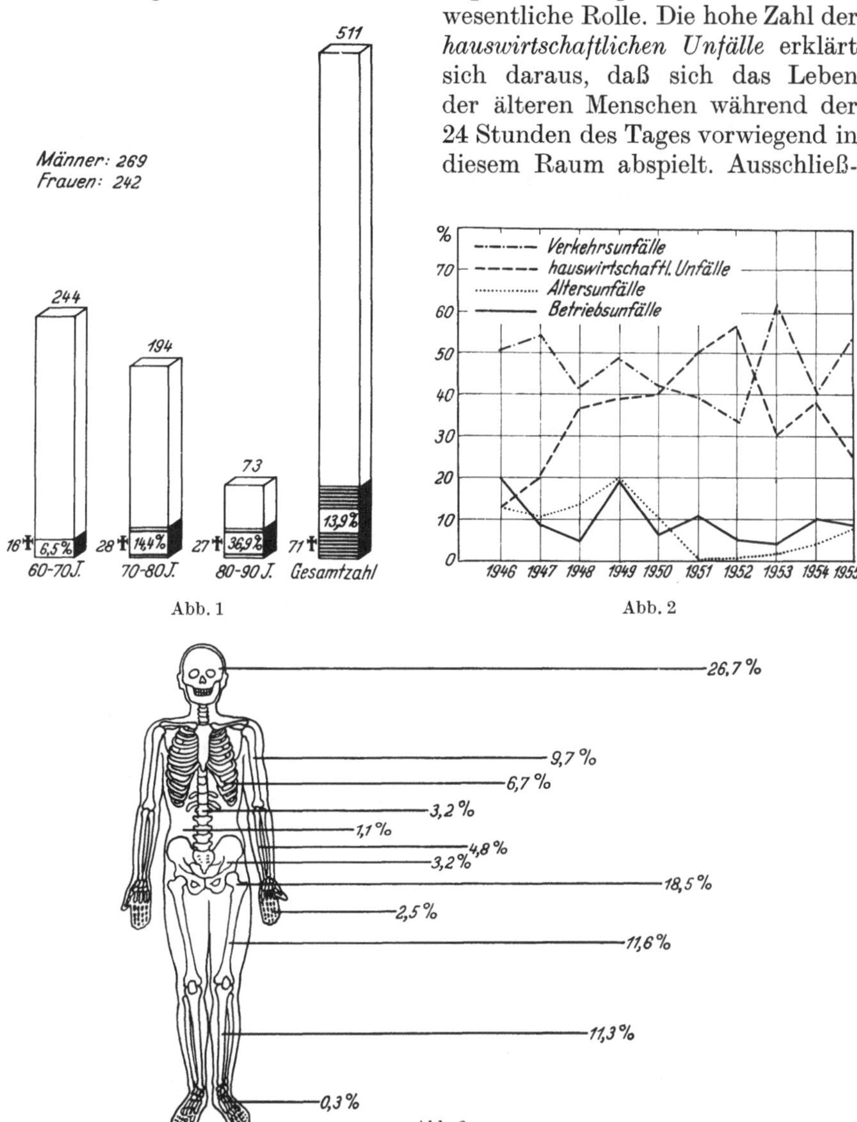

Abb. 1

Abb. 2

Abb. 3

lich sind die Unfälle *altersbedingt*, die durch ein Altersleiden, z. B. Schwindelanfall, verursacht wurden. In fast gleicher Zahl ereigneten sich *Betriebsunfälle*, meist bei selbständigen Berufsgruppen (Abb. 2).

Wie sich die Verletzungen auf die einzelnen Körperabschnitte bei 511 Verunglückten = 100%, verteilen, mögen Sie diesen Zahlen entnehmen (Abb. 3).

An 1. Stelle steht das Schädeltrauma mit 26,7%. In dieser Zahl spiegelt sich der Verkehrsunfall wider. Ganz im Gegenteil dazu, handelt es sich bei der *Schenkelhalsfraktur*, die mit 18,5% an zweiter Stelle steht, um eine altersbedingte — ich möchte fast sagen — Zimmer- oder Treppenverletzung. Diese Fraktur und ihr häufigeres Auftreten beim weiblichen Geschlecht hat ihre Ursache in der Altersosteoporose und in der dadurch noch mehr in Erscheinung tretenden Verkleinerung des Schenkelhalswinkels. Es folgen im Abstand *Ober-* und *Unterschenkelbrüche* mit 11,6% bzw. 11,3%, und in geringerer Zahl die übrigen *Körperabschnitte*. Entsprechend der geringen Zahl der Betriebsunfälle sind auch die Hand- und Fingerverletzungen selten. Ganz auffällig ist die geringe Zahl der *Kombinierten Verletzungen*, die fast ausschließlich bei Verkehrsunfällen beobachtet wurden. Auch diese Tatsache erscheint uns deswegen altersbedingt, weil durch die Entkalkung des Knochens eine geringe Gewalteinwirkung genügt, um zu einem Knochenbruch zu führen. Aufschlußreich und für die Behandlung richtungweisend ist die Aufschlüsselung der Todesfälle nach Ursache und verletztem Körperabschnitt.

Tabelle 1

Todesursache		Schenkelhalsfraktur kons.	Schenkelhalsfraktur opera.	Kopfverletzung	Oberschenkelfraktur	Wirbelsäulenfraktur	Beckenfraktur	Unterschenkelfraktur	Brustverletzung	Oberarmfraktur
Pneumonie	27 = 38,0%	10	3	1	6	2	—	1	1	2
Schwere Hirnverletzung	18 = 25,3%	—	—	18	—	—	—	—	—	—
Herzschwäche	7 = 9,8%	3	—	—	2	1	—	—	1	—
Fettembolie	5 = 7,0%	2	—	1	1	—	1	1	—	—
Uraemie	4 = 5,6%	2	—	—	—	1	1	—	—	—
Hirnblutung bei Cerebralsklerose	4 = 5,6%	2	—	2	—	—	—	—	—	—
Massive Embolie	4 = 5,6%	1	—	—	1	—	1	1	—	—
Schocktod	2 = 2,8%	—	—	1	1	—	—	—	—	—
		20	3							
	71 13,9%	23		23	11	4	3	3	2	2
		32,3%		32,3%	15,4%	5,6%	4,2%	4,2%	2,8%	2,8%

Es führen mit großem Vorsprung auf gleicher Höhe die Schenkelhalsfraktur und Kopfverletzung mit je 32,3%, dann erst folgen die übrigen Verletzungen. Als häufigste *Todesursache* fanden wir die *Pneumonie* mit 38%, dann die Schädelverletzungen, die auf Grund des Hirnsubstanzschadens nicht mehr mit dem Leben vereinbar waren. Auch hier spiegelt sich der Verkehrsunfall wider. Weit geringer ist die Zahl der übrigen Todesursachen.

Nun gilt es zu klären, durch welche Maßnahmen die Mortalität gesenkt und die Behandlungsergebnisse gebessert werden können. Gerade in der Alterstraumatologie scheinen uns althergebrachte bewährte Methoden und moderne Errungenschaften den Weg zu weisen.

Wie ungleich schwierig ist es mit dem schweren *Schockzustand* des Alten gegenüber dem des Jungen fertig zu werden. Können wir beim Jugendlichen eine normale Hirn-, Herz- und Nierenfunktion voraussetzen, so bieten uns beim älteren Menschen nur die ärztliche Erfahrung und der Gesamteindruck bei der ersten Untersuchung eine Hilfe. Hier gilt es, unter allen Umständen, den Blutdruckabfall rasch zu beseitigen, denn dieser wirkt sich auf die Greisenniere sehr ungünstig aus, wobei eine Überfüllung des Kreislaufs die Lungen und das Herz in Gefahr bringt. Analeptica und Kreislaufmittel sind zu vermeiden, da die Vasokonstriktion die Gewebsanoxie vermehrt. In der *Schmerzbekämpfung* kommt uns das Alter insofern entgegen, als die Empfindlichkeit ebenso wie die übrigen Reaktionen herabgesetzt sind. Wir vermeiden Morphium und applizieren Dolantin intravenös, nicht subcutan, da die Resorption im Schock und besonders im höheren Lebensalter verzögert ist. Hier sei betont, daß die Gefahr der Überdosierung groß ist. Dies gilt auch besonders für die von Herrn FROHWEIN vorgetragene medikamentöse Schockbehandlung der schweren Schädelverletzungen. Bei älteren Verletzten erscheint uns die Anaesthesie am geeignetsten, die keinen Blutdruckabfall, O_2-Mangel und CO_2-Akkumulation mit sich bringt. Wir bevorzugen an den unteren Extremitäten die Periduralanaesthesie mit entsprechender Kreislaufprophylaxe und im übrigen die Barbiturat-, Kurz- oder Langnarkose, gegebenenfalls mit Curare und Intubation. Eine routinemäßige medikamentöse Emboljeprophylaxe wird nicht vorgenommen.

Die Knochen- und Gelenkverletzung an den Gliedmaßen stellen uns in der Geriatrie vor allgemeine und lokale Komplikationsgefahren.

Ist der Unfallverletzte über Monate ans Bett gefesselt, drohen die Pneumonie und der Decubitus, die die Mortalität, wie Sie gesehen haben, stark beeinflussen. Hier bekommt die systematische Heilgymnastik besondere Bedeutung. Die obengenannten Gefahren können wir durch die verschiedenen Methoden der *Nagelung* weitgehend bannen, soweit der Gesamtzustand und der Lokalbefund diese Indi-

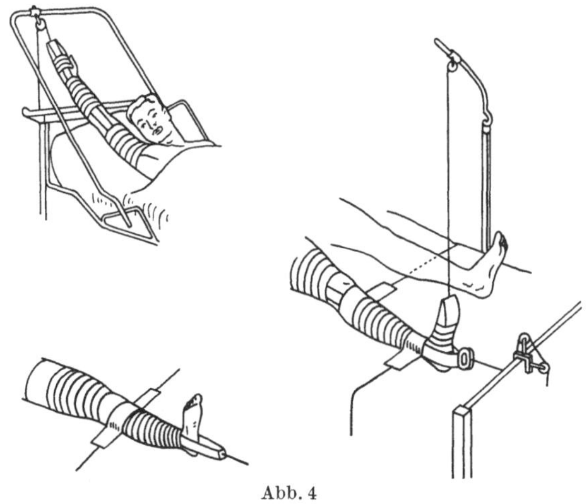

Abb. 4

kation erlaubt. Für die große Zahl der übrigen Frakturen erinnern wir an eine Behandlungsmethode, die vor mehr als 50 Jahren von dem Kölner Chirurgen BARDENHEUER mit großem Erfolg angewandt wurde und uns gerade bei älteren Verletzungen manche Schwierigkeiten überwinden ließ (Abb. 4). Diese Heftpflasterstrecke nach BARDENHEUER hat den großen

Vorteil, daß eine frühzeitige, funktionelle, durchblutungsfördernde Behandlung möglich ist und der drohenden Gelenkversteifung entgegenwirkt.

Danach gelingt es uns nicht selten, den noch rüstigen älteren Menschen vor einer unfallbedingten Pflege- und Hilfsbedürftigkeit zu bewahren.

K. Spohn, Heidelberg: Ergebnisse bei konservativer Behandlung pertrochanterer Schenkelhalsbrüche. (Mit 8 Abb.)

Wenn man die Arbeiten zur Behandlung der pertrochanteren Femurfraktur aus den letzten 10 Jahren verfolgt, könnte man leicht den Eindruck gewinnen, es sei die konservative Therapie unzweckmäßig geworden und in der Ära der operativen Frakturbehandlung nicht mehr am Platze. Gewiß, die Nagelung der medialen Schenkelhalsfraktur hat die Behandlung revolutioniert und die Erfolgschancen sprunghaft ansteigen lassen. Vielerorts erhofft man das gleiche für die pertrochanteren Brüche. Eine kaum zu übersehende Fülle von Methoden, Nagelformen und Zielgeräten wurde angegeben, und *von mancher Seite* wird enthusiastisch *der grundsätzlichen Operation das Wort geredet.*

Dabei übersieht man vielfach eine Reihe *sehr wichtiger Tatsachen:*

1. Die mechanisch-statischen Bedingungen der medialen Schenkelhalsfraktur haben für den pertrochanteren Bruch großenteils keine Gültigkeit. 2. Die *Heilungstendenz der pertrochanteren Fraktur* ist ganz *ausgezeichnet.* Pseudoarthrosen, wie man sie bei konservativer Behandlung der medialen Fraktur in einem hohen Prozentsatz erlebt, sind so gut wie unbekannt. 3. Das *Durchschnittsalter* der Träger einer pertrochanteren Fraktur liegt aber 5—10 Jahre höher als das der Kranken mit medialem Bruch, bei uns *bei etwa 75 Jahren.*

Im operativen Lager ist man der Ansicht, die Nagelung habe die Mortalität dieser Frakturen erheblich gesenkt, weil die Komplikationen, die ein langes Krankenlager im hohen Alter mit sich bringt, in Wegfall kommen.

Wie liegen in Wirklichkeit die Verhältnisse? Zunächst das *eigene Krankengut:*

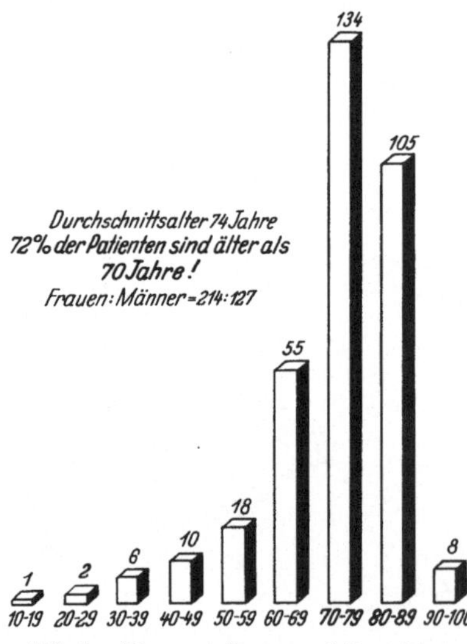

Abb. 1. Altersverteilung von 341 pertrochanteren Frakturen (1941—1955)

Wir haben an der Heidelberger Chirurgischen Klinik *in den letzten 15 Jahren* (1941—1955) 341 pertrochantere Brüche behandelt (Abb. 1). Über zwei Drittel der Patienten hatten das 70. Lebensjahr überschritten, *jeder 3. war älter als 80 Jahre.* Wer wollte übersehen, daß es in diesen Altersgruppen *nicht nur die Gefahr einer langen Bettruhe, sondern auch einen sprunghaften Anstieg der Operationsgefährdung gibt!* Es wird zu prüfen sein, welche dieser Gefahren größer ist. Doch zunächst zur *Behandlung* (Abb. 2):

Von den 341 Brüchen wurden nur *8 genagelt*, 265 wurden der *Drahtextensionsbehandlung* zugeführt und 68 mehr oder minder eingekeilte Brüche nur zwischen Sandsäcken oder auf Schiene *gelagert. In keinem Fall* kam es zur *Pseudarthrose!* Allerdings beansprucht die stationäre Behandlung im Durchschnitt 12—14 Wochen. Das ist unbestritten oft ein echtes Problem.

Gestorben sind während der klinischen Behandlung 13,7% der Kranken.

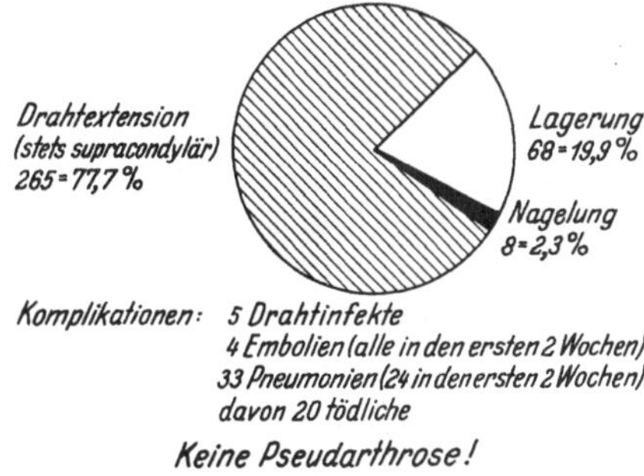

Abb. 2. Behandlung von 341 pertrochanteren Frakturen

Was sagt diese Zahl? Verglichen mit der Mortalität, die andere Autoren bei der Gegenüberstellung von konservativer zu operativer Behandlung verzeichnen, liegt sie an der unteren Grenze; und das, obwohl es sich um ein gänzlich *unausgelesenes Krankengut* handelt. Demgegenüber — und das sei besonders herausgestellt! — fußt in jeder Vergleichsstatistik die *operative* Gruppe notwendigerweise auf einer *positiven Auslese,* die *konservative* auf einer *negativen,* da sie ja alle Patienten mit erfaßt, die wegen ihres Alters und den verschiedenen sonstigen Gründen nicht mehr operiert werden können. Nur so ist es erklärbar, daß z. B. die Sammlung von SCHUMPELICK und JANTZEN (1953) für 2000 konservativ Behandelte eine Mortalität von 28%, für 1000 Operierte eine solche von 15% auszählt. Nicht übersehen werden darf ferner, daß die *letal endenden Fälle der ersten 10 Tage* nach dem Trauma, in denen für gewöhnlich nicht operiert wird, stets bei der konservativen Gruppe gebucht werden (Tab. 1).

Tabelle 1. *Vergleich der Sterblichkeit bei konservativer und operativer Behandlung pertrochanterer Femurfrakturen*

	Fallzahl	Behandlung	Mortalität
Sammelstatistik:			
27 Autoren	2006 . . . kons.		28,4%
zit. nach Schumpelick			
u. Jantzen 1953 . . .	998 . . . . op.		15,2 %
Taylor 1944	114 . . . . kons.		25,4 %
	102 . . . . . . op.		21,6 %
O'Brien 1946	103 . . . . . . op.		21,4 %
Evans 1949	101 . . . kons.		15,0 %
	110 . . . . . . op.		10,9 %
Aronsson 1950	84 . . . kons.		15,8 %
	55 . . . . . . op.		8,3 %
Hafner 1951	34 . . . kons.		15,0 %
	46 . . . . . . op.		20,0 %
Budde 1955	101 . . . kons.		13,8 %
Chirurg. Univ.-Klinik			
Heidelberg 1956 . . .	341 . . . kons.		13,7 %

Von unseren 47 Gestorbenen kamen beispielsweise 19 in dieser Zeitspanne ad exitum. Die *Mortalität des Restes* senkt sich nach ihrem Abzug *auf nur 8,7%*, einen Hundertsatz, den keine operative Statistik je unterschritten hat.

Sie sollen nun nicht sagen, das sei ein Spiel mit Ziffern! Diese Zahlen scheinen uns vielmehr ein *eindeutiger Beleg* dafür zu sein, *daß die Operation die Verkürzung der Bettruhe und der stationären Behandlung mit einer zusätzlichen Gefährdung erkauft, die man nicht bagatellisieren sollte. Auch bezüglich der anatomischen Stellung und der Funktion* ist die *konservative Behandlung nicht unterlegen* (Tab. 2).

Tabelle 2. *Sterblichkeit bei 341 pertrochanteren Femurfrakturen der letzten 15 Jahre Chirurg. Univ.-Klinik Heidelberg (1941—1955)*

	Fallzahl	†	Mortalität
Gesamt (1941—1955) . . .	341	47	13,7 %
1941—1950	264	40	15,1 %
1951—1955	77	7	9,1 %

Durchschnittsalter der Gestorbenen: 79 Jahre.
Von 47 Gestorbenen überlebten nur 28 die ersten 10 Tage.
Die Mortalität der restlichen 322 Pat. ist 8,7%.

Von 176 Patienten der Klinik, die v. Droste nachuntersuchte, waren 40 ohne Beinverkürzung gehfähig und hatten eine freie Beweglichkeit der Hüfte und des Knies. 97 zeigten eine Verkürzung unter 2 cm bei freier Hüfte und einer Beugefähigkeit des Kniegelenkes über 90 Grad. Nur 7 Patienten konnten nicht mehr auf die Beine gebracht werden (Tab. 3).

Tabelle 3. *Funktionelles Ergebnis bei 176 nachuntersuchten pertrochanteren Frakturen der Chirurg. Univ.-Klinik Heidelberg (nach Dr. v. Droste 1953)*

Gruppe	Zahl	
I	40	Gefähig ohne Hilfsmittel. Keine Verkürzung. Freie Hüft- und Kniebeweglichkeit.
II	97	Verkürzung unter 2 cm. Guter Gang mit Stock. Hüfte frei oder gering eingeschränkt. Knie über 90° zu beugen.
III	32	Coxa vara unter 120°. Gehen nur mit Stockstützen oder orthopäd. Schuhwerk möglich. Hüfte eingeschränkt.
IV	7	Vermögen praktisch nicht zu gehen.

Ein paar *Röntgenbilder* sollen die *anatomischen Ergebnisse* beleuchten:
Vorneweg 4 der häufigsten Frakturformen (eine Einteilung in Gruppen, wie sie verschiedentlich versucht wurde — Böhler, Küntscher u. Maatz —, ist u. E. zu schematisch und wird der Vielfalt der tatsächlichen Verhältnisse nicht gerecht) (Abb. 3). Für die beiden Brüche links können wir eine zwingende Indikation zur Operation nicht sehen. Sie werden im Zugverband ausnahmslos in idealer Stellung fest. Bei den beiden rechts abgebildeten aber gibt es wegen der dünnen verbliebenen Trochanter-

leiste und der Aussprengung der Trochanteren technische Schwierigkeiten, vor denen sich die Operateure in der Mehrzahl scheuen.

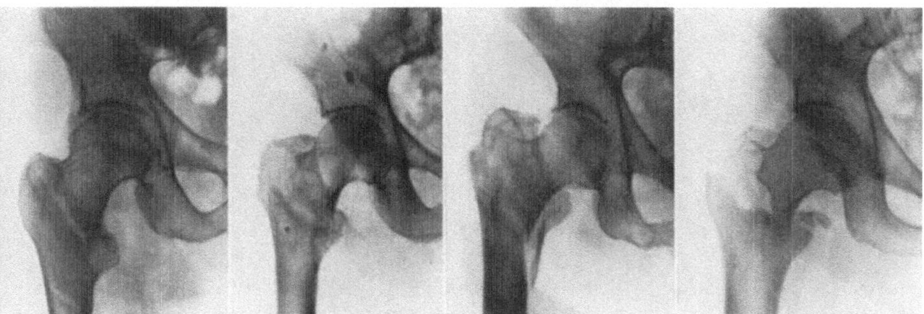

Abb. 3 (siehe Text)

Nun eine kleine Serie der verschiedensten Brüche, unmittelbar *nach
dem Trauma* und *nach knöcherner Konsolidierung*. Ich demonstriere sie
nur, weil von den Gegnern der konservativen Behandlung behauptet
wird, solche Ergebnisse ließen sich nur operativ erzielen (Abb. 4—8).

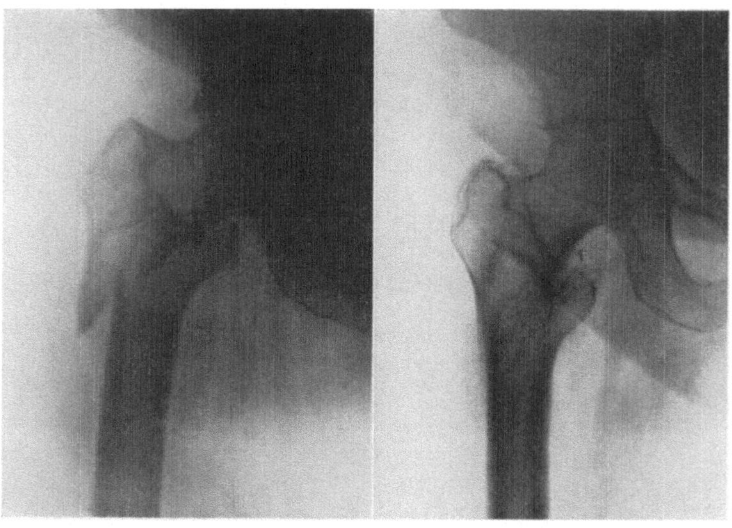

3. 12. 1955   16. 3. 1956

Abb. 4. 55 J. ♀

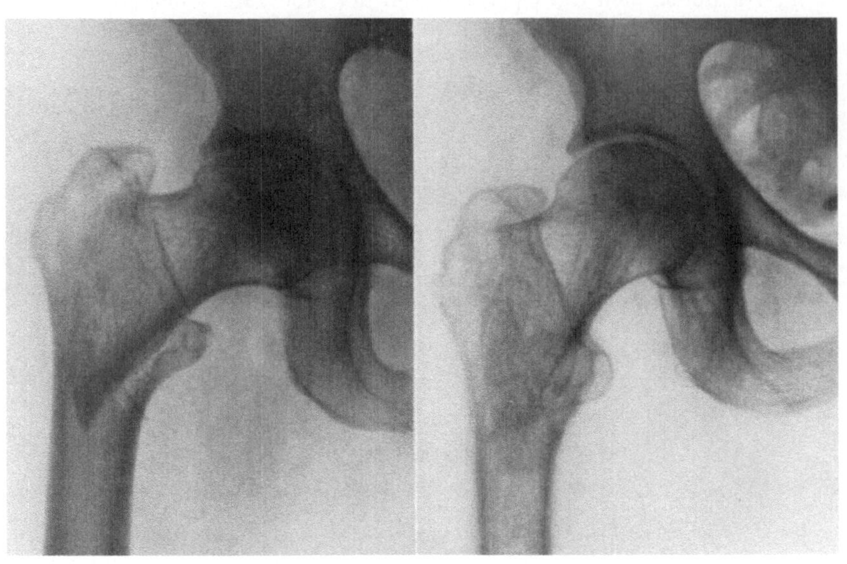

5. 10. 1952 19. 1. 1953

Abb. 5. 74 J. ♀

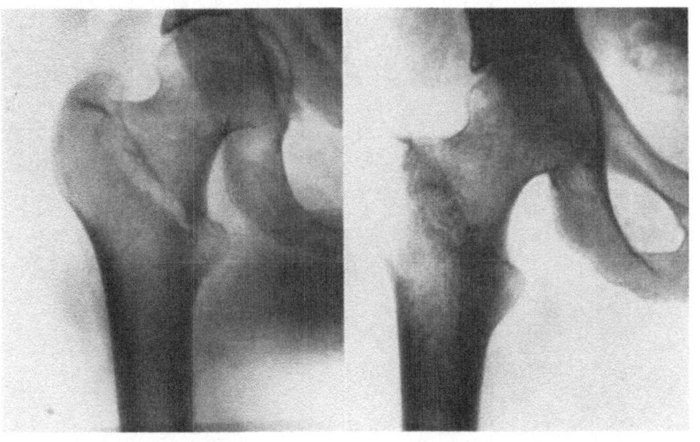

15. 6. 1955 5. 1. 1956

Abb. 6. 50 J. ♀

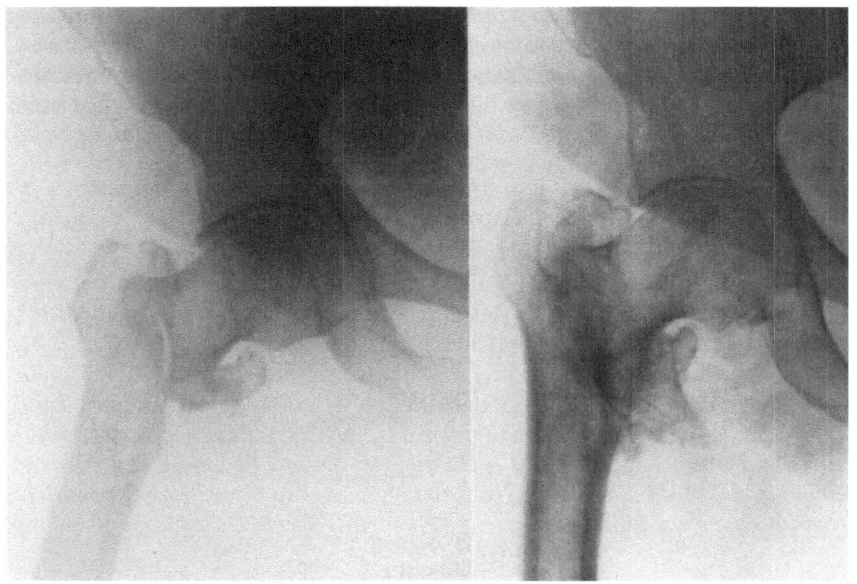

21. 1. 1955   19. 7. 1955

Abb. 7.   71 J.   ♀

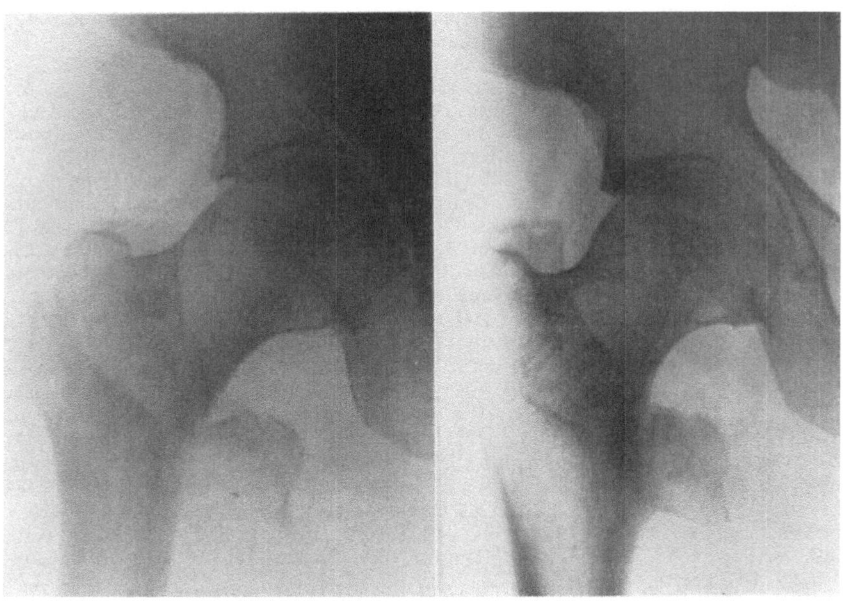

5. 1. 1953   17. 2. 1955

Abb. 8.   64 J.   ♂

Sie sehen, es sind die *Ergebnisse einer konsequent durchgeführten konservativen Behandlung zumindest nicht schlechter als die der operativen.*

Nicht berücksichtigt sind dabei die bei der Nagelung möglichen Komplikationen. Es muß doch zu denken geben, daß Taylor bei insgesamt 3000 Nagelungen 123 und Parker bei 139 19 auf die Operation zurückführende Komplikationen beschreiben.

Wir sind daher nach alldem überzeugt, daß *für die pertrochantere Fraktur* der Nagelung auch in Zukunft *bei weitem nicht die Bedeutung zukommt, wie für die mediale Schenkelhalsfraktur.*

Berücksichtigt man kritisch alle Umstände, die nach den anerkannten Grundsätzen der „Chirurgie des hohen Lebensalters" eine Kontraindikation zur Operation abgeben und läßt man nicht außer acht, daß die einzige wirkliche Indikation die — für den Kranken heute nicht mehr entscheidende — Verkürzung der Liegezeit ist, während es eine *Indikation bezüglich* der *Verbesserung der Mortalität,* der *knöchernen Heilung* und der *Funktion* tatsächlich *nicht gibt,* so bleibt nur eine *verschwindend kleine Zahl von Fällen* übrig, bei denen man die *Operation ernsthaft in Erwägung ziehen* sollte.

Literatur

Arden, G. P., and Gj. Walley: Brit. Med. J. **1950**, 1024. — Ashurst, A. T. C.: Ann. Surg. **58**, 494 (1913). — Bako, E.: Chirurg 358 (1946/47) / **46/47**.— -: Chirurg **19**, 380 (1948). — Ballester-Hoys: Cir. Ginecol. y Urol. **7**, 42 (1954). — Baud, B.: Chirurg **26**, 468 (1955). — Bickel, W. H., and A. E. Jackson: Surg. etc. **91**, 14 (1950). — Blümel, P.: Bruns Beitr. **191**, 85 (1955). — Brütsch, H. u. W. J. Pirozynski: Helvet. chir. Acta **15**, 209 (1948). — Budde, W., u. H. J. Weickardt: Zbl. Chir. **80**, 1352 (1955). — Bumiller, H.: Langenbecks Arch. u. Dtsch. Z. Chir. **266**, 681 (1951). — Capener, N.: Lancet **1944**, 600. — Cleveland, M., D. M. Bosworth and F. R. Thompson: J. A. M. A. **137**, 1186 (1948). — v. Droste, W.: Langenbecks Arch. u. Dtsch. Z. Chir. **275**, 62 (1953). — Ehalt, W.: Z. Orthop. **80**, 3 (1950). — Evans, M.: J. Bone Surg. B. **33**, 192 (1951). — Führer, K.: Zbl. Chir. **79**, 1150 (1954). — Goldenberg, R. R., and A. J. Santoro: Bull. Hosp. Joint. Dis. **12**, 27 (1951). — Gorostidi-Erro: Cir. Aparato locomotor **9**, 235 (1952). — Grevillius, A.: Erg. Chir. **31**, 829 (1938). — Hafner, R. H. V.: J. Bone Surg. B 35513 (1951). — Hauck, G. J.: Chirurg **19**, 380 (1948). — Hienert, G.: Wien. med. Wschr. **1953**, 79. — Horwitz, Th.: Surg. etc. **95**, 45 (1952). — Johansson, Sven: Acta orthop. skand. (Kobenh.) **4**, 228 (1933). — Karnbaum, S.: Chirurg **26**, 312 (1955). — Küntscher, G.: Zbl. Chir. **72**, 1164 (1947). — Zbl. Orthop. **85**, 369 (1954). — Lezius, A.: J. Int. College Surg. **13**, 5 (1950). — Mancini, G.: Arch. Putti 1, 18 (1951). — Marcus, G. H.: Wien. klin. Wschr. **1951**, 363. — Mehlhorn, H.: Chirurg **23**, 562 (1952). — Meins, G.: Chirurg **22**, 443 (1951). — Moore, A. T.: J. Bone Surg. **26**, 52 (1944). — Moöre, M.: Americ. J. Surg. **84**, 449 (1952). — Moritsch, P.: Wien. med. Wschr. **1951**, 505. — Moser, A.: Schweiz. med. Wschr. **1948**, 960, 1088. — Wien. med. Wschr. **1955**, 269. — Müller, K. L.: Wien. med. Wschr. **1949**, 289. — Murray, R. C., and J. F. M. Frew: J. Bone Surg. B **31**, 204 (1949). — Neff, G.: Chirurg **21**, 596 (1950). — Newell, C. E.: Amer. J. Surg. **73**, 162 (1947). — Parker, St. G.: J. Internat. Coll. Surg. **24**, 202 (1955). — Poilleux, F., M. Courtois-Suffit et H. Segal: Rev. de Chir. **73**, 399 (1954). — Ponte, A.: Ärztl. Wschr. **1953**, 979. — Ramadier, J. O., et J. Teintourier: Rev. Chir. orthopéd. **38**, 13 (1952). — Rehbein, F.: Chirurg **19**, 562 (1948). — Chirurg **20**, 647 (1949). — Scheidt, R.: Chirurg **20**, 641 (1949). — Chirurg **21**, 225 (1950). — Schultz, H.: Mschr. Unfallheilk. **56**, 47 (1953). — Schumpelick, W., u. P. M. Jantzen: Chirurg **24**, 506 (1953). — Schuster, W.: Helvet. Chir. Acta **18**, 298 (1951). — Scott, J. C.: J. Bone Surg. B **33**, 508 (1951). — Summers, J. E.: Surg. etc. **88**, 385 (1950). — Taylor, G. M., A. J. Neufeld and V. L. Nickel:

J. Bone Surg, **37** — A, 306 (1956). — VIAR-FLORES, J.: Cir. Ginecol. Y. Urol. 8, 47 (1954). — WEIS, J.: Chirurg **22**, 445 (1951). — WINKELBAUER, A., und H. MOSER: Schweiz. med. Wschr. **1951**, 305.

GEISSENDÖRFER, Frankfurt a. M.: Zweifellos hat Herr Spohn recht, wenn er sagt, daß die pertrochanteren Frakturen auch ohne Operation zur Ausheilung gebracht werden können. Auch wir haben früher ausschließlich konservativ behandelt, mußten jedoch unter dem Zwang der Verhältnisse, nämlich der großen Bettennot in Frankfurt a. M., versuchen, neue Wege zu beschreiten und haben seit etwa Mitte 1949 die Schenkelhalsnagelung auch bei pertrochanteren Frakturen aufgegriffen. Mein Mitarbeiter, Herr Dr. VOIT, hat eine Zusammenstellung der pertrochanteren Frakturen von 1945—1955 vorgenommen. Dabei ergab sich bei ausschließlich konservativer Behandlung in der Zeit von Mitte 1945 bis Mitte 1949 eine Mortalität von 23,4 %. Von Mitte 1949—1955 haben wir wahlweise konservativ und operativ behandelt und im wesentlichen die Kranken mit schwer reduziertem Allgemeinzustand von der Operation ausgeschlossen, also wahlweise genagelt. Dabei ergab sich für die konservativ Behandelten eine Mortalität von 30,8 % und für die Operierten eine solche von 11,6 %, wobei das Durchschnittsalter bei den Operierten um etwa 1 Jahr höher lag als bei den Nichtoperierten. Die Gesamtmortalität der konservativ Behandelten und Operierten von Mitte 1949 bis 1955 betrug ebenfalls, wie bei den rein konservativ Behandelten der ersten Periode, 23,4 %. Es war also nicht möglich, die Mortalität durch wahlweise Einführung der Nagelung zu senken. Dagegen war es möglich, die Dauer des Krankenhausaufenthaltes und den Zeitraum bis zum ersten Aufstehen sehr wesentlich herunterzudrücken, betrug doch der durchschnittliche Krankenhausaufenthalt bei den rein konservativ Behandelten 95 Tage, bei den Operierten dagegen nur 72 Tage, ebenso wie bei den Konservativen Aufstehen erst am 76. Tag, bei den Operierten bereits jedoch am 43. Tag möglich war. Die funktionellen Ergebnisse der Operierten standen denen der rein konservativ Behandelten in keiner Weise nach. Somit muß auf das große Ganze gesehen doch festgestellt werden, daß bei den Kranken, welchen eine Nagelung zugemutet werden kann, diese doch einen Fortschritt bedeutet. Wir möchten sie jedenfalls nicht mehr missen.

ERB, Gelsenkirchen: Die Ausführungen des Herrn MAYER kann ich nur vollauf bestätigen. Uns Chirurgen drängt sich bei der Oberschenkelfraktur automatisch der Gedanke an eine Extensionsbehandlung auf. Daß sie beim Neugeborenen fehl am Platze ist, zeigte uns erst kürzlich ein Fall von doppelseitig „angeborener" Oberschenkelfraktur. Der Säugling machte fortgesetzt regelrechte „Klimmzüge" mit dem ganzen Körperchen an seinen vertikalen Extensionen. Die Stellung blieb schlecht. Auf Rat des Pädiaters Prof. BRENNER überließen wir die Oberschenkel völlig sich selbst. Die feste Heilung erfolgte in durchaus befriedigender ganz leichter 0-Stellung, die erfahrungsgemäß durch Ab- und Anbau von selbst schwindet. Die Extension behindert unnütz den Stillakt und erschwert die Säuglingspflege.

MAYER: Tübingen (Mit 1 Abb.): 1. Zunächst möchte ich eine kurze Bemerkung machen zur tödlichen Verbrennung eines ca. 3jährigen Kindes, das in Gegenwart der Mutter in einen Kübel mit kochendem Wasser hineinfiel und infolge der Verbrennung starb. Der Staatsanwalt wollte gegen die Mutter einen Prozeß wegen fahrlässiger Tötung einleiten; aber er unterließ es, nachdem ich mit allem Nachdruck betont hatte, daß die arme Mutter durch den Tod ihres Kindes schon genug bestraft sei.

2. Zu den Ausführungen von Herrn STREICHER über die besonderen Heilungsbedingungen der Knochenbrüche bei Kindern möchte ich darauf hinweisen, daß die Geburtshelfer im Laufe der Zeit immer mehr dazu übergingen, Extremitätenfrakturen bei Neugeborenen mit den modernen Extensionsmethoden zu behandeln. Diese aber stören vermutlich doch das Wohlbefinden des Kindes und erschweren in hohem Maße das Stillen, was unter Umständen sehr nachteilig sein kann. Deswegen möchte ich daran erinnern, daß die alte einfache Methode der Fixation der gebrochenen Extremität am Rumpf sehr gute Resultate hatte, wie vor langer Zeit mein leider so früh verstorbener Oberarzt TAUSCH zeigen konnte (Arch. Gyn. **166**, 460, 1939).

Trotz Beschränkung auf die Fixation des gebrochenen femur am Rumpf war eine anfänglich recht beträchtliche Dislokation der Bruchenden schon nach 2—3 Wochen weitgehend ausgeglichen und nach 3½ Monaten völlig verschwunden (s. Abb.), so daß der Knochen wieder ganz gerade war. Man sieht also, was die Na-

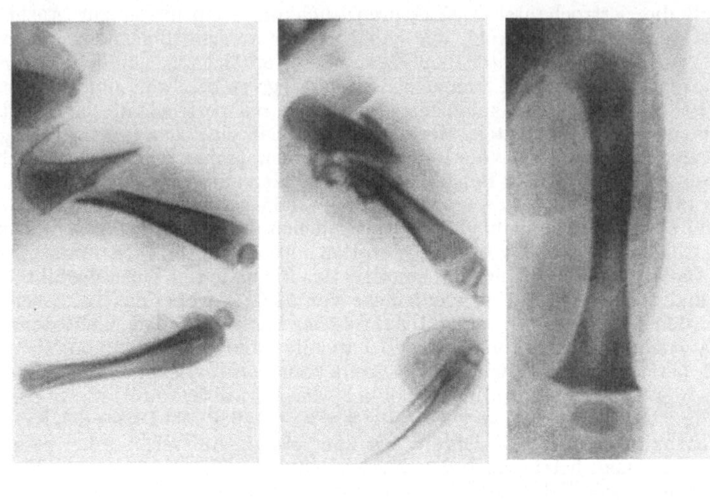

a   b   c

Abb. 1. Kind Sch. M. A. (Geb.-J. 1934 Nr. 1135)
a Aufnahme nach der Geburt, b Aufnahme 16 Tage post partum,
c Aufnahme 3½ Monate post partum (Arch. Gyn. **166**, 462 (1938)

tur beim wachsenden Knochen auf Grund der ihr innewohnenden Heilungstendenzen und Wachstumsrichtung von sich aus fertigbringt, und wie überflüssig die übertriebene Kunsthilfe oft sein kann. Das ist besonders wichtig für die Geburtshilfe im Privathaus, da man nicht nötig hat, wegen eines Knochenbruches das Neugeborene ins Krankenhaus zu geben oder am Ende gar die Mutter zwecks Stillens dort auch unterzubringen.

W. Hergt, Ludwigshafen: **Über die Psychologie der Betriebsunfälle.**

Im Jahre 1955 wurden *rund 2 Millionen Arbeitsunfälle* in der gewerblichen Wirtschaft gemeldet. Im gleichen Zeitraum gelangten 80005 Fälle, von denen 5640 tödlich verliefen, zur Entschädigung. Die volkswirtschaftliche Bedeutung der Unfallversicherung erhellt schon aus der Höhe der Aufwendungen der gewerblichen Berufsgenossenschaften, die für die Erfüllung ihrer Aufgaben im Jahre 1955 *rund 828 Millionen DM* aufbringen mußten, *wobei auf die Entschädigung von Unfallfolgen täglich eine Summe von rund 2 Millionen DM entfällt.*

Wenn Sie sich nun vergegenwärtigen, wie groß der Anteil menschlichen Versagens an der Verursachung der Unfälle gegenüber den betrieblich bedingten oder technischen Ursachen ist — nach deutschen Statistiken sind 80—85% aller Betriebsunfälle, nach amerikanischen sogar bis 90% *allein* durch menschliche Fehlhandlungen veranlaßt, d. h. also durch

Faktoren, die im arbeitenden Menschen selbst gelegen sind —, so werden
Sie verstehen, daß lediglich durch rein technische oder organisatorische
Maßnahmen offensichtlich nur ein Bruchteil aller Arbeitsunfälle verhütet
werden kann.

Obzwar es auch der technischen Unfallverhütung mit Hilfe sorgfältig
ausgearbeiteter Unfallverhütungsvorschriften, vielfältigen Arbeitsschutz-
vorrichtungen an Maschinen und regelmäßiger Überwachung der Betriebe
gelungen ist, die Betriebssicherheit weitgehend zu erhöhen und dadurch
eine Fülle von Unfallgefahren auszuschalten, so beweisen doch die eben
genannten Zahlen und gerade die Tatsache, daß die allermeisten Unfälle
auf menschliche Unzulänglichkeiten zurückzuführen sind, zur Evidenz,
daß offenbar bislang die menschliche Seite der Unfallverhütung all zu
sehr vernachlässigt worden ist. Dabei gewinnt man fast den Eindruck,
daß bei den menschlich bedingten Unfällen ein Zusammenhang mit dem
Betrieb überhaupt nicht oder nur in geringem Ausmaß vorliegt. So erscheint der Kampf gegen die sogenannten „vermeidbaren Unfälle" um
so schwieriger, als selbst nach den Statistiken seit Jahrzehnten das Über-
gewicht dieser Gruppe von Unfällen ziemlich konstant blieb.

Faßt man nun die Möglichkeiten einer psychologischen Intensivierung
der Unfallverhütung ins Auge und versucht die sich hierzu bietenden
Methoden zur Anwendung zu bringen, so wird man zunächst an die Beeinflussung des Menschen mit den psychologischen Mitteln der Aufklärung und Erziehung im eigentlichen Sinne, also mehr an praktisch-
pädagogische Maßnahmen denken. Aber nur vereinzelt ist der Begriff
einer umfassenderen Unfallpsychologie aufgestellt worden, so u. a. von
ZECHNER, der die Unfallpsychologie definiert als die Psychologie des
gefährdeten Menschen, als das innere Bewußtwerden der ursächlichen
gesetzmäßigen Zusammenhänge in der Entstehung des Unfalls, die innere Stellungnahme und Verantwortung des Menschen gegenüber dem
Unfall selbst und der Unfallverhütung. Von anderer Seite werden als
wesentliche Aufgaben der Unfallpsychologie im einzelnen betrachtet:
die Unfallbeobachtung, das Studium der Unfallbedingungen am Arbeitsplatz und an Hand von statistischen Analysen, Übungs- und Anlern-
fragen, die Wirkung von Werbemitteln, Einflüsse von allgemeinen Bedingungen wie Tageszeit, Wochentag, Monat, Temperatur, sonstige
atmosphärische Verhältnisse, dann die Arbeitszeit, das Lohnsystem, Ermüdung und vor allem auch die sogenannte persönliche Unfall-Affinität.
Mit Recht hat jedoch HILDEBRANDT die Frage aufgeworfen, ob diese
als Beispiele genannten Aufgabenstellungen zur Psychologie in so naher
Beziehung stehen, daß sich der Begriff einer „Unfallpsychologie im
engeren Sinne" rechtfertigen lasse, zumal der Unfallvorgang selbst ein
Ereignis darstellt, dem *nach außen* erkennbar nur sehr wenige eindeutige
psychologische Daten anhaften. Andererseits kann nicht bestritten werden, daß sich die Unfallverhütung mit einer Reihe von Aufgaben zu
befassen hat, deren Bearbeitung unter psychologischen Gesichtspunkten
von außerordentlicher Bedeutung sein kann, obzwar die wissenschaftliche Psychologie über keine Patentrezepte verfügt, die eine schnelle
Lösung ermöglichten.

Mit die interessantesten unfallpsychologischen Aspekte, denen bislang so gut wie überhaupt keine Aufmerksamkeit gewidmet worden ist, bietet das Problem der *alltäglichen Unfälle*, Schadensfälle, bei denen weder spezifische betriebliche Anforderungen noch spezifische äußere Ursachen vorliegen. Ich denke dabei an Unfälle, die bei Handlungen und Verrichtungen entstehen, die völlig automatisch erfolgen und bei denen auch von außen keine neuen Bedingungen hinzutreten.

Um einige Beispiele zu nennen: Es läßt jemand einen Gegenstand aus der Hand fallen und wird dabei verletzt — tausendmal hat er Gegenstände bewegt und sie nicht fallen lassen —, man stolpert beim Hinuntergehen einer Treppe und stürzt, beim Aufsteigen auf das Trittbrett einer Straßenbahn rutscht jemand aus und fällt hin, beim Brotschneiden verletzt sich jemand mit dem Messer oder er öffnet eine Sardinenbüchse und zieht sich dabei eine Rißwunde zu. Bei all diesen Zufällen, die nur dann als Betriebsunfälle entschädigungspflichtig sind, wenn sie sich innerhalb des Betriebes oder auf dem Weg von oder zur Arbeitsstätte zutragen, handelt es sich um Ereignisse, die nicht nur wegen ihrer Zahl interessant sind, sondern weil hier *von außen* her zu ihrer Verursachung kaum je etwas gesagt werden kann. Man wird daher, wenn man diese Frage aufgreift, zunächst von grundsätzlichen Überlegungen auszugehen haben. Ich folge dabei Ausführungen von Hildebrandt, der besonders wertvolle Beiträge zu den vordringlichsten Aufgaben einer Unfallpsychologie geliefert hat.

Der Mensch ist mit seiner psycho-physischen Gesamtheit eingebettet in einen Strom äußeren Geschehens, von dem er ständig Einwirkungen und Reize erhält, die ihrerseits auf sein Verhalten zurückwirken. Sein Handeln in diesem Geschehen unterliegt Zielvorstellungen und Determinationen, die, ohne daß in jedem Augenblick eine bewußte Steuerung des Motorischen stattfände, sehr weit gespannt sind. Unsere gesamte Motorik ist automatisiert und läuft unbewußt ab, ohne daß wir etwa, wenn wir eine Treppe heruntergehen, Schritt für Schritt die einzelnen Stufen nehmen. Wir gehen zum Arbeitsplatz, zum Kino oder ins Theater, was dazwischen liegt, braucht von bewußten Inhalten nur undeutlich oder gar nicht begleitet zu sein, wie denn überhaupt unser ganzes Leben nur zu einem kleinen Bruchteil im Rampenlicht des Bewußtseins sich abspielt. Tatsächlich ist es auch nicht so, daß Handlungen und Bewegungen sicherer würden, wenn das Bewußtsein auf diese Vorgänge zentriert wäre. Ist dies einmal der Fall, ein Verhalten, dem man beim übertrieben Ängstlichen nicht selten begegnet, so resultiert regelmäßig eine Verkrampfung, die geradezu unfallbegünstigend wirkt. Liefe unser Leben ausschließlich in Gestalt bewußt gesteuerter Bewegungen und Handlungen ab, so würden wir den Anforderungen des Daseins wohl kaum genügen können. Unser Bewußtsein würde aufgespalten in zahllose Einzelaufgaben, die es gar nicht bewältigen könnte. Die zweckvolle kräftesparende Automatisierung ist so nur ein Teil einer weitgehend unbewußt verlaufenden Anpassung an äußere Daseinsbedingungen.

Die Frage ist, wann versagt nun diese Anpassung, wann und warum entstehen die ungezählten alltäglichen Unfälle? — Die Mehrzahl aller technischen Mängel kann und wird durch erhöhte Sorgfalt und Aufmerksamkeit des Arbeitenden überwunden, ohne daß es zu einem Unfall zu kommen braucht. Erst wenn diese Aufmerksamkeit versagt — sei es aus Gründen der sogenannten psychischen Sättigung, die aus Handlungen entsteht, die immer wieder ausgeführt werden und dadurch einen Zerfall der Ganzheit der Handlung zur Folge hat, sei es, weil der technische Mangel so groß ist, daß eine über das vorauszusetzende Maß hinausgehende Aufmerksamkeit erforderlich ist —, tritt ein Unfall ein. So wird eine Leiter mit einer fehlenden Sprosse unter Umständen jahrelang benützt, ehe sie zur Unfallursache wird. Daß aber gerade darin eine besondere Gefahr liegt, weil der arbeitende Mensch hier verleitet wird, sich an die ihn und seine Kameraden gefährdenden technischen Mängel zu gewöhnen und sie gering zu achten, versteht sich von selbst. Der ständige Umgang mit der Gefahr führt eben zur psychischen Sättigung, zur Gefahrenblindheit, und diese zur Lähmung der Aufmerksamkeit. Freilich führt fehlende Aufmerksamkeit keineswegs immer zu einem Unfall, da oft genug zunächst nur eine Fehlhandlung bedingt wird. Ob aber aus dieser Fehlhandlung ein Unfall wird, hängt dann von Begleitumständen ab, die außerhalb des Menschen liegen und häufig den Charakter des zufälligen Zusammentreffens verschiedener Momente tragen. Selbst in einem so komplizierten und verantwortungsvollen Betrieb wie dem der Eisenbahn veranlaßt z. B. nicht jede falsche Signal- oder Weichenstellung wirklich ein Unglück. Das primäre menschliche Versagen ist aber offenbar ganz dasselbe, ob eine Fehlhandlung ohne Unfallfolge bleibt oder daraus infolge besonderer Umstände ein verhängnisvoller Unfall entsteht. Für die Statistik oder Analyse der eigentlichen Unfallvorgänge wird man daher die Erforschung der Fehlhandlungen einzubeziehen haben, wenn dies auch methodisch verständlicherweise immer ungemein schwierig bleiben wird.

Ein zweiter Fragenkomplex, der mit dem Problem der alltäglichen Unfälle in innerem Zusammenhang steht, betrifft *die persönliche Unfall-Affinität*, eine offenbar konstitutionell bedingte Geneigtheit, Unfälle zu verschulden oder sich zuzuziehen, eine Eigentümlichkeit, die statistisch erstmals von MARBE an Hand von Versicherungsunterlagen und durch die Analyse von Schulkindern erfaßt worden ist. Der von MARBE aufgestellte Wiederholungssatz beinhaltet die Tatsache, daß sich der einzelne Mensch infolge seiner weithin gleichbleibenden Persönlichkeit unter ähnlichen äußeren Bedingungen immer wieder ähnlich verhält oder betätigt. Angeborene Ungeschicklichkeit und Unbedachtsamkeit, Unaufmerksamkeit, Defekte der Sinnesorgane und vieles andere sind zugleich die Wurzel der eigenen Unfälle und des Schadenstiftens. Es bestätigt sich immer wieder die Erfahrung, daß die Wahrscheinlichkeit, daß eine Person einen Schaden erleidet, oder verschuldet, durch die Anzahl der früher erlittenen und hervorgerufenen Schäden vorauszubestimmen ist. Neuerdings hat Helen FLANDERS-DURBAR über Feststellungen bei 1300 Fällen von Knochenbrüchen in einem New-Yorker Krankenhaus berichtet. Sie fand heraus, daß diese Patienten eine vierzehnmal größere Tendenz zu Unfällen aufwiesen, als jede andere Patientengruppe im gleichen Krankenhaus. Zwei Drittel der Verletzten hatten schon zwei und mehr Unfälle hinter sich, der Durchschnitt lag bei vier Unfällen pro Person. Die differenzierte persönliche Disposition zum Unfallerleiden ist demnach nicht nur ein charakterologisch und psychologisch interessantes Phänomen, sondern es ist klar, daß die Weiterverfolgung derartiger Fälle auch für die Unfallverhütung richtungweisend sein kann.

Die eigentliche psychologische Aufgabe liegt in der Klärung der Grundlagen der Disposition, in der Feststellung etwa unterschiedlicher Verursachungsfaktoren, der Rolle endogener und exogener Einflüsse und in der entscheidenden Frage der Diagnostizierbarkeit der Unfallaffinität außerhalb statistischer Feststellungen.

Hierher gehört u. a. die Erfahrung, daß *Jugendliche* eine erhöhte Unfallziffer aufweisen, weil das ihrem Alter gemäße Draufgängertum, mißverstandener sportlicher Ehrgeiz, ihr ungehemmter Bewegungs- und Betätigungsdrang sie um so mehr gefährden, als mangelnde Gefahrenkenntnis und Betriebserfahrung den Jugendlichen immer wieder verleiten, sich straffer Führung und Kontrolle zu entziehen. Es kommt dazu, daß die in den Entwicklungsjahren übersteigerte Ich-Bezogenheit und die geringere Fähigkeit, sich neuen Situationen schnell und sicher anzupassen, sich um so verhängnisvoller auswirken, als gerade den Jahren der Reifung eine ausgesprochene Tendenz, sich gegen jegliche Autorität aufzulehnen, eigentümlich ist. Und wenn statistische Untersuchungen wie etwa die neuerdings von Dirks veröffentlichten belegen, daß neueintretende ungelernte Belegschaftsmitglieder wesentlich stärker unfallgefährdet sind als Facharbeiter und langjährige Betriebsangehörige, so kann die Forderung nur dahin lauten, daß Vorarbeiter oder Meister in Verbindung mit den Unfallvertrauensmännern sich systematisch der *Neulinge* annehmen, mit ihnen den Betrieb begehen und sie auf die allgemeinen und besonderen Gefahren am neuen Arbeitsplatz hinweisen. Leider geschieht dies aber nur in wenigen Fällen und nicht selten muß sich ein Neuling oder Jungarbeiter sogar gefallen lassen, von älteren Arbeitskameraden gehänselt zu werden, wenn er sich in seinem Arbeitskreis zu vorsichtig bewegt.

In bezug auf die Eigenschaften, die einen Menschen — um mich eines populären Ausdrucks zu bedienen — zum „*Pechvogel*" stempeln, wurde zunächst festgestellt, daß in Versuchen, wo es auf Schnelligkeit und Sicherheit von Reaktionshandlungen ankam, sowohl auf optische wie auf akustische Reize hin die „Unfäller" keineswegs den „Nichtunfällern" nachstanden. Auch die manuelle Geschicklichkeit bei einfachen Aufgabenstellungen war in keiner Weise kennzeichnend. Erst wo gewisse Willensqualitäten, wie die Aufrechterhaltung einer stetigen Handlungsbereitschaft und Dauerleistung unter erschwerenden Bedingungen, ausschlaggebend waren, zeigten sich wesentliche Unterschiede. Sie wiesen auf eine gesteigerte Labilität des Willens bei „Unfällern" hin und wurden in dieser Richtung auch weiter verfolgt. Sorgfältige Anamnesen ergaben, daß eine Zerrüttung persönlicher Familien- und beruflicher Verhältnisse bei den „Unfällern" weit häufiger vorliegen als bei den „Nichtunfällern". Und hereditär belastet erschienen die „Unfäller" häufig insoweit, als sie eine unverhältnismäßig große Anzahl ausgeprägter schizothymer und cyclothymer Konstitutionstypen stellten. Der Aufhellung der Unfallaffinität in dieser Richtung, besonders auch in tiefenpsychologischer Sicht, ist späterhin von ausländischen Forschern erhöhtes Interesse gewidmet worden. Und von psychiatrischer Seite wird betont, daß bei Personen mit Unfallneigung Unfälle häufig auf untauglichen Versuchen basieren, mit persönlichen Konfliktsituationen fertig zu werden. Für die vielgestaltigen und sonderbaren Konflikte, die hier eine Rolle spielen können, werden von HILDEBRANDT aufschlußreiche Beispiele zitiert:

Ein jüngerer, sonst ungemein sicherer Taxichauffeur führte regelmäßig Unfälle herbei, wenn er von einem Fahrgast zur Eile angetrieben wurde. Die innere Ursache wurde in einem ständigen Konflikt mit seinem Vater aufgedeckt, der einen tiefwurzelnden Autoritätsgroll bewirkt hatte. Die Bewußtmachung dieses Motivs soll diesen Komplex gelöst und ihn von der persönlichen Seite her unfallsicher gemacht haben.

Ein anderer, ein Lastkraftwagenfahrer, der in 11jähriger Berufsausübung nie einen Unfall gehabt hatte, erlitt innerhalb *eines* Jahres deren 4. Er hatte in vermeintlich glücklicher Ehe gelebt. Aber als er einmal früher als beabsichtigt nach Hause kam, ertappte er seine Frau beim Ehebruch. Das warf ihn aus dem Geleise. Erst als er diese schwere Kränkung überwunden hatte, verlor sich die gesteigerte Unfallaffinität wieder.

Ein weiterer Fall, den ich selbst erlebt habe, betraf einen Hilfsarbeiter eines Transportbetriebes, der nach jahrelanger Arbeitslosigkeit in dem außerordentlich kalten Winter 1929/30 eingestellt worden war. Dieser Mann, ein Mensch von ausgesprochenem Selbstwertgefühl, der sich im Kriege hervorragend bewährt hatte, von Haus aus gelernter Schlosser, hatte es abgelehnt, Arbeitslosenunterstützung in Anspruch zu nehmen und sich und seine Familie dadurch über Wasser gehalten, daß er Stück für Stück seines Hab und Guts veräußerte. Und als er eben dieArbeit aufgenommen hatte, erhielt er eines Tages den Auftrag, eine Fuhre Kohlen in die Wohnung seines Betriebsleiters zu bringen und dort abzuladen. Mit einem Sack Kohlen auf dem Rücken stolperte er auf der Kellertreppe, kam zu Fall und stürzte die Kellertreppe hinunter, wobei er sich eine Hirnerschütterung zuzog. Wochenlang feierte er krank. Und als er mir eines Tages zur Nachuntersuchung vorgestellt wurde, ergab sich folgende psychologisch aufschlußreiche Situation:

Die Hirnerschütterung, die der Mann erlitten hatte, war keineswegs schwer, und nach Lage der Dinge mußten deren Nachwehen innerhalb weniger Wochen abgeklungen sein. Der organneurologische Befund war nach jeder Richtung einwandfrei und doch brachte der Mann eine Fülle nervöser Beschwerden vor und behauptete, unter keinen Umständen arbeiten zu können.

Nach seiner persönlichen Vorgeschichte befragt, gab er folgendes an:

Durch die jahrelange Arbeitslosigkeit und die Veräußerung des größten Teiles seiner beweglichen Habe in äußerst engen Verhältnissen lebend, war er außerstande, für Brennstoffvorrat zu sorgen. So hauste er mit seiner Frau und 2 kleinen Kindern in einer eiskalten Küche in ständiger Sorge um die Gesundheit der Seinen. Und als er — so betonte er ausdrücklich — in die Wohnung des Direktors kam, die behaglich durchwärmt war, da sei in ihm ein unbeschreiblicher Haß und eine maßlose Verbitterung gegen die Ungerechtigkeit der Welt aufgestiegen. Gebeugt unter der Last des Kohlensacks, den er zu schleppen hatte, habe er am Eingang zur Kellertreppe stehend — ich wiederhole seinen eigenen Ausdruck — „plötzlich rot gesehen", dabei die Treppe verfehlt und sei gestürzt. In einem ärztlichen Gespräch gelang es, ihm klar zu machen, warum er von seinen Beschwerden nicht los komme und wie Haß und Verbitterung eine innere Spannung erzeugt und dadurch das Abklingen der anfänglich durchaus verständlichen Beschwerden verhindert hätten. Er ließ sich bewegen, die Arbeit wieder aufzunehmen und hielt durch, nachdem ihm die Werksfürsorge aus der größten Not herausgeholfen hatte. Der Mann ist inzwischen längst Meister geworden und hat seither nie mehr einen Unfall gehabt.

Ähnlich wie affektbesetzte Konflikte wirkt sich die Tempo-Übersteigerung des Arbeitsablaufs, das Gefühl des Gehetztseins, aus. Wenn die Statistik einer englischen Zündholzfabrik besagt, daß bei einer Beschleunigung des Arbeitstempos um 27% die Zahl der Arbeitsunfälle um 48% zunimmt, so ist daraus ersichtlich, wie wichtig es ist, das Arbeitstempo dem Beschäftigten in adaequater Weise anzupassen. In eingehenden Untersuchungen des *Max-Planck-Instituts Dortmund* wurde gezeigt, daß die menschliche Leistungsbereitschaft während des Tages gewissen Schwankungen unterworfen ist und einen wellenförmigen Verlauf aufweist, derart, daß sowohl in der zweiten Vormittagshälfte als in den späten Nachmittagsstunden je eine Leistungsspitze anzutreffen ist. Ganz ähnlich liegen die Verhältnisse im rein Psychologischen. Das optimale Arbeitstempo, d. h. dasjenige Tempo, bei dem die besten Voraussetzungen gegeben sind, körperliche und geistige Ermüdung und die daraus resultierende erhöhte Unfallaffinität auf ein Minimum herabzusetzen, dürfte dann erreicht sein, wenn der von außen an den Arbeiter herangetragene Arbeitszeitzwang — etwa im Falle der Bandarbeit — oder das von dem Beschäftigten selbst für ungebundene Arbeitsweise lediglich durch Pensum- oder Lohnerwägungen mehr oder weniger gefühlsmäßig bestimmte, von sich aus gewählte Tempo diesen Erfordernissen Rechnung trägt. Es kann keinem Zweifel unterliegen, daß die Berücksichtigung der natürlichen biologischen Rhythmen durch wechselnde Bandgeschwindigkeiten bei Fließarbeit und durch sinnvolle zeitlich überschaubare Steuerung des Fertigungsprozesses bei freier Arbeit sich leistungssteigernd und unfallverhütend auswirken wird. Weitestgehend ausgeschlossen muß die Hetze bleiben, worunter wir physiologisch den ständigen Rückgriff auf Leistungsreserven verstehen, die der psycho-physische Organismus nur für Fälle seltenster und außergewöhnlicher Höchstbeanspruchung zur Verfügung hält. Die Aktivierung jener Reserven kann, wie wir wissen, nicht durch Willensimpulse allein erzielt werden, vielmehr bedarf es zu ihrer Auslösung affektiver emotionaler Lagen und Stöße.

In der Praxis wird ein Arbeiter, der sich beispielsweise aus zwingenden persönlichen Gründen ein überdurchschnittlich hohes Leistungspensum gesetzt hat, das er auf alle Fälle für längere Zeit durchhalten will, in den Zustand der Hetze geraten, d. h. zu der pausenlosen Abfolge der Arbeitsgänge mit übersteigertem Tempo gesellen sich die stark affektbesetzten Vorstellungen für den Fall, daß er in seiner Leistung zurückbleibt. Diese Gefühlslage wird ihn für eine gewisse Zeit zu größten Leistungen anzutreiben vermögen, gleichzeitig aber seine Reserven in einem Umfang verbrauchen, daß die ursprüngliche Leistungsfähigkeit auf lange nicht wieder erreicht wird. Erhöhte Unfallgefährdung ist die notwendig damit verbundene Folge.

Andererseits wird die Rolle, die der Gemütszustand und die tägliche Ausgeglichenheit, die Stimmungsschwankungen des einzelnen Arbeiters hinsichtlich der Unfallbereitschaft spielt, viel zuviel vernachlässigt, obwohl wir wissen, daß gerade von dieser Seite her die persönliche Sicherheit des Arbeiters stärker bedroht ist als unsere Statistiken bislang haben erkennen lassen. Neueste Untersuchungen HERSEYS ergaben eine erschreckende Häufung von Unfällen bei Arbeitern, deren seelisches Gleichgewicht nachgewiesenermaßen erheblich gestört war. Fast 60% aller Unfälle ereigneten sich, wenn der Arbeiter verärgert war oder sich in einem Zustand reaktiver Depression befand. Bei nachlassender Spannkraft z. B. durch zu wenig Schlaf, infolge häuslicher Sorgen oder sonstiger persönlicher Konflikte wird ständig eine erhöhte Unfallgefahr heraufbeschworen. Alle diese Lagen und Zustände kann man unter dem Begriff der geistigen und seelischen Atmosphäre zusammenfassen. Dabei ist speziell unter menschlicher Atmosphäre eines Betriebes diejenige zu verstehen, die von freundlichen oder feindlichen Beziehungen der Beschäftigten zu ihrer mitmenschlichen Umgebung geschaffen wird. Es ist selbstverständlich, daß das Verhältnis der Arbeiter untereinander wie des einzelnen zu Vorarbeiter, Meister und Betriebsführer diese Atmosphäre bestimmt und je nach dem Grad der zwischenmenschlichen Spannungen und Reibungen Affekte und Konflikte sich entwickeln, die zur Entladung drängen, damit Aufmerksamkeit und Konzentration beeinträchtigen und den Ablauf längst eingeschliffener automatisierter Verrichtungen stören, und so besondere Unfallursachen abgeben können. Wenn der Meister brummig, gereizt ist, bei jedem Anlaß schimpft und schreit, wenn er eine gute Leistung wie selbstverständlich hinnimmt, für keinen seiner Mitarbeiter ein gutes Wort hat, so muß in diesen eine innerseelische Spannung entstehen, die die Leistung mindert und auch die Unfallgefahr erhöht. Umgekehrt wird eine frische, zuversichtliche und vertrauensvolle Atmosphäre, die von echter menschlicher Bezogenheit getragen ist, ein Miteinandersein bewirken, das viele Fehlhandlungen und Unfälle von vornherein ausschließt.

Es gibt, wie wir gesehen haben, viele Gründe, die eine ausgesprochene Unfallaffinität seelisch vorbereiten können und bei vielen Unfällen tatsächlich als die eigentliche Ursache angeschuldigt werden müssen. Eine solche Unfallursache beseitigen ist ein Anderes, als durch Anbringung einer Schutzvorrichtung an einer Maschine eine spezielle Unfallgefährdung beheben.

So gehört zu den fruchtbarsten Aufgaben des Werksarztes die regelmäßige Zusammenarbeit mit dem Sicherheitsingenieur und dem technischen Aufsichtsbeamten der Berufsgenossenschaft, die gemeinsame Bearbeitung von Unfallvorgängen und die Bemühung, schon bei der Einstellungsuntersuchung durch die Erhebung einer möglichst sorgfältigen Anamnese in persönlicher Hinsicht wie in bezug auf frühere Unfälle den Arbeitseinsatz dahin zu steuern, daß notorische „Unfäller" von Beschäftigungen ausgeschlossen werden, die erfahrungsgemäß erhöhte Anforderungen an die Sinnesorgane, an Wahrnehmungsleistungen, seelische Ausgeglichenheit, Selbstbeherrschung und Konzentrationsfähigkeit, an bestimmtes psycho-motorisches Tempo und Intelligenzniveau stellen.

Als *Fernziel* wären im Interesse der Vermeidung von Arbeitsunfällen wie bei Lokomotivführern und Flugzeugpiloten psychologische Eignungsuntersuchungen anzustreben für *alle* Berufe, die mit einer besonderen Unfallgefährdung der Beschäftigten selbst verbunden sind.

Der Schutz der menschlichen Arbeitskraft rechtfertigt hier jeden Aufwand.

F. W. Bronisch, Nürnberg: Über die Psychologie der Verkehrsunfälle.

Wenn irgendwo, dann darf ich wohl hier mit besonderem Recht dem mir aufgegebenen Thema das Fontanesche Wort als Motto beigeben: „Das ist ein weites Feld, Luise!" Eines ohne Grenzen; und durchläuft man es die Kreuz und die Quer, in Gedanken, im vielfachen Gespräch oder in der Lektüre des darüber Geschriebenen, oft so Widersprüchlichen, gerade auch in der Statistik, oder als stiller Beobachter an der Straßenkreuzung und auf freier Bahn, so steht man sehr schnell auf anderem Boden als dem der bloßen Psychologie. Und so bitte ich um Nachsicht diejenigen, denen ich vorbeizugehen scheine an manchem, was ihnen gerade wesentlich sein mag. Ich sehe meine Aufgabe hier nicht in der Darstellung einzelner Tatbestände oder Hypothesen. —

Gibt es denn wirklich eine Psychologie der Verkehrsunfälle schlechthin? Ich glaube, dies verneinen zu müssen. Auch als noch der Esel das Verkehrsmittel war oder das Kamel, gab es schon Verkehrsunfälle; und wenn in einem begrenzten Bezirk eine Anzahl von Menschen nicht normalen Schrittes umeinandergehen, sondern *eiligen Laufes* ihre Wege kreuzen lassen, wer wollte bestreiten, daß dabei Kollisionen nur natürlich (physiologisch) sind. Jetzt aber hebt sich der Mensch kraft seiner Geistesgaben über seine Physis hinaus, nur ein Teil geht noch normalen Schrittes, andere eilen und viele werden in einer vervielfachten Geschwindigkeit dahinbewegt, *auch* auf begrenztem Raum und immer noch mit den gleichen Sinnen und Gefühlen ausgestattet wie ehedem. Ganz natürlich, daß mit unvermeidlicher Gesetzmäßigkeit Kollisionen in entsprechender Häufung auftreten. Die Menschheit nimmt zu, die Zahl der Verkehrsmittel nimmt zu; jetzt sind es in der Bundesrepublik 5,2 Millionen Kraftfahrzeuge, die rund 1,3 Millionen Mopeds nicht gerechnet. Unter diesen 5,2 Millionen sind 1,6 Millionen Personenkraftwagen, 2,43 Millionen Motorräder, 0,57 Millionen Lastkraftwagen und 0,46 Millionen Zugmaschinen. Diese Entwicklung der Motorisierung vollzieht sich unaufhaltsam und wird auch in Zukunft anhalten, ja sogar nach der konjunkturellen Entwicklung sich noch verstärken.

Jedoch: „Die Menschheit seufzt, halb zermalmt, unter der Last der Fortschritte, die sie gemacht hat" (Henri Bergson, Nobelpreisträger 1927).

Wenn die Menschheit die unphysiologische Möglichkeit schnelleren Fortkommens als einen Fortschritt akzeptiert — und das tut sie ja wohl —, was erregt man sich, wenn (fast gesetzmäßig) z. B. in Bayern 1955 alle 5 Minuten ein Unfall passierte. Soweit sehe ich kein psychologisches Problem, eher vielleicht ein physiologisches und philosophisches.

Anders ist es allerdings, wenn ich mir klar mache, daß auch in jenem Bezirk, in dem die Menschen dereinst eilends umeinanderliefen, sicherlich nicht jeder mit jedem kollidierte; einer war jugendlicher oder eiliger als der andere, sah mehr um sich als der andere, war herrischer, weniger reaktionsschnell oder gelenkig; manch einer ging umher, obwohl er schlecht sehen konnte. Aber was bedeutete das schon, da Kollisionen dieser Zeit und Art nur unerheblich sein konnten. Wir nehmen natürlich diejenigen heraus, die absichtlich ein Bein stellten oder den anderen niederschlugen, vielleicht auch in einem Anfall geistiger Umnachtung Amok liefen; auch sie — eine kleine Zahl — stellen kein psychologisches Problem dar. Die anderen aber konnten als ganz normale Verkehrsteilnehmer gelten, mit denen es sich sonst gut leben ließ.

Mit all diesen und vielen anderen verschiedenen Eigenschaften hat sich nun der Mensch dem heutigen Verkehr mit seiner Vervielfachung an Geschwindigkeit und Menge zu stellen. Und wieder kollidiert nicht jeder mit jedem; aber diese oder jene Eigenschaft, die damals so wenig Bedeutung hatte, schafft heute Leiden großen und größten Ausmaßes, dem Träger dieser Eigenschaft selbst oder dem Mitmenschen. Nähmen wir den heutigen Verkehr als die Norm, so hätte jeder dieser Eigenschaftsträger als Psychopath (nach der Definition KURT SCHNEIDERS) zu gelten. Psychopathen sind darnach abnorme Persönlichkeiten, die unter sich selbst leiden oder unter denen die menschliche Gesellschaft zu leiden hat, aber eben auf die Dauer. Tatsächlich sind aber die meisten Menschen dieser Kategorie außerhalb der modernen Verkehrssituation zweifellos keineswegs Psychopathen zu nennen; die ihnen mitgegebenen *nur* in der Verkehrssituation sich *verhängnisvoll* auswirkenden Eigenschaften bewegen sich sonst durchaus im Bereich der Durchschnittsnorm. Gut 90% seiner Delinquenten — so meinte denn auch im Gespräch der Staatsanwalt — sind ordentliche und tüchtige Leute. Vielmehr ist es eben die heutige Verkehrssituation, die außerhalb der Norm liegt, physiologisch und psychologisch. Doch nähert sie sich der Norm in dem Maße, in dem sich die Geschwindigkeit verringert! Hier sei angemerkt, daß demgegenüber von der Mehrzahl einer Versammlung von 120 nordbayerischen Polizeichefs und Staatsanwälten — so meldeten es die Zeitungen — eine Geschwindigkeitsbegrenzung in der Zeit des modernen Verkehrs für untragbar, hemmend (ist Ungehemmtheit wirklich das Erstrebenswerte?) und kaum durchführbar gehalten wurde; es sei auch noch lange nicht bewiesen, daß die Unfälle dadurch weniger würden. (Weniger vielleicht nicht, sicherlich aber weniger schwer.)

Ein Mann ist *einmal* morgens gut ausgeschlafen, innerlich und äußerlich ausgeruht und ausgeglichen; in ruhigem rücksichtvollem Tempo fährt er ebenso ausgeglichen mit seinem Wagen ins Büro. Am anderen Tage ist er — vielleicht nur durch einen Traum oder durch irgendeine unerledigte Sache — beunruhigt und innerlich beschäftigt; schon hat seine Fahrweise — er sagt es selbst — etwas Gefährliches an sich. Nun lassen Sie nur zwei dieser gleichen Art sich begegnen! Niemand wird bestreiten, daß es sich dabei um völlig normale Erlebnisweisen handelt, die nur in der Überforderung durch den modernen Verkehr ihre katastro-

phale Wirkung entfalten können und die niemals abgestellt werden können, auch nicht durch die schärfste Übung oder Strafandrohung. Zweifellos kann vieles und Erstaunliches vom Menschen erübt und erlernt werden, je früher desto besser (so auch in der Verkehrsdressur der Schul-
jugend), und sogar manche Persönlichkeitszüge können durch das Leben
und Erleben geformt, verstärkt, abgeschwächt und umerzogen werden,
wenn auch nur in Grenzen; gerade hier entscheidende Züge wie die des
hyperthymischen Temperaments, des Explosiblen und der Gemütlosig-
keit sind aber schlechthin unbeeinflußbar, auch wenn oder gerade wenn
sie nur in der außerordentlichen Situation des Verkehrs verschärft auf-
leuchten. Geben wir uns keinen Illusionen hin: Alles Üben und Mahnen,
alles Verordnen und Bestrafen hat bisher dem unerhörten Anstieg der
Verkehrsunfallkurve nicht Einhalt bieten können und wird es auch in
Zukunft nicht können. (Im Jahre 1955 waren es nun schon 12 255 Personen, die bei Straßenverkehrsunfällen getötet, und 350 458 Personen,
die hierbei verletzt wurden. In der Gesamtstatistik aller tödlichen Unfälle spielen, insbesondere bei den Männern, die Straßenverkehrsunfälle
eine überragende Rolle, betrugen sie doch rund 50% aller tödlichen Unfälle. Bei den Frauen sind 30% aller tödlichen Unfälle auf Verkehrsunfälle zurückzuführen.) Zu groß ist die Zahl der Menschen mit jenen
kleinen und im normalen Leben weithin unauffälligen Abweichungen
vom Ideal im Fühlen, Streben und Wollen und in der Intelligenz, zu groß
ist der Anspruch der heutigen Verkehrssituation, vor dem diese Menschen
versagen müssen. Wenn Sie diese Menschen in dieser ausgeblendeten
Sicht als abnorm bezeichnen wollen — die Berechtigung hierzu erscheint
mir fraglich —, können Sie von der besonderen Gruppe der *Verkehrspsychopathen* reden.

Den „Verkehrspsychopathen" im engeren Sinne herauszufinden ist
das große Bemühen psychologisch-medizinischer Untersuchungsstellen,
die sich aber — soweit ich sehe — selbst des Problematischen dieses Be-
mühens bewußt sind. Die wesentliche Aufgabe der Psychologen besteht
dort darin, den Probanden vor eine Reihe von praktischen Aufgaben zu
stellen, bei deren Lösung die Eigenarten im Wahrnehmen, Urteilen, Entschließen und Handeln des Menschen in Erscheinung treten können.
Vor allem geht es darum, festzustellen, ob der Untersuchte seine Sinnesorgane, insbesondere sein Sehvermögen, richtig einsetzt, also sich genau
orientiert und im Wahrnehmungshorizont nicht allzusehr eingeschränkt
ist, ob das Wahrgenommene sinnvoll gedeutet und zugeordnet wird, ob
Reize schnell und stetig genug beantwortet werden und ob die freien
Handlungen situationsangemessen sind. Unter dieser diagnostischen
Zielsetzung wird u. a. stets eine Visualitätsprobe, eine Reaktionsprobe
und eine Handlungsprobe durchgeführt. Mit Visualität ist „angewandtes
Sehen" oder „sehendes Verstehen" gemeint („Blick", „Augenmaß");
die Visualitätsleistungen ständen — so heißt es — nicht nur mit der
Visusleistung, sondern auch noch in engem Zusammenhang mit bestimm-
ten geistig-seelischen Kräften und Eigenarten wie etwa der praktischen
Intelligenz, der Willensspannkraft, der Anstrengungsbereitschaft u. ä.
Bei der Reaktionsprobe ist wichtiger als die Ermittlung der Reaktions-

geschwindigkeit der Gewinn von Anhaltspunkten, die die individuellen Eigenarten des Menschen beim Reagieren betreffen, so z. B. wenn jemand mehr gewollt hat, als er zu leisten imstande war, oder wenn jemand aus irgendwelchen Gründen von seinen an sich gegebenen Kräften nicht genügend Gebrauch gemacht hat (MUNSCH). Durch Vorlegen von Tafeln, Untersuchungen am „Determinationsgerät" oder am „Brems-Fahrt-Gerät" werden nun in dieser Sicht Fehlleistungen registriert, die als „Persönlichkeitsmängel" angesprochen und gleichzeitig — zu Recht — als nicht pathologisch bezeichnet werden. — Da es sich ja sonst um ganz normale Menschen handelt, werden sie meines Erachtens von der Ausnützung des Grundrechts, am allgemeinen Verkehr teilzunehmen, kaum ausgeschlossen werden dürfen. Eindeutige und schon im alltäglichen Leben erkennbare Psychopathen, vor allem die explosiblen, hyperthymen, geltungsbedürftigen und gemütlosen stehen hier außer Rede, sie sollten uns keine psychologischen Probleme aufgeben.

Ein anderes ist die Proklamation eines Verkehrs*ideal*typs, der allen Anforderungen perfektionierter medizinisch - psychologischer Untersuchungsmethoden entspricht. Wenn es ihn gibt, so hätte ich ihn nach all dem Gesagten zu den abnormen Persönlichkeiten zu rechnen; ihm bliebe dann allerdings das Recht, ein Verkehrsmittel zu führen, allein vorbehalten.

Eifrig werden nun auch die Hintergründe des Verkehrsunfalls in den im medizinischen Sinne wirklich krankhaften psychischen Störungen gesucht und auch gefunden, aber doch in welch einem unbedeutenden Anteil, am Ganzen gemessen. Etwa 4400 Begutachtungen bei Zweifel an der Fahrtauglichkeit hat in rd. 1 Jahr die Psychologisch-Medizinische Untersuchungsstelle beim Technischen Überwachungsverein München in Bayern durchgeführt. Feste Zahlen liegen noch nicht vor, aber die liebenswürdig erteilte Auskunft spricht bei ca. 300 Unfällern („Unfäller" = mindestens 2 Unfälle plus Bagatellvergehen) von weniger als 8 % mit *sicher* ursächlich zu nehmenden massiven Gesundheitsschäden. Dabei weiß man eigentlich von keinem Schwachsinnigen, keinem Psychotiker, Hirnverletzten oder Epileptiker. Deren Vorkommen sei dadurch natürlich nicht ausgeschlossen. Im übrigen ist hierzu zu sagen, daß wirklich nur von Fall zu Fall entschieden werden kann. Und diesem oder jenem wird immer ein einschlägiger Fall markant in Erinnerung bleiben. Etwa der eines paranoiden Schizophrenen, der sich als Kaiser Friedrich III. im Besitz besonderer Privilegien wähnte, u. a. dem, auf der Autobahn die linke Fahrbahn benützen zu dürfen. Ein erheblicher Unfall war die zwangsläufige Folge.

Aber lassen Sie mich noch durch einige andere, an sich schon weithin bekannte Zahlen den an sich praktisch bedeutungslosen Anteil krankhafter Störungen an der Verursachung von Verkehrsunfällen verdeutlichen. Nach Mitteilung des Statistischen Bundesamtes lag bei einem Material von über 83 000 Fällen die Unfallursache in einer körperlichen und gesundheitlichen Behinderung des Fahrers nur bei 0,21 %. Bei 11 340 Verkehrsunfällen in der Stadt Frankfurt im Jahre 1953 war 7mal = 0,07 % körperliche und gesundheitliche Behinderung des Fahrers die

die Unfallursache; dabei war die Verkehrsbeteiligung körperbehinderter Kraftfahrer 36fach stärker, als es der von ihnen hervorgerufenen Unfallverursachung entspricht. Auch das Statistische Jahrbuch der Schweiz von 1950 berichtet bei 4387 Verkehrsunfällen über 0,08% körperliche Gebrechen als Unfallursache (nach Luff). Interessant ist auch das Untersuchungsergebnis bei 2600 Verkehrsunfällen (1949 bis 1952) in Berlin, wonach die Fahranfänger keineswegs mit einer höheren Beteiligung an der Unfallquote in Erscheinung traten und nur 1,7% der Beteiligten einschlägig vorbestraft waren (Stücklen).

Sicherlich geschehen Unfälle in einem hohen Prozentsatz unter der psychopathologischen Mitwirkung des Alkohols; aber hier wie bei anderen Krankheitsfolgen setzt sich auch nach den mir mitgeteilten Erfahrungen die fundamentale und prävalierende Bedeutung der Wesenszüge der normalen und darum so variablen Persönlichkeit und Intelligenz durch. Und wenn ein Satz wirklich richtig ist, dann ist es dieser, daß nämlich körperliche und organische Störungen meist gut kompensiert werden können und zwar durch Qualitäten der Persönlichkeit, umgekehrt aber starke Persönlichkeitsmängel durch nichts auszugleichen sind. — Bemerkenswert auch der mir vermittelte Eindruck des verschwindend kleinen Anteils der Frauen an den Unfällen (vielleicht zwei). Und vor allem schließlich auch das Vorzugsalter (18—27 mit dem Gipfel bei 25) in der Unfallkurve; nur allzu nahe liegt es, sich bei dieser Gelegenheit des gleichen Vorzugsalters der Gewaltverbrecher zu erinnern. — Darf ich vielleicht hier noch im Zusammenhang mit den psychopathologischen Fragen an Hand eines Beispiels eine eigenartige Beobachtung anfügen, die die Abgründigkeit des Problems aufzeigen kann: Ein junger Kollege mußte — wie man rekonstruieren konnte — auf der Autobahn gegen einen Kilometerstein geraten sein, setzt die Fahrt mit seinem Motorroller im Dämmerzustand über ca. 40 km fort und kommt mit blutender Kopfwunde zu sich, als er am Zielort in der Nähe seiner Wohnung am Bordstein hält. Weder für den Unfall noch für die Weiterfahrt besteht eine Erinnerung. Welche Kräfte waren es wohl, die ihn befähigten, den doch ständig drohenden Gefahren eines Verkehrsunfalls zu entgehen? Ich kann hier nur diese Frage stellen, aber so viel kann man wohl sagen, daß diese Kräfte — bildlich gesprochen — einer tieferen Schicht angehören müssen als der des hellen Bewußtseins.

Daß die individuellen Eigenschaften des normalen seelischen Wesens ständig kommenden und gehenden Einflüssen, sei es seitens des Kosmos, sei es durch die Schwankungen des biologischen Untergrundes, unterworfen sind und damit eine Verschärfung oder Abschwächung erfahren können, wenig bedeutsam in der natürlichen, hochbedeutsam sogleich aber in einer außerordentlichen Situation wie der des heutigen Verkehrs, dies brauche ich wohl nicht weiter auszuführen. Weit mehr wert erscheint mir indessen eine Auseinandersetzung mit der Frage, inwieweit es eigentlich die überindividuellen Kräfte, repräsentiert durch die sozialen, kulturellen (oder besser noch kultischen) und politischen Beziehungen der menschlichen Gesellschaft vermocht haben, den Wesenszügen des Einzelwesens zu einer Steigerung zu verhelfen, um dem, was sich die Menschheit in der Perfektionierung des Verkehrs geleistet hat, mit der gleichen Vollkommenheit zu begegnen. Haben sie dazu beigetragen, einmal diejenigen Wesenszüge, die einer Kollision Vorschub leisten, abzuschwächen (wie etwa die Brille die Kurzsichtigkeit), zum anderen aber die Eigenschaften zu verstärken und weiter zu entwickeln, die eine Kollision verhindern können? *Das Gegenteil ist der Fall*, und der Prozeß der Denaturierung ist in vollem Gange. Das eigene Denken und Handeln ist verpönt und ersetzt durch Apparate (vom Staatsapparat bis zur Hupe), das ursprüngliche Gefühl und Bewußtsein, in dieser Welt nun einmal in nichts anderem leben zu können und leben zu dürfen als in der Gefahr, ist verkümmert etwa unter dem trügerischen Besitz einer Versicherung oder eines besonders massiv gebauten Wagens und wird noch weiter verkümmern, je mehr an Sicherheitskonstruktionen angebracht wird. So fragt denn auch der frühere Vorsitzende des Verkehrsstrafsenats des Bundesgerichtshofes, Oberbundesanwalt GÜDE, in einem statistischen Erfahrungsbericht über 100 tödliche Verkehrsunfälle: „Ist es abwegig, sich zu wünschen, daß ein besonders schweres Verschulden den ganzen oder teilweisen Rückgriff seitens der Versicherung zur Folge haben sollte, so daß dem Opfer zwar sein Schutz ungemindert bliebe, der Täter aber doch etwa die vermögensrechtlichen Folgen seines Verhaltens zu fürchten hätte?" Vor lauter Schildern sieht der Mensch die Gefahr nicht mehr, deren Allgegenwärtigkeit ihm gerade auch durch das Bereitstehen schnurgerader und freier Fahrbahnen verschleiert wird; das natürliche Leben an sich kennt keine schnurgeraden und freien Wege, und vielleicht ist deren unnatürliches Angebot ein wesentlicher Grund für den dort so überwiegenden Verkehrstod. Wer will heute noch wahrhaben, daß sich der Mensch wie ehedem ständig auf dem Kriegspfad befindet und genauso unaufhörlich nach allen Seiten witternd zu bewegen hätte, wie es das äsende Reh am Waldwinkel auch heute noch tut, das Vöglein bei der Futtersuche. Fast systematisch werden diese natürlichen Triebe und Gefühle an die Wand gespielt. Wie kann bei der Betrachtung des brillanten Reklamebildes eines spiegelnd lackierten Automobils mit dem immer wiederkehrenden fett gedruckten Wort „Sicherheit" jemandem noch *ein* Gedanke daran aufkommen, daß gerade dieses Fahrzeug seinen Tod bedeuten kann. Eile und Schnelligkeit und das Gegenteil der Muße regieren den Tag und das Tun auf *allen* Gebieten, innere Spannung und Unausgeglichenheit sind zum ständigen Begleiter geworden. Ich will gar nicht von jenen Trieben sprechen, die durch das Angebot einer Spitzengeschwindigkeit von 160 std/km Triumphe feiern, und von jenen dunklen Trieben, von denen die Tiefenpsychologie spricht. Wo wir heute stehen, das kann uns auch die immer wiederkehrende Szene verdeutlichen, die durch eine Mutter mit einem Kinderwagen, an ihrer einen Hand noch ein weiteres Kind, beim Überqueren einer Straße dargestellt wird. *Diese* angstvolle Gehetztheit und totale Verscheuchtheit, oft auch schon, wo es gar nicht mehr begründet erscheint — welch trauriger Test unseres Kulturstandes.

Der gute Verkehrsteilnehmer soll sich nach seiner „persönlichen Gleichung", heißt es, verhalten, d. h. er soll sich ganz nach seiner Artung und nach der Gegebenheit seiner Grenzen richten, ausgewogen sein, weltoffen und den Blick für das Wesentliche haben. Das ist leicht gesagt, aber schwer getan in einer Welt falschmünzerischer Worte und Wertverdrehungen, in einer Welt, in der etwa irgendein Waschmittel angepriesen wird, als gehe es um die letzten Dinge. „*Das* ist das *Wunderbare* an Lavin" oder wie es sonst heißen mag.

Der Verkehrsteilnehmer soll sich rücksichtvoll und voller Achtung vor dem Wert des eigenen Lebens und des seines Nächsten verhalten. Wie aber das in einer Welt, die unaufhörliches Durchsetzen und Ellenbogen von ihm verlangt. Sollte der übliche Machtkampf ausgerechnet vor der Straßenkreuzung haltmachen? Achtung vor Leben und Gesundheit? Solange sich gegenseitig beispielsweise Menschen ganz legal durch Boxhiebe ihre Gehirne bis zur Demenz verhämmern dürfen und ein immer wiederkehrender Mord und Selbstmord auf der Rennbahn gewissermaßen nur im Petit-Druck erscheinen, wird da wohl nicht Vieles zu erwarten sein. Der Tod hält nach 2 Jahrtausenden vervielfachte Möglichkeiten im Beieinander der Menschen bereit, aber nicht einen Schritt sind wir offenbar seit der Geschichte des Mannes von Jericho weitergekommen. Ganze 3 Wagen von 30 überholenden und 14 von 51 entgegenkommenden haben bei dem wirklichkeitsgetreu gestellten Autounfall auf der Bundesstraße zwischen Nürnberg und Würzburg gehalten, darunter nicht ein einziger schwerer Wagen. Sie lasen es sicher in der Zeitung. Hören wir aber, was dazu einzelne Zuschriften zu berichten wissen:

„Was habe ich schon manchem Kraftfahrer geholfen. Seit dem vergangenen Sommer habe ich aber keine Lust mehr, hilfsbereit zu sein." Dieser Schreiber hatte seine Geschwindigkeit verringert, als er einen verunglückten Wagen in seine Sicht bekam, und fuhr dann weiter, nachdem er die Anwesenheit bereits eines Polizisten und des ADAC-Straßendienstes feststellte. 10 Tage später erhielt er dann einen Strafbefehl über DM 17,50, „weil er auf der Autobahn Nürnberg—München als Fahrer eines Pkws. bei km 449 an einer Unfallstelle ohne zwingenden Anlaß bremste". „Um nicht noch einmal einen Strafbefehl zu bekommen, glaube ich, daß Sie es verstehen werden, wenn ich beim nächsten Unfall meine Geschwindigkeit nicht wieder verringern werde."

Ein anderer Schreiber beklagt die Langatmigkeit der zuständigen Stellen, für die die Hilfeleistung zu einem reinen Verwaltungsakt geworden sei. Die zuerst von ihm angerufene Polizeidienststelle erklärte sich nicht für zuständig und veranlaßte überhaupt nichts.

Ja, Helfenwollen ist heute schwer gemacht, manchmal sogar gefährlich. Man denke auch an die Autobahn (ein modernes Symbol): Ich darf ja nicht halten und auch nicht zur anderen Fahrbahn herübergehen und muß nun, selbst zum Gesetzesbrecher geworden, den Nachweis führen, daß ich mich mindestens subjektiv, „putativ", berechtigt glaubte, die Verkehrsvorschriften zu übertreten. Helfenwollen gilt heute auch allzu schnell als Einmischung, wer hätte das nicht schon erlebt.

Immer wieder ist es bemerkenswert festzustellen, wie an sich der Durchschnittsmensch einigermaßen über den Schweregrad des jeden bedrohenden Verkehrsübels unterrichtet ist und auch durch alle möglichen Erlebnisse und Erfahrungen immer wieder aufgerüttelt wird, aber eben immer nur für einen Moment. Im ganzen wird beziehungslos weiter drauflos gelebt und gestorben. Offenbar in der uneingestandenen Erkenntnis des Versagens der normalen Psyche gegenüber den abnormen Ansprüchen des von ihr selbst entfesselten Verkehrs einerseits und in der Kapitulation vor der Unabwendbarkeit einer widernatürlich gewordenen gesellschaftlichen Lebensform hat sich der Menschheit unter einem Überhandnehmen tiefverwurzelter Verhaltens- und Denkensweisen ein lethargisches und dumpfes Entgegennehmen und Übersichergehenlassen bemächtigt, wie bei vielen anderen Verhängnissen im großen und kleinen auch, ob privat oder politisch in der Vergangenheit und Gegenwart. So sieht man denn, wie sonst ganz vernünftige Menschen unaufhörlich gegen ihre eigene Sicherheit handeln und wie an ein und derselben Stelle über lange Zeit hinweg ein Unfall nach dem anderen geschieht, ehe die Verkehrsbahn oder das Verhalten der Verkehrsteilnehmer von den Hütern der Ordnung endlich einmal revidiert wird.

Ganz ohne Zweifel kann dem Menschen erstaunlich viel andressiert werden — ich sagte es schon; aber ich fürchte, daß man damit und mit der Ausscheidung der körperlich und psychisch evident abnormen Menschen oder mit Bestimmungen der Reaktionsgeschwindigkeit und anderer solcher Gegebenheiten das Entscheidende nicht wird ausrichten können. Der Verkehrsunfall unserer Zeit ist die Quittung für eine Überforderung der normalen Psyche, aber eben auch für die Vernachlässigung der Pflege der *höheren Werte*, die den Menschen erst zum eigentlichen Menschen machen sollten und die mehr sind als nur die Summe der psychologisch faßbaren Einzelmerkmale. Auch nur von daher sehe ich die einzige Möglichkeit einer wirklich entscheidenden Einflußnahme. Ob gesund oder krank, hirnverletzt oder Epileptiker, ob jung oder alt, Frau oder Mann — für alle ist und bleibt der große Kontrolleur an allen Ecken und Enden unserer Lebenswege und so auch der Verkehrsregler Nummer 1 nur das immer *wache Gewissen* und die Gebundenheit an eine, wenn auch wirtschaftlich vielleicht nicht so rentable, *höhere* Vernunft, die — *auch* für den Straßenverkehr — einst geboten hat und noch heute gebietet: Du sollst nicht töten. Was Gewissen ist und bedeutet, muß — nach den gestrigen Zahlen anscheinend besonders in Deutschland — von Grund auf neu gelernt werden, und alles, was von einzelnen, von Gruppen (auch von der Wirtschaft) oder von Staats wegen zur Bekämpfung der hierfür positiven Wesenszüge des Menschen unternommen wird, sollte nur unter dem Diktat des Gewissens stehen und einen — ich möchte sagen — *heiligen Terror* entfesseln, dem sich auch der Gedankenloseste nicht mehr entziehen kann. Nicht umsonst hat sich auch gerade in jüngster Zeit Dr. SEEBOHMS Appell an die Kirchen, die Lehrer und alle, die sonst noch dazu berufen sind, gerichtet, dem Gebot „Du sollst nicht töten" mit allen seinen Konsequenzen volle Geltung zu verschaffen.

Dies ist ein weites Feld, eines ohne Grenzen, und wie am Anfang befürchtet: man steht sehr schnell auf anderem Boden. Aber — Psychologie allein tut's freilich nicht.

E. Schmidt, Heidelberg: **Der Arzt als Sachverständiger im Strafprozeß.**

Über den Arzt als Sachverständigen im Strafprozeß in einem Kurzvortrag von 20 Minuten zu sprechen, ist eigentlich ein wenig vermessen; denn die Problematik des Sachverständigen, und zwar gerade auch des medizinischen, im Strafverfahren ist eine ganz besonders schwierige Angelegenheit.

Man pflegt den Sachverständigen als den *„Gehilfen des Gerichts"* zu bezeichnen. Damit soll gesagt sein, daß das Gericht möglicherweise ohne die Hilfe des Sachverständigen und seines von ihm dem Gericht vermittelten Fachwissens gar nicht auskommen kann, mag es sich um Feststellung beweiserheblicher Tatsachen oder um das für die Wahrheitsermittlung erforderliche richtige und einwandfreie Verstehen bestimmter Tatsachen handeln. Aber wenn dieses Bild vom Sachverständigen als dem „Gehilfen" des Gerichts etwas Spezifisches aussagen soll, so muß man es noch etwas anders verstehen. Auch *der Zeuge*, der als zufälliger beobachtender Mitspieler des vom Gericht aufzuklärenden Sachverhalts dem Gericht seine Beobachtungen bekundet und damit dem Gericht ein zur Ermittlung des Sachverhalts unentbehrliches Tatsachenmaterial zur Verfügung stellt, — auch dieser Zeuge, so kann man sagen, „hilft" dem Gericht. Aber das Verhältnis des Gerichts zum Zeugen ist doch nun eben ein ganz anderes als das zum Sachverständigen. Der Zeuge kommt in seine prozessuale Rolle auf Grund der Tatsache, daß er beobachtender Mitspieler des aufzuklärenden Sachverhalts gewesen ist und somit gewissermaßen dem Gericht durch den historischen Ablauf der Ereignisse aufgedrängt, zur Verfügung gestellt wird. Das Gericht muß froh sein, einen Zeugen zu haben, muß ihn hinnehmen und hat *keine Wahl*, kann sich nicht einfach einen besseren Zeugen suchen, wenn der erste versagt, sofern ihm nicht ein besserer Zeuge eben wieder selbst durch den historischen Ablauf der Dinge *auch noch* zur Verfügung gestellt wird.

Den *Sachverständigen* aber *wählt* sich das Gericht von vornherein aus. Der Sachverständige kommt zu seiner prozessualen Rolle immer nur auf Grund eines *Auftrages des Gerichts.* Dieser Auftrag des Gerichts ist die Grundlage seiner Funktion, bestimmt den Inhalt und Umfang seiner Aufgabe; mit diesem Auftrag wird dem Sachverständigen vielfach zugleich ein vom Gericht festgestelltes Tatsachenmaterial zur Verfügung gestellt, auf das sich die gutachtliche Äußerung beziehen, das also in seiner *Bedeutung* dem Gericht durch das Fachwissen des Sachverständigen aufgeklärt werden soll; oder aber der Auftrag des Gerichts geht dahin, der Sachverständige solle sich mit seinem besonders geschulten Feststellungsvermögen ein für sein Gutachten erforderliches Tatsachenmaterial selbst beschaffen, um dieses dann dem Gericht im Zusammenhang mit seinem Gutachten zu unterbreiten. Beim ärztlichen Sachverständigen besteht das von ihm selbst zu erarbeitende Tatsachenmaterial sehr häufig in den Befundtatsachen, vor die ihn medizinische Untersuchungen an einem menschlichen Objekt auf Grund des gerichtlichen Auftrages führen.

Diese *Auftragsbeziehung* ist für das Verhältnis von Gericht und Sachverständigem von grundlegender Bedeutung. Das Verhältnis gestaltet sich viel freier, vielleicht aber auch viel verantwortungsvoller — von beiden Seiten — als etwa das Verhältnis des Gerichts zum Zeugen. Diesen muß das Gericht nehmen, wie er ist und kommt; der Zeuge hat die Wahrheit zu sagen; ob er das objektiv und subjektiv tut, ist im Wege der Beweiswürdigung festzustellen. Gewiß, auch da ergibt sich viel Problematisches — juristisch und mehr noch psychologisch. Aber *das ganze Verhältnis des Gerichts beruht auf der gesetzlich geregelten Zeugenpflicht*, und das Gericht hat beim Zeugenbeweis nicht eine die prozessuale Funktion des Zeugen gestaltende und leitende, Inhalt und Umfang der Aussage maßgeblich bestimmende Funktion, wenn es auch den Zeugen zur Wahrheit ermahnen und anhalten soll.

Ganz anders beim Sachverständigenbeweis. Hier beginnen die Schwierigkeiten schon bei der Frage: Ist er überhaupt *nötig*? Zeugenbeweis ist immer nötig, wenn nicht der Angeklagte ein rundes, umfassendes und — sehr wichtig! — wahrheitsgemäßes Geständnis ablegt. Denn das Tatsachenmaterial, das der Zeuge zu bieten hat, ist ja dem Gericht völlig unbekannt, *muß* ihm sogar unbekannt sein; denn kein Richter darf sein privates Wissen, das er etwa von dem aufzuklärenden Fall besitzt, bei der Tatsachenfeststellung verwenden. Hat er solches Wissen, weil er selbst den Vorgang hat beobachten können, so schaltet das Gesetz ihn aus der Richterfunktion aus: er muß in die Zeugenrolle übertreten!

Der Sachverständige aber soll dem Gericht mit seinem besonderen *Erfahrungswissen* zu Hilfe kommen, das er auf Grund seiner Wissenschaft, Technik, Kunst, Berufserfahrung beherrscht, während es dem Gericht mangels entsprechender wissenschaftlicher, technischer, beruflicher Schulung nicht eignet. Nun hat natürlich auch jeder Richter auf den verschiedensten Gebieten des Wissens allerhand Kenntnisse und Erfahrungen. Reichen sie zur Beurteilung und zum Verstehen der konkreten Angelegenheit aus oder nicht? Das ist zunächst die Frage. Ob etwa ein Angeklagter bei der Tat infolge des Genusses einer *festgestellten* Quantität Alkohols und unter Berücksichtigung seines im Zusammenhang damit prästierten Verhaltens sinnlos betrunken, also zurechnungs*unfähig* gewesen ist, wird ein Richter oft auch ohne Sachverständigen beurteilen können. Ob ein in der Pubertät befindlicher kindlich-jugendlicher Zeuge zu einer wahrheitsgemäßen Aussage imstande gewesen ist und eine glaubhafte Aussage gemacht hat, werden erfahrene Jugendrichter, die sich in jahrelanger erfahrungsreicher Arbeit mit solcher Problematik befaßt haben, oft selbst beurteilen können.

Aber bis zu welchem Punkte bleibt das eigene richterliche Erfahrungswissen ausreichend? Wo hört die eigene Sachkunde auf? Wo beginnt das eigene Wissen dilettantisch und unzulänglich zu werden? Das muß sich der Richter fragen. Insoweit muß er sich sehr verantwortungsvoll selbst beurteilen. Vom Ergebnis dieser Beurteilung hängt es ab, ob er *verpflichtet* ist, sich der Hilfe des Sachverständigen zu bedienen. In diesem Sinne heißt es in § 244 Abs. 4 StPO: „Ein Beweisantrag auf Vernehmung eines Sachverständigen kann abgelehnt werden, wenn das Gericht selbst die erforderliche Sachkunde besitzt." Ein inhaltsschwerer Satz! Das Reichsgericht hat lange Zeit auf dem Standpunkt gestanden, daß die Feststellung des Gerichts, seine eigene Sachkunde reiche aus, schlechthin verbindlich sei und etwa im Wege der Revision nicht angegriffen, d. h. also vom Revisionsgericht nicht kritisch beanstandet werden könnte. Aber diesen Standpunkt hat das Reichsgericht im Jahre 1927 aufgegeben, und die daraus entwickelte reichsgerichtliche Praxis ist vom Bundesgerichtshof mit starker Betonung fortgesetzt worden. Der erwähnte Satz des § 244 StPO wird daher so ausgelegt, daß ein auf Vernehmung eines Sachverständigen gerichteter Beweisantrag nur dann abgelehnt werden darf, wenn das Gericht „die nötige Sachkunde nach der Erfahrung des Lebens *auch haben kann*". Es liegt auf der Hand, welche Tragweite dies angesichts der fortschreitenden Spezialisierung unseres Fachwissens auf allen Lebensgebieten hat. Traut sich das Gericht zu viel zu, legt es sich ein Erfahrungswissen bei, zu dessen Erwerbung *normalerweise* eine besondere Schulung gehört und zu dem auch der gebildete Nichtfachmann eben doch nur eine *dilettantische* Beziehung haben kann, dann stellt die Nichtanhörung eines Sachverständigen einen Vorstoß gegen die prozessuale Aufklärungspflicht dar, und das Urteil unterliegt mit allen seinen tatsächlichen und rechtlichen Ergebnissen der Aufhebung. Der Bundesgerichtshof nimmt das sehr ernst, wie jetzt namentlich Entscheidungen über die psychologisch richtige Verwertung von Kinderaussagen in Sittlichkeitsprozessen zeigen.

Mit diesem Problem hängt nun gleich ein anderes zusammen: *Welchem Sachverständigen* darf sich der Strafrichter anvertrauen? Wann darf ihm ein Gutachten zur Bildung seiner eigenen Überzeugung genügen? Prozessual bedeutet das zunächst: welchen Sachverständigen soll das Gericht auswählen und zuziehen? Die Sache erscheint gerade bei medizinischen Fragen sehr einfach: den besten Spezialisten! Das ist weitgehend richtig; aber seltsamerweise passieren insoweit öfters seltsame Dinge. Da zeigt eine Entscheidung des Bundesgerichtshofs, daß ein Strafgericht zur Beurteilung einer schwierigen gynäkologischen Frage einen 29 Jahre alten „Stadtarzt" zugezogen hat, dessen medizinisches Wissen dem eines praktischen Arztes entsprochen hat; der Antrag, einen Obergutachter mit gynäkologischer Spezialausbildung zu hören, wurde abgelehnt. Der BGH hat das Urteil aufgehoben mit der sehr konzilianten Begründung, die Urteilsgründe ließen nicht erkennen, „ob der Tatrichter die Sachkunde des ersten Gutachters gegenüber der Sachkunde des beantragten Obergutachters abgewogen und daraufhin die Überlegenheit des beantragten Obergutachters verneint hat". Ich würde mich in *diesem Falle* kräftiger ausgedrückt haben. Aber die Abwägung kann schwierig sein. Immerhin sollte es nicht vorkommen — aber es *ist* vorgekommen —, daß ein Strafgericht, dem zu entscheiden oblag, ob bei einer komplizierten Milzoperation dem operierenden Chirurgen ein Kunstfehler unterlaufen sei, einen Mediziner als Sachverständigen gehört hat, der nie in seinem Leben eine chirurgische Operation, geschweige eine so schwierige Milzoperation ausgeführt hat. Es geht ja immer um *Erfahrungs*wissen, nie um reine medizinische Theorie!

Das gerade hat auch das Reichsgericht im Auge gehabt in den Fällen, wo es sich um Begutachtung medizinischer Fragen gehandelt hat, die *Gegenstand lebhaften, vielleicht erbitterten Streites medizinischer Schulen und Richtungen* sind. Ich brauche keine Beispiele zu nennen. Die Lage des Richters aber ist hier äußerst schwierig. Wie, wenn der Richter als medizinischer Laie diesen Richtungsstreit gar nicht kennt und nun von dem Sachverständigen ein mit anspruchsvoller Sicherheit vorgetragenes Gutachten hört, das die andern Auffassungs*möglichkeiten ignoriert?* Anträgen auf Zuziehung eines Sachverständigen von der *anderen* Richtung muß der Richter — das hat das Reichsgericht oft betont — sehr aufgeschlossen und geneigt sein, wenn er nicht seine Aufklärungspflicht verletzen will. Der Richter muß sich also bezüglich etwaiger Richtungsgegensätze, die zu ganz entgegengesetzten Fallbeurteilungen führen können, informieren, muß die entgegengesetzten Standpunkte zur Kenntnis nehmen. Ja, soll er aber nun als *Nichtmediziner* ein *Verdikt über diesen Meinungsstreit fällen und mit der „Richtigkeit" der einen die „Unrichtigkeit" der anderen medizinischen Einstellung feststellen?* Das kann natürlich seine Aufgabe *nicht* sein. Möglicherweise muß er zu einem non liquet kommen und den berühmten Satz „in dubio pro reo" anwenden. Will er das nicht, so muß er, mit dem Reichsgericht zu sprechen, gegenüber dem medizinischen Richtungsgegensatz *mit Bezug auf den konkreten Fall und seine medizinische Behandlung* einen „Vergleich der Erfolgsaussichten" anstellen und fragen, ob in *diesem* Fall nicht auch die Anhänger der Richtung, der der angeklagte Arzt zugehört, Anlaß gehabt hätten, Behandlungsmethoden der *anderen* Richtung den Vorzug zu geben.

Aber diese für den Juristen kaum noch lösbare Problematik zeigt uns nun auch, *mit welcher Einstellung der medizinische Sachverständige selbst* an seine prozessuale Aufgabe herangehen soll, will er wirklich ein Gehilfe des Gerichtes sein.

Hier wäre viel zu sagen über die jeweils notwendige *Abgrenzung der juristischen Aufgabe des Gerichtes und der medizinischen Aufgabe des Sachverständigen.* Nicht selten werden von beiden Seiten die Zuständigkeitsgrenzen überschritten. Alles *juristische Werten* ist *ausschließlich Sache des Gerichts.* Das scheint so einfach. Und doch, wie oft stellen Sachverständige in Kunstfehlerprozessen, bei denen es um die *juristische* Frage „fahrlässiger Körperverletzung" oder „Tötung" geht, nicht nur fest, daß vom medizinischen Standpunkt aus das Handeln des angeklagten Arztes in der und der Beziehung falsch, also fehlerhaft gewesen sei, wie oft legen sie zugleich dar, daß der Angeklagte *fahrlässig, pflichtwidrig, unvorsichtig* gehandelt habe. Das ist natürlich *gemeint* vom Standpunkt eines an Sorgfalt gewohnten, um Vorsichtigkeit und Behutsamkeit bemühten Arztes, dem die gewissenhafte Beachtung aller medizinischen Erfahrungsregeln wichtigstes Anliegen ist. Aber es kann leicht *als Vorwegnahme der juristischen Beurteilung,* namentlich bei den juristisch ungeschulten Laienrichtern, den Schöffen und Geschworenen, *wirken.* Was sich dem Mediziner als „Kunstfehler mit tödlicher Wirkung" darstellt, braucht noch lange keine „fahrlässige Tötung" zu sein. Der Jurist muß, will er mit der juristisch sehr schwierigen Schuldform der

Fahrlässigkeit richtig umgehen, im Hinblick auf die gesamten Umstände des Falles, im Hinblick auf die ganze soziologische Situation, in der der betreffende Arzt hat handeln müssen, sehr vorsichtig prüfen, ob ein Versagen vor den Forderungen *medizinischer* Vorsichtigkeit auch wirklich den *rechtlichen* Vorwurf „fahrlässig strafbaren" Handelns involviert. Wollte ich das näher entwickeln, so würde ich den zeitlichen Rahmen meines Vortrages sprengen. Der medizinische Sachverständige begnüge sich also tunlichst mit der Darlegung, inwieweit *medizinisch* etwas Fehlerhaftes unterlaufen ist, wobei natürlich die Feststellung bedeutsam und notwendig sein kann, daß bestimmte Erscheinungen des Krankheits- oder des Operationsverlaufs bestimmte Maßnahmen erforderlich gemacht hätten, die der erfahrene, behutsame Arzt in *dieser* Situation lege artis nicht unterlassen haben würde. *Aber mit dem Verdikt „fahrlässig" sei der Sachverständige vorsichtig.* Mitunter ruft übrigens das Gesetz selbst einen Zuständigkeitsstreit zwischen Richter und medizinischem Sachverständigen hervor, so etwa der berühmte § 51 StGB. Ob eine „Geisteskrankheit" oder eine „Bewußtseinsstörung" oder eine „Geistesschwäche" zur Zeit der Tat vorgelegen hat, ist sicher eine psychiatrische Frage. Ob aber *infolge* dieses Befundes der Angeklagte „unfähig" gewesen ist, „das Unerlaubte der Tat einzusehen oder nach dieser Einsicht zu handeln", das ist, so psychologisch diese Formel klingt, eine *juristische* Frage, deren eigentlicher Sinn dahin geht, ob diesem bewußtseinsgestörten usw. Täter aus seiner Tat ein *rechtlicher* Vorwurf entstehen kann, ob auch an ihn noch *rechtliche* Anforderungen bestimmten Verhaltens zu stellen gewesen sind. So gewendet, tritt das *juristisch Normative der Fragestellung* in die Erscheinung. Der BGH hat denn auch ganz dezidiert erklärt: Der Tatrichter darf die für die Schuldfrage erheblichen *Tatsachen* bezüglich des biologischen Befundes beim Angeklagten dem für zuverlässig erachteten Gutachten des Sachverständigen entnehmen. „Die Frage aber, welche *Folgerungen* aus diesen Tatsachen für das geistige oder seelische Verhalten des Angeklagten bei seiner Tat zu ziehen sind, konnte und mußte die Strafkammer selbst beantworten. *Eine Mitwirkung des Sachverständigen bei dieser Entscheidung wäre nicht einmal zulässig gewesen.*" Daß gerade manche psychiatrischen Sachverständigen hierüber ganz anders denken, weiß ich. Das Ganze ist ein Beispiel dafür, daß es nicht immer leicht ist, den Aufgabenbereich des Richters und des Sachverständigen so gegeneinander abzugrenzen, daß das von der StPO *gewünschte* Zusammenarbeiten beider herauskommt.

Noch eine letzte Frage in aller Kürze! Bei seinen Untersuchungen tritt der medizinische Sachverständige in eine *Beziehung zu dem untersuchten Menschen*, im Strafverfahren vor allem zum Angeklagten. Entsteht dabei jenes „Arzt-Patient"-Verhältnis, aus dem sich die spezifisch *ärztlichen* Pflichten ergeben, die dieses Verhältnis so eigenartig erscheinen lassen? Mir ist wiederholt die Frage vorgelegt worden, ob und inwieweit die *ärztliche Schweigepflicht* dann Platz greift, wenn der Arzt als gerichtlicher Sachverständiger Untersuchungen durchführt. Dazu ist zu sagen: dem *Gericht* als seinem *Auftraggeber* hat der ärztliche Sachverständige *alles* mitzuteilen, was er in Erfüllung des gerichtlichen

Begutachtungsauftrages bei den zum Zweck der Gutachtenerstattung durchgeführten Untersuchungen feststellt. Eine Schweigepflicht zugunsten des Untersuchten kann es insoweit nicht geben. Die Mitteilungen sind dem Gericht nicht nur in schriftlicher Form zu geben; der ärztliche Sachverständige muß regelmäßig sein Gutachten in der öffentlichen Hauptverhandlung vortragen, wodurch dann nicht nur das Gericht, der Staatsanwalt und der Verteidiger, sondern auch andere Personen, etwa die Zuhörer, Kenntnis von dem festgestellten Untersuchungsmaterial erhalten. Das ergibt sich aus der Struktur unseres Strafverfahrens mit seiner öffentlich-mündlichen Hauptverhandlung. Hat aber der als Gutachter bestellte Arzt *vor* seiner gerichtlichen Beauftragung die zu untersuchende Person *als Arzt* behandelt und kennt er nun aus dieser ärztlichen Behandlung Tatsachen, die er jetzt in seinem Gutachten vielleicht sehr zum Nachteil seines ehemaligen Patienten verwerten, d. h. dem Gericht mitteilen müßte, wenn er ein wahrheitsgemäßes Gutachten pflichtgemäß erstatten will, so bedarf er hierzu der Zustimmung des Untersuchten, dessen Verschwiegenheitsanspruch aus dem früheren „Arzt-Patient"-Verhältnis durchaus fortbesteht. Wird die Zustimmung nicht erteilt, so muß der Arzt dem Gericht den Begutachtungsauftrag zurückgeben, wenn er nicht einen ganz zwingenden Grund zu einer rechtlich einwandfreien Durchbrechung seiner Schweigepflicht auf seiner Seite weiß. Das Gericht wird durch solche Versagung der Begutachtung nicht in Verlegenheit kommen, da der Kreis der verfügbaren Sachverständigen ja in der Regel ziemlich groß ist. Auch hier zeigt sich wieder, daß das Verhältnis zwischen Gericht und Sachverständigem ein verhältnismäßig freies und lockeres ist. Aber gerade das ermöglicht es auch wieder, daß sich beide in ein Verhältnis gegenseitiger Rücksichtnahme und gegenseitigen Verstehens hineinfinden. Je mehr das erreicht wird, desto besser wird der Strafrechtspflege gedient.

G. Jungmichel, Göttingen: **Der Arzt als Gutachter im Haftpflicht-Prozeß.**

A. W. Fischer hat in der zweiten Auflage von „Das ärztliche Gutachten im Versicherungswesen" gewissermaßen als Anhang auf den beiden letzten Seiten des zweiten Bandes einige Fragen aus der gutachtlichen Tätigkeit des Arztes im Haftpflichtprozeß kurz gestreift; er wird mir hoffentlich verzeihen, wenn ich heute etwas mehr bringe. Eine ausführlichere Abhandlung wird in der von G. Störring herausgegebenen vierten Auflage des bekannten Buches von M. Reichardt erscheinen.

Das in der Überschrift gewählte Wort „Prozeß" bitte ich als pars pro toto zu nehmen. Jeder Haftpflichtanspruch stellt in erweitertem Sinne einen prozessualen Vorgang dar, der zu einem Prozeß im engeren Sinne werden kann. Aber nur wenige Ansprüche führen zu einer solchen Austragung. Die Versicherungsgesellschaften sind aus verschiedenen Gründen meist bestrebt, die Angelegenheit durch einen „*Vergleich*" zu

erledigen, auch weil ein scheinbar zunächst teurer Vergleich mehr ein-
bringt als ein langwieriger Prozeß; das gilt ebenso für den Verletzten,
wie das alte Sprichwort sagt: „Ein magerer Vergleich ist besser als ein
gewonnener Prozeß". Deshalb kann dem behandelnden Arzt — wenn
er überhaupt seinem Patienten in solchen Fällen einen Rat geben will
— empfohlen werden, einem Vergleich das Wort zu reden; wissen wir
doch, daß eine Verletzung — sei sie körperlicher oder seelischer Art —
viel schneller und besser heilt, wenn der Verletzte nicht versichert ist,
bzw. wenn sein Rechtsstreit erledigt ist. Ich darf in diesem Zusammenhang auf den übernächsten Vortrag von Schellworth verweisen und
kann mir daher ersparen, näher auf die früher als „Unfallneurose" be-
nannte, heute besser als „abnorme Erlebnisreaktion" bzw. „abnorme
Verarbeitung eines Unfalles" bezeichnete Verhaltensweise einzugehen.

Lassen Sie mich heute im wesentlichen aus drei größeren Gebieten
ärztlicher Gutachtertätigkeit im Rahmen eines Haftpflichtanspruches
berichten, die in den letzten Jahren in steigender Anzahl und Bedeutung
mir begegnet sind. Es sind dies erstens die Kraftfahrzeug-Haftpflicht,
zweitens die Jagdhaftpflicht, drittens die Arzthaftpflicht.

Während sich — nach persönlicher dankenswerter Mitteilung des
Direktors einer namhaften Versicherungsgesellschaft — in der Allgemeinen Haftpflicht nach einem stärkeren Anstieg in den Jahren 1950 bis
1953 ein Rückgang zeigt, ist im Rahmen der Kraftfahrzeughaftpflicht
ein ständiges Wachsen der Schadenfälle und somit ärztlicher Sachver-
ständigentätigkeit zu verzeichnen. Auf mehr als jede fünfte Haftpflicht-
Police fällt ein Schaden. *Jeder* Verkehrsunfall kostet — nach Feststellungen der Hamburger Verkehrspolizei — 2757,— DM. Ein Unfalltoter
verursacht etwa 50000,— DM „an Kosten".

. 1954 mußten die Berufsgenossenschaften, Staat, Gemeinden, Post und
Bahn über 900 Millionen DM für Unfallrenten aufwenden, abgesehen
von den sogenannten „unsichtbaren" Kosten (Arbeits- und Lohnausfall,
Neueinstellung usw.), die auf dem Arbeitsschutzkongreß 1955 in München auf etwa 1,4 Milliarden DM jährlich geschätzt wurden. Leider war
es trotz vielfacher Bemühungen auch von anderer Seite nicht möglich,
den Gesamtbetrag zu ermitteln, den die im HUK-Verband zusammen-
geschlossenen Versicherungsgesellschaften jährlich auszahlen müssen. —
Und wir als behandelnde und begutachtende Ärzte sind doch nun gewissermaßen die Treuhänder bei der Zuerkennung mancher dieser genannten Beträge.

Wie bei ähnlichen Versicherungszweigen gründen sich die Ansprüche
auch bei den oben erwähnten drei Sparten auf:

1. § 823 BGB: „Unerlaubte Handlung", wonach der Schädiger zum Ersatz des
   Schadens an Leben, Körper, Gesundheit, die Freiheit, das Eigentum usw. verpflichtet ist;
2. § 254 Abs. 2 BGB, der die „Schadenminderungspflicht" für den Geschädigten
   beinhaltet, wozu die Pflicht zur Duldung operativer Eingriffe und zur Umschulung gehört;
3. § 847 BGB, der das „Schmerzensgeld" betrifft.

K. H. Bauer und andere haben ja auf die hohe Beteiligung des
Kopfes (70,8% Mortalität, bei Kradfahrern sogar 79,2% und 33% auf

alle Verletzungen bezogen) bei Verkehrsunfällen hingewiesen. Es wird zwar in solchen Fällen meist ein Attest mit Spezial-Fragebogen für Kopfverletzungen von den Ärzten erbeten und dann in diesen auch die Diagnose „Gehirnerschütterung" aufgezählt, aber nicht immer wird der objektive Nachweis einer Verletzung am Kopf (oder einer allgemeinen schweren Erschütterung des gesamten Körpers und dadurch bedingter Commotio) erbracht.

So täuschte ein 17 Jahre alter Hotelbote eine Kopfverletzung vor, indem er sich am Hinterkopf die Haare stutzte, diese Stelle mit roter Tinte verfärbte und mit einem Heftpflaster bedeckte. Die Ärzte stellten die Diagnose: Gehirnerschütterung. Der Junge hatte seine Erfahrungen ein Jahr zuvor bei einem ähnlichen, echten Unfall gemacht.

Aus einer zusammenfassenden statistischen Bearbeitung von über 200 Fällen, die an anderer Stelle ausführlicher veröffentlicht werden soll, konnte ich bezüglich der späteren Behauptung über die Dauer der Bewußtlosigkeit durch die Verletzten bzw. ihre Anwälte feststellen, daß nur in 32% diese Behauptung der Wahrheit nahekam. In über zwei Drittel aller Fälle wurde die Dauer der Bewußtseinsstörung als wesentlich länger geschildert, in einem Fall sogar von etwa zehn Minuten auf zehn Stunden.

Nicht immer waren die cerebralen Symptome Ausdruck der traumatischen Hirnschädigung. So wurden u. a. die Symptome eines Leberkomas für die Folge eines subduralen Haematoms angesehen, wohl auch deshalb, weil offenbar der Patient das voraufgegangene ganz geringe Trauma zu sehr betont hatte. Diese Beispiele werden nicht aus nachträglicher überheblicher Schau gebracht, sondern nur um auch hier auf solche Vorkommnisse hinzuweisen.

Mit vollem Recht betont A. W. FISCHER, daß die in den Attesten oft angegebenen und geschätzten Grade der Erwerbsbeeinträchtigung nur theoretische Bedeutung haben. Praktisch muß der tatsächlich entstandene Schaden (Verdienstausfall, Unkosten usw.) im einzelnen nachgewiesen werden. Wenn das Gericht oder die Versicherungsgesellschaft einen solchen Nachweis unter Bezugnahme auf die dem Finanzamt gegenüber abgegebenen Steuererklärungen fordern, erfolgt meist eine sehr rasche Einigung der streitenden Parteien.

Bezüglich der erwähnten *Schadenminderungspflicht* einschließlich Duldungspflicht zum operativen Eingriff scheint sich das Pendel unserer Rechtsprechung, wie schon vor Jahren von mir erwartet, wieder der Normallage zu nähern. Der Geschädigte hat zur Vermeidung des Schadens alles zu tun, was ihm unter Berücksichtigung aller Umstände zugemutet werden kann.

Ein etwa 50 Jahre alter Schuhmacher erlitt bei einem Unfall einen Bruch der rechten Speiche, der mit einer Pseudarthrose ausheilte. Der Versicherungsträger erklärte sich zur Übernahme der Kosten der Operation bereit. Der Geschädigte weigerte sich, diese vornehmen zu lassen. Das Ergebnis der von einem westdeutschen Landgericht angeordneten Untersuchung durch zwei der namhaftesten Fachärzte (Chirurg und Internist) lautete: (auf die entsprechende Anfrage) „Eine Heilung der Falschgelenkbildung ohne operativen Eingriff erscheint nach klinischem und röntgenologischem Befund aussichtslos. Nur eine Ausräumung der Pseudarthrose, möglicherweise mit einer Spananlagerung verbunden, hat Aussicht auf eine knöcherne Vereinigung an der alten Bruchstelle. Mit Rücksicht auf den wahrscheinlichen Verlauf kann die Operation dem Kläger zugemutet werden. Sie ist nicht mit unbeeinflußbaren Schmerzen verbunden." Fünf Monate später ließ der Kläger durch seinen Rechtsanwalt erklären, daß er sich der ihm angeratenen Operation unverzüglich unterziehen würde. Weitere vier Monate später ließ aber nunmehr der Kläger erklären, daß ihm die Operation unter keinen Umständen wegen einer als Kriegsbeschädigung anerkannten Herzmuskelschwäche, für die er 30% Rente bezöge, zugemutet werden könnte. Dabei hatte die fachärztliche Untersuchung 9 Monate vorher einen völlig normalen Herzbefund ergeben. Offenbar war das Landgericht jetzt verstimmt und beschloß: „Dem Kläger wird Gelegenheit gegeben, sich binnen einem Monat zur Wiederherstellung seines rechten Armes zur Operation zu stellen, die ihm gegenwärtig nach den vorliegenden Sachverständigengutachten zuzumuten ist. Ihm wird anheim gegeben, nochmals unmittelbar vor Durchführung der Operation den Arzt auf seine angebliche Herzmuskelschwäche hinzuweisen". Nun machte der Kläger geltend, daß ihm wegen früherer schwerer Unfälle (u. a. „Bruch des 6. Lendenwirbels, der durch ein künstliches Glied hätte ersetzt werden" sollen!) die jetzige Operation wegen zu großer „seelischer Belastung" nicht zugemutet werden könnte. — Der Prozeß schwebt noch. Der Kläger läuft aber jetzt Gefahr, die ihm vor mehr als 6 Jahren zuerkannte KB-Rente von 30 % auch noch zu verlieren. —

. Die Zumutbarkeit einer Luftfüllung des Gehirnes halte ich aber heute ebensowenig für gegeben wie einen größeren Eingriff an inneren Organen.

Auf die interessante Entscheidung des Landgerichtes *Frankenthal* vom 20. 4. 55 bezüglich nicht uneingeschränkten *Behandlungsrechtes des Arztes* und entsprechend nicht vorhandener Duldungspflicht sei nur kurz aufmerksam gemacht. Ein Chirurg hatte versehentlich bei einem etwa vier Jahre alten Jungen statt des linksseitigen einen nicht vorhandenen rechtsseitigen Leistenbruch operiert.

Gelegentlich wird auf Grund von Haftpflichtansprüchen und häufiger aus Anlaß der „*Rehabilitation*" an uns Ärzte die Frage gerichtet, ob eine *Umschulung* des Verletzten Erfolg verspricht. In solchen Fällen empfiehlt sich für den befragten Arzt oft die Zuziehung eines geeigneten Berufsberaters oder Fachpsychologen. Eine Umschulung und entsprechende „Verpflanzung" (Wechsel des Wohnortes) ist nicht immer zumutbar. In dem letzten Urteil des BGH vom 13. 5. 53 heißt es aber u. a.: „Grundsätzlich muß aber von einem Verletzten verlangt werden, daß er sich für kürzere oder längere Zeit von der Familie trennt, um an einer Umschulung, die sonst nicht möglich ist, teilzunehmen . . .".

Ich habe die Frage der Duldungspflicht von Operationen und der Umschulung im Sinne der Schadenminderung etwas ausführlicher besprochen, weil sie gerade im Hinblick auf die Verknappung der Arbeitskraft in Westdeutschland sicher demnächst häufiger an uns Ärzte herangetragen werden wird. Daß der Gedanke der Operationsduldungspflicht nicht gegen das *Grundgesetz* (§ 2, 2) verstößt, hat jüngst DEMPEWOLF in einer gründlichen Darstellung im Hinblick auf § 606 RVO gezeigt.

Die *Jagdhaftpflichtversicherung* gewinnt in den letzten Jahren zunehmend an Bedeutung für den praktisch tätigen und begutachtenden Arzt, nachdem wir wieder dem edlen Waidwerk huldigen können. Seltener muß der Operateur bei Schußverletzungen durch Kugel und gegebenenfalls „Brenneckegeschoß" eingreifen; unendlich viel häufiger sind Verletzungen durch Schrotschüsse. Dabei ist es erstaunlich, wie gerade ehemalige Waidgenossen sich dann gegenseitig befehden und welch ungeheure Forderungen erhoben werden. So beschrieb der Rechtsanwalt bei einem Schrotkorn, das zwei Querfinger unterhalb des linken Jochbogens im Unterhautgewebe folgenlos eingeheilt war, mit beredten Worten die Gefahr des *Wanderns* dieses Schrotes in das Auge und die dadurch zu erwartende Erblindung! Es dürfte doch hinreichend — selbst in gebildeten Laienkreisen — bekannt sein, daß im Unterhautgewebe oder in der Muskulatur eingeheilte Schrote so gut wie nie mehr „wandern", ebenso wie schon W. FISCHER 1937 auf unserer XII. Tagung die Gefahr einer *Bleivergiftung* durch Schrotkugeln als im allgemeinen *nicht* gegeben bewertet hat. Im gleichen Sinne hat sich E. W. BAADER 1950 in seinem großen Gutachten geäußert.

Ein 16 Jahre alter debiler Junge mußte erst von zahlreichen namhaften Kliniken und uns dahin begutachtet werden, daß ein in Herznähe völlig reizlos eingeheiltes Schrotkorn die von dem Jungen angegebenen Beschwerden nicht hervorrufen könnte und auch eingeheilt bleiben würde. Der geschäftstüchtige Onkel des Jungen hatte ihm offenbar auch die Symptome einer Bleivergiftung einzureden versucht.

Lassen Sie mich zur *Ärzte-Haftpflicht* hier nur einige wenige Ausführungen bringen; es sei im übrigen auf das verwiesen, was ich auf unserer ersten Nachkriegstagung in Bochum 1950 näher ausgeführt habe. Gerade auf diesem Gebiet hat sich die sonst segensreiche Haftpflichtversicherung wirklich zu einem „Haftpflicht-*Un*wesen" (EBEL) ausgewachsen. Aber ebenfalls hier scheinen unsere Gerichte wenigstens die Anregung mehr und mehr aufzugreifen, schon bei der Prüfung auf Gewährung des Armenrechtes ein fachärztliches Gutachten einzuholen. Leider sind jedoch auch unsere praktisch tätigen Kollegen gelegentlich nicht ganz schuldlos bei der Erhebung von Ansprüchen unserer ehemaligen „dankbaren" Patienten.

So wurde einer unserer weltbekannten Chirurgen wegen einer vorgenommenen Brustkrebs-Operation verklagt, weil er nicht vorher eine Probeexcision vorgenommen, die Patientin nicht genügend über den Umfang der Operation aufgeklärt und schließlich keine Nachuntersuchung vorgenommen hätte. Eine Probeexcision war aber nach dem klinischen Befund nicht nur überflüssig, sondern sogar gefährlich, eine „Aufklärung" war bei dieser Patientin nach den gegebenen Umständen wirklich nicht notwendig, und zwei Nachuntersuchungen waren erfolgt.

Hinsichtlich der *Aufklärungspflicht* habe ich bereits in einer Diskussionsbemerkung auf der Rheinisch-Westfälischen Chirurgen-Tagung im Oktober 1955 in Aachen auf das Urteil des OLG Köln vom 5. 4. 55 aufmerksam gemacht. In diesem Urteil heißt es u. a.:

Eine Einwilligung des Patienten in die Operation setzt voraus, daß der Kranke die Tragweite des Eingriffs jedenfalls in den Grundzügen erkannt hat. Auf die Möglichkeit, daß nach einer Kropfoperation eine Tetanie eintreten könnte, braucht der Patient angesichts der Seltenheit eines solchen Falles nicht hingewiesen zu werden. Der Prozentsatz solcher möglichen Komplikationen liegt nach ärztlichen Erfahrungen um 0,5 und 3,5 %. Eine Verpflichtung, selbst auf solche geringen Schadensquoten vor Beginn einer Operation aufmerksam zu machen, würde eine Überspannung der an einen Arzt billigerweise zu stellenden Sorgfaltspflicht bedeuten.

Diesem Urteil eines Oberlandesgerichtes dürfte eine wesentliche Bedeutung zukommen; für ähnliche Fälle kann es gewisse Anhaltspunkte bieten.

Bei jedem Haftpflichtanspruch aus unerlaubter Handlung spielt das *Schmerzensgeld* eine wesentliche Rolle. Gerade die Diskussion hierüber ist in der letzten Zeit wieder in Bewegung geraten. Während es noch vor über 3000 Jahren unter *Hammurabi* von *Babylonien* hieß: „Hat ein Arzt bei jemandem einen schweren Eingriff vermittels des bronzenen Messers vorgenommen und dadurch den Tod des Betreffenden verursacht, oder hat er jemandes Star mit dem bronzenen Messer eröffnet und dadurch das Auge ruiniert, so soll man ihm die Hand abschneiden", meint am 6. 7. 1955 der *Große Zivilsenat des BGH* in den Leitsätzen seiner grundsätzlichen Stellungnahme:

„Der Anspruch auf Schmerzensgeld nach § 847 BGB ist kein gewöhnlicher Schadenersatzanspruch, sondern ein Anspruch eigener Art mit einer doppelten Funktion: Er soll dem Geschädigten einen angemessenen Ausgleich für diejenigen Schäden bieten, die nicht vermögensrechtlicher Art sind, zugleich dem Gedanken Rechnung tragen, daß der Schädiger dem Geschädigten Genugtuung schuldet für das, was er ihm angetan hat.

Bei der Festsetzung dieser „billigen" Entschädigung dürfen grundsätzlich alle in Betracht kommenden Umstände des Falles berücksichtigt werden, darunter auch der Grad des Verschuldens des Verpflichteten und die wirtschaftlichen Verhältnisse beider Teile.

Dabei hat die Rücksicht auf Höhe und Maß der Lebensbeeinträchtigung (Größe, Heftigkeit und Dauer der Schmerzen, Leiden und Entstellungen) durchaus im Vordergrund zu stehen, während das Rangverhältnis der übrigen Umstände den Besonderheiten des Einzelfalles zu entnehmen ist . . .".

Auch hierzu hat sich der Bundesrichter Gelhaar eingehend geäußert. Er hält es u. a. für unzulässig, wenn Gerichte ärztlichen Sachverständigen die Frage vorlegen, welcher Schmerzensgeldbetrag angemessen erscheint. A. W. Fischer hat schon früher *Richtlinien* aufgestellt, nach denen er die einzelnen Verletzungen der Schwere nach einteilt und den fraglichen Dauerschaden beurteilt. Förster und Goldbach haben diese Richtlinien nach Umfrage bei besonders erfahrenen Klinikern erweitert; sie geben vornehmlich dem weniger Erfahrenen recht gute Anhaltspunkte. Dennoch werden wir von den Geschädigten, ihren Anwälten, Versicherungsgesellschaften usw., oft entsprechend befragt werden. Will man nun nicht eine Stellungnahme völlig ablehnen, so hat sich mir — nach Schilderung der gesamten Befunde — folgende Formulierung als zweckmäßig erwiesen:

„Meine Stellungnahme zur Höhe des Schmerzensgeldes ist eine rein medizinische. Dabei werden entsprechend den in dem Beschluß des Großen Zivilsenats des BGH vom 6. 7. 1955 aufgestellten Grundsätze berücksichtigt vor allem Höhe und Größe der Lebensbeeinträchtigung (Größe, Dauer und Heftigkeit der Schmerzen, Leiden und Entstellungen). Unberücksichtigt sollen von mir als Arzt insbesondere richterliche Gesichtspunkte bleiben, d. h. meine Stellungnahme wird abgegeben, ohne daß es meine Aufgabe wäre, zu prüfen, ob überhaupt ein rechtlicher Anspruch auf Zahlung des Schmerzensgeldes vorliegt, bzw. ob und inwieweit ein solcher Anspruch durch den Grad des Verschuldens und die Art der unerlaubten Handlung beeinträchtigt wird."

Danach wird zu der spezifizierten Forderung des Verletzten bzw. seines Anwaltes oder zu dem Angebot des Vertreters, der den Schädiger vertritt, Stellung genommen, wobei *neuere* Entscheidungen des BGH und anderer hoher deutscher Gerichte in ähnlichen Fällen der Höhe nach berücksichtigt werden, und ein entsprechender Betrag in gewissen Grenzen vorgeschlagen.

Ich will hier nicht näher auf Einzelfälle oder besondere Fragestellungen eingehen. Es sei nur angedeutet, daß unsere Gerichte oft die moderne Schmerzbekämpfung zu wenig beachten, weil sie vielleicht auch nicht von den sachverständigen Ärzten darauf aufmerksam gemacht wurden; ferner lassen sich die Richter gelegentlich von den geschickt vorgebrachten Beschwerden des in der Verhandlung erschienenen geschädigten Klägers bzw. seines Anwaltes zu sehr beeindrucken.

Abschließend möchte ich nur noch für besonders schwierige und delikate Fälle die Existenz der *Gerichtsärztlichen Ausschüsse* erwähnen; diese sind unter Vorsitz des leitenden Medizinalbeamten eines jeden Landes seit einigen Jahren neu eingerichtet worden. Mag man als Sachverständiger sich zu irgendeinem Fall nicht allein gutachtlich äußern, so können diese Gerichtsärztlichen Ausschüsse als Gutachter-Kollegium dem Gericht in Vorschlag gebracht werden, besonders auch in jenen Fällen, in denen die Sachkunde eines einzelnen, noch so erfahrenen Arztes nicht ausreicht. Denn gerade wir Ärzte, die wir in den letzten Jahren so oft im Blickpunkt mehr oder weniger unwissenschaftlicher Erörterungen in Presse, Funk und Bild gestanden haben, sollten immer wieder ernstlich bestrebt sein, wirklich nur in eigener scharfer Kritik gegenüber dem eigenen Können „nach bestem Wissen und Gewissen" unser Gutachten abzugeben. Nur so können wir unser Teil zur Hebung unseres Ansehens beitragen.

Literatur

BAADER, E. W.: Gutachtensammlung der Kriegsbeschädigten-Versorgung. Frankfurt 1950. — BAUER, K. H.: Ärztl. Mittl. **1954**, 402 u. a. O. — BÖHMER, E.: Deutsches Autorecht 1953, 161. — BRANDT, L.: Probleme der Verkehrsunfallverhütung. Verkehrs- und Wirtschaftsverlag Dortmund. — CARTENSEN, E.: Mschr. Unfallheilk. **59**, 65 (1956). — CERAM, C. W.: Götter, Gräber und Gelehrte. 12. Aufl. Hamburg, Rowohlt-Verlag 1952, S. 337. — DEMPEWOLF, G.: Die Sozialversicherung 1955, 185. — EBEL, W.: VersR. **1951**, 217 u. Nds. Ärztebl. **1950**, 268. — FISCHER, W.: XII. Tagung Dtsch. Ges. f. Unfallheilkunde 1937, 179 ff. — FISCHER, A. W.: In: Das ärztliche Gutachten im Versicherungswesen. Herausgegeben von A. W. FISCHER, R. HERGET, G. MOLINEUS. München, Joh. Ambrosius Barth, 1955. — FÖRSTER, A., u. H. J. GOLDBACH: Ärztl. Mittl. **1954**, 690. — GELHAAR, W.: Dt. Autorecht **1955**, 261. — Geschäftsbericht des Gesamtverbandes der Versicherungswirtschaft 1954/55. — JUNGMICHEL, G.: Hefte Unfallheilk., Heft 42. Berlin, Göttingen, Heidelberg, Springer 1951. — Aktuelle Probleme der Versicherungswirtschaft. Herausgegeben von ROHRBECK, Berlin, Verlag Duncker u. Humblot 1954. — In: Reichardt, M.: Einführung in die nervenärztliche Unfall- und Invaliditätsbegutachtung. 4. Aufl. 1956. — KARKLING: Ärztl. Mittl. **1955**, 653. — PALANDT: Kurz-Kommentar zum BGB 15. Aufl. C. H. Becksche Verlagsbuchhandlung, München und Berlin 1956. — REICHARDT, M.: Einführung in die nervenärztliche Unfall- und Invaliditätsbegutachtung. 4. Aufl. 1956. — SCHWEIGHÄUSER, F.: Der Versicherungsnehmer **1951**, 109. — SEEWALD, K.: Mschr. Unfallheilk. **58** 263 (1955). — Verkehrsjuristentagung München 1954. Karlsruhe, Verlag „Versicherungswirtschaft". — Wirtschaft und Statistik, Heft 3, **1956**. — RGZ. **156**, 205; **160**, 119. — Urteil OLG. Köln vom 29. 11. 1951, Verkehrsrechtssammlung 4, 123. — Urteil BGH. vom 7. 6. 1951 in NJW. **1951**, 797. — Urteil BGH. vom 13. 5. 1953 in NJW. **1953**, 1098. — Urteil BGH. vom 19. 4. 1951 Deutsches Autorecht **1952**, 26. — Urteil OLG. Köln vom 5. 4. 1955. VersR. **1955**, 349. — VersR. **1955**, 458 (619). — Urteil LG. Frankenthal vom 20. 4. 1955 in VersR. **1955**, 687 (888).

O. Boos, Tübingen: **Besondere Erfahrungen aus gerichtsärztlicher Tätigkeit.** (Mit 5 Abb.)

Dem Gerichtsgutachter begegnen im Laufe seiner Tätigkeit eine Reihe immer wiederkehrender Tatbestände und Umstände, die erfahrungsgemäß zur Klage bzw. Berufung führen. Die augenblicklich herrschende Hochflut von Streitsachen läßt es gerechtfertigt erscheinen, wenn heute einige vermeidbare Anlässe und Begründungen für diese Verfahren als Beispiele genannt werden. Außerdem sollen aus der Vielzahl bemerkenswerter Verletzungs- und Krankheitsfälle, die bei dieser Tätigkeit beobachtet wurden, drei Einzelfälle kurz besprochen werden, deren seltene Befunde besondere Überlegungen bei der Klärung der Zusammenhangsfrage erforderten.

I.

Zunächst darf ich auf eine in ihrer funktionellen Bedeutung oft nicht genügend gewürdigte Abweichung von der normalen Unterschenkelstellung nach Unterschenkelbrüchen eingehen. Wir finden eine solche nach einer anfänglich durchaus achsengerechten Einstellung der Fragmente nicht selten in Gestalt einer späteren pathologischen Einwärtsdrehung des unteren Fragmentes. Diese entsteht nach einer anfangs fehlerfreien Bruchstellung, wenn nach Eintritt der ersten Verlötungsvorgänge im Bruchbereich die Anlegung eines Oberschenkelgipsverbandes in Streckstellung durchgeführt wird. Hierbei ist es selbst bei bester Gipstechnik oft nicht zu vermeiden, daß der Bruch in seinem frischen Verbindungsgewebe nachgibt, da der Oberschenkel mit dem körpernahen Fragment seiner Schwere folgend sich auswärts dreht, während das distale Bruchstück im Gips fixiert bleibt.

Anschließend vollzieht sich die Konsolidierung fast unbemerkt in Auswärtsrotation des proximalen Fragmentes. Nach Abnahme des Gipsverbandes zeigt die Fußspitze einwärts, sobald die Kniescheibe nach vorn weist. Auf diese Weise kommen Rotationsfehler von 20 bis 30 Grad zustande.

In einigen Fällen bleibt diese Rotationsstellung des Unterschenkels unbemerkt, in anderen wird sie zwar bemerkt, aber ihre funktionelle Bedeutung nicht ausreichend gewürdigt. Die Folge derartig pathologisch geheilter Unterschenkelbrüche ist, daß die Verletzten in der Regel bestrebt sind, beim Gehen und Stehen die Fußspitze geradeaus zu halten. Bei dieser Fußhaltung wird aber die Kniegelenksachse zwangsläufig auswärts gedreht und das Kniegelenk infolge dieser Achsendrehung fehlerhaft beansprucht. Hieraus resultieren bald subjektive Beschwerden. Später kommt es zu sekundären Schäden im Sinne einer vorzeitigen Arthrose. Es schien mir wichtig, auf diese funktionell ungünstige Folge von Unterschenkelbrüchen aufmerksam zu machen, da diese nach unserer Erfahrung relativ häufig ist und trotzdem bei der Feststellung der Unfallfolgen und der durch sie bedingten Erwerbsminderung gelegentlich unerwähnt bleibt.

Eine weitere Folge nach Unterschenkelbrüchen ist häufig zu finden: die Einschränkung der Zehenbeweglichkeit in Gestalt kontrakter Hammerzehen am Fuß des verletzten Beines. Diese verlangt eine intensive Nachbehandlung. Wenn sie nicht zu beseitigen ist, stellt sie zweifellos eine funktionelle Behinderung dar und bedingt eine entsprechende Minderung der Erwerbsfähigkeit.

Werden die genannten Verletzungsfolgen bei der Untersuchung nicht erfaßt oder wird auf sie bei der Einschätzung des Grades der Erwerbsminderung keine Rücksicht genommen, so läßt sich mit ihnen eine Klage wirksam begründen.

II.

Soviel zu den organischen Unfallfolgen, die gelegentlich einen begründeten Anlaß zum Einspruch des Verletzten bieten.

Ich darf nun einige Worte zu „Anpassung und Gewöhnung" anschließen. Nach unseren Erfahrungen ist die Gewöhnung eines Verletzten an die Höhe seiner Rente wesentlich häufiger festzustellen, als seine Anpassung an den durch Unfallfolgen veränderten Körperzustand. Es soll damit nicht bestritten werden, daß im Laufe der Zeit eine Anpassung des unfallgeschädigten Organismus erfolgt und schließlich eine Gewöhnung eintreten kann, die auch eine Besserung der Erwerbsfähigkeit begründet.

Trotzdem werden wir mit diesen Begriffen der Anpassung und Gewöhnung bei der Begründung einer Rentenherabsetzung sehr sparsam umgehen, denn dieser Vorgang läßt sich organisch nur schwer beweisen. Bei älteren Leuten jenseits des 60. Lebensjahres kommt es in der Regel überhaupt zu keiner befriedigenden Anpassung mehr, da der Organismus bereits vor dem Unfall an der Grenze der Kompensationsfähigkeit angelangt war.

Unzweckmäßig ist es, vor Festsetzung der Dauerrente eine vorausgegangene zu hohe Berentung beträchtlich herabzusetzen, wenn diese Herabsetzung nicht völlig einwandfrei organisch objektivierbar ist, und statt dessen mit den Begriffen der Anpassung und Gewöhnung zu operieren.

Auch die voraussichtlichen Schätzungen des Grades der Erwerbsfähigkeit geben Anlaß zu Einsprüchen und Klagen, wenn sie zur Grundlage eines Herabsetzungsbescheides gemacht werden. Der Verletzte bezweifelt, daß die erwartete Besserung eingetreten ist. Der Richter kann sich dem Argument nicht entziehen, daß eine vor einem halben Jahr als voraussichtlich abgeschätzte Besserung in der Zwischenzeit nicht zwingend eingetreten sein muß.

Es ist deshalb zu raten: 1. auf die im Anfang genannten Verletzungsfolgen am Unterschenkel und Fuß genügend zu achten, 2. die Annahme einer Besserung auf Grund von Anpassung und Gewöhnung auf jene Fälle zu beschränken, wo sie entsprechend dem jugendlichen Alter erwartet und organisch objektiviert werden kann, 3. eine voraussichtliche Schätzung der Erwerbsminderung, die einen Zeitraum von mehr als zwei bis drei Monaten überbrückt, erst dann zur Grundlage einer späteren Bescheiderteilung zu machen, wenn diese Voraussage durch eine Nachuntersuchung bestätigt worden ist. Auf diese Weise ließe sich die Zahl der Klagen und Berufungen zweifellos vermindern.

III.

Neben diesen allgemeinen Hinweisen darf ich noch drei klinische Beobachtungen mitteilen, die nicht alltäglich sind:

1. Ein Artist — seines Zeichens Handgänger, Handtänzer und Handspringer — kämpft um die Anerkennung eines Bicepssehnenrisses als Folge eines Arbeitsunfalles. Der Verletzte geht seiner Tätigkeit seit über 35 Jahren nach. Die Ellbogen- und Handgelenke zeigen starke arthrotische Veränderungen, die Ellbogengelenke auch freie Körper. Während eines Auftrittes kommt es beim Rückwärtshandsprung plötzlich zur Einklemmung im linken Ellbogengelenk. Unter stärksten Schmerzen führt der Kläger den letzten Handsprung aus, obwohl das Gelenk in Beugestellung schmerzhaft arretiert ist. Anschließend muß er zum Schluß noch seine im Spagat von einem hohen Gerüst abspringende Partnerin mit den Armen auffangen. Dabei reißt der Biceps ein.

In den Vorgutachten wurde nicht nur das Vorliegen eines Arbeitsunfalles unter Hinweis auf die bekannte Entstehungsursache des typischen Bicepssehnenrisses abgelehnt, sondern auch betont, daß die Gelenkveränderungen nicht als Berufskrankheit i. S. der Nr. 20 der 5. BKVO angesehen werden könnten.

Der klinische Befund ergab nicht den charakteristischen knollenartigen Wulst auf der Beugeseite des Oberarmes, sondern nur eine leichte Verdickung in der Mitte des Muskelbauches auf der Außenseite. Die Röntgenbilder ließen am Schultergelenk nur leichte arthrotische Zeichen erkennen. Bei der Analyse des Vorganges gelangten wir zu dem Ergebnis, daß die Einklemmung im Ellbogengelenk selbst kein Unfallereignis darstellte, daß aber das spätere Einreißen des Muskels beim Auffangen der Partnerin doch als durch ein Unfallereignis entstanden angesehen werden müsse, da der in diesem Moment infolge der schmerzhaften Gelenkarretierung in der Muskulatur herrschende Spannungszustand weit über das übliche Maß hinausging und in seiner Stärke den Kräften entsprach, die bei unkoordinierten Schreckbewegungen wirksam werden. Dieser Beanspruchung war der Muskel nicht mehr gewachsen, so daß er an nicht typischer Stelle im Bereich des Überganges von der Sehne des langen Bicepskopfes zum Muskelbauch einriß.

Wir glauben auch, daß nach Beendigung des Unfallversicherungsstreites eine Klärung der Frage vonnöten ist, ob bei einem Handgänger von Beruf nicht doch die Voraussetzungen zur Anerkennung einer Berufskrankheit für die chronischen Gelenkveränderungen im Sinne der Nr. 20 der 5. BKVO gegeben sind.

2. Im Verlaufe eines schon seit Jahren schwebenden Berufungsverfahrens läßt der Kläger in letzter Zeit auch geltend machen, daß es bei zwei Unfällen, die er wenige Monate vorher erlitten haben will und die er in ursächlichem Zusammenhang mit seiner Wehrdienstbeschädigung bringt, zu Brüchen der 5. Mittelfußknochen beiderseits infolge Umknickens gekommen sei. Es handelt sich bei ihm um eine leichte Restlähmung der rechten Wadenbeinnerven als Folge einer Wehrdienstbeschädigung und ganz schwere anlagebedingte Hohlfüße.

Die Röntgenaufnahmen zeigen (Abb. 1) im Seitenbild, rechts deutlicher als links, Bruchlinien am Übergang von der Basis der 5. Mittelfußknochen zum Schaft.

Auch in der Aufsicht (Abb. 2) kommen die Bruchspalten zur Darstellung. Die Nachuntersuchung etwa ein Jahr später (Abb. 3 u. 4) ergibt links ein fast völliges Schwinden der Spaltbildung im Knochen, rechts ist der Befund wesentlich gebessert.

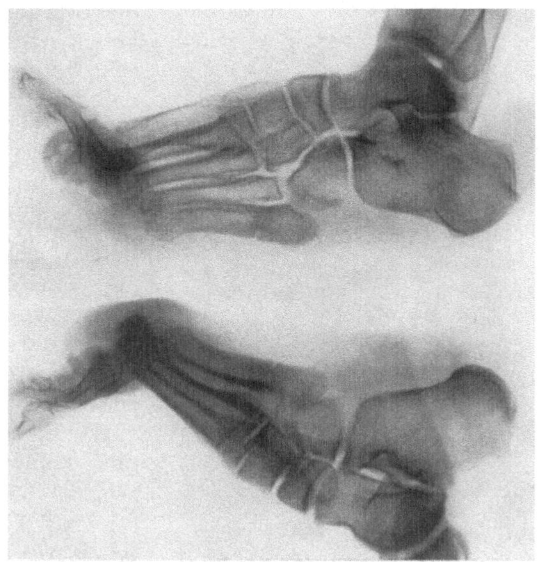

Abb. 1

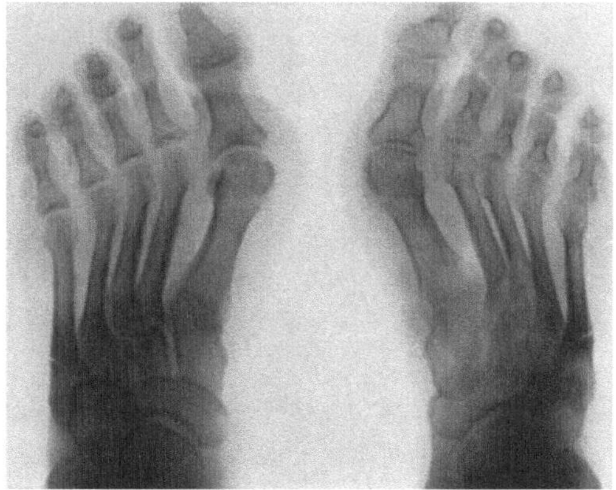

Abb. 2

Es liegt an beiden Füßen ein Dauer- oder Ermüdungsbruch (Spontanfraktur I. Art) bei schweren Hohlfüßen an dem besonders beanspruchten 5. Mittelfußknochen vor, für den ein ursächlicher Zusammenhang mit dem rechtsseitigen Nervenschaden abgelehnt werden muß.

3. Zum Schluß soll noch das Röntgenbild einer Lendenwirbelsäule gezeigt werden, an der es bei außergewöhnlicher fliegerischer Tätigkeit unbemerkt zu Wirbelbrüchen gekommen ist. Der Betroffene war während des Krieges jahrelang Versuchspilot für die Erprobung von Raketen- und Düsenflugzeugen. Es ist bekannt, daß das fliegende Personal dabei schweren körperlichen Beanspruchungen ausgesetzt ist. Vor allem brachte das Abfangen der Maschinen aus dem Sturzflug, das Fliegen von Steilkurven und besonders das Abbremsen der auf den zu kurzen Landebahnen auslaufenden Maschinen mit Hilfe eines Fallschirms bei einer Geschwindigkeit von 400 Kilometerstunden mit plötzlicher schlagartiger Reduzierung auf 200 Kilometerstunden eine schwere Biege-Druckbeanspruchung der Wirbelsäule bei dem in fast liegender Stellung angegurteten Piloten mit sich. Diese Kräfte sind ausreichend, um vor allem bei ständig wiederholter Einwirkung Einbrüche an den Wirbelkörpern hervorzurufen, die anfänglich unbemerkt bleiben und erst im fortgeschrittenen Stadium Beschwerden bereiten (Abb. 5).

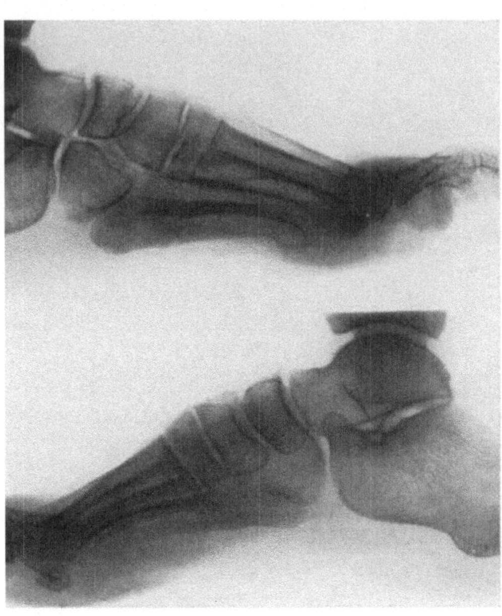

Abb. 3

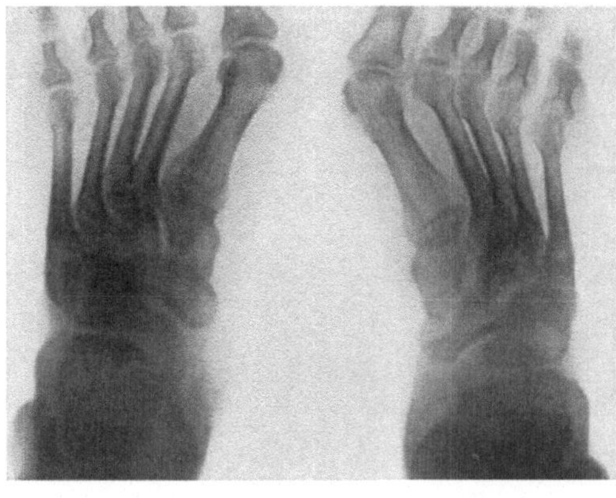

Abb. 4

Das klinische Bild des Klägers erinnerte in Vielem an eine Bechterewsche Erkrankung. Das Röntgenbild zeigt dann aber Veränderungen, die zwar auch noch einiges mit dem Morbus Bechterew gemeinsam haben, aber im Bereich des 3. und 4. LW sowie des 12. BW und 1. LW doch als traumatisch entstanden angesehen werden müssen. Eine ankylosierende Spondylarthritis ließ sich durch Röntgenuntersuchung der gesamten Wirbelsäule ausschließen.

Wir möchten mit der Demonstration dieses Falles die Aufmerksamkeit auf die unbedingt notwendige röntgenologische Überprüfung der

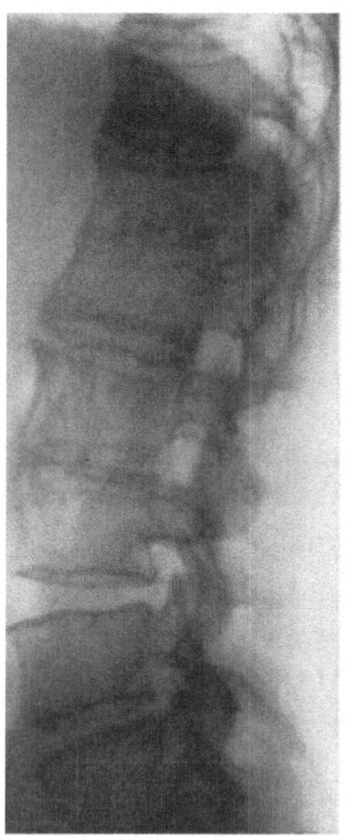
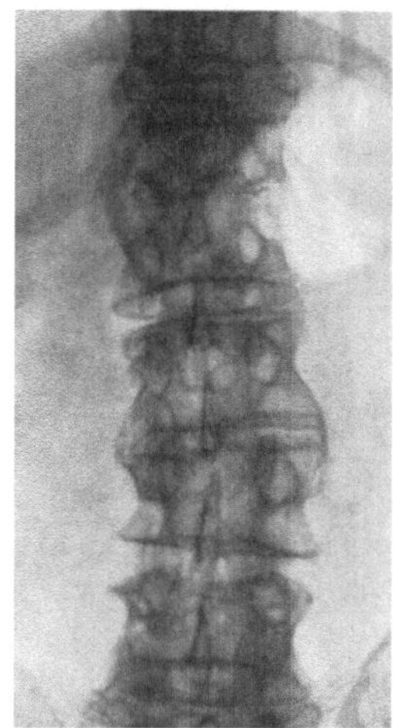

Abb. 5

Wirbelsäulen bei dem Personal schnell fliegender Maschinen lenken. Es bleibt abzuwarten, inwieweit Vorsorge getroffen ist, um diesen Personenkreis vor derartigen gesundheitlichen Schäden zu bewahren.

W. SCHELLWORTH, Berlin: **Wissen und Gewissen als Determinanten medizinischer Begutachtung.** (Manuskript nicht eingegangen).

MAYER, Tübingen: Da der Herr Präsident u. a. auch ausdrücklich auf die ethische Seite des Unfallproblems hingewiesen hatte, so möchte ich über einen Fall von mangelnder Ethik des Gutachters in einer Schadenersatzanspruchsache berichten. Anläßlich einer gynäkologischen Operation zog sich die eingeschläferte Patientin eine Plexusbrachialislähmung zu. Ein Chirurg einer anderen Stadt bescheinigte auf Grund einer kurzdauernden Sprechstundenuntersuchung nicht nur die Tatsache der Lähmung, sondern auch einen „ärztlichen Kunstfehler" mit Anspruch auf Entschädigung, und das in einem nur wenige Zeilen umfassenden Text und ohne jede sachliche Begründung.

Mittels dieses Zeugnisses strengte der Anwalt der im Armenrecht klagenden Frau einen Prozeß gegen die Witwe und die Kinder des inzwischen verstorbenen Operateurs an und forderte eine hohe Summe als Schmerzensgeld und außerdem eine laufende Rente.

Die verwitwete Mutter bedrückte es seelisch in hohem Maße, daß nicht nur sie, sondern auch ihre unmündigen Kinder bereits in einem gerichtlichen Prozeß erscheinen. Außerdem hätte sie die geforderte Entschädigungssumme in allerhöchstem Maße belastet, so daß ich mich in besonderem Maße um sie annahm. Zum Glück wurde auf Grund des Obergutachtens eines Neurologen die Schadenersatzanklage völlig abgewiesen. Das mehr als vorschnelle und auf Begründung verzichtende Gutachten hielt ich von Anfang an für fahrlässig und in mancher Richtung für unethisch.

Offenbar wollte der erste Gutachter der Patientin dazu verhelfen, daß sie aus ihrer Plexuslähmung ein möglichst gutes Geschäft macht, und vermutlich ging er dabei davon aus, daß er den Operateur im Hinblick auf die Haftpflichtversicherung wirtschaftlich nicht schädige. Diesen Standpunkt, den man gelegentlich auch sonst trifft, kann man gar nicht scharf genug ablehnen. Er geht von wirtschaftlichen Überlegungen aus, die mit dem guten Arzttum überhaupt nichts zu tun haben; er ist ein Verstoß gegen das Ansehen des toten Gynäkologen, gegen die Interessen der Witwe und ihrer Kinder und ein Verstoß gegen das soziale Gewissen, das dem Gutachter hätte verbieten sollen, die Allgemeinheit zu schädigen, um einem einzelnen einen wirtschaftlichen Gewinn zu verschaffen.

F. W. Lehmhaus, Braunschweig: **Möglichkeiten des Einsatzes moderner Werbemethoden in der Unfall-Verhütung.**

Der Verlauf dieser Tagung in Heidelberg hat die Fülle der Probleme gezeigt, die von Ihnen zu bewältigen sind, um den verletzten Opfern der zahllosen Unfälle Hilfe zu bringen. Und die Last dieser großen Aufgaben tritt erst an Sie heran, wenn der Straßenverkehr, wenn der Betrieb wieder ein neues Opfer gefordert hat. Das, was Sie also bewegt, ist praktisch die Handlung *nachher*!

Deshalb danke ich Ihnen, hochverehrter Herr Präsident, dafür, mir Gelegenheit gegeben zu haben, über das *Vorher* zu sprechen, nämlich über die Möglichkeit, unfallverhütend einzuschreiten, um die Zahl der Opfer zu senken, und ich danke Ihnen, meine sehr verehrten Damen und meine sehr geehrten Herren, für die Freundlichkeit, mich zu diesem Thema hier einige Minuten anhören zu wollen.

Es ist schwierig, einen dickhäutigen Elefanten an eine Drogerie zu verkaufen. Das würde eine schlechte Marktforschung bedeuten, und es geht hier — wie überall so auch bei der Unfallverhütung — in erster Linie darum, den „Markt" zu untersuchen, um Maßnahmen von Wirkung einzuleiten.

Wer also ist der Betroffene beim Unfall? Man ist immer geneigt, den einzelnen Versager, den einzelnen Typ herauszuschälen, der sich grundsätzlich im Verkehr und im Betrieb verkehrt verhält. Ist es aber nicht so, daß wir alle täglich gefährdet sind, weil wir gezwungen sind, an diesem Straßenverkehr teilzunehmen! Die Erfahrung hat gezeigt, daß es oft derjenige ist, der jahrelang unfallfrei fährt, und der dann eines Tages zu den Opfern zählen muß. Sicherlich: es gibt den Unfalltyp, es gibt den Unbelehrbaren, den unverbesserlichen Rowdy, aber in der großen Zahl der Unfälle finden wir ja doch alle, die sich draußen bewegen, finden wir den „Normalverbraucher".

Und dieser Normalverbraucher steht einer schwierigen Situation gegenüber. Mehr und mehr zugelassene Kraftfahrzeuge, die gleichen schlechten

Straßennetze und eine Fülle von Gesetzen machen das Fortbewegen schwerer und schwerer. Allein die Einführung der neuen Verkehrsschilder wird zeitlich von allen Ländern verschieden gehandhabt, das heißt, daß man beispielsweise in Hamburg im Juni und in München im September mit der Aufstellung beginnen kann. Die Folge davon ist zweifellos ein Wirrwarr ohne gleichen. Zwanzig Jahre lang predigt man dem Mann auf der Straße, niemals an Kreuzungen die Fahrbahn zu überqueren, und im 21. Jahr erfindet ein kluger Mensch den Zebrastreifen, den man heute — in drei verschiedenen Funktionen — genau auf die Straßenkreuzungen verlegt. Ebenso ergeht es dem Kraftfahrer mit der Lichthupe, die zweifellos ein geräuschloses und wirksames Instrument zum Ankündigen der Überholabsicht sein kann. Kaum wurde sie erfunden, da wird sie in geschlossenen Ortschaften verboten!

So steht also der Normalverbraucher in einer verworrenen Situation, aus der wir ihm — trotz der durch die Umstände eintretenden Erschwernisse — heraushelfen müssen. Wie macht man das? Man muß ihm etwas verkaufen! Und hier liegt der Angelpunkt zu den vielen Fehlern, die bisher immer wieder gemacht wurden: Man verkaufte niemandem etwas, man mahnte, man wollte erziehen, drohen und wieder erziehen. Nur verkaufen tat man nichts! Und man zeigte immer wieder den Wahnsinnigen im Verkehr. Auf Plakaten sah man den rasenden Motorradfahrer und den verträumten Fußgänger im Straßenverkehr.

Logischerweise fühlt sich die Masse der Verkehrsteilnehmer von derartigen Darstellungen nicht angesprochen. Niemand glaubt, er sei dieser Motorradfahrer, niemand will der Naive im Straßenverkehr sein — höchstens lächelt man über diese Abbildungen unter dem Motto: „Sieh mal, den da, wie kann man nur . . .‟

Ein Unternehmen, daß sein bekanntes Mundwasser anbieten will, wird niemals inserieren: an alle, die einen schlechten Mundgeruch haben, sondern es würde sagen: an alle, die einen frischen Atem haben wollen. Diese Denkweise, etwas Positives zu verkaufen, ist so alt, wie die Werbung selbst. Man sollte sie umdenken und auf dem Sektor Unfallverhütung ebenso in Anwendung bringen.

Das gesunde Ankommen nämlich ist es, was interessiert, gesund das Haus — die Familie — zu erreichen. „Sie warten zu Hause auf dich‟ — hier etwa liegt die gedankliche Richtlinie, auf der man aufbauen kann. Denn — und das ist eine interessante aber nicht neue Tatsache — der eigene Tod schreckt gar nicht übermäßig, weil man aus ihm keine Lehren mehr ziehen kann. Aber die Auswirkungen auf die zurückbleibende Familie zu demonstrieren, das wäre von Nutzen, weil es jedem eingeht, der sich diese Katastrophe vor Augen hält.

In diesem Zusammenhang darf ich Ihre Aufmerksamkeit auf die Tatsache lenken, daß man bei der Polizeibehörde einer westdeutschen Großstadt der Auffassung ist, Erwachsene seien nicht zu bekehren. — Aber zum Hütetragen, zum Rauchen von Filterzigaretten und zum Benutzen des Seifenpulvers „xyz‟, dazu sind Erwachsene offensichtlich zu bewegen!

Methoden der Werbung sind in diesem Kreise, der andere Probleme zu bewältigen hat, etwas zunächst Fremdartiges. Aber an jedem Tag unterliegen auch Sie diesen Werbeeinflüssen, und man sollte sich überlegen, ob man dieses vorhandene Instrument nicht ansetzen sollte, um unsere gemeinsamen Ziele, die Unfallzahlen herabzuschrauben, ganz einfach deshalb, um sich eines Weges zu bedienen, der heute mit in vorderster Front einer gewaltigen Marktbeeinflussung steht.

So kann man dann eine ganze Aktion entstehen lassen, die sich — durchdacht und nach einem genauen Zeitplan ablaufend — über Monate erstrecken kann. Man kann neue Wege gehen, durch Lichtsignale beispielsweise, die einen Unfall im Betrieb ankündigen, und die auch dann leuchten, wenn nichts passiert ist, um ständig zu mahnen, sich dieses grüne Licht zu erhalten. Man kann Plakate und Aufkleber einsetzen, die an Ausgängen des Betriebes hängen, weil sie in dem Moment mahnen sollen, indem sich der Mitarbeiter anschickt, nach der Arbeit den Straßenverkehr zu betreten. Man kann eine populäre Figur schaffen, die jedem Angesprochenen vertraut wird durch ihr ständiges Auftreten — kurzum, man kann dem Angesprochenen einer solchen Aktion in geeigneter Form das verkaufen, was ihn interessiert: gesund zu Hause anzukommen! Dazu gehören Fachleute, Träger einer Idee, Graphiker und Organisatoren, und dazu gehört Schwung, Überzeugungskraft und der Wille, etwas zu erreichen.

Ein solcher Plan ist keine Fiktion, sondern er ist eine Realität! Die Berufsgenossenschaft der Feinmechanik und Elektrotechnik in Braunschweig exerziert eine solche Vorgehensweise über sechs Monate in den von ihr betreuten Betrieben, und es ist der Leitung und dem ehrenamtlichen Vorstand zu danken, daß man den Mut besaß, eine solche Aktion mit allen Mühen und Kosten konsequent durchzuführen.

Denn Konsequenz steht hier an erster Stelle. Zu viel wurde von zu vielen Stellen in letzter Zeit getan, aber wenig davon war richtig und logisch entwickelt. Es darf nicht sein, daß jeder Außenseiter mehr oder weniger gute Plakate anklebt, in der Hoffnung, etwas Konstruktives zu erreichen. Wenige, aber möglichst umfassende Aktionen sollten geplant und durchgeführt werden, um zu einem Erfolg zu kommen. Und daß es Erfolge in dieser Richtung gibt, das haben schon Zeiten bewiesen, in denen ein Volk von 80 Millionen bei strengem Winter durch eine einzige Figur zum Kohlensparen gebracht wurde!

Zwei Fragen also wären abschließend zu untersuchen: 1. Kann man mehr tun? 2. Muß man mehr tun?

Die erste Frage kann ich Ihnen mit „ja" beantworten. Man kann noch viel tun mit neuen Ideen, die aber auch realisierbar sind und die getragen werden müssen von verantwortlichen Stellen, die fähig zu einer konsequenten und stetigen Durchführung sind.

Und die andere Frage, ob man mehr tun *muß*, diese Frage müßten Sie selbst beantworten. Denn hier sitzt ja der kompetente Kreis von Menschen, die die Auswirkungen des Unheils an erster Stelle verspüren. Sie sollten immer wieder die Frage stellen, und Sie sollten diese wichtige Frage zugleich in eine klare Forderung kleiden, immer und immer wieder: „Was wird getan, ehe wir selbst einschreiten müssen?"

TILMANN, Oberhausen (Rhld.): Eine äußerst wirksame moderne Werbemethode in der Unfallverhütung wird in letzter Zeit in zunehmendem Umfang angewandt: Die Aussetzung von Prämien an die Arbeitsgruppen im Falle von Unfallfreiheit in einem bestimmten Zeitraum. Hierbei werden die Unfälle nicht mitgerechnet, die nicht zu einer Niederlegung der Arbeit führen. Dieser Umstand hat in einzelnen Fällen zur Folge, daß Verletzte sich nicht beim Durchgangsarzt melden, sondern vom Heilgehilfen behandeln lassen und in dieser Zeit von den Kameraden der Arbeitsgruppe ,,durchgeschleppt'' werden. *Beispiel:* Ein Lehrling wagte es unter dem Einfluß der Arbeitskameraden und des Vorarbeiters nicht, sich mit einer sehr schmerzhaften infizierten Verbrennung 2. Gr. an der rechten Hand krank zu melden, bis ihn schließlich sein Vater nachts mit Sehnenscheidenphlegmone ins Krankenhaus brachte. Besonders der D.-Arzt muß diese Dinge kennen, damit die modernen Methoden der Unfallverhütung nicht ihren guten Sinn verlieren.

O. NACKE, Bielefeld: **Über die Dokumentation der Versicherungs- und Versorgungs-Medizin.**

In meinem kleinen Referat über die Dokumentation der Versicherungs- und Versorgungsmedizin möchte ich zwei Fragen beantworten, und zwar: 1. welchen Zweck hat die Dokumentation der Versicherungs- und Versorgungsmedizin, 2. wie arbeitet die Dokumantation der Versicherungs- und Versorgungsmedizin?

Welchen Zweck hat also die Dokumentation der Versicherungs- und Versorgungsmedizin? Sie hat die Aufgabe, die schier unübersehbare Fülle der wissenschaftlichen Unterlagen für den Gutachter übersehbar zu machen. Dies möchte ich etwas näher erläutern. Der medizinische Gutachter soll sein Urteil nach dem heutigen Stande der wissenschaftlichen Lehrmeinung abgeben. Das ist leicht gesagt und schwer getan. Die wissenschaftliche Lehrmeinung ist im wesentlichen im Zeitschriften- und Buchschrifttum niedergelegt und die einschlägigen Arbeiten sind für den Gutachter häufig schwer, teilweise sogar gar nicht, erreichbar. Ja! Bei den täglichen Routinegutachten, da ist die Sache leicht, dort besteht meist eine einheitliche Meinung, die in Büchern und Zeitschriften in immer der gleichen oder ähnlichen Form vertreten wird und die dem Gutachter zur Genüge bekannt ist. Aber bei den selteneren Fällen, die den Gutachter gerade besonders interessieren, bei denen Obergutachten angefordert werden, die den Instanzenwég der Gerichtsbarkeit durchlaufen, da fehlen die nötigen Hinweise, die man so nötig brauchte und nicht bekommt.

Das für die Dokumentation Wesentliche hierbei ist nun, daß solche Unterlagen wahrscheinlich vorhanden sind, daß sie jedoch vom Gutachter nicht aufgefunden werden können. Dies soll die Dokumantation ändern.

Bitte, nehmen Sie meinen Satz, daß Schrifttum zwar vorhanden sei, aber wahrscheinlich meist nicht gefunden würde, nicht als Selbstverständlichkeit hin. Das ist nicht selbstverständlich. Das wäre ja ein trauriges Zeugnis für unser medizinisches Berichtswesen, wenn die Forschungsergebnisse, die Aufsätze und Veröffentlichungen nur selten denjenigen erreichten, welcher sie brauchte. Das ist auch in den meisten medizinischen Fachrichtungen nicht so. Um dies zu verdeutlichen, gestatten Sie mir einen kleinen Blick auf die augenblickliche Situation des versorgungsmedizinischen Schrifttums. Nach wohlbegründeter Schätzung erfahrener Fachleute werden im Jahr über $\frac{1}{2}$ Million wissenschaftlich-medizinischer Aufsätze in den ärztlichen Blättern der Welt geschrieben. Das sind viel, aber nicht unübersehbar viel, denn man hat sich Hilfsmittel geschaffen, um diese Masse zu übersehen, die Referatenblätter wie z. B. die „Berichte" des Springer-Verlages oder die „Zentralblätter" oder die „Excerpta Medica" und die Titellisten wie die „Current List of Medical Literature" oder den „Quarterly cumulative Index of Medical Literature". In all diesen regelmäßig erscheinenden Übersichtsorganen werden entweder nur die Titel oder kurze Referate aus den Publikationen gebracht. Diese Referaten-Zeitschriften arbeiten immer nur für *ein* Fachgebiet, also entweder für die Chirurgie oder die Neurologie oder die innere Medizin usw. Für fast alle medizinischen Fachgebiete gibt es solche Hilfsmittel, nur für das Gebiet der Versicherungs- und Versorgungsmedizin gibt es keines. Wie kommt das? Nun, die Frage ist leicht beantwortet. Ein solches Blatt würde zuwenig Bezieher haben und sich deshalb nicht lohnen. Die Art der medizinischen Fragestellung in der Versicherungs- und Versorgungsmedizin wird wesentlich von der Gesetzgebung des Landes bestimmt, aus der sie kommt. Diese Gesetzgebung aber ist länderweise sehr verschieden, so daß es für jedes Land ein besonderes Berichtsblatt geben müßte, und das würde sich dann wegen der zu kleinen Abonnentenzahl nicht lohnen. Durch dieses Fehlen der Übersichtsmöglichkeit entsteht die paradoxe Situation, daß wir in der Versicherungs- und Versorgungsmedizin trotz der großen Literaturflut einen Literaturmangel haben, womit dann die erstaunliche Behauptung bewiesen wäre, daß in der Versicherungs- und Versorgungsmedizin für die einzelnen Fragen Schrifttum zwar vorhanden, aber wahrscheinlich bei Bedarf nicht auffindbar wäre.

Wie kann dieser Zustand gebessert werden? Hierzu dient die Dokumentationsstelle für Versorgungsmedizin. Sie hat ihren Sitz im Versorgungsamt Bielefeld. Die Stelle hält eine große Anzahl in- und ausländischer Zeitschriften und sieht sie auf Unterlagen durch, welche die Versorgungsmedizin betreffen, und zwar handelt es sich im wesentlichen um folgende Gebiete:

1 Entstehung von Krankheiten durch äußere Schäden, also z. B. Lungentuberkulose nach Lungenschuß oder Herzschäden nach Trauma oder Endangiitis obliterans nach Erfrierung usw. Unterlagen also, welche die sogenannte Zusammenhangsfrage, ich möchte sagen, in erster Instanz, beantworten. 2. Folgen und Komplikationen von Körperschäden, also beispielsweise Folgen von Amputationen, Komplikationen von Leberschäden, Diabetes nach chronischer Osteomyelitis usw. Diese Unterlagen braucht man, um prüfen zu können, ob aus einem anerkannten Körperschaden ein weiterer entsteht. 3. Unterlagen über die Prognose von Körperschäden. Diese sind wichtig für die Beurteilung bei Kapitalabfindungen, bei denen der Gutachter darüber Auskunft geben muß, ob die Lebenserwartung eines Beschädigten durch anerkannte oder nicht anerkannte Leiden wesentlich gemindert ist. 4. werden Grenzfragen

gesammelt, welche mehr rechtlichen als medizinischen Charakter haben, also z. B. Unterlagen über die wirtschaftliche Verordnungsweise bei Arzneimitteln für den Prüfarzt, dann Unterlagen aus den medizinisch-rechtlichen Grenzgebieten der Zusammenhangsfragen usw.

Über alle Aufsätze, Gerichtsentscheidungen, kurze Mitteilungen, Gutachten usw., die solche Fragen beantworten können, wird eine Kartei angelegt, aus der dann die Dokumentationsstelle jedem Anfragenden Auskünfte über einschlägiges Material liefert.

Es ist selbstverständlich, daß bei der Sammlung der Stelle strengste Objektivität befolgt wird und alles zusammengetragen wird, was es über das Gebiet gibt und daß die Stelle nicht nur dem Amt, sondern auch den Beschädigten und ihren Vertretern, d. h. der gesamten Öffentlichkeit, zur Verfügung steht. Im Augenblick werden die Anfragen noch kostenlos beantwortet, es ist jedoch denkbar, daß in Zukunft eine kleine Schutzgebühr erhoben werden wird. Wer also Probleme aus dem Gebiet der Versicherungs- und Versorgungsmedizin zu beantworten hat, wende sich an die Dokumentationsstelle für Versorgungsmedizin am Versorgungsamt Bielefeld. Er wird dann die entsprechende Auskunft über Unterlagen erhalten.

Zum Schluß habe ich noch einer Form zu genügen, indem ich erkläre, daß ich in meinem Vortrag nicht in meiner Eigenschaft als Leiter der Dokumentationsstelle für Versorgungsmedizin gesprochen habe.

D. Ziffer, Stuttgart: **Inwieweit vermögen Schutzhelme durch Vernichtung kinetischer Energie eine Schutzwirkung auszuüben?** (Manuskript nicht eingegangen.)

W. Gnüchtel, Heidelberg: **Moderne Lungenfunktionsprüfung bei Brustkorb- und Lungenverletzten.** (Mit 5 Abb.)

In der Unfallpraxis handelt es sich bei Verletzungen im Bereiche des Brustkorbes in überwiegendem Maße um Folgen stumpfer Gewalteinwirkungen, die vom knöchernen Brustkorb abgefangen werden, wodurch schwerwiegende Folgen an den inneren Organen „Lungen und Herz" meist ausbleiben. Im Unfallmaterial der Chirurgischen Universitätsklinik Heidelberg des Jahres *1955* beträgt die *Zahl der Brustkorb-* und *Lungenverletzungen an der Gesamtunfallziffer 10%*. Von der Gesamtzahl der Brustkorbverletzungen entfallen *75,3%* auf *Brustkorbprellungen* und *Rippenbrüche*.

Bei schwereren Gewalteinwirkungen treten häufig Komplikationen auf, zu denen als direkte Verletzungsfolgen gehören: der traumatische Pneumothorax, der Haematothorax, das Hautemphysem. Diese Komplikationen finden sich in *19,3%* aller Brustkorbschädigungen.

Bei den *offenen* Brustkorbverletzungen kommt die Gefahr der Infektion des Brustfelles oder der Organe selbst hinzu, ganz abgesehen davon, daß eine traumatische Eröffnung des Brustfellraumes stets einen Kollaps der betreffenden Lunge bewirkt.

Neben den stumpfen Gewalteinwirkungen ist die Zahl der *direkten Lungen- und Herzbeschädigungen* durch Stich-, Schuß- und andere instrumentelle Verletzungen relativ klein. Sie ergibt nur *5,4%* der Gesamtzahl.

Die Diagnostik der unmittelbaren Verletzungsfolgen nach einem Unfall ist durch klinische und röntgenologische Untersuchungen ausreichend gesichert. Eine bedeutsame Rolle kommt aber den *Unfallspätschäden* zu, denn sie sind Gegenstand von Begutachtungen.

Die Beurteilung der Unfallspätschäden richtet sich bei der Einschätzung der Erwerbsminderung neben den pathologisch-anatomischen Veränderungen auch nach den pathologisch-physiologischen, also funktionellen Zuständen. Die pathologisch-anatomischen Veränderungen machen die klinischen und röntgenologischen Untersuchungen erkennbar. Diese erfassen aber nicht die funktionellen Verhältnisse. Aus ihnen Rückschlüsse auf die Funktion von Lunge und Herz zu ziehen, bleibt den Erfahrungen des Gutachters vorbehalten, Fehlbeurteilungen sind hierbei jedoch nicht ausgeschlossen, sowohl nach der Seite der Überwertung des objektiven anatomischen Befundes, wie nach der Seite der Unterwertung der subjektiven Beschwerden auf Grund des anatomischen Befundes. Dieser nicht so seltenen Diskrepanz zwischen subjektiven Beschwerden und pathologisch-anatomischem Befund hinsichtlich der Funktionseinschätzung entspringt die Forderung, die *Feststellung der Funktionsverhältnisse durch Prüfung der Funktion* zu treffen.

Für die Brustkorborgane erfüllen diese Forderung die Herz- und Lungenfunktionsuntersuchungen.

Das Material der Chirurgischen Universitätsklinik Heidelberg bezüglich gutachterlicher Lungenfunktionsuntersuchungen umfaßt *350 Spirometrien* und *114 Bronchospirometrien.*

Für die Beurteilung der Herzfunktion sind die Kreislauf-Belastungsprüfungen und das EKG im allgemeinen ausreichend. Für die Lungen-

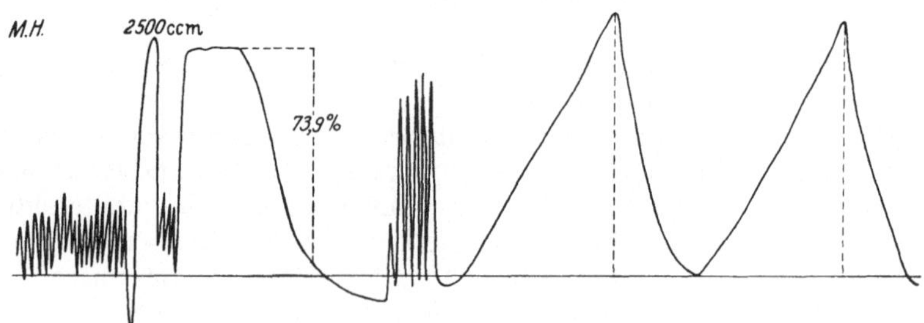

Abb. 1. Zustand nach Thoraxprellung rechts eine Woche nach dem Unfall. Eingeschränkte Vitalkapazität, deutliche Verzögerung der Einatemphase

funktion ergeben die spirographischen Messungen hinreichend verwertbare Aussagen.

Die *Spirometrie* vermittelt ein *Funktionsbild der Gesamtlunge*, erfaßt also die unfallbetroffenen und die nichtunfallbetroffenen Lungenpartien.

Die überwiegende Mehrzahl der Brustkorbverletzungen ist aber einseitig, so daß in Zweifelsfällen, in denen die Spirometrie keinen eindeutigen Aufschluß zu geben vermag, die *Bronchospirometrie* ihre Berechtigung erweist, d. h. *eine gleichzeitige, getrennte, spirographische Untersuchung beider Lungenflügel.*

Die Lungenfunktion ergibt sich aus der exakten Zusammenarbeit von Lungenbelüftung (Ventilation) und Gasstoffwechsel.

Die Ventilation ist abhängig von dem Zusammenwirken der Rippen und der Atemmuskulatur und von der Elastizität des Lungengewebes. Die spirometrisch erfaßbaren Komponenten der Ventilation sind das Atemvolumen und die Atemfrequenz gemessen pro Minute als Atemminutenvolumen, das maximale Atemminutenvolumen und die Ausatemleistung pro Sekunde gemessen im sogenannten Tiffeneau-Test.

Die Ventilation ist also vorwiegend das Leistungsprodukt der knöchernen und muskulären Anteile des Brustkorbraumes. Brustkorbverletzungen werden deshalb im Funktionsbild am ehesten die Ventilationsverhältnisse beeinträchtigen bzw. stören müssen.

Schon eine Thoraxprellung ohne nachweisbare anatomische

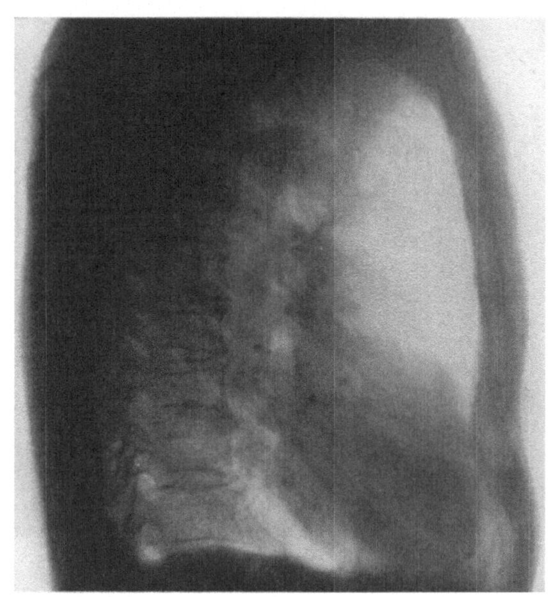

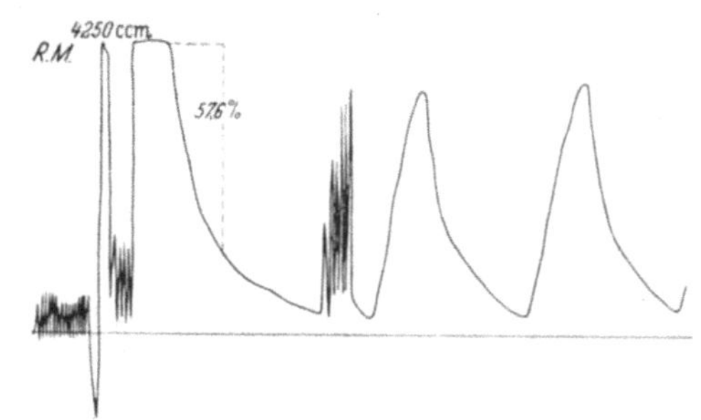

Abb. 2. Zustand nach Rippenserienbruch links zwei Jahre nach dem Unfall. Normale Vitalkapazität, deutlich verzögerte Ausatemphase

Folgen an den Lungen hat eine funktionshemmende Wirkung im Schmerz. Je nach der Intensität der Prellung macht sich die Funktionseinschränkung schon in Ruhe, oder erst bei Belastung der Lungentätigkeit bemerkbar. Das Spirogramm zeigt als Charakteristikum eine schmerzbedingte Verzögerung der Einatemphase.

Der *Rippenbruch*, besonders aber der *Rippenserienbruch ohne Komplikationen* im Pleuraraum bewirkt einen veränderten Ventilations-
mechanismus vor allem dann, wenn eine Dislokation der Bruchstücke
vorliegt. Hierbei kommt es zu einer Störung der Rippenbeweglichkeit,
die zu einem erheblichen einseitigen Ausfall der Brustkorbexkursionen
führen kann.

Als funktioneller Spätschaden findet sich häufig eine Verzögerung der
Ausatemphase bei sonst annähernd normalen Funktionswerten, wohl
dadurch bedingt, daß die dislozierten Bruchstücke bei der Aus-
atmung von der Atemmuskulatur mitgezogen werden müssen.
Dafür spricht auch der Befund, daß sich mit der knöchernen Konsolidierung der Rippenfragmente die Ausatemleistung bessert.
Anders liegen die Verhältnisse beim altersstarren Thorax, bei
dem die Rippenbeweglichkeit hochgradig eingeschränkt und die
Lungenbelüftung vorwiegend vom Zwerchfell übernommen worden
ist. Hier kann trotz schwerstem pathologisch‑anatomischem
Befund die Funktionsleistung nur relativ geringgradige Einschränkungen zeigen.

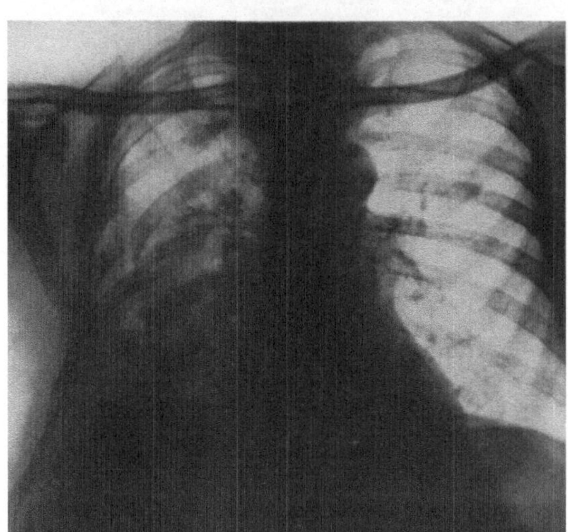

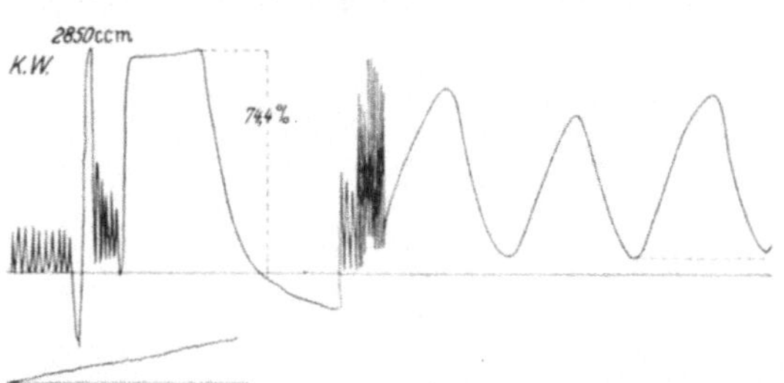

Abb. 3. Zustand nach Rippenserienbruch rechts mit Stückfrak-
turen sechs Monate nach dem Unfall (76jähriger Patient). Alters-
gemäße Vitalkapazität und annähernd normale Ventilationswerte

Auffällige Änderungen im Funktionsbild bewirken hingegen alle
jene Unfallspätschä-
den, die neben einer Einschränkung der Brustkorb- und Zwerchfell-
beweglichkeit auch eine Herabsetzung der Lungenelastizität auslösen.
Zu diesen gehören vornehmlich: Verklebungen, Verschwielungen und
Verschwartungen des Pleuraraumes. Sie hinterlassen ihre Spuren
praktisch an allen spirometrisch erfaßbaren Werten. Neben einer
Steigerung des Atemminutenvolumens, als Folge einer durch Fre-
quenzerhöhung bedingten Zunahme des Totraumanteiles und damit
einer Abnahme des Ventilationswirkungsgrades, zeigt sich eine Herab-

setzung der Vitalkapazität, eine Verminderung des Tiffeneau-Wertes, sowie eine Verzögerung der Atemphasen und schwere Einbußen der Atemreserven. Neben diesen klinisch und röntgenologisch erfaßbaren Unfallschäden gibt es aber auch funktionsbehindernde Prozesse, bei denen das Spirogramm allein nicht auszusagen vermag, ob es sich um ein unfallabhängiges oder unfallunabhängiges Geschehen handelt. Wenn

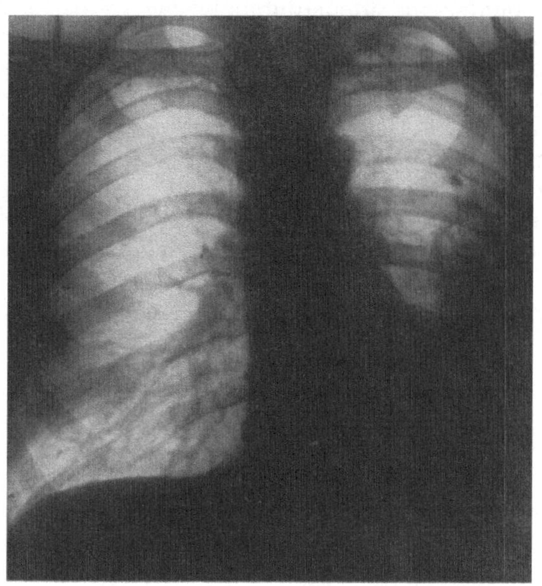

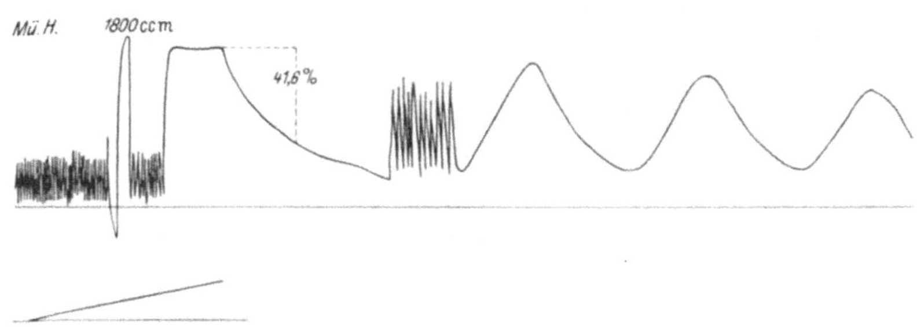

Abb. 4. Zustand nach Thoraxquetschung mit Haematothorax links. Pleuraschwarte 12 Jahre nach dem Unfall. Starke Herabsetzung der Vitalkapazität, der Ausatemleistung und der Atemreserven

solche Prozesse unfallabhängig sind, dann müssen sie auch auf der unfallbetroffenen Seite nachweisbar sein. Den eindeutigen Beweis dafür kann aber nur die Bronchospirometrie erbringen. Diese Untersuchungsmethode erlaubt die Feststellung einseitig bedingter Störungen: a) der Ventilation, b) des Gasstoffwechsels, die im Spirogramm durch die Kompensation der nicht unfallbetroffenen Lungenanteile häufig verschleiert sein können.

Sofern die Unfallschäden auch das Lungengewebe mit betreffen, resultieren daraus Störungen des Gasstoffwechsels, die sich in Veränderungen des *Sauerstoffaufnahme- und Kohlensäureabgabevermögens* erkennen lassen. Es ist in diesen Fällen nicht der Verlust von funktionstüchtigen Lungengewebe wie nach Resektionen entscheidend, sondern die partielle Belüftungsbehinderung der Lungenalveolen. Diese mangelhafte Belüftung bewirkt, wie Löhr (Vortrag auf Deutschen Chirurgenkongreß 1956) zeigen konnte, eine Minderdurchblutung des betroffenen Lungenabschnittes. Die Umleitung des Lungenblutes zu den übrigen Lungenabschnitten bleibt nicht ohne Einfluß auf die Verhältnisse des rechten Herzens im Sinne der Entwicklung eines Cor pulmonale. Durch diese Tatsache werden die im Gefolge einer Brustkorbverletzung auftretenden subjektiven Symptome der Atemnot und der Herzbeschwerden erklärbar, für die sich klinisch, röntgenologisch und häufig auch spirographisch kein ausreichender Anhalt finden läßt. Der Nachweis solcher Durchblutungsminderung gelingt bronchospirometrisch durch Beatmung der einzelnen Lungenflügel mit verschiedenen Sauerstoffkonzentrationen.

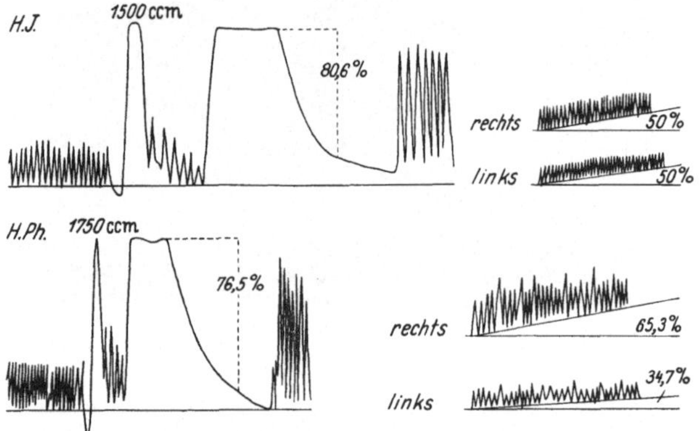

Abb. 5. Oben: Zustand nach verheilter Rippenserienfraktur links neun Monate nach dem Unfall. Bronchospirometrisch keine unfallbedingte Schädigung links feststellbar. Die krankhaft veränderten Spirometriewerte sind durch ein organisches Lungenemphysem bedingt. — Unten: Zustand nach Rippenserienfraktur links sechs Monate nach dem Unfall. Bronchospirometrisch deutliche Verminderung der Ventilation und Sauerstoffaufnahme links (unfallbedingt)

Die hier beschriebenen Funktionsprüfungen erlauben einen Einblick in die unfallbedingten Störungen der Lungenbelüftung und des Lungengasstoffwechsels. Mit ihrer Hilfe können die klinischen und röntgenologischen Befunde hinsichtlich des Funktionszustandes ergänzt werden. Durch die Möglichkeit, unfallbedingte Funktionsschäden von nichtunfallbedingten abzugrenzen, bilden sie eine beweiskräftige Unterlage, unberechtigte Rentenforderungen nach Unfallschäden im Brustkorbbereich zu entkräften.

Die Lungenfunktionsprüfungen sind für die *Unfallbegutachtung* den bisher geübten klinischen und röntgenologischen Untersuchungsmethoden *gleichwertig* und für die *Funktionsbeurteilung notwendig*, zumal ihre Befunde sowohl dem Versicherungsträger wie dem Versicherungsnehmer gerecht zu werden vermögen.

L. Kreuz, Tübingen: **Die Auswirkungen des Leistungssports auf die spätere Berufstüchtigkeit der Jugendlichen.** (Vortrag ist ausgefallen.)

H. Georg, Heidelberg: **Unfallchirurgie der Hand. Indikation und Technik der Erstversorgung.** (Mit 36 Abb.)

Die Chirurgie der Hand ist nur ein kleines Teilgebiet der Unfallchirurgie. Sie nimmt aber in Anbetracht der großen und ständig ansteigenden Zahl der Handverletzungen und der daraus resultierenden Folgen für den Einzelnen und für die Allgemeinheit einen wichtigen Platz in der Unfallchirurgie ein.

Im Jahre 1950 (Abb. 1) kamen in der Heidelberger Klinik 1692 Handverletzungen zur Behandlung. 1952 1864 und 2247 im Jahre 1954. Davon sind über 77% Betriebsunfälle. Kein Zweifel, daß der Anstieg vorwiegend durch die Arbeitsunfälle bedingt ist. — Bei einer Gesamtzahl der Betriebsunfälle von 3928 in einem Jahr stellen allein die Handverletzungen 44,2%, d. h. fast jeder zweite Betriebsunfall ist eine Handverletzung oder mit einer Verletzung der Hand kombiniert.

Was alles zu dem Thema Unfallchirurgie der Hand gesagt werden könnte, soll und kann im Rahmen dieses Referates auch nicht annähernd erschöpfend behandelt werden. Vielmehr sollen die in den letzten Jahren gewonnenen und bei einem großen Krankengut bewährten neuen Erkenntnisse in der Behandlung der Handverletzungen, besonders im Hinblick auf die *Indikation und Technik der Erstversorgung* an Hand von einigen typischen Beispielen besprochen und die Möglichkeiten der sekundären Wiederherstellung angedeutet werden.

Von allen schwereren Hand- und Fingerverletzungen ist die *Sehnendurchtrennung* die häufigste und zugleich aber auch folgenschwerste. Vom Erfolg oder Mißerfolg der Behandlung kann die Leistungsfähigkeit des Verletzten entscheidend abhängen. — Der grundsätzliche Wandel in der Behandlung von Handverletzungen bezieht sich in erster Linie auf die Indikation und Technik bei Sehnenverletzungen. Auf Grund systematischer Nachuntersuchungen hat man erkannt, daß die *Prognose* bei den einzelnen Sehnen und Sehnenabschnitten sehr unterschiedlich und der Erfolg nicht nur abhängig ist von der Technik, sondern auch vom *Ort der Durchtrennung und dem Zeitpunkt der Versorgung.* Grundsätzlich sollen Sehnenverletzungen nur dann primär versorgt werden, wenn Beschaffenheit und Entstehungsart der Wunde eine glatte Heilung erwarten lassen, benachbarte Knochen und Gelenke nicht gleichzeitig mitverletzt sind und eine gute Weichteildeckung gewährleistet ist.

Strecksehnen heilen bekanntlich bedeutend besser als Beugesehnen, ihre Verwachsungstendenz ist gering und der Ort der Durchtrennung spielt keine wesentliche Rolle. Bei günstigen Wundverhältnissen können sie im allgemeinen primär genäht werden. Eine Ausnahme bildet lediglich die lange Daumenstrecksehne, die wegen ihrer starken Retraktionstendenz oft nicht primär genäht werden kann, da ihr proximaler Stumpf in der Wunde nicht mehr auffindbar ist. Die Erweiterung einer Wunde oder Anlegung von Hilfsschnitten bei frischen Verletzungen ist jedoch in jedem Falle zu unterlassen.

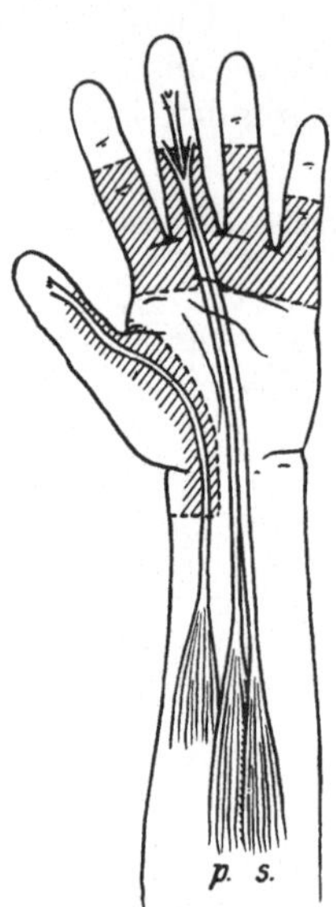

Abb. 2. In dem schraffierten Bereich, dem sog. „Niemandsland", soll jede Beugesehnennaht wegen der schlechten funktionellen Ergebnisse unterlassen werden. (P = M. flexor dig. prof.; S = M. flexor dig. superfic.)

Die Behandlung der Beugesehnenverletzung stellt weit höhere Anforderungen an eine exakte Nahttechnik und erfordert eine strengere Indikationsstellung. *Technik* und *Zeitpunkt* der Versorgung richten sich nach dem *Ort der Durchtrennung* (Abb. 2). Für die *Primärnaht* kommt nur der Abschnitt vom Muskelursprung bis zur distalen Hohlhandfalte, bei der langen Daumenbeugesehne nur bis zum Lig. carpi volare in Betracht. Sehnenverletzungen unter dem Lig. carpi volare können auch primär versorgt werden, sicherer ist jedoch hier die sekundäre Wiederherstellung.

Sind beide Beugesehnen eines Fingers in gleicher Höhe durchtrennt, ist es nicht nur unnötig, sondern sogar kontraindiziert, beide Sehnen wieder zu vereinigen. Meist verwachsen sie an ihren Nahtstellen miteinander, die Narbenbildung der Umgebung wird vermehrt und die Funktion des betreffenden Fingers beträchtlich herabgesetzt. *Wichtig ist allein die Wiederherstellung der Profundussehne.* Die Sublimissehne gehört zu den relativ entbehrlichen Sehnen, ihr Verlust bedingt keinen wesentlichen Funktionsausfall. Bei ihrer isolierten Durchtrennung soll sie nach beiden Seiten ein Stück reseziert und ihr proximaler Stumpf zur Verstärkung und Ausnützung der Muskelkraft auf die Pofundussehne aufgenäht werden. — Bei isolierter Verletzung der Profundussehne nahe ihrer Ansatzstelle am Endglied, also in Höhe des Mittelgliedes und Endgelenkes, kann ihr proximaler Stumpf nach Excisiondes distalen Sehnenrestes auch primär wieder am Endglied fixiert werden; bis zu etwa 2 cm ist der Flexor profundus dehnungsfähig.

Ganz anders wiederum ist die Indikationsstellung bei Sehnenverletzungen *innerhalb der Beugesehnenscheide* der Finger, dem von Bunnell mit „Niemandsland" bezeichneten, auf der Abbildung schraffiert dargestellten Gebiet zwischen Fingergrundgelenk und Mittelglied. Grundsätzlich sollen die Beugesehnen hier weder primär noch sekundär genäht werden. Die genähte Sehne schwillt postoperativ beträchtlich an, kann sich jedoch in der straffen Sehnenscheide und unter den engen Kreuz- und Ringbändern nicht genügend ausdehnen. Durch Gegendruck kommt es zu ischämischen Ne-krosen im empfindlichen Sehnengewebe, zu Ver-wachsungen und fast immer zum völligen Ver-lust der Gleitfähigkeit. Die Methode der Wahl ist hier die *sekundäre freie Sehnentransplantation,* die ebenfalls nur die Wie-derherstellung der Pro-fundussehne, beim Dau-men der langen Beuge-sehne, zum Ziele hat.

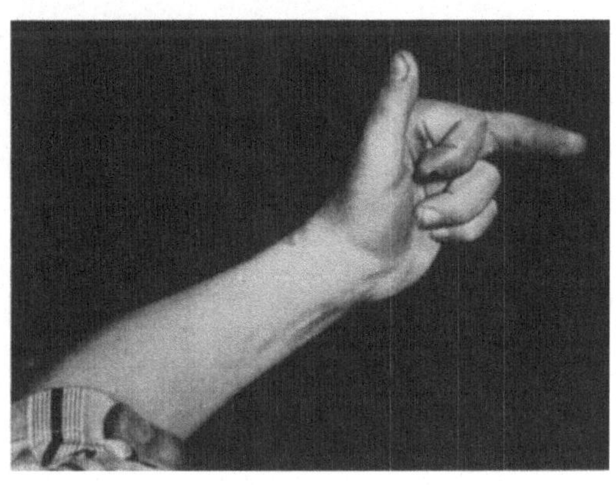

Abb. 3. Zustand nach Durchtrennung beider Beugesehnen des linken Mittelfingers in Höhe des Grundgelenkes

Die Beugesehnenpla-stik sollte jedoch nur unter bestimmten Vor-aussetzungen durchge-führt werden: die wichtigsten sind die freie passive Beweglichkeit aller Fingergelenke, gut durchblutete, möglichst narbenfreie Gewebe

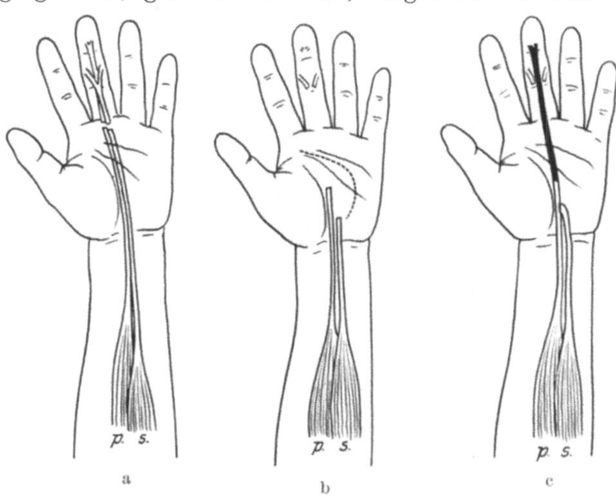

Abb. 4. Schematische Darstellung der Sehnentransplantation zu Fall 1: a Höhe der Beugesehnen-verletzung; b Excision der distalen Sehnenanteile und Kürzung der proximalen bis zur Mitte der Hohlhand; c Transplantation der Palmarissehne zur Verlängerung der Profundussehne. Der Stumpf der Sublimissehne ist zur Ausnützung der Muskelkraft mit der Profundussehne vereinigt

der Umgebung und die voll erhaltene Sensibilität des betreffenden Fingers. Die Erfahrung lehrt, daß die Funktionsfähigkeit eines Fingers weitgehend von einer ungestörten Gefühlsempfindung abhängig ist; dies trifft besonders im volaren Medianusbereich zu, wo der Tastsinn der ersten drei Finger funktionell die wesentlichste Rolle spielt. Ein gefühlloser, auch noch so gut beweglicher Finger wird immer ge-

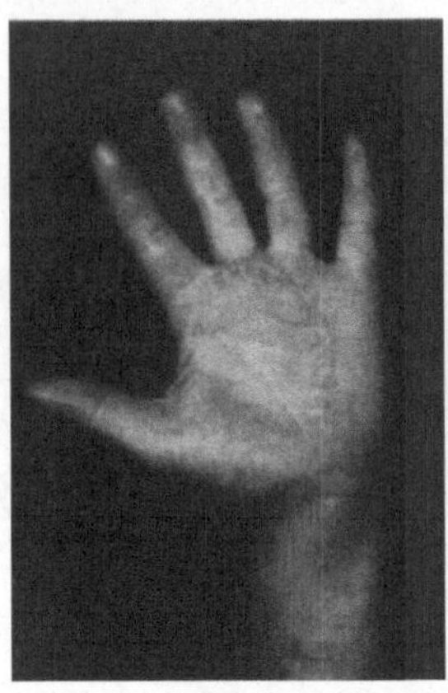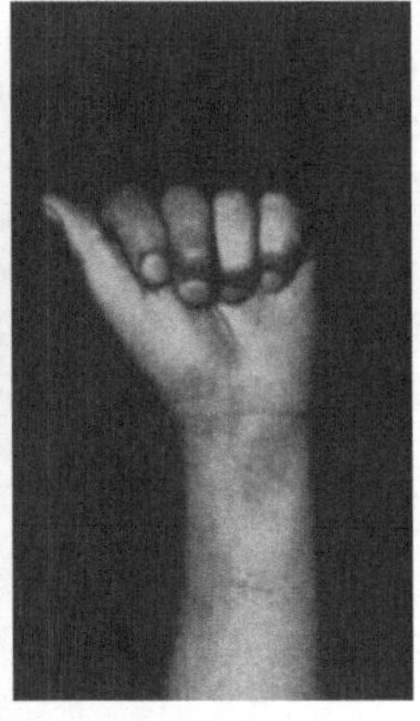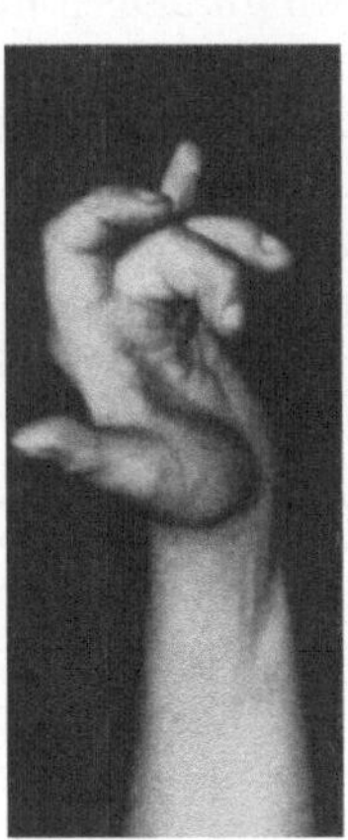

Abb. 5. Volle Funktion nach 4 Monaten

schont, meist abgespreizt gehalten und kann nie eine gute Funktion erreichen. Nervendurchtrennungen in der Hohlhand und auch noch im

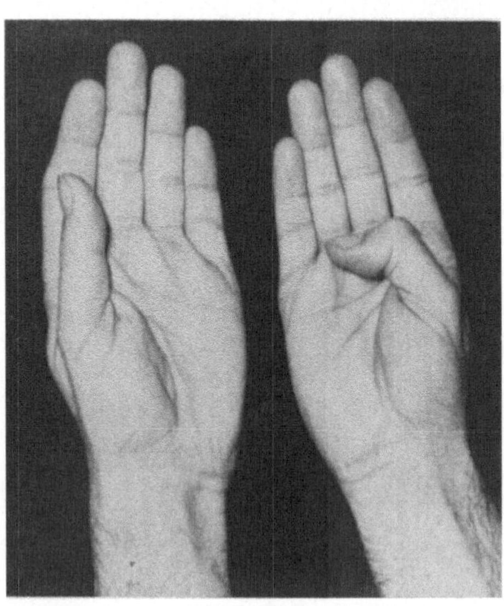

Abb. 6. Zustand nach Durchtrennung der langen
Daumenbeugesehne links über dem Grundgelenk

Bereich der Fingergrundglieder sollen deshalb bei frischen Verletzungen möglichst primär durch Adaption mit feinstem Nahtmaterial versorgt werden. Die Sensibilität kann unter günstigen Bedingungen nach etwa fünf bis acht Monaten wiederkehren.

An Hand von zwei typischen Beispielen sei die Methode kurz besprochen (Abb. 3):

8jähriger Junge. Mit der linken Hand in eine Glasscherbe gefallen. Durchtrennung beider Beugesehnen des Mittelfingers über dem Grundgelenk. Primär wurden lediglich einige Glassplitter entfernt, die Wunde excidiert und nur die Haut genäht. Die Abb. 3 zeigt den Funktionsausfall. Drei Wochen später wurde die Sehnentransplantation vorgenommen:

Entfernung beider distalen Sehnenstümpfe (Abb. 4). Die proximalen Sehnenenden werden bis zur mittleren Hohlhand gekürzt, das Transplantat — in diesem Falle die Palmarissehne — wird durch die Sehnenscheide geleitet, am Endgliedknochen fixiert und sodann unter mittlerer Spannung mit dem Stumpf der Profundussehne End-zu-End vereinigt. In der mittleren Hohlhand ist das umgebende Gewebe locker, die genähte Sehne kann sich ausdehnen, und außerdem stehen hier die Lumbrikalmuskeln zur Einscheidung der Nahtstelle zur Verfügung. Der proximale Stumpf der Sublimissehne wird zur Ausnützung der Muskelkraft auf die Profundussehne aufgenäht. — Nach vier Monaten (Abb. 5) war die volle Funktion wiederhergestellt.

Der nächste Fall, ein 22jähriger Metzger, zeigt in typischer Weise die Sehnenplastik nach Verletzung der langen Daumenbeugesehne: beim Schlachten in den

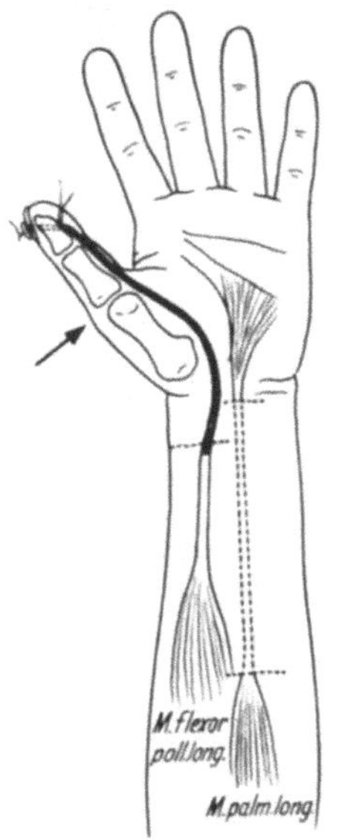

Abb. 7. Freie Transplantation der Palmarissehne nach Excision des distalen Anteiles der langen Daumenbeugesehne; (der Pfeil zeigt die Stelle der ursprünglichen Verletzung)

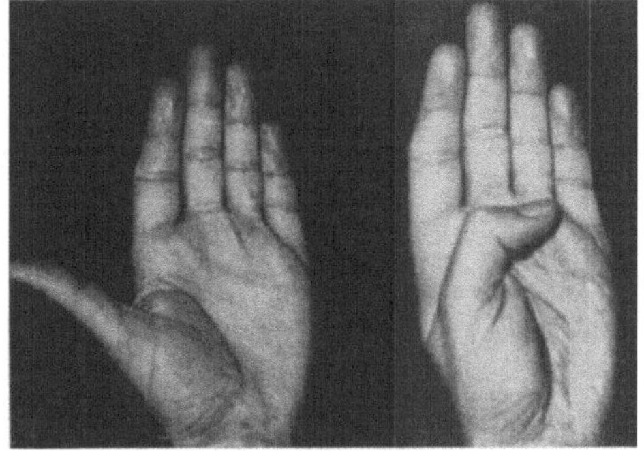

Abb. 8. Freie Beweglichkeit des Grund- und Endgliedes nach $3^{1}/_{2}$ Monaten

linken Daumen geschnitten. Durchtrennung der langen Daumenbeugesehne in Höhe des Grundgelenkes. Wundinfekt nach primärer Sehnennaht. Das funktionelle Ergebnis war schlecht (Abb. 6), Grund- und Endglied konnten aktiv nicht gebeugt werden. Sehnentransplantation sechs Monate später: die genähte Sehne war in derbes, schwieliges Narbengewebe eingemauert und vollkommen unbeweglich. Sie wurde am Endglied abgetragen (Abb. 7), bis zum distalen Unterarmdrittel entfernt und durch die Palmarissehne ersetzt. Bereits nach $3\frac{1}{2}$ Monaten war die Funktion in vollem Umfange wiederhergestellt (Abb. 8).

Die Nahttechnik als solche spielt eine untergeordnete Rolle. Viel wichtiger ist — wie bei allen Operationen an der Hand, besonders aber an den Sehnen — die sog. atraumatische Operationstechnik, die gute Adaption der Sehnenenden und eine zugkräftige Naht mit möglichst wenig verträglichem Material. — Die von DYCHNO-BUNNELL angegebene Zickzacknaht hat sich sehr gut bewährt (Abb. 9). Sie wird größtenteils in die Sehne versenkt, führt zu keiner Strangulation der Sehnenenden und weist eine erstaunliche Zugfestigkeit auf.

Zur Fixierung des Transplantates am Endglied eignet sich am besten die ausziehbare Drahtnaht (Abb. 10). Die Zickzacknaht kann mit Hilfe der freien Fadenschlinge, die durch die seitliche Fingerkuppe herausgeleitet wird, später nach Abschneiden des Knotens im Ganzen extrahiert werden. Als Transplantat eignet sich am besten die Palmarissehne. Fehlt sie oder ist sie zu schwach ausgebildet, so können auch die langen Zehenstrecker 2 bis 5 verwendet werden.

Gestatten Sie mir, zur Veranschaulichung der Methode einen kurzen Operationsfilm zu zeigen. (Film!)

Wie schon betont wurde, ist die Primärnaht einer Sehne, auch bei entsprechender Lokalisation, nur dann angezeigt, wenn die Wundver-

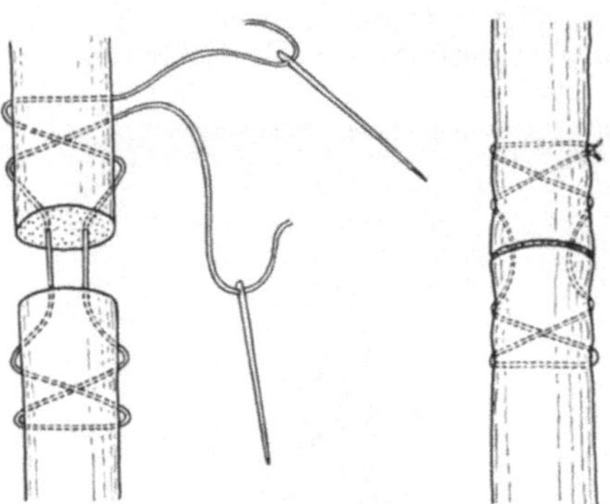

Abb. 9. Technik der Sehnennaht nach DYCHNO-BUNNELL

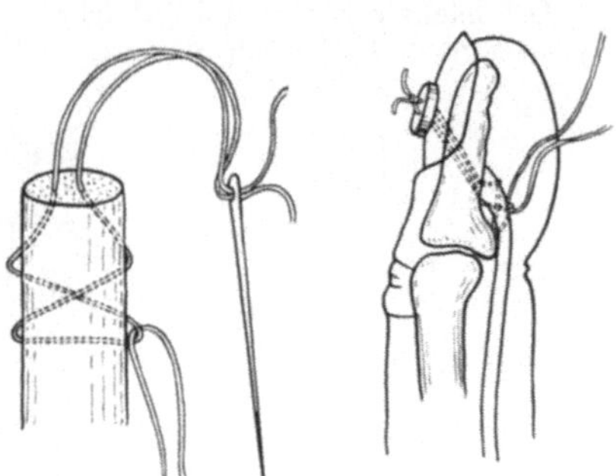

Abb. 10. Technik der Fixierung des Sehnentransplantates am Endgliedknochen mit ausziehbarer Drahtnaht (BUNNELL)

hältnisse eine glatte Heilung erwarten lassen und benachbarte Knochen und Gelenke nicht gleichzeitig mitverletzt sind. In Zweifelsfällen sollte man immer die sekundäre Sehnennaht unter aseptischen Bedingungen vorziehen.

Überhaupt ist einer der häufigsten Fehler, besonders bei kombinierten Verletzungen, das verständliche Bestreben, gleich bei der primären Versorgung möglichst alle verletzten Teile wiederherzustellen und einen endgültigen Zustand zu schaffen. Sicher liegt es weder im Interesse des Patienten noch des Versicherungsträgers, den Heilverlauf zu verlängern; im Vordergrund steht aber die weitgehende *Wiederherstellung der Funktion*, und nicht immer führt der kürzeste Weg zu diesem Ziel. Je ausgedehnter die Verletzung, um so größer ist die Gefahr des Infektes. Je mehr Manipula-

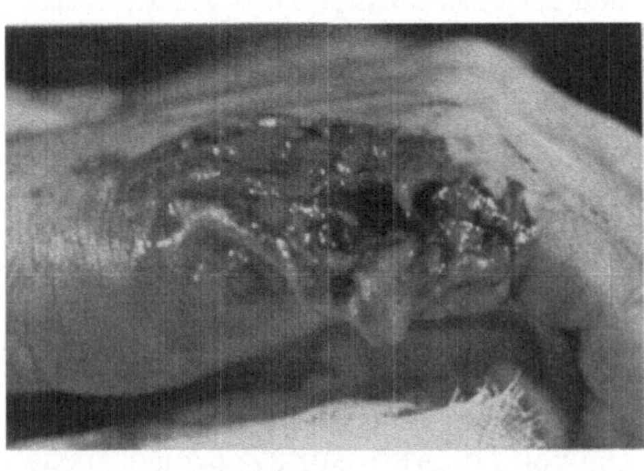

Abb. 11. Fräsmaschinenverletzung der rechten Hand, Strecksehnendurchtrennung des Kleinfingers und Eröffnung des Grundgelenkes.

tionen und Fremdkörpereinbringungen durch Sehnennähte, Knochencerclagen und dergl., um so drohender wird aber der Infekt, der dann nicht nur das Resultat der Erstversorgung verdirbt, sondern auch die sekundäre Wiederherstellung um Vieles erschwert oder gar unmöglich macht. Auch im günstigsten Falle führt jede Infektion zu vermehrter Narbenbildung, *die Narbe* aber *ist der größte Feind der Funktion*!

Oberster Grundsatz bei der Erstversorgung ist deshalb die gute und *spannungslose Weichteildeckung* im Interesse der *Primärheilung* und zugleich die *Erhaltung alles noch ernährten Gewebes*. Wird dieses Ziel erreicht, so hat die Erstversorgung ihre Aufgabe voll erfüllt; nach abgeschlossener Wundheilung stehen alle Möglichkeiten der sekundären Wiederherstellung unter günstigen Voraussetzungen und weit besserer Prognose offen. Wird dieses Ziel nicht erreicht, so ist ein gutes funktionelles Ergebnis von vornherein in Frage gestellt.

Liegt ein Hautdefekt vor, so sollte man nicht zögern, die primäre Hauttransplantation vorzunehmen. Bei kleineren oberflächlichen Hautdefekten ist die freie Übertragung von Thiersch- oder Vollhautlappen meist erfolgreich. — Bei ausgedehnterem Weichteilverlust mit freiliegenden oder sogar mitverletzten Knochen, Gelenken und Sehnen ist die primäre Deckung des Defektes durch einen gestielten Hautlappen vom Bauch, von der Brust oder vom Arm der Gegenseite die im Interesse der Infektverhütung und der Erhaltung des freiliegenden Gewebes sicherste Methode. Der gut ernährte, mit Fett unterpolsterte Hautlappen heilt rasch ein und erlaubt schon frühzeitige Bewegungsübungen.

Als Beispiel diese Fräsmaschinenverletzung der rechten Hand bei einem 23-jährigen Schreiner. Die Weichteile sind in einem größeren Bereich zerstört, die Strecksehne des 5. Fingers ist durchtrennt, das Kleinfingergrundgelenk ist eröffnet, die Gelenkkapsel z. T. zerfetzt. (Abb. 11). — Zustand nach Excision der

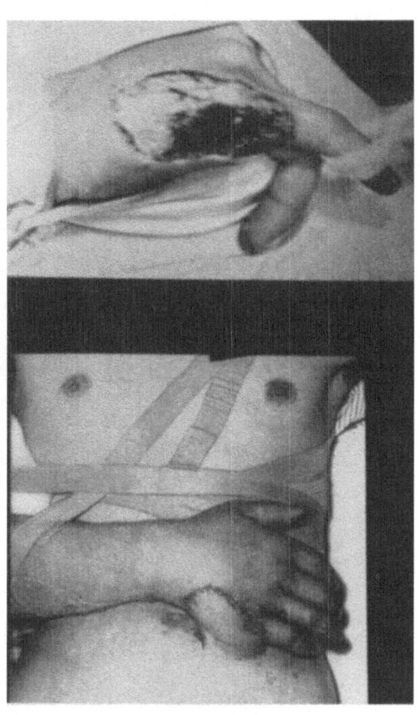

Abb. 12. Zustand nach Excision der zerstörten Gewebsteile und Deckung des Defektes durch gestielten Bauchhautlappen

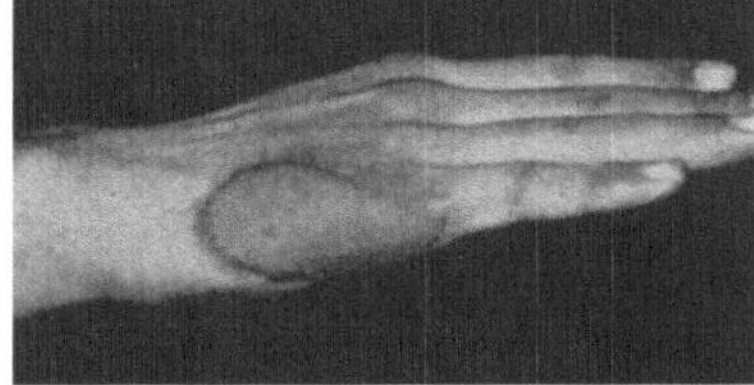

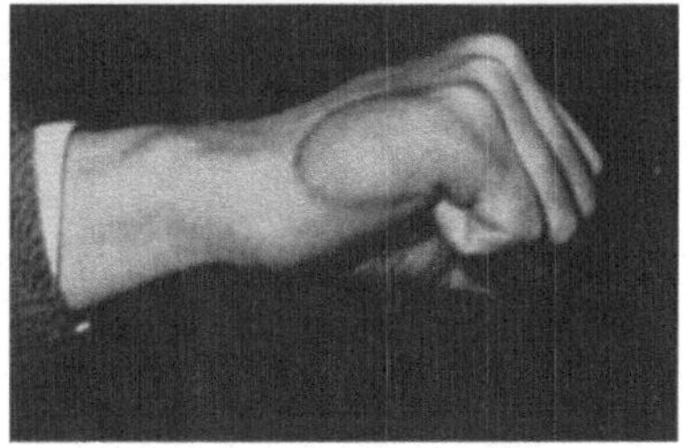

Abb. 13. Freie Funktion 6 Wochen nach der Verletzung

zerstörten Gewebsteile und Deckung des Defektes durch einen gestielten Bauchhautlappen (Abb. 12). Nach drei Wochen Sekundärnaht der Strecksehne, Abtragung und Einnähung des Lappens. (Abb. 13): Freie Funktion sechs Wochen
nach der Verletzung.

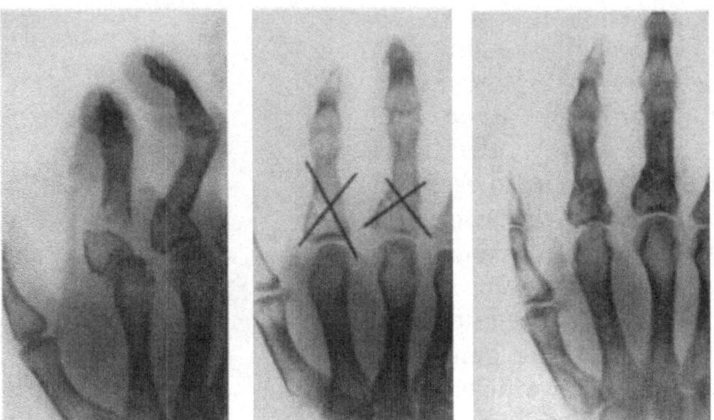

Abb. 14. Fixierung der Grundgliedfrakturen durch gekreuzte Bohrdrähte

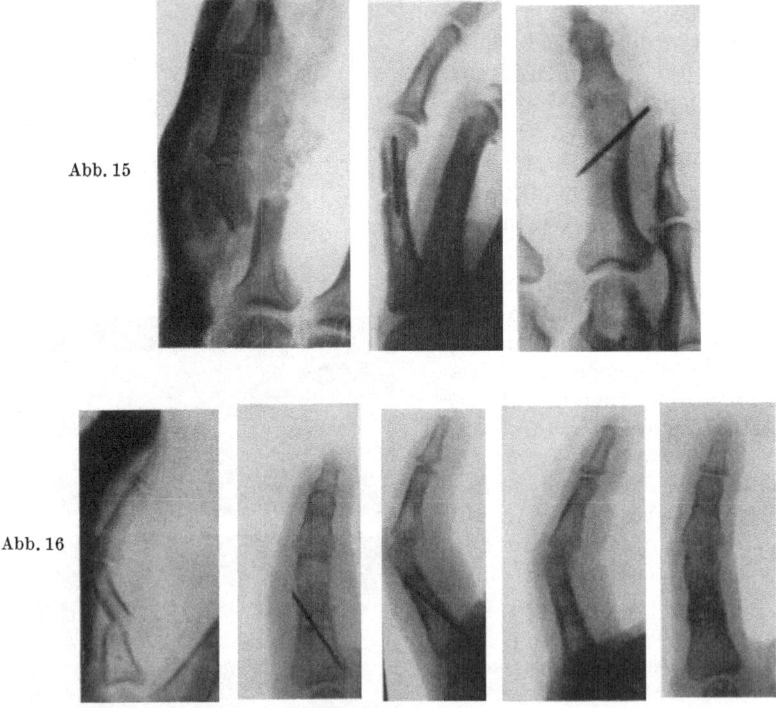

Abb. 15

Abb. 16

Abb. 15 und 16. Fixierung von Grundgliedfrakturen durch einzelne diagonal
geschlossene Bohrdrähte

Komplizierte Finger- und Mittelhandbrüche wird man selbstverständlich in offener Wunde zu reponieren versuchen, aber Drahtumschlingungen und sonstige Fremdkörpereinbringungen im Interesse der Primärheilung möglichst vermeiden. Bei sauberen Wundverhältnissen kann man ausnahmsweise eine unstabile Fraktur durch Drahtumschlingung oder besser durch Bohrdrähte fixieren (Abb. 14). Sicherer ist es jedoch, die Reposition komplizierter Frakturen erst sekundär nach abgeschlos-

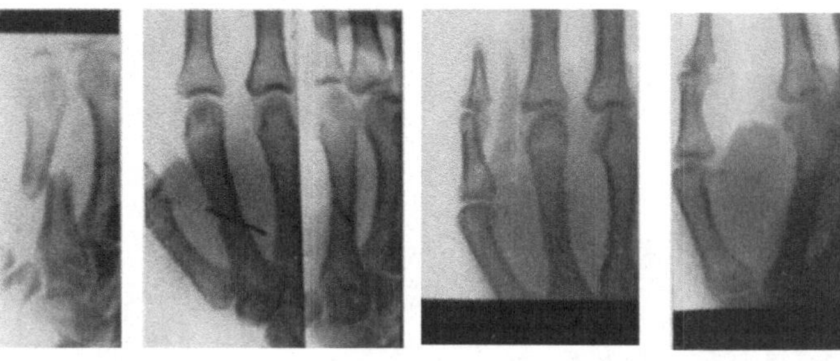

Abb. 17. Blutige Reposition einer Metacarpalfraktur und Fixierung durch Bohrdraht

sener Wundheilung vorzunehmen. Von einem kleinen seitlichen Fingerschnitt aus, bei Mittelhandknochen von einem Querschnitt am Handrücken werden die Bruchenden freigelegt, exakt aufeinandergestellt und durch Bohrdrähte fixiert. Die zur Arthrodese der Fingergelenke an-

gegebene Methode mit gekreuzten Bohrdrähten hat sich in zahlreichen Fällen gut bewährt (Abb. 14). Oft genügt jedoch schon ein einzelner, diagonal durch die Fraktur geschossener Draht zur ausreichenden Fixierung (Abb. 15). — Auch bei geschlossenen Frakturen mit unbefriedigendem Fragmentstand entschließen wir uns frühzeitig zur operativen Behandlung (Abb. 16 u. 17). Das Verfahren hat nicht nur den Vorteil der anatomischen Reposition, son-

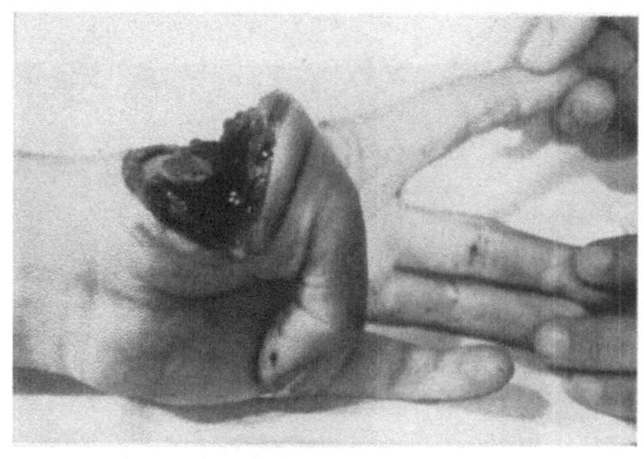

Abb. 18: Beilhiebverletzung der linken Hand mit Sehnendurchtrennung des Extensor und Abduktor poll. longus, Fraktur des Metacarpale I und teilweiser Spaltung der Daumenballenmuskulatur

dern es erlaubt auch — gerade bei Querfrakturen — dank der guten Fixierung eine frühzeitige Mobilisierung — meist schon nach zwei bis drei Wochen — und führt deshalb in der Mehrzahl zu ausgezeichneten funktionellen Ergebnissen.

Bei *kombinierten Knochen- und Sehnenverletzungen* ist jede primäre Sehnennaht auch bei sonst günstigen Wundverhältnissen in der Regel zu unterlassen. Nicht nur weil das Hämatom der benachbarten Fraktur zu vermehrter Narbenbildung führt und die ohnehin gefährdete Gleit-

fähigkeit der Sehne gänzlich aufhebt, sondern auch weil die Infektionsgefahr dadurch beträchtlich erhöht wird. Bei sauberen Wunden (Abb. 18)
ist allenfalls wieder die primäre Fixierung der Fraktur erlaubt.

35jähriger Polizist. Typische Beilhiebverletzung der linken Hand mit Sehnendurchtrennung des Extensor und Abduktor pollicis longus, Fraktur des Meta-

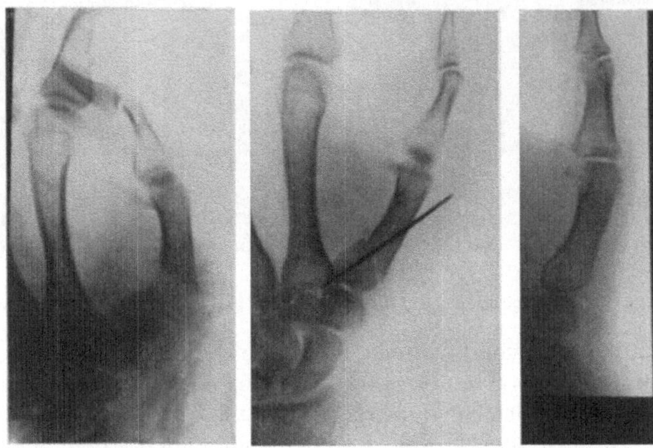

Abb. 19. Fixierung der Fraktur durch Bohrdraht

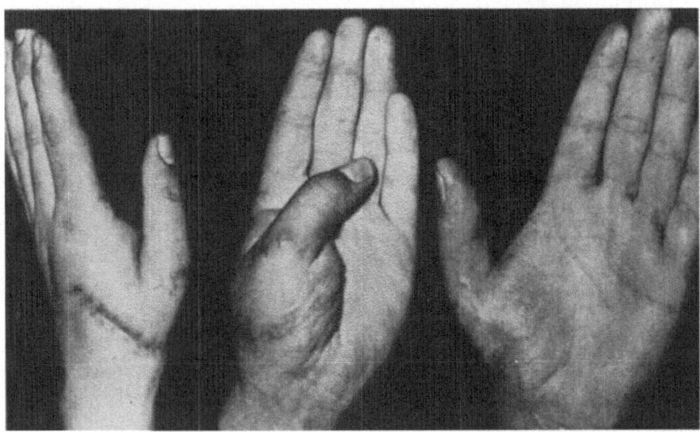

Abb. 20. Funktion 5 Wochen nach sekundärer Sehnennaht

carpale I und teilweise Spaltung der Daumenballenmuskulatur. Die volaren Nerven und Gefäße waren erhalten. Die Fraktur wurde durch einen zentralen Bohrdraht im Sinne der Marknagelung fixiert. Der Fremdkörper ist im Knochen versenkt, liegt nicht in offener Wunde und bedingt keine wesentliche Infektions-
gefährdung (Abb. 19). Die Sehnennaht wurde unterlassen. — In zweiter Sitzung
nach drei Wochen Sekundärnaht der langen Abduktor- und Extensorsehne unter
aseptischen Bedingungen. Funktion nach weiteren fünf Wochen, also acht Wochen
nach dem Unfall. (Abb. 20).

Größte Zurückhaltung bezüglich der primären Rekonstruktion ist bei den *schwersten kombinierten Verletzungen* mit ausgedehnten Weichteildefekten (Abb. 21), multiplen Sehnen- und Knochen- sowie Gelenkverletzungen geboten. Je schwerer die Verletzung, um so mehr steht im

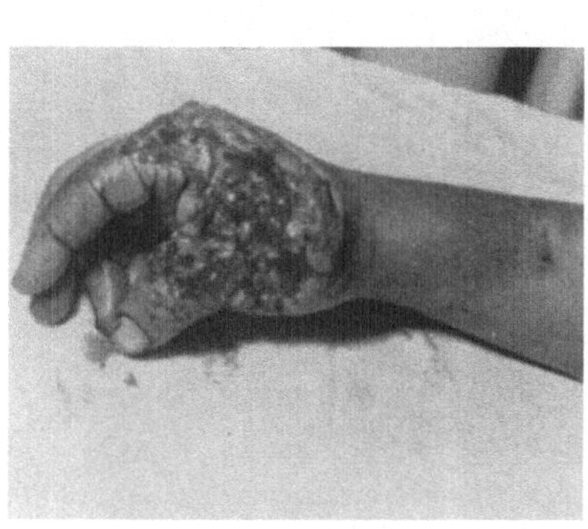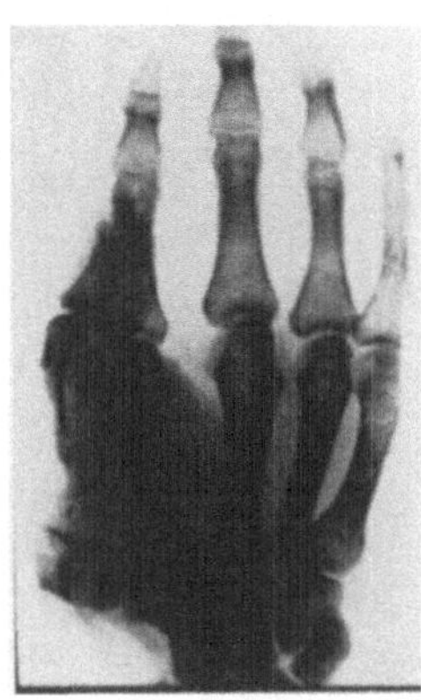

Abb. 21. Kreissägeverletzung der rechten Hand mit Teilverlust des Daumengrundgliedes und des Metacarpale I, Zerstörung des gesamten Streckapparates von Daumen und Zeigefinger

Vordergrund die Erhaltung alles lebenden Gewebes und gleichzeitig möglichste Herabsetzung der Infektionsgefahr. Beide Forderungen kann oft nur der gestielte Hautlappen erfüllen. Er deckt nicht nur den Defekt mit gut ernährter Haut, sondern schützt auch gleichzeitig das freiliegende Knochen-, Sehnen- und Muskelgewebe weitgehend vor Infektion und Nekrose.

35jähriger Landwirt. Kreissägenverletzung der rechten Hand mit fast völliger Abtrennung des Daumens. Das Endglied hängt noch an einer volaren Haut-Weichteilbrücke, in welcher noch eine Arterie, ein Fingernerv und die Beugesehne erhalten sind. Grundglied und erster Mittelhandknochen sind größtenteils herausgerissen, der Streckapparat des Daumens fehlt vollkommen. Auch beide Strecksehnen des Zeigefingers fehlen in einer Länge von etwa 4 cm, das Zeigefingergrundgelenk ist er-

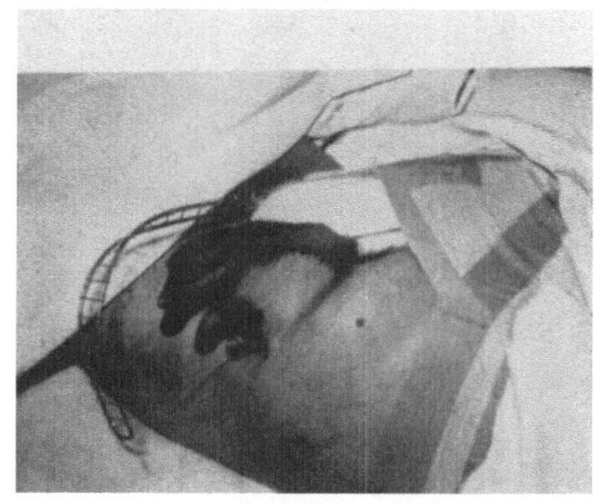

Abb. 22. Deckung des Defektes durch gestielten Bauchhautlappen. Daumenextension zur Vermeidung der Schrumpfung

öffnet, die Daumenballenmuskulatur zerfetzt. — Hier ist das gut ernährte und sensibel versorgte Daumenendglied für die Funktion der ganzen Hand von größter Bedeutung, seine Erhaltung mußte Ziel der Erstversorgung sein. Jeder weitere Rekonstruktionsversuch wurde bewußt unterlassen. — Excision der zerfetzten und verschmutzten Gewebsteile (Abb. 22) und Deckung des großen Defektes durch einen gestielten Bauchhautlappen. Um ein Zurückschrumpfen des weitgehend knochenlosen Daumenrestes zu verhindern, wurde eine Fingerextension angelegt. Abtragung und Einnähung des Lappens nach vier Wochen (Abb. 23).

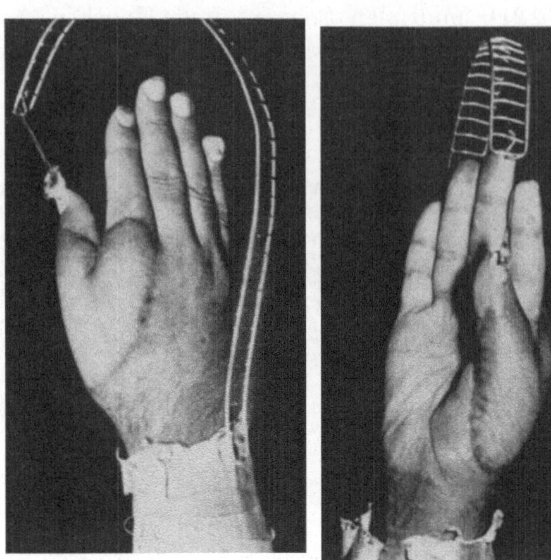

Abb. 23. Zustand nach Abtragung und Einnähung des Hautlappens 4 Wochen später

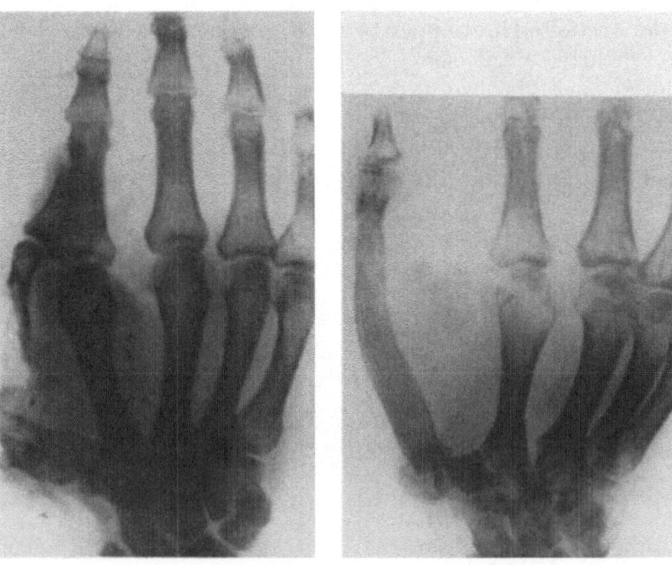

Abb. 24. Nach weiteren 6 Wochen Einpflanzung der 12. Rippe in den Knochendefekt

Nach weiteren sechs Wochen Einpflanzung der 12. Rippe (Abb. 24) und gleichzeitige Überbrückung des Strecksehnendefektes am Zeigefinger durch ein freies Transplantat aus dem proximalen Stumpf der Sehne des Ext. indicis proprius.

Nach der relativ kurzen Zeit von drei Monaten hat der Daumen bereits wieder eine ausreichende Beweglichkeit und genügende Kraft zum Zangenschluß. Die Sensibilität des Endgliedes ist voll erhalten (Abb. 25/26).

Je ausgedehnter eine Verletzung ist, um so konservativer muß die Erstversorgung sein (Abb. 27). Jeder auch noch so bedeutungslos erscheinende Skelettanteil muß im Hinblick auf eine noch mögliche Funktionsausnützung erhalten bleiben.

36jährige Arbeiterin. Völlige Zertrümmerung der rechten Hand bis in die Handwurzel durch Preßmaschinenverletzung. Es steht nur noch das Skelett des 5. Mittelhandknochens und des Daumens, dessen Sehnen noch erhalten sind. Die Weichteildeckung fehlt. Sicher schafft in einem solchen Falle die Amputation glatte Verhältnisse und verkürzt wesentlich die Behandlungsdauer; für die Verletzte aber ist die Erhaltung einer, wenn auch geringen Funktionsfähigkeit des Handrestes von größter Bedeutung.

Entfernung der Gewebstrümmer, Exstirpation des Multangulum minus und Capitatum und Fixation des aus der Handwurzel luxierten Metacarpale V durch einen zentralen Bohrdraht (Abb. 28), Einnähung in die Bauchhaut (Abb. 29), Umschneidung nach drei Wochen. Abtragung und Einnähung des Lappens zehn Tage später (Abb. 30). Die letzte Sitzung war erst vor 3½ Wochen, das Ergebnis kann also in funktioneller Hinsicht noch nicht als abgeschlossen angesehen werden. Da der Daumen sowohl die Streck- als auch die Beugesehnen noch besitzt, ist sicher mit einem guten funktionellen Resultat zu rechnen, und der Patientin ist wenigstens ein Greiforgan erhalten.

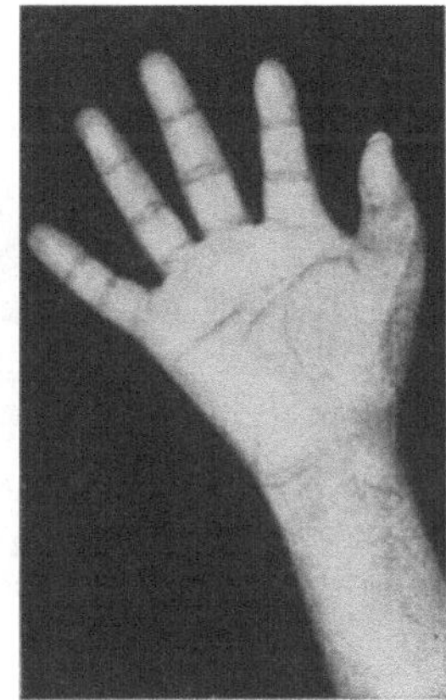
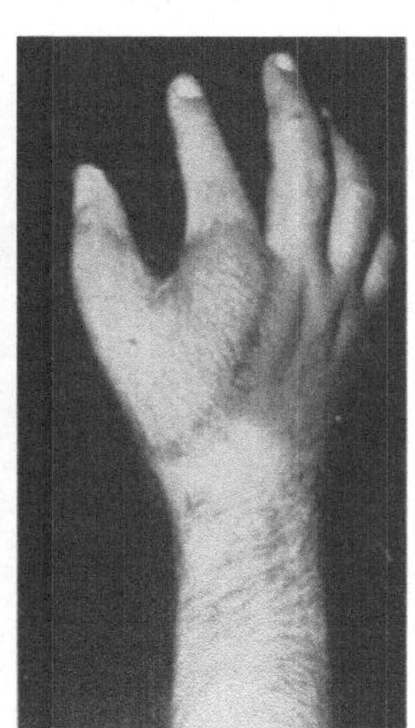
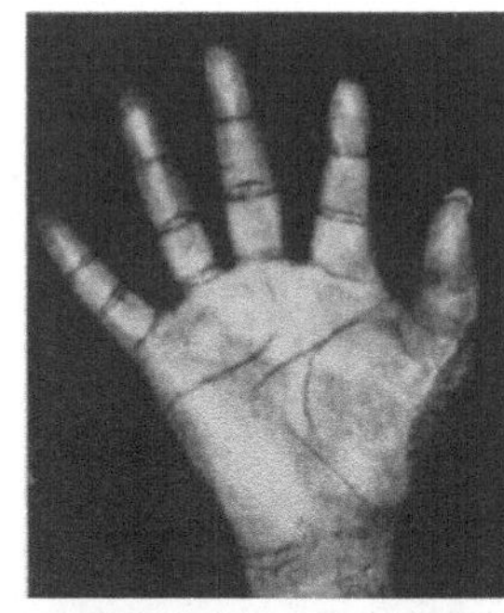
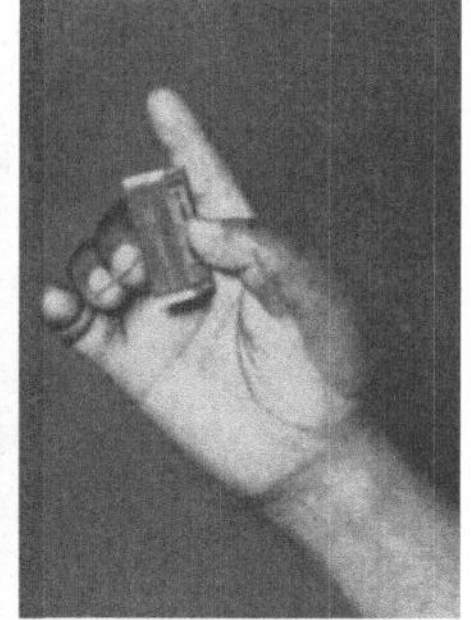
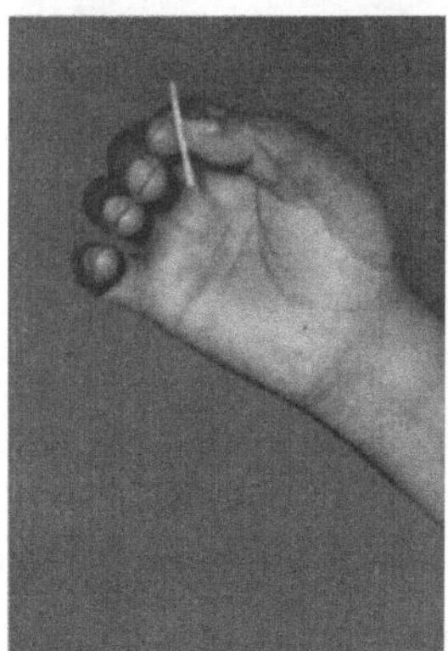
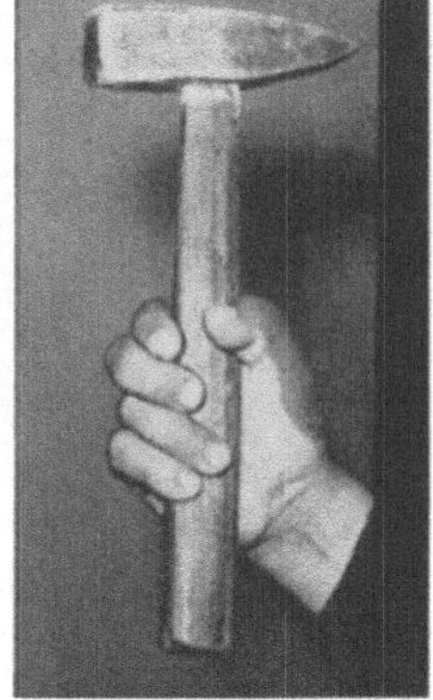

Abb. 26

Abb. 25 und 26. Zustand und Funktion 3 Monate
nach der Knochenimplantation

Aber nicht nur bei den schwersten Handverletzungen, sondern auch bei einzelnen Fingern und Fingergliedern sollte man sich nicht zu rasch zur Amputation entschließen. Man vergesse nie, daß der Verlust eines

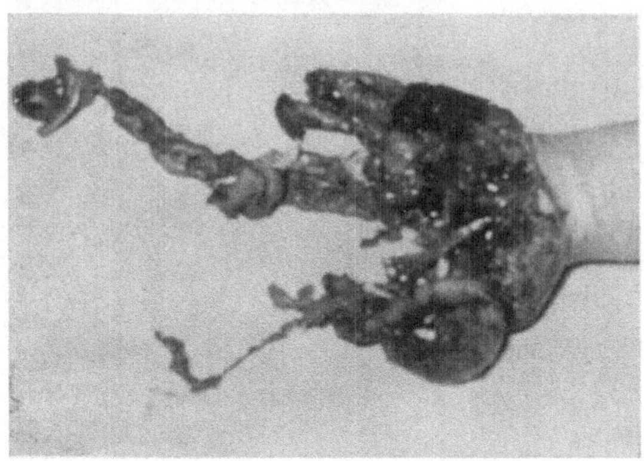

Abb. 27. Zertrümmerung der rechten Hand bis in die Handwurzel durch Preßmaschinenverletzung

jeden Fingers die Funktion der ganzen Hand beeinträchtigt. Selbstverständlich hat ein völlig versteifter und gefühlloser Finger im Gegensatz zum Daumen keine funktionelle Bedeutung mehr, sondern stört

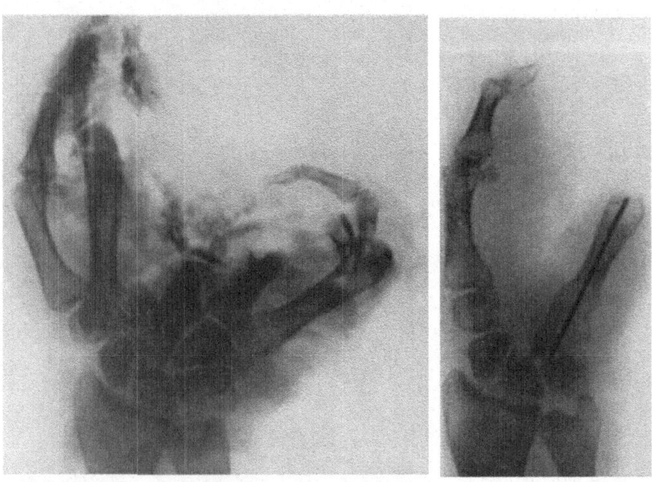

Abb. 28. Exstirpation der Knochentrümmer und des Multangulum minus und Capitatum. Fixation des luxierten 5. Mittelhandknochens durch zentralen Bohrdraht

mehr als er nützt. Oft kann man aber durch geeignete Maßnahmen wenigstens einen Teil der Fingerfunktion erhalten.

Bei der häufigen Knochen-, Sehnen- und Weichteilzertrümmerung eines oder mehrerer Finger von dorsal her ist, besonders bei Handarbeitern, die sog. *Fingerverkürzung* angezeigt, unter der Voraussetzung, daß das Endglied erhalten und durch eine volare Haut-, Gefäß-Nervenbrücke ernährt und sensibel versorgt ist (Abb. 31).

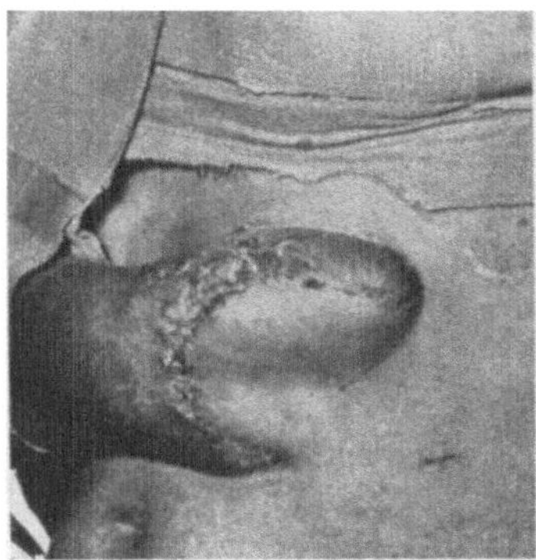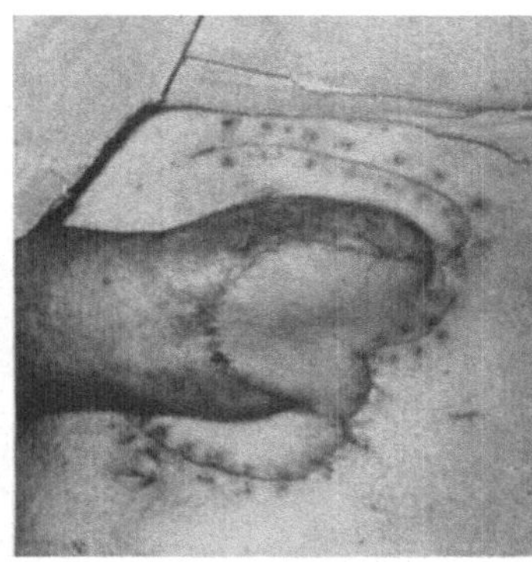

Abb. 29. Einnähung in die Bauchhaut und Zustand nach Umschneidung
3 Wochen später

19jähriger Schreiner, Kreissägenverletzung der rechten Hand mit Zertrümmerung der Mittelgelenke drei bis fünf und Weichteildefekt mit Zerfetzung des Streckapparates. Der 3. Finger war nicht mehr ernährt und mußte abgesetzt werden. Beim 4. und 5. Finger waren Nerven und Gefäße z. T. noch erhalten.

Nach Durchführung der üblichen Wundtoilette und Entfernung der Knochentrümmer werden die distalen und proximalen Knochenanteile

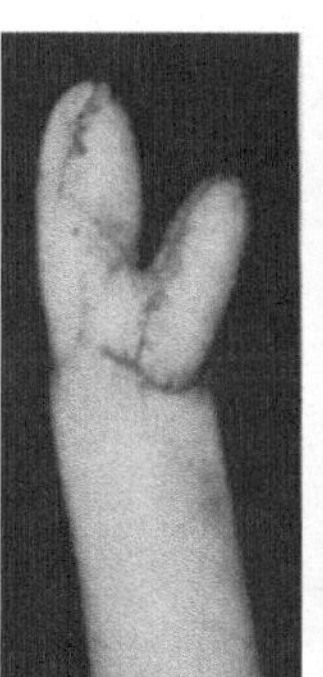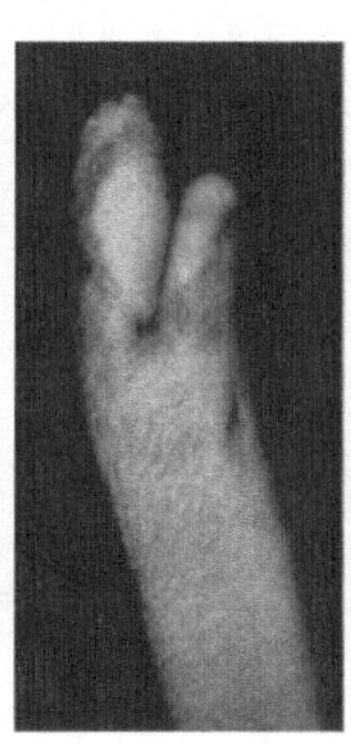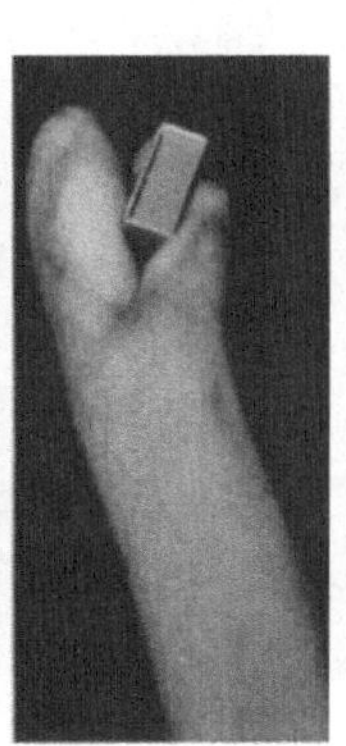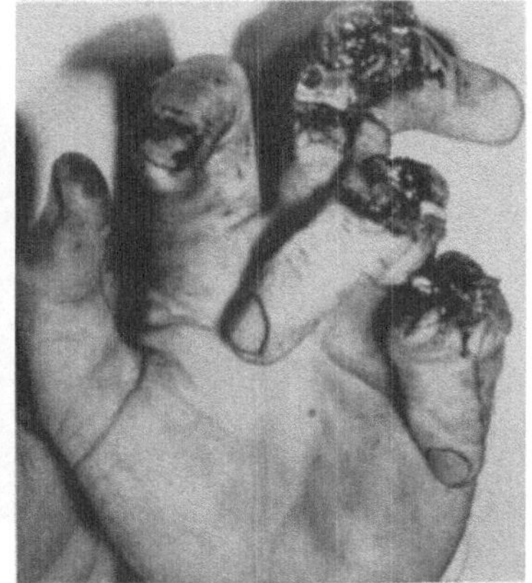

Abb. 30. Zustand und Funktion nach
weiteren 3¹/₂ Wochen

Abb. 31. Kreissägeverletzung der rechten Hand (Abb. seitenverkehrt). Zertrümmerung der Mittelgelenke 3—5 und Weichteildefekt an der Streckseite

angefrischt und durch Bohrdrähte in Funktionsstellung aufeinander fixiert (Abb. 32). Die Technik richtet sich im einzelnen nach Art und Ausdehnung der Verletzung. Die sich zwangsläufig durch die Verkürzung vorbuckelnde volare Weichteilbrücke gleicht sich allmählich vollkommen dem Niveau des verkürzten Fingers an. Der so versorgte Finger ist zwar kürzer als normal, weist aber eine vollkommene Sensibilität, ein gutes kosmetisches Ergebnis und eine ausreichende Beweglichkeit

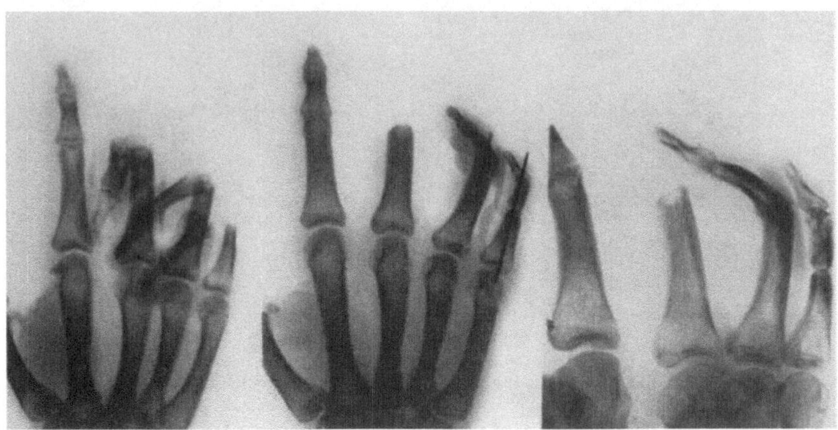

Abb. 32. Resektion der zertrümmerten Mittelgelenke und Fixierung durch Bohrdrähte in Funktionsstellung. Drahtentfernung nach 2 Monaten: der 5. Finger ist noch nicht vollkommen konsolidiert

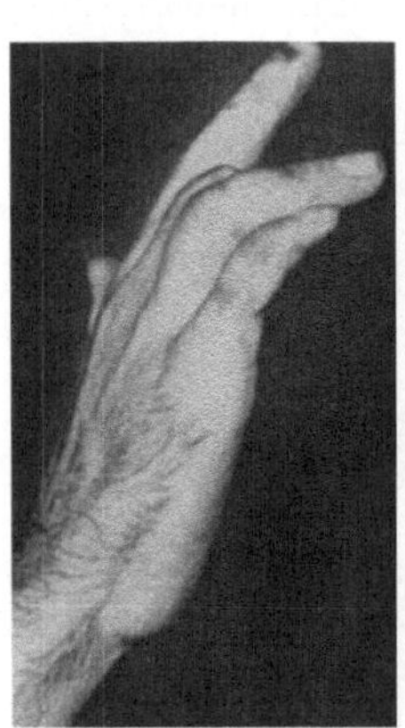
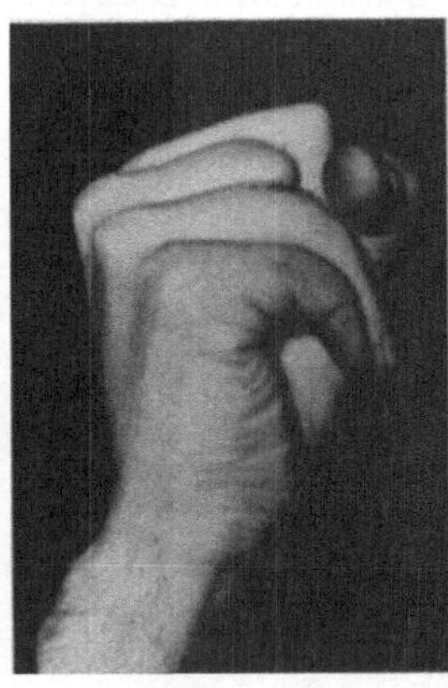
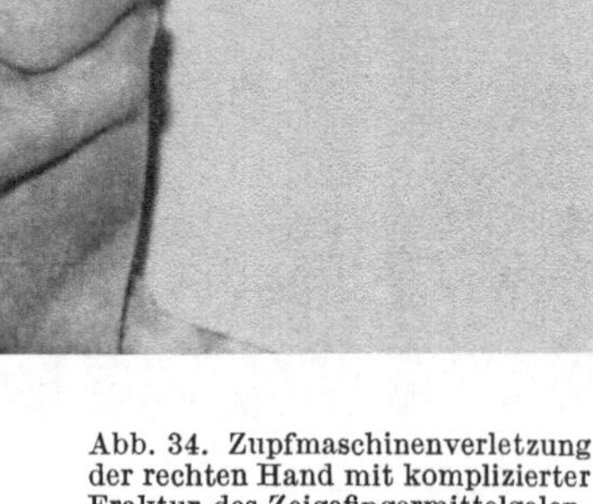

Abb. 33. Zustand und Funktionsfähigkeit 3 Monate nach der Verletzung

Abb. 34. Zupfmaschinenverletzung der rechten Hand mit komplizierter Fraktur des Zeigefingermittelgelenkes und Zertrümmerung des Mittelfingergrundgliedes u.-mittelgelenkes

im Grundgelenk auf. Die Abb. 33 zeigt den Zustand und die Funktionsfähigkeit zwei Monate später.

18jähriger Polsterer. Zupfmaschinenverletzung der rechten Hand (Abb. 34). Komplizierte Gelenkfraktur des Zeigefingermittelgelenkes, Zertrümmerung des

Mittelfingergrundgliedes und -mittelgelenkes mit großem Weichteildefekt. Entfernung der Gewebs- und Knochentrümmer. Kürzung des Mittelfingers und Fixie-

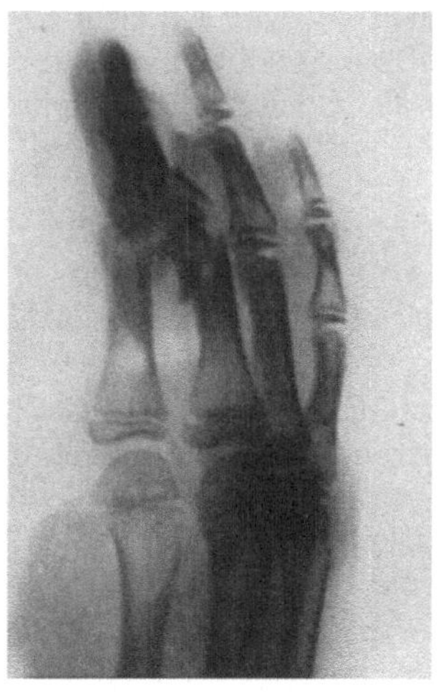
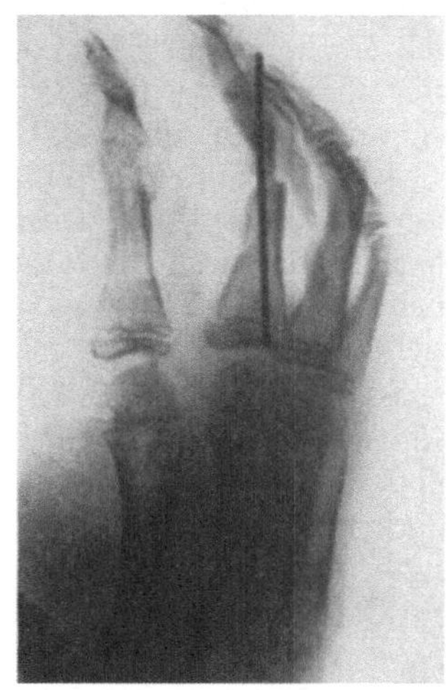

Abb. 35. Resektion des Mittelgelenkes und Fixierung in Funktionsstellung durch Bohrdraht

rung durch zentralen Bohrdraht (Abb. 35).

Zustand und Funktion nach 3½ Monaten (Abb. 36).

Es sollte an Hand einiger typischer Beispiele in Umrissen gezeigt werden, daß gerade bei Handverletzungen die Indikation und Technik der Erstversorgung von ausschlaggebender Bedeutung für den Heilverlauf und die Wiedererlangung der Funktion ist. Wenn auch die Rekonstruktion häufig mehrere sekundäre Operationen erfordert, so ist doch die Erstversorgung die Grundlage für die bestmögliche spätere Wiederherstellung, und sie tenscheidet oft über das Schicksal der verletzten Hand.

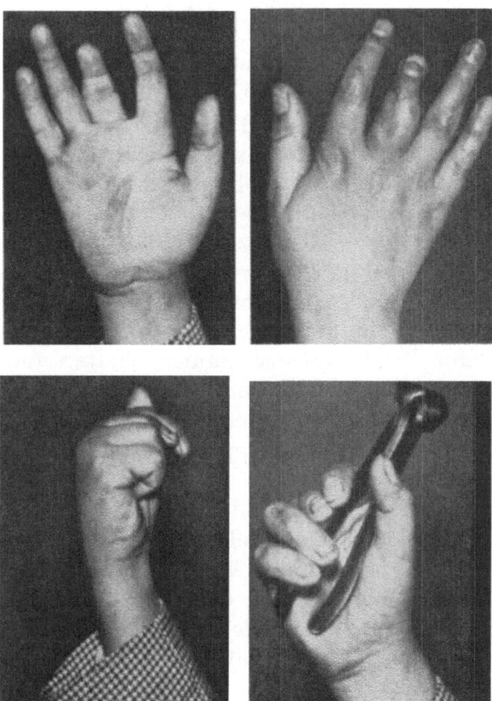

Abb. 36. Zustand und Funktion nach 3¹/₂ Monaten

W. Düben, Göttingen: **Einige besondere Gesichtspunkte bei der Behandlung schwerer Handverletzungen.**

Die Wichtigkeit der Hand und jedes Fingers verlangt bei Verletzungen die größtmögliche Sorgfalt und rechtfertigt zu ihrer Erhaltung oft auch umfangreich erscheinende Eingriffe. Gewisse Erfahrungen sind notwendig, um die Möglichkeiten gliederhaltender Operationen jeweils richtig abzuwägen, wobei man auch ihre Grenzen vor Augen haben muß. Selbst wenn der gewünschte Erfolg einmal ausbleiben sollte und sich auch durch spätere rekonstruktive Maßnahmen keine Gebrauchsfähigkeit erzielen läßt, ist es für die Amputation nicht zu spät. An praktischen Beispielen möchte ich einige hiermit in Zusammenhang stehende therapeutische Gesichtspunkte kurz beleuchten:

Der in Längsrichtung halbierte Mittelfinger eines 8jährigen Jungen mit Eröffnung zweier Gelenke und Durchtrennung der Strecksehne wurde wieder voll funktionsfähig indem die Fragmente anatomisch adaptiert und mit Periostnähten fixiert wurden. Die Naht der verletzten Strecksehne erfolgte in üblicher Weise mit Seide.

Haut und Subcutangewebe des 4. Fingers wurden durch einen Ring völlig abgestreift und wie ein Fingerling herübergerollt. Weil die Sehnenapparate und Gefäßnervenbündel unversehrt waren, schien eine Gliederhaltung lohnend. Nach Kürzung des gebrochenen Endgliedes wurde ein Rollappen am anderen Unterarm gebildet und der von Haut entblößte Finger hineingesteckt. Auf diese Weise gelang es, einen voll funktionsfähigen Finger zu schaffen, dessen Sensibilität sich auch wieder weitgehend hergestellt hat.

Die Erhaltung des Daumens ist zweifellos vordringlicher als die jedes anderen Langfingers, so daß man deswegen mit der Absetzung äußerst zurückhaltend sein sollte. Falls sie sich aber nicht umgehen läßt, muß man darauf bedacht sein, auch den kleinsten Rest des Daumenmetacarpus für spätere Ersatzoperationen zu schonen.

Abgehackter Daumen, der mit der übrigen Hand nur durch eine schmale volare Hautbrücke verbunden war, so daß die Ernährung zunächst nicht gewährleistet schien. Die Fragmente wurden durch zwei kleine Drahtnähte zusammengehalten und die Stümpfe der Streck- und langen Beugesehne durch Naht vereinigt. Wider Erwarten kam es zu keiner Mumifikation oder partiellen Nekrose. Nach erfolgter Anheilung konnte der Daumen opponiert, abduziert und in beschränktem Umfange gebeugt werden.

Bei einer Fräsmaschinenverletzung des Daumens und Zeigefingers mit Grundgliedfraktur, Gelenkeröffnung und Zerreißung der Beugesehnen wurden zur Wunddeckung zwei türflügelförmige Hautfettlappen verwandt. Obwohl es zu einer straffen Pseudarthrose des Daumengrundgliedes kam, blieben die wichtigsten Funktionen — Spitz- und Feingriff — unbeeinträchtigt, so daß eine Behandlung der Pseudarthrose nicht zwingend erschien.

Ein skelettierter Daumenrest wurde sofort in einen Hautfettlappen eingeschlagen. Es kam zu einer ligamentären und kapsulären Kontraktur des Grundgelenkes, die sich auf die Daumenlänge und damit auch auf die Funktion ungünstig auswirkte, so daß der praktische Nutzen nur minimal ist. Auf Grund dieses nur teilweise befriedigenden Erfolges ergibt sich, daß man beim skelettierten Daumen die Gelenke besser sofort arthrodesieren sollte.

Die Grenzen gliederhaltender Operationen werden an einer schweren Kreissägenverletzung aufgezeigt. Haut und Nagel des abgesägten Daumens wurden abgetragen, das Grundgelenk versteift und die Sehnenenden vernäht. Der Daumen wurde dann zwischen Faszie und Subcutangewebe des anderen Unterarmes eingebettet. Erst nachdem er schrittweise abgetrennt worden war — also 5 Wochen nach der Verletzung — eröffnete sich das Endgelenk spontan und wurde dann sekundär infiziert. Hierbei handelte es sich um eine freie Gelenktransplantation, deren Erfolgsaussichten in jedem Falle unsicher sind, wie auch WILFINGSEDER an drei ähnlich gelagerten Daumenverletzungen bestätigte, so daß es ratsam erscheint, *alle* zu transplantierenden Gelenke primär zu versteifen.

Eine schwere Verletzung beider Hände und Unterarme mit kompliziertem Oberarmbruch durch das Getriebe einer Dreschmaschine, in welches beide Arme durch die Klauen eines Transportbandes hineingezogen worden waren, erforderte eine 5stündige Versorgung in 2 Operationsgruppen. Nach entsprechender Behandlung und Erholung des Allgemeinzustandes wurden die Wunden versorgt und aus den eröffneten Handgelenken zahlreiche Reste von Getreidekörnern in mühsamer Arbeit entfernt. Die Wunden wurden dann mit Dermatomlappen verschlossen und die Fraktur mit einem Rush-Pin fixiert. Das funktionelle Ergebnis 2 Jahre später wird an Hand von Diapositiven gezeigt.

Schwer verstümmelte von einer Lokomotive überfahrene Hand. In einer 5stündigen Sitzung wurden die ausgedehnten Wundflächen der Beuge- und Streckseite gesäubert und das buchtenreiche Trümmerfeld geglättet, um den Ring- und Kleinfinger mit intakten Sehnenapparaten zu erhalten. Unter antibiotischem Schutz heilten die mit dem elektrischen Dermatom entnommenen Hautlappen an. Das funktionelle Ergebnis läßt sich noch nicht endgültig beurteilen.

Über die in mancher Hinsicht noch problematische Behandlung von Sehnenverletzungen wurde bereits im Hauptvortrag das Notwendige gesagt, so daß ich mich auf die Demonstration einiger besonders schwerer Verletzungen dieser Art beschränken möchte.

Stanzverletzung mit komplizierten Frakturen sämtlicher Mittelhandknochen und Durchtrennung aller Strecksehnen. Die Fragmente wurden mit feinen Drahtnähten fixiert und die Sehnen entsprechend der BUNNELschen Technik mit Seide genäht. Das Funktionsbild nach der Operation.

Eine Verletzung ähnlicher Art. Zurückgeblieben ist eine geringe Streckhemmung des Zeigefingers.

Für komplizierte Mittelhand- und auch Fingerbrüche im Schaftbereich hat sich uns die Osteosynthese mit Rush-Pins bewährt.

Eine schwere Verletzung im beugeseitigen Handgelenkbereich mit Durchtrennung sämtlicher Hand-Finger-Beuger und Nervenstämme.

Bei der 4 Stunden währenden Operation wurden bis auf den Palmaris longus alle Beugesehnen sowie der Medianus und Ulnaris durch Nähte vereinigt. Handgelenk und sämtliche Finger können in vollem Umfange gebeugt werden. Es sind lediglich unbedeutende Sensibilitätsstörungen zurückgeblieben.

Meine Ausführungen sollten zeigen, daß sich auch bei wenig aussichtsreich erscheinenden schweren Hand-Finger-Verletzungen häufig eine Gebrauchsfähigkeit erzielen läßt, wenn die Therapie nach jeder Richtung hin voll ausgeschöpft wird. Dabei muß man sich bewußt sein, daß die Feinarbeit nicht nur mühevoll, sondern auch zeitraubend ist und sich oftmals über viele Stunden erstreckt.

G. Ostapowicz, Berlin: **Vegetative Störungen nach Handverletzungen.** (Mit 2 Abb.)

Von 8477 Unfällen des Jahres 1954 hatten wir in der Unfall-Poliklinik der Charité in Berlin, Ziegelstraße, 4019 Weichteilverletzungen und Frakturen des Handgelenks, der Mittelhand und der Finger einschl. des Radiusbruches. Die meisten dieser Unfälle heilten reizlos ohne spätere Ausfälle. 110 Verletzungen der Hand, das sind 2,7%, waren durch Hinzutreten von Störungen kompliziert, die wir als vegetative Störungen bezeichneten und die sich in intermittierenden Schwellungen, kalten Cyanosen der Haut, abnormer Schweißproduktion, Paraesthesien und den daraus resultierenden Funktionseinschränkungen der Finger äußerten. Die Häufigkeit der Verletzungen der Hand wie auch die erwähnten Komplikationen weisen auf die Notwendigkeit einer sorgfältigen Überwachung der Behandlung hin. 65 von diesen Patienten mit vegetativen Störungen, die sich als hartnäckiger erwiesen, unterzogen wir einer Behandlung mit Novocain bzw. dem Procain-Nikotinsäure-Präparat Causat.

Tabelle 1. *Messungen der Hauttemperatur, der Schweißsekretion und der Druckkraft.*

I. Vor der Causatbehandlung	Temperatur-Diff. in Graden	Schweißmengen-Diff. in mg	Druckkraft-Diff. in kg
1. Hohlhand in Ruhe	− 2,3	+ 102	− 60
2. Hohlhand nach 100 Faustschlüssen	− 1,5	+ 32	
3. Handrücken Wundgebiet	− 0,7	+ 55	
II. Nach der Causatbehandlung			
1. Hohlhand in Ruhe	− 0,7	− 33	− 30
2. Hohlhand nach 50 Faustschlüssen	− 0,8	+ 27	
3. Handrücken Wundgebiet	+ 1,5	+ 48	

Aus der Vielzahl der Morbiditätssymptome haben wir die Schweißbildung, die Temperaturdifferenz und die Druckkraftmessungen geprüft. Dabei haben wir eindeutig beobachtet, wie sie aus der Tab. 1 ersehen

Tabelle 2. *Schema zur Behandlung von Unfallschäden der Hand einschl. Speichenbrüchen mit Novocain oder mit Procain-Nikotinsäure-Präparaten. Die Injektionen i.v. können in den Unfallarm oder in den unfallfreien Arm, die Injektionen i.a. müssen in den Unfallarm erfolgen. Die Injektionen werden in zweitägigen Abständen verabfolgt.*

Diagnose	Therapie									
	1. Woche	2. Woche	3. Woche	4. Woche	5. Woche	6. Woche	7. Woche	8. Woche	9. Woche	10. Woche
I. Speichenbrüche ohne Verschiebung	Schiene feucht	ab 3—5 Tg. Gipslonguette			Gips ab 5/10/10/10/10 ccm i.v.					
II. Speichenbrüche und evtl. Weichteilverletzungen	Primär-therapie				Gips ab 5/10/10/10 i.v.		Bei hartnäckig. Symptomen 5 i.a., 10 subc., 5 i.a., 10 subcut.			
III. Verstauchungen im Handgelenk	Ruhigstellung	5/10/10/10 i.v.		evtl. nochm. 5/10/10 i.v. od. i.a.						
IV. Prellungen li. Hand	Ruhigstellung evtl. Schiene	5/10/10/10 i.v.;		bei hartnäck. Symptom. 5/5/5/5 ccm i.a.		evtl. Stallatum-Blockade mit Novocain.	evtl. nochm. 5 i.a., 10 i.v., 5 i.a., 10 ccm i.v. u. 2 × 10 subc.			
V. Quetschungen mit offenen Wunden	Operat. Versorg.	je nach Heilung	5/10/10/10/10/10 i.v.			bei hartn. Sympt. 5/5 ccm i.a.		4 × 10, 4 × 10 ccm i.a.		
VI. Mittelhandknochenbrüche, Handwurzelknochenbrüche aller Art	Schiene feucht, Gips-verband	Während d. Ruhigstellung 5 × 5 ccm i.v.,			5/10/10/10 ccm i.v.		evtl. 2 × 5 ccm i.a.			
VII. Fingerbrüche	Primär-therapie									
VIII. Fingerweichteilverletzungen, Verstauchungen, Prellungen	Primär-therapie		evtl. Bier'sche Stauung 5 × 5 ccm i.v.				5/10/10/10 cm i.v.		3 × 5 ccm i.a.	

können, daß nach der Causatbehandlung schon nach 2 Wochen sowohl Rückgang der Schweißbildung wie auch eine steigende Heilungshyperthermie eintraten. Auch die Messungen der Druckkraft ergaben eine Zunahme der groben Kraft. Da wir die eingangs erwähnten vegetativen Veränderungen durch regelmäßige Causat- oder Novocaingaben i.v., wenn nötig auch i.a. gut beeinflussen konnten, haben wir diese Behandlungsart wiederholt angewandt.

In der Überzeugung, daß das Trauma in vielen Fällen eine Störung des vegetativen Gleichgewichts herbeiführt und neben anderen Faktoren wie Inaktivität, operativer Eingriff, Fremdkörpereinlagerung zu der Entstehung des Sudeckschen Syndroms führt, haben wir auch die prämonitorischen Veränderungen der vegetativen Entgleisung günstig zu beeinflussen versucht. Aus diesem Grunde wurden und werden an unserer Unfall-Poliklinik vorbeugend Blockaden des Grenzstranges systematisch gleich nach dem Unfall vorgenommen. Selbstverständlich haben wir neben dieser medikamentösen Behandlung mit Novocain oder Causat auch medico-mechanische, vor allem aktive Bewegungstherapie ausgeübt. Wir haben die Behandlung mit Causat nach Abnahme des Gipsverbandes bei Brüchen, nach abgeschlossener Wundheilung bei offenen Verletzungen, nach Abklingen der heißen Schwellung bei Distorsionen und Kontusionen usw. immer dann angesetzt, wenn sich anfänglich genannte vegetative Störungen einzustellen drohten.

In einer Versuchsreihe mit Causat i.v. und i.a. haben wir einen Therapievorschlag ausgearbeitet über den Beginn, die Dauer, die Menge und die Art der Applikation des Mittels (Tab. 2).

Da erfahrungsgemäß Verletzungen der Hand häufig Funktionseinschränkungen der Finger hinterlassen, empfehlen wir eine Vorverlegung der Causatbehandlung bereits in die Zeit der Ruhigstellung auf der Schiene oder im Gipsverband, um diesen Funktionseinschränkungen möglichst vorzubeugen. Einige Beispiele sollen die Resultate unserer Therapie illustrieren:

Nach einem Radiusbruch bei einem 61jährigen Manne bildete sich nach Abnahme des Gipsverbandes 4 Wochen später eine teigige, kalte Schwellung der Hand mit Glanzhaut und Bewegungseinschränkung sowohl des Handgelenkes wie auch der Finger. Nach 8 i.v. Injektionen von Causat in 2tägigen Abständen bei gleichzeitigen aktiven Bewegungsübungen ging die Schwellung vollständig zurück, die Beweglichkeit der Hand und der Finger wurde frei.

Bei einem 65jährigen Manne, der eine Handrückenprellung erlitt, kam es ebenfalls zur Ausbildung der vegetativen Störungen mit Schwellung, Cyanose, Funktionsbehinderung und erheblichen Schmerzen. Nach 5maliger intravenöser und 2maliger intraarterieller Causatgabe in 2tägigen Abständen war 4 Wochen später das Oedem zurückgegangen und die Funktion der Hand wiederhergestellt (Abb. 1).

Eine 25jährige Frau geriet mit ihrer linken Hand zwischen zwei Holzkisten, wobei sie sich Quetschungen ohne offene Verletzungen und ohne Fraktur zuzog. Zwei Wochen später war die nach der Verletzung resultierende Schwellung wie auch die Behinderung der Bewegung in den Fingergelenken wieder zurückgegangen. Einige Tage nach Wiederaufnahme der Arbeit kam es erneut zu einer diesmal harten Anschwellung der Hand mit verstärkter Schweißbildung, Cyanose der Haut und Kribbeln in den Fingern. Der Faustschluß war behindert, die grobe Kraft um die Hälfte herabgesetzt. Im Gegensatz zu den vorher erwähnten Patienten war hier röntgenologisch beginnende fleckige Knochenatrophie festzustellen. Zweimalige Stellatumblockaden und lokale Novocaininfiltrationen brachten keine wesentliche Besserung des Krankheitsbildes. Causatbehandlung 5mal i.v. und 5mal i.a. in 2tägigem Abstand hat eine fast vollständige Abschwellung des Handrückens und Rückgang der Schweißbildung sowie Abklingen der Cyanose herbeigeführt.

Eine 55jährige Frau wurde 1½ Jahre lang mit Massage, Bestrahlung und abwechselnder Ruhigstellung wegen rheumatischer Beschwerden des linken Unterarmes, Tendovaginitis und Überanstrengung behandelt. Im Laufe der Zeit entwickelte sich das ausgeprägte Bild einer Elephantiasis, die wir sonst an den unteren Extremitäten in diesem Ausmaß kennen. Die erst bei uns angefertigten Röntgenaufnahmen zeigten Fremdkörper im Bereich des Handgelenkes und des Unterarmes, die unbemerkt beim Waschen — die Patientin ist Wäscherin — in die Hand eingedrungen waren. Nach intravasalen Novocain- und Causatgaben zweimal wöchentlich und 8 Novocain-Ganglionblokkaden schwoll der Arm bei gleichzeitiger Hochlagerung ab. Die Fremdkörper, die sich als verrostete Nadeln herausstellten, wurden entfernt. Zwei Monate später konnte die Patientin mit geringer Streckbehinderung in den Fingergelenken in die poliklinische Weiterbehandlung entlassen werden (Abb. 2).

Wir haben leider einige komplizierte Verläufe scheinbar harmloser Handunfälle mit

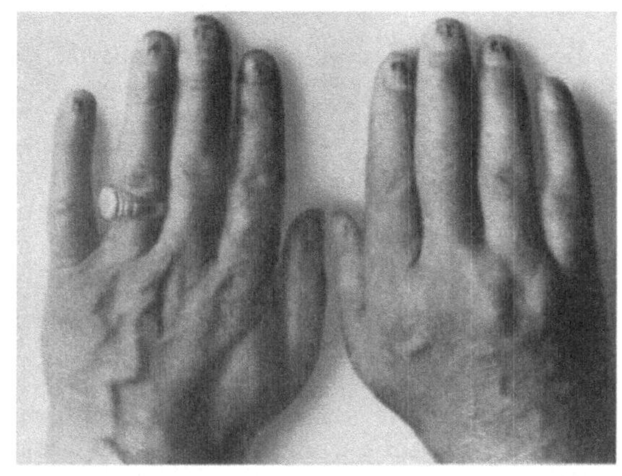

Abb. 1. Vegetative Störungen der rechten Hand nach Prellung

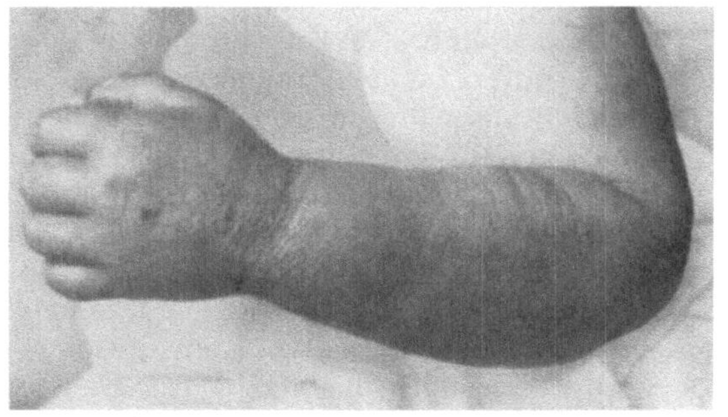

Abb. 2. Schwere vegetative Störungen des linken Unterarmes nach Fremdkörperverletzung

einem durchschnittlichen Arbeitsausfall von über 4 Monaten mit anschließender Erwerbsminderung bei unseren Patienten beobachtet. Es mag daher nichts unversucht bleiben, auch dem zuerst anscheinend kleinen Unfall der Hand eine größere Aufmerksamkeit und eine immer bessere Therapie zukommen zu lassen. Unsere günstigen Ergebnisse der Causattherapie neben der üblichen physikalischen aktiven Behandlung einschließlich der Stauungshyperaemie gaben Anlaß zu dieser Mitteilung.

Die Genese der vegetativen Störungen der Hand nach Verletzungen ist genauso schwierig zu erklären wie die Entstehung eines ausgeprägten SUDECKschen Syndroms.

Ob der Verletzungsreiz oder Inaktivität, oder eine Störung des Gleichgewichts im Hypophysen-Nebennierenrindensystem, oder eine konstitutionelle Bereitschaft zur Fehlreaktion zu der Entstehung des Morbus SUDECK führt, ist nicht mit kurzen Worten zu erklären. Auf jeden Fall lassen sich die Anzeichen einer vegetativen Störung durch Eingreifen am Sympathicus durch intravasale Causat- oder Novocaingaben sehr günstig beeinflussen.

K. KRÖMER, Hamburg: **Zur operativen Besserung der ischämischen Kontraktur.**

Die 1881 von VOLKMANN beschriebene ischämische Kontraktur der Finger und der Hand ist Gott sei Dank seltener geworden. Man hat deshalb auch selten Gelegenheit, in größerem Ausmaße eigene Erfahrungen zu sammeln. Überraschenderweise konnte ich aber in den letzten zwei Jahren gleich drei Fälle beobachten, und dabei konnte ich Erfahrungen sammeln, die im Schrifttum zuwenig Berücksichtigung fanden, und über die ich deshalb kurz berichten möchte.

In allen drei Fällen handelte es sich um veraltete Fälle. Ich will deshalb nicht zur umstrittenen operativen Frühbehandlung der ischämischen Kontraktur sprechen (Fasciotomie nach MURPHY, 1914), sondern zur sogen. *Spätbehandlung.* Es entspricht alter Gepflogenheit, zuerst mit den von Mommsen angegebenen Quengelverbänden die Kontrakturen so gut wie möglich zu beseitigen, zuerst die des Handgelenkes und dann die der Finger. Zu diesem Zwecke wird der Gipsverband so angelegt, daß die Beugekontraktur des Handgelenkes so weit wie möglich gleich im Gipsverband ausgeglichen wird. Dabei kommen die Finger automatisch in vermehrte Beugekontraktur und jetzt werden die Finger mit Quengelschlaufen mittels Gummi- oder Federzug so gut wie möglich gestreckt. Dabei müssen wir allerdings sehr vorsichtig sein, weil es leicht auf Grund der trophischen Störungen und der meistens bestehenden Gefühllosigkeit an den Fingern zu Druckstellen kommen kann.

Aber diese Schwierigkeiten sind allgemein bekannt und lassen sich überwinden, besonders bei stationärer Behandlung. Problematisch wird die Behandlung erst, wenn man mit der Quengelmethode nicht mehr weiterkommt und eine operative Besserung versuchen muß. Die größte Bedeutung wird im Schrifttum der *Verkürzungsosteotomie des Unterarmes* oder der im gleichen Sinne wirkenden Handgelenksresektion, evtl. gleich mit Spanarthrodese des Handgelenkes und des Daumensattelgelenkes, beigemessen.

Nun ist es doch aber so, daß, wie schon BARDENHEUER 1908 ausführte, die Empfindlichkeit der einzelnen Muskelgruppen und Gewebsarten für ischämische Störungen ganz verschieden ist, und daß manchmal noch eine Streckfunktion der Finger erhalten geblieben ist. Diese Streckfunktion würde durch eine Skelettverkürzung ungünstig beeinflußt. Und da wir bei der ischämischen Kontraktur ohnedies mit minimalen Besserungsmöglichkeiten zu rechnen haben, sozusagen, bildlich gesprochen, mit Pfennigen, können wir uns keine zusätzliche Schädigung, keine größere Ausgabe leisten.

Deshalb erscheint mir die z-förmige *Verlängerungstenotomie* der zu kurzen Beugesehnen zweckmäßiger. Und da erhebt sich gleich die zweite Frage. Soll man die Beugesehnen en bloc z-förmig verlängern, wie das im Schrifttum dargestellt ist, oder jede einzelne Sehne für sich. Wenn man einen solchen Fall operiert und sieht, wie die einzelnen Sehnen miteinander verklebt und wie die dazugehörigen Muskeln degenerativ verändert sind, gelb-bräunlich aussehen und keinerlei Funktion aufweisen, dann drängt sich natürlich der Gedanke auf, daß hier eine en-bloc-Verlängerung auch nicht schlechter sein kann. Aber später, wenn man doch einen Teilerfolg erreicht hat, bereut man das. Denn dann stören die Sehnenstümpfe, die in die Hohlhand schlüpften. Um das zu vermeiden, müßte man so weit nach proximal freipräparieren, daß man erst 6 cm oberhalb des Ligamentum transversum mit dem distalen z-Schnitt beginnen kann und noch weitere 6 cm für die z-förmige Verlängerung zur Verfügung hat, denn eine Sehnenstrecke von 6 cm brauchen wir, wenn wir die Finger aus der Beugestellung des Handgelenkes und der Finger in Streckstellung bringen wollen. Das ist aber schwierig, denn so weit proximal kommt man leicht mit den Nerven ins Gedränge. Auch die von ABERLE (1906) vorgeschlagene Verlagerung des Muskelursprungs am Epicondylus humeri medialis und am Unterarm ist sehr schwierig durchführbar und kommt praktisch nicht in Betracht. Deshalb ist es besser, sich die Mühe zu machen, jede Sehne einzeln z-förmig zu verlängern. Dann kann man auch etwas distaler beginnen, weil es dadurch nicht zu wesentlichen Stufenbildungen kommt und weil diese geringen Stufenbildungen leicht verwachsen.

Wenn die Beugesehnen des 2. bis 5. Fingers dabei miteinander verwachsen, so bedeutet das keinen Nachteil, da es auch im günstigsten Falle nur zu einer Gesamtfunktion dieser dreigliedrigen Finger kommt. Wenn es zu Verwachsungen im Canalis carpi kommt, dann dürfen wir uns nicht scheuen, ein zweites Mal zu operieren, um diese Verwachsungen zu beseitigen. Dabei kann man durch eine sekundäre Einschneidung des Sehnenpaketes mit einem frei verpflanzten Fascienstreifen, wie ich das an anderer Stelle beschrieben habe, ein genügendes Sehnengleiten erzwingen.

Ich erwähnte schon, daß die Empfindlichkeit der einzelnen Muskelgruppen und Gewebsarten für ischämische Störungen sehr verschieden ist, zuerst werden die langen Fingerbeuger ergriffen, dann die Handgelenksbeuger, dann die Finger- und Handgelenksstrecker und dann die kleinen Handmuskeln usw. Wir müssen deshalb sehr sorgfältig nach kontraktil gebliebenen Muskeln suchen und da zeigt es sich manchmal, daß die Handgelenksbeuger noch eine Teilfunktion aufweisen, daß diese aber durch die Volarkontraktur des Handgelenkes verdeckt ist. Es ist deshalb gut, sie gesondert abzutrennen, genau zu untersuchen, auch elektrisch, und sie, wenn möglich, als Kraftspender für die Fingerbeugesehnen zu benutzen; den radialen Handgelenksbeuger für die Daumenbeugesehne und den ulnaren für die Beugesehnen des 2. bis 5. Fingers. Manchmal ist auch die Funktion des M. palmaris longus noch erhalten, dann nimmt man diesen für die Daumenbeugesehne und verpflanzt den radialen Handgelenksbeuger in Symmetrie zu dem ulnaren auf die Beugesehnen des 2. bis 5. Fingers. Es ist wichtig, bei all diesen Operationen

auf den Medianus und Ulnaris genau zu achten und diese Nerven sorgfältig zur Seite zu halten, denn sie werden leicht durchtrennt, weil sie
auf Grund der degenerativen Veränderungen leicht verkannt werden
können und den Sehnen ähnlich sehen. Ich mußte erst kürzlich gutachtlich zu einem solchen Vorkommnis Stellung nehmen.

Haben wir auf diese Art die anatomischen Voraussetzungen für eine
Funktion geschaffen, dann kommt es darauf an, durch Funktion Muskel-
substanz zu gewinnen. Das erreichen wir nur durch eine sehr systematische und ausgeklügelte Weiterbehandlung. Nach 8—14tägiger Ruhigstellung in Streckstellung der Finger und des Handgelenkes beginnen wir
mit aktiven, passiven und elektrisch ausgelösten Bewegungsübungen.
Nach anfänglich guter Besserung wird es in etwa 2—4 Wochen wieder
zu einer zunehmenden Beugekontraktur der Finger kommen. Dann muß
uns wieder der *Quengelverband* helfen, um erstens die beginnende neuer-
liche Kontraktur zu verhindern und um zweitens die Sehnen und die
Muskeln zu dehnen, freizuspielen, freizuziehen und um den erhaltenen
Muskelfasern Funktionsreiz zur Neubildung zu geben. Der Quengelverband soll aber nicht zu lange belassen werden, um nicht bei längerer
Belassung das Gegenteil zu erreichen, sondern er soll schon nach 8—14
Tagen wieder entfernt werden und soll, auch wenn das mehr Arbeit
macht und Kosten verursacht, nach weiteren 8 Tagen wieder neu angelegt werden usw. Selbstverständlich sind die allgemeinen Regeln der
Quengelbehandlung zu beachten, daß z. B. die Finger zweimal täglich
ausgehängt werden müssen, um die Beugefunktion zu üben usw. Auf
diese Art bekommen wir allmählich das gewünschte Bewegungsausmaß,
um erstens der Hand ein annähernd normales Aussehen zu geben und
um zweitens so viel Funktion zu bekommen, daß wenigstens ein Zangen-
griff möglich wird.

Wir dürfen uns nicht scheuen, wenn notwendig, ein zweites und ein
drittes Mal zu operieren, wenn das Funktionsergebnis noch unbefriedigend ist und wenn wir den Eindruck haben, es noch operativ verbessern
zu können, sei es durch Tenolyse, sei es durch günstigere Muskelver-
pflanzungen, sei es durch eine sekundäre Spanarthrodese des Handgelenkes oder des Daumens. Wir müssen auch bereit sein, Kraftspender
von der Streckseite auf die Beugeseite zu verpflanzen, wenn dieses
zweckmäßig erscheint.

Zusammenfassung:

Auch bei der ischämischen Kontraktur bestehen meistens operative
Besserungsmöglichkeiten, aber weniger durch die im Schrifttum besonders hervorgehobene Verkürzungsosteotomie der Unterarmknochen,
oder Resektion des Handgelenkes, sondern mehr durch eine z-förmige
Tenotomie der kontrakten Beugesehnen. Die Verkürzung des Skelettes
kann auch Nachteile für die oft erhaltenen Fingerstrecker mit sich bringen. Die z-förmige Verlängerung der kontrakten Beugesehnen soll aber
nicht en bloc vorgenommen werden, sondern es muß jede Sehne einzeln
oberhalb des Ligamentum transversum verlängert werden. Dann müssen
wir auch sehr sorgfältig nach Kraftspendern suchen und finden manch-

mal solche, wo wir sie anfangs nicht vermutet haben. Durch aktive, passive und elektrisch ausgelöste Funktionsübungen bemühen wir uns um eine Zunahme der Muskelelemente und um ein genügendes Sehnengleiten. Wir dürfen uns nicht scheuen, evtl. ein zweites und ein drittes Mal zu operieren. So gelingt es meistens auch bei diesem üblen Zustandsbild eine Funktion zu erreichen, die die bedauernswerten Patienten, ich möchte beinahe sagen „Opfer", einigermaßen mit ihrem Schicksal versöhnt.

J. Köstler, Furth i. Wald: **Lunatum-Malacie nach randständiger Mondbeinschädigung.** (Mit 4 Abb.)

Der Schwund und die Sklerose des Mondbeines werden von Karitzky als Folge häufiger kleinerer Traumen, bzw. als Folge chronischer Überbeanspruchung gedeutet. Nach Hagen kann als gesichert gelten, daß jede länger dauernde und wiederholte Drosselung der Blutdurchströmung des Mondbeines eine Nekrose des Knochengerüstes desselben zur Folge haben kann. Axhausen nahm im Mondbein Endgefäße an und versuchte die Entstehung des Mondbeintodes durch Ernährungsstörung des Knochens nach embolischem Verschluß dieser Endgefäße zu erklären. Im Krankenhaus „Bergmannsheil" konnte ich durch Röntgendarstellung der Blutgefäße des Mondbeines an abgesetzten Armen nachweisen, daß zwischen den von der Beuge- und Streckseite in den Knochen einmündenden Blutgefäßen ausgedehnte Anastomosen bestehen, daß es sich demnach bei diesen Gefäßen nicht um Endgefäße handeln kann, und daß embolische Gefäßverlegungen keinen Ernährungsausfall der anliegenden Knochenteile bedingen müssen.

Es ist jedoch vorstellbar, daß immer wiederkehrende Überlastungen neben einer Zermürbung des Knochengerüstes durch neurovegetative Fehlsteuerung funktionelle Gefäßverschlüsse erzeugen, die schließlich den Zusammenbruch des Mondbeines über den Weg von Ernährungsstörung auslösen bzw. unterstützen.

Hulten und Wette wiesen auf die Bedeutung der Stufenbildung zwischen den unteren Enden von Elle und Speiche für das Zustandekommen mancher Malacie-Formen des Mondbeines hin. Ich konnte 1944 über eine Reihe von randständigen Mondbeinschädigungen sowohl bei der Minus- als auch bei der Plusvariante des Handgelenkes berichten, glaubte aber damals darauf hinweisen zu müssen, daß mir weder durch Eigenbeobachtung noch durch das erreichbare Schrifttum ein Fall bekannt war, bei dem eine randständige Schädigung sich zum allgemeinen Zusammenbruch des Mondbeines fortentwickelt hat.

In diesem Zusammenhang sei der Hinweis auf eine Beobachtung erlaubt, bei der im Laufe von 2 Jahren sich aus einer röntgenologisch nachgewiesenen randständigen Mondbeinschädigung das klassische Bild der Mondbein-Malacie entwickelt hat. Dabei handelt es sich um einen 27jährigen, kräftigen Mann ohne röntgenologisch erkennbare Stufenbildung zwischen den unteren Enden von Elle und Speiche (Abb. 1—4).

Eine Untersuchung im Juni 1953 (Abb. 1) ergab bei gehöriger Zeichnung des Knochengerüstes und unauffälligem Kalkgehalt des Mondbeines den Ausbruch eines Kantenstückes, an dem der Elle und dem

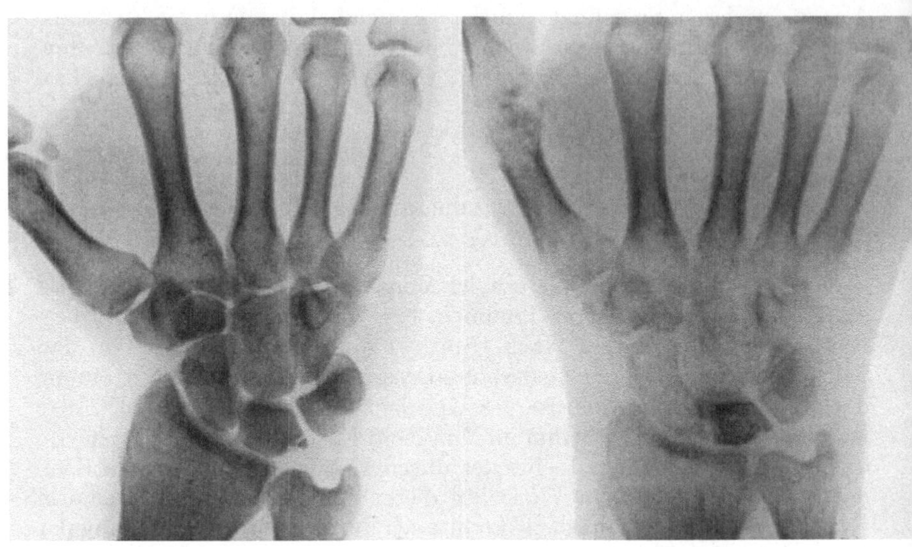

Abb. 1. 30. 6. 1953   Abb. 2. 30. 9. 1953

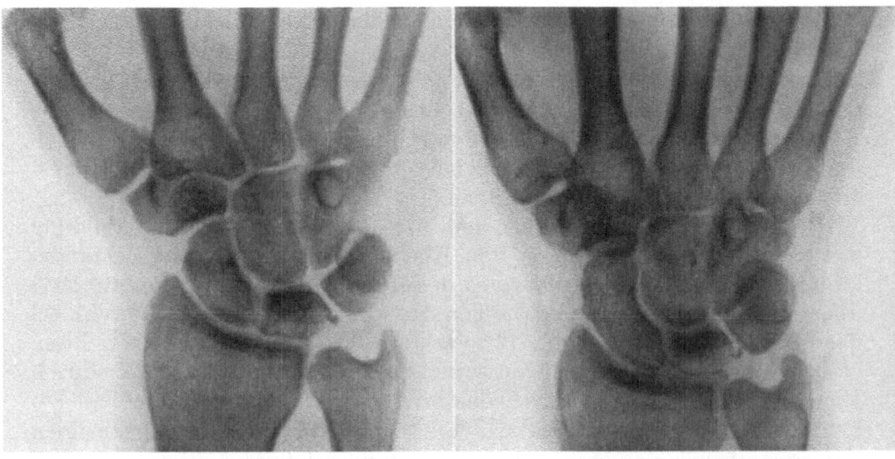

Abb. 3. 27. 10. 1953   Abb. 4. 7. 4. 1955

Dreiecksbein gegenüberliegenden Mondbeinteile. Bereits 3 Monate später (Abb. 2) zeigt sich bei Entkalkung der übrigen Handwurzelknochen eine starke Kalkanreicherung im Mondbein. Wieder einen Monat später (Abb. 3) ist bereits der Zusammenbruch des Mondbeines zu erkennen, der bei einer Nachuntersuchung im April 1955 (Abb. 4) mit üblicher Zusammendellung des Mondbeines zur Ausheilung kam.

Berücksichtigt man, daß dem unteren Ende der Elle ein Diskus aufgesetzt ist, der die Elle funktionell als Anschlaglager verlängert, so darf trotz der röntgenologischen Stufenlosigkeit klinisch ein Höhenunterschied zwischen unterem Ellen- und Speichenende, der der HULTENschen Plusvariante nahekommt, angenommen werden. Es ist vorstellbar, daß der immer wiederkehrende Anschlag der vorgedrängten, derben Diskusscheibe zunächst eine randständige Schädigung des Mondbeines, mit schließlichem Ausbruch eines Kantenteiles, in der weiteren Folge durch langsames Fortschreiten der Schädigungsbreite eine allgemeine Ernährungsstörung mit Gerüst-Zermürbung und Zusammenbruch auslöste.

Diese Beobachtung unterstreicht die eingangs erwähnte Annahme der Bedeutung immer wiederkehrender Überlastung des Mondbeines für die Entstehung des Mondbeintodes, wie sie als Entstehungs-Ursache des Mondbeintodes, durch Arbeiten mit Preßluftgeräten längst angenommen wird, wobei gegenüber dem Preßluftschaden die Besonderheit besteht, daß die Wiederkehr der einzelnen Überlastungen in wesentlich langsamerer Folge abläuft.

Schrifttum

Eufinger, H., u. H. Lempert: Hefte Unfallheilk. Heft **52**, Berlin, Göttingen, Heidelberg: Springer 1956, S. 71. — Hagen, J.: Handb. Unfallheilk. v. H. Bürkle de la Camp u. P. Rostock 1956, Bd. III, S. 600. — Karitzky, B.: Handb. Unfallheilk. v. H. Bürkle de la Camp u. P. Rostock 1956, Bd. III, S. 113. — Koch, W.: Hefte Unfallheilk. Heft **48**, Berlin, Göttingen, Heidelberg: Springer 1955, S. 274. — Köstler, J.: Arch. orthop. u. Unfallchir. **36**, 2 (1935); Z. Orthop. u. chirurg. Grenzgeb. **75**, 111 (1944).

H. Laqua, Heidelberg: **Klinische und gutachtliche Probleme bei sog. Bagatellverletzungen an Hand von 1000 ausgewerteten Fällen. (Mit 11 Abb.)**

Es handelt sich um 1000 Bagatellverletzungen, die Arbeitsunfähigkeit bedingten. (Kopf- und Gesichtsplatzwunden, sowie Verletzungen, die arbeitsfähig entlassen werden konnten — es sind das weitere 457 — wurden nicht erfaßt.) —

Das Material umfaßt 398 frische Riß-, Platz- und Schnittwunden ohne Sehnen- und Nervenverletzungen, 72 alte Wunden, davon 12 reizlose, 60 im Stadium der Infektion, 158 Prellungen der Extremitäten mit Hämatombildung, 108 Fingerquetschungen ohne Fraktur, davon 42 mit Nagelverlust, 218 Distorsionen, davon 46 Fingerdistorsionen, 26 Thoraxprellungen, sowie 20 Verbrennungen 1. bis 2. Grades an den Extremitäten. (Das Durchschnittsalter der Patienten betrug 27 Jahre, 89% waren Männer, 11% Frauen.) Abb. 1.

Von den 398 frischen Wunden wurden 362 durch Wundexcision und Naht verschlossen, 36 bedürften keiner Versorgung. Bei 292 Patienten erfolgte die Heilung primär, während es in 70 Fällen zu einer Infektion kam. Diese sehr hohe Infektquote von 19,2% erklärt sich wohl dadurch, daß versorgte Wunden, die reizlos heilen, in hausärztliche Weiterbehandlung entlassen werden. Hier wurden nur solche Fälle erfaßt, die bis zur Erklärung der Arbeitsfähigkeit in unserer Behandlung blieben, das sind Patienten, deren Wunden infektionsgefährdet erscheinen, so daß wir ihnen die Weiterbehandlung durch die Klinik anraten müssen.

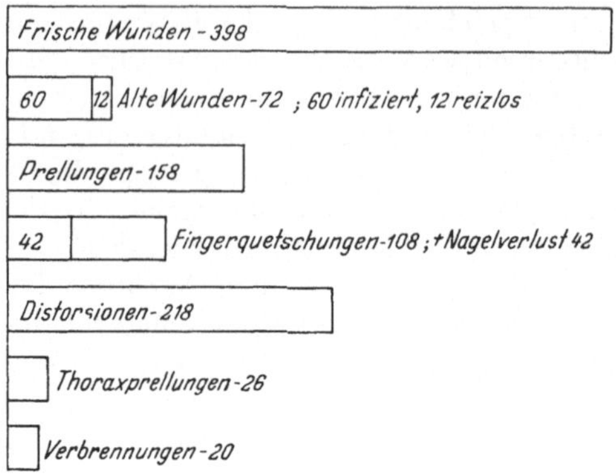

Abb. 1

Bei den Infektionen handelte es sich 58mal um lokale Ödeme mit Stichkanalsekretion, 8 Nahtdehiscenzen und 4 Fälle mit Nekrosenbildung. Betrachtet man die Art der vorangegangenen Verletzung, so handelte es sich selten um glatte Wunden; vielmehr waren 24 Fingerwunden mit starker Weichteilquetschung vergesellschaftet, ferner 6 Holzsplitterverletzungen und 6 Tierbisse, die nur excidiert und mit Situationsnähten versorgt wurden. Die Mehrzahl waren also ausgesprochen infektionsgefährdet (Abb. 2).

Antibiotica wurden lediglich in 52 Fällen gegeben, davon in 18 prophylaktisch, in 18 wegen des Infektes und in 16 wegen alter, infizierter Verletzungen.

Bei der Berechnung der Dauer der Arbeitsunfähigkeit finden wir teilweise überraschend lange Zeiten. Die primär versorgten Wunden mit primärer Heilung waren im Durchschnitt 14,89 Tage arbeitsunfähig mit Schwankungen zwischen 4 und 41 Tagen. Trat jedoch ein Infekt hinzu, so *verdoppelte* sich diese Zeit auf durchschnittlich 30,4 Tage mit Schwankungen zwischen 11 und 107 Tagen.

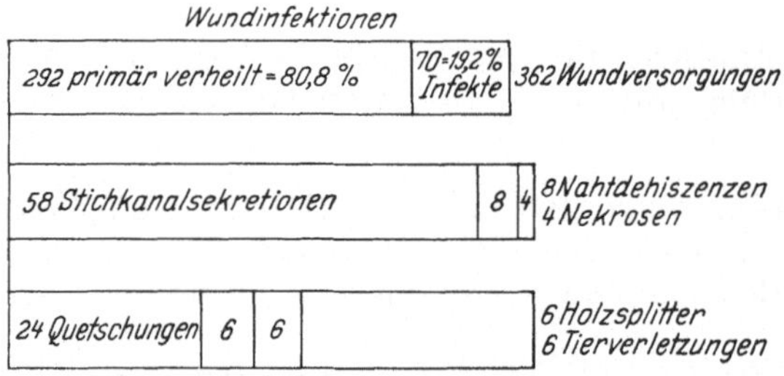

Abb. 2

11 Tage betrug der Durchschnitt für alte, reizlose Wunden, während die infizierten 14,3 aufwiesen. Panaritien wurden vernachlässigt, da sie keine Bagatellverletzungen darstellen.

Distorsionen waren im Schnitt 15,2 Tage arbeitsunfähig, Fingerdistorsionen ebensolange.

15,2 Tage errechneten sich auch für die Prellungen mit Hämatombildung, die gleiche Zeit für Fingerquetschungen, während die Fälle mit Nagelverlust 20 Tage aussetzen mußten. Ferner Thoraxprellungen 26 Tage, Verbrennungen 20 Tage (Abb. 3).

Jeder Verletzte erhält 50% seines Grundlohnes als Krankengeld vom 3. Tage der Arbeitsunfähigkeit an. Bei nur 14 Tagen und einem Grundlohn von 60 DM wöchentlich bedeutet das 60 DM, ferner Kosten für Röntgenaufnahmen in Höhe von meist 12,— DM bis 15,— DM, das sind die Kosten für eine Röntgenaufnahme des Handgelenkes oder Sprunggelenkes, sowie die Pauschale für ärztliche Untersuchung, Versorgung, Verband usw. mit 2,50 DM, so ergibt sich ein Durchschnitt von 75,— bis 80,— DM für eine Bagatellverletzung ohne den Arbeits- und Produktionsausfall. Das sind für diese 1000 Verletzungen 80000,— DM.

Nun noch einige Fälle, an denen die Problematik in Diagnostik, Behandlung und gutachtlicher Beurteilung gezeigt werden soll.

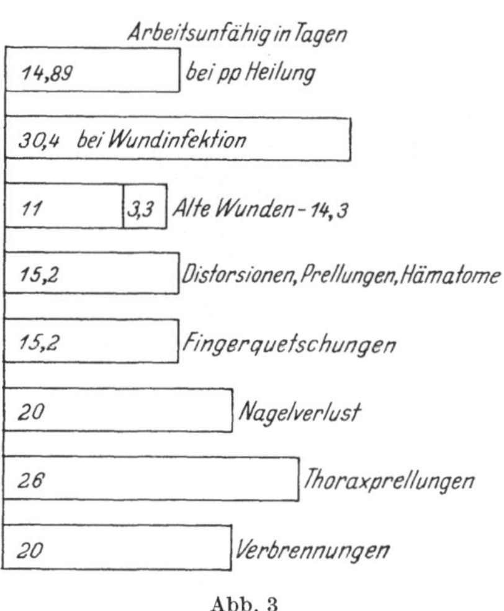

Abb. 3

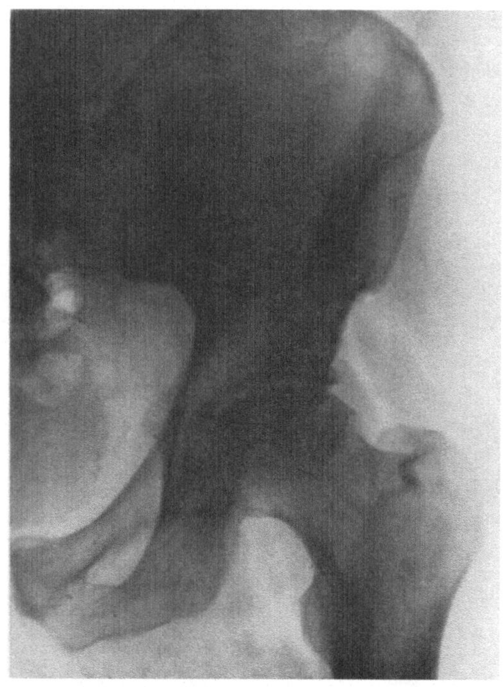

Abb. 4

1. Nach einer Fingerverletzung, derentwegen der Arzt nicht aufgesucht wird, kommt es zu einer foudroyanten Subpectoralphlegmone. Bei der Einlieferung ist

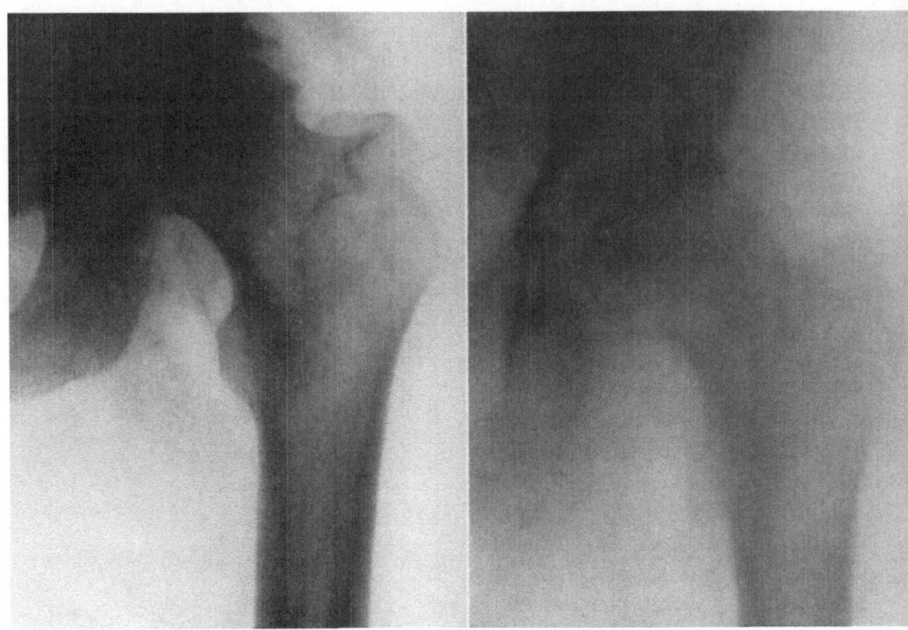

Abb. 5   Abb. 6

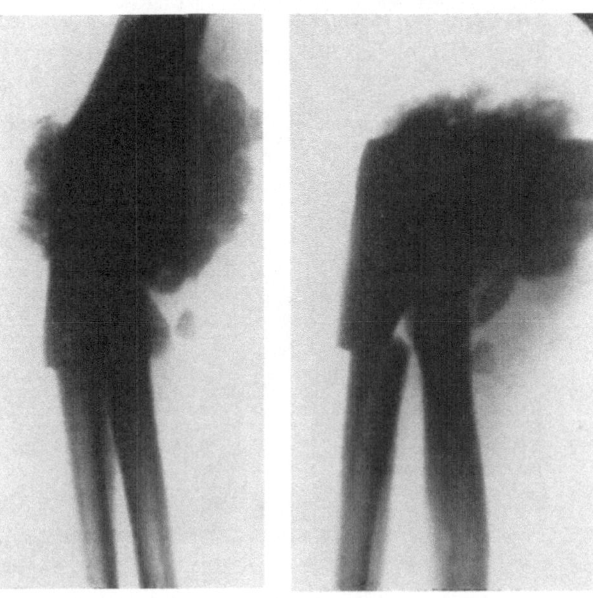

Abb. 7

der Patient bereits moribund und verstirbt am zweiten Tage der klinischen Behandlung. Gutachtliche Anerkennung des Zusammenhanges Unfall-Subpectoralphlegmone-Exitus. Ablehnung durch den Kostenträger, da die Verletzung in der Anamnese des moribunden Patienten nicht angegeben ist, lediglich von der Ehefrau berichtet wird. Berufung und obergutachtliche Anerkennung, da Fingerverletzung und gleichseitige Achsellymphknotenschwellung im Obduktionsbefund erwähnt sind. Bis zum Erhalt der Rente verstrich hier eine Zeit von 7½ Jahren.

2. Auf dem Wege zur Arbeit Sturz auf die linke Hüfte. Arbeitet weiter. Wegen starker Schmerzen wird der Hausarzt aufgesucht, der ihn 5 Wochen nach dem Unfall in die Klinik überweist. Dabei noch ausgedehntes Hämatom über der Hüfte. Röntgenologisch kein pathologischer Befund (Abb. 4—6). Nach 10 Monaten erneut Verschlechterung. Röntgenkontrolle ergibt Osteochondritis des linken Femurkopfes (Abb. 5). Nach weiterer Zunahme der Beschwerden Kontrolle 14 Monate nach dem Unfall (Abb. 6).

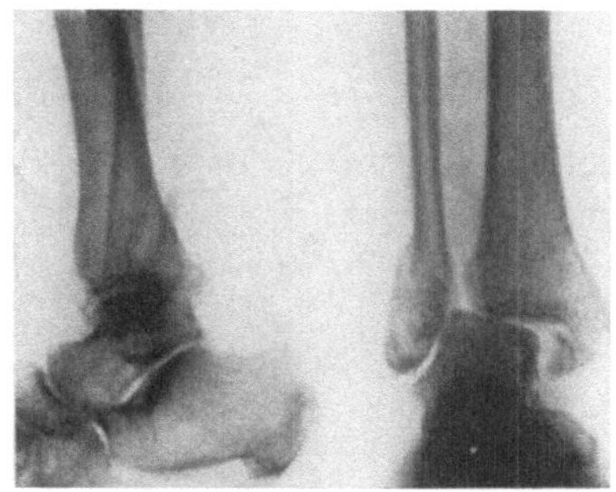

Abb. 8

Die gutachtliche Entscheidung hier ist schwierig.

3. Beim schweren Heben sei der Arm gebrochen. Hier handelte es sich um eine bisher unbekannte Syringomyelie (Abb. 7).

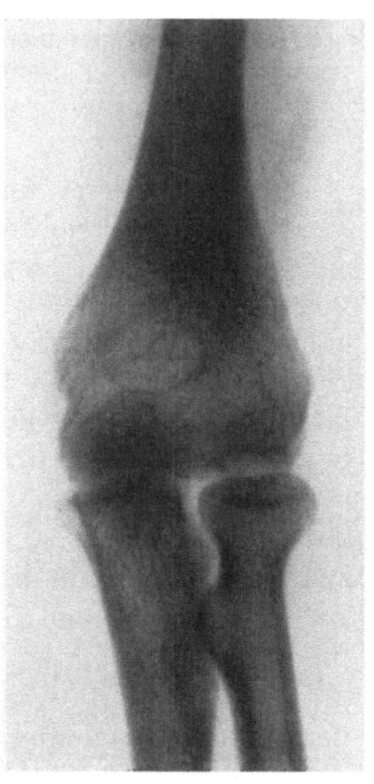
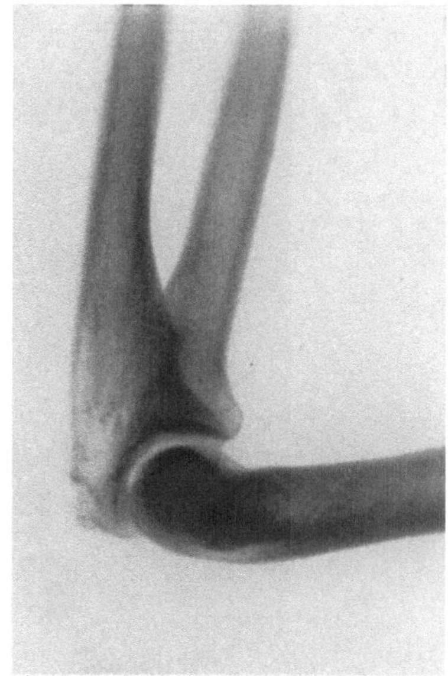

Abb. 9

4. Wegen Fußprellung 3 Wochen mit feuchten Umschlägen behandelt. Es handelte sich um eine Knöchelluxationsfraktur. Die Behandlungszeit bis zum Eintritt der Arbeitsfähigkeit betrug hier 10 Monate, am Ende des ersten Unfalljahres Erwerbsminderung noch 50% (Abb. 8).

5. Vier Tage nach Ellenbogendistorsion Streckhemmung bemerkt. Es handelt sich um eine Osteochondritis dissecans, in deren Verlauf erhebliche entzündliche

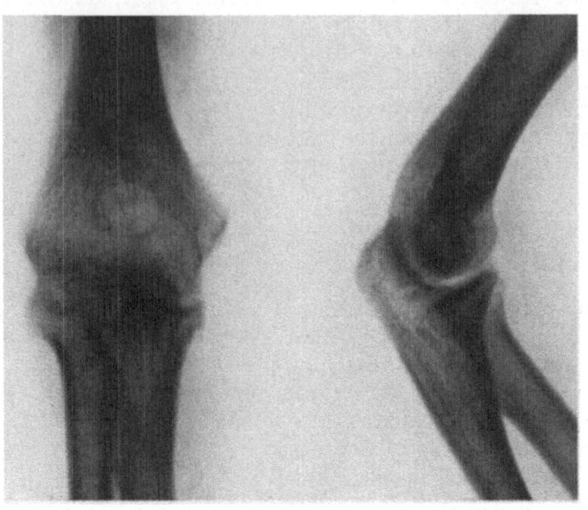

Abb. 10

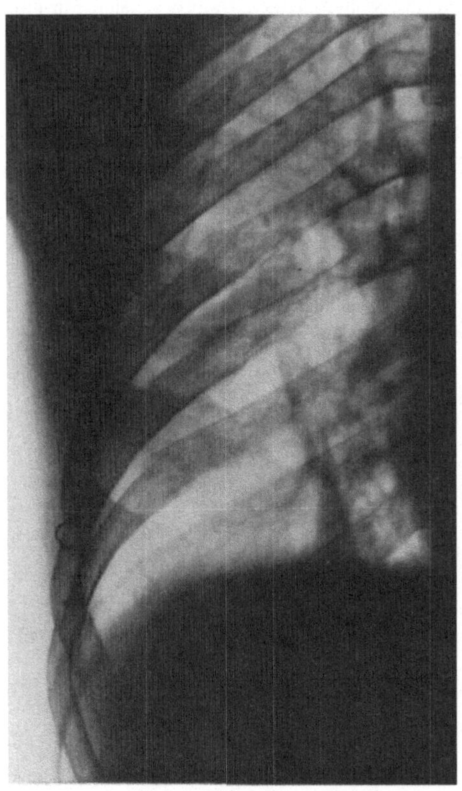

Abb. 11

Erscheinungen auftraten. Kein Unfallzusammenhang (Abb. 9 und 10).

6. Im Gegensatz dazu eine Rippenserienfraktur. Patient kam beschwerdefrei in die Klinik (Abb. 11).

Diese Fälle sollen kurz die Problematik beleuchten, die sich für uns ergibt. Auch bei genauer klinischer Untersuchung sind wir gezwungen zu röntgen, um uns Unterlagen zu schaffen und uns für evtl. spätere gutachtliche und gerichtliche Auseinandersetzungen zu decken, so daß es zu einer riesigen Zunahme der Zahl der Aufnahmen kommt, für die klinisch oft keine Indikation besteht. Bagatellverletzungen bedeuten aber auch, besonders wegen ihrer großen Zahl, erhebliche Kosten für die Allgemeinheit, daher muß für ihre Versorgung und Behandlung die größtmögliche Sorgfalt gefordert werden.

W. Heipertz, Heidelberg: **Bericht über das Schicksal von 100 klinisch behandelten Querschnittsgelähmten.**

Mit diesem Bericht über das Schicksal der in den letzten 10 Jahren in der Orthopädischen Anstalt der Universität Heidelberg stationär behandelten Querschnittsgelähmten wird beabsichtigt, auf Grund kritischer Betrachtung der Ergebnisse Verbesserungen in der Behandlung und Rehabilitation anzuregen.

Es handelt sich um 100 Querschnittsgelähmte, die wir durchschnittlich 5 Jahre beobachteten. $\frac{1}{4}$ waren Frauen, $\frac{3}{4}$ Männer, das Durchschnittsalter bei Eintritt der Schädigung beträgt $32\frac{1}{2}$ Jahre. Von unseren Patienten waren 45 bei der Arbeit verunglückt, 24 im Verkehr, darunter 7 Wegeunfälle. Daraus ergibt sich, daß über die Hälfte unserer Querschnittslähmungen als Betriebsunfallfolgen anzusehen sind. Die Verkehrsunfälle betreffen vorwiegend Zweiradfahrer, denn 12 verunglückten mit dem Kraftrad, 8 mit dem Fahrrad, nur je einer mit Pkw, Lkw, Straßenbahn und als Fußgänger. Das restliche Viertel unseres Krankengutes verteilt sich auf häuslichen und Sportunfall, Nucleus-pulposushernie, Rückenmarkstumor, Spondylitis, Myelitis, Skoliose. Eine vollständige Querschnittslähmung fand sich bei 56 Patienten, eine unvollständige bei 13 und eine Caudalähmung bei 31.

Die Mehrzahl war außerhalb durchschnittlich ein Jahr vorbehandelt worden; es handelte sich vorwiegend um schwere Zustände, die einmal durch den Grad der Schädigung bedingt waren, bei denen teilweise aber auch der Eindruck entstand, daß nicht alle Besserungsmöglichkeiten genutzt waren. Der Vorbehandler kann nicht dafür verantwortlich gemacht werden, wenn mancherorts der hierfür erforderliche Aufwand nicht getrieben werden kann, und die Äußerung über unsere Beobachtung, daß die Aussichten von solchen erst spät aus kleineren Häusern verlegten Querschnittsgelähmten ungünstiger waren, entbehrt jeden Vorwurfs, zumal die Verzögerung der Verlegung häufig durch Bettenmangel mitbedingt wurde. Dies wird immer dann der Fall sein, wenn keine gesonderten Abteilungen für Querschnittsgelähmte vorhanden sind. Vor Jahren hat Schramm darauf hingewiesen, wie schwer der Entschluß zur Aufnahme eines so hart Getroffenen wird, der ein Bett für Monate oder Jahre belegt, wenn andererseits Reihen von Patienten warten, die durch kürzeren Aufenthalt geheilt werden könnten. Wir haben deshalb jüngst eine Station für Querschnittsgelähmte eingerichtet und 25 Betten reserviert, die — obwohl sie unter den gegebenen Verhältnissen gleichsam als Opfer des Klinikbetriebes anzusehen sind — angesichts der Aufnahmewünsche noch nicht ausreichen, so daß eine Wartezeit auch weiterhin nicht zu umgehen ist, obwohl die Verlegung in Spezialabteilungen nicht später als nach Ablauf von 2—3 Monaten erfolgen sollte, zu einem Zeitpunkt, da nach Konsolidierung der Knochenverletzungen mit intensiver Übungsbehandlung begonnen werden kann. Bis dahin sollte der Erstbehandler, um unnötige Schäden zu vermeiden, wie wir sie gelegentlich sahen, nach den Grundsätzen verfahren, die Guttmann empfohlen hat.

Sie berücksichtigen 3 Probleme:

1. Lähmung der Gliedmaßen- und Rumpfmuskulatur, 2. Lähmung der Haut und der Sensibilität, 3. Lähmung von Blase und Mastdarm.

Die erste führt zu Fehlstellungen und schließlich Kontrakturen, denen von vornherein durch entsprechende Lagerung vorgebeugt werden muß. Eine Lagerung in Beugung und Adduktion fördert einen späteren Spasmus. Es sind also Abduktion und Streckung anzustreben und bereits frühzeitig passive dehnende Bewegungen ohne Gewaltanwendung durchzuführen.

Die zweite verursacht die Bildung von Dekubitalgeschwüren. Deshalb empfiehlt sich dringend die in 2stündlichem Wechsel durchgeführte Umlagerung, wobei auf das kostspielige Drehbett verzichtet werden kann. Wir haben keine Bedenken, die Abstände im Interesse der Nachtruhe zu vergrößern, wenn der Hautzustand dies gestattet.

Die Mastdarmlähmung erfordert 2—3maliges Abführen in der Woche, bis unter intensivem Körpertraining sich auch die Darmfunktion wieder bessert, während sich bei der Blasenlähmung folgendes Vorgehen bewährt hat:

Zunächst möglichst bis zu 24 Stunden abwarten, ob spontane Entleerung erfolgt, sonst unter aseptischen Bedingungen katheterisieren und zwar dreimal täglich. Kommt es innerhalb 8 Tagen nicht zum Automatismus, Einlegen eines Dauerkatheters, der in monatlichen Abständen versuchsweise fortgelassen wird. Während er einliegt, tägliche Blasenspülung und bedarfsweise Chemotherapie, Tidal-Drainage, 2mal wöchentlich Katheterwechsel. So gelingt es, Harninfektionen auf ein Mindestmaß zu beschränken und den so wichtigen Automatismus der Blase zu fördern, für dessen Eintreten sich die Aussichten unter der späteren Übungsbehandlung weiter bessern. Diese ist Aufgabe geeigneter Anstalten und die Übungen werden auch bei Bestehen kleinerer Geschwüre durchgeführt, zumal sich gezeigt hat, daß hierdurch die Durchblutung gefördert und die Heilungstendenz der Ulcera gebessert wird. Bei größeren Dekubitalgeschwüren sind Plastiken angezeigt, von denen nach unseren Feststellungen zuwenig Gebrauch gemacht wurde. Bei der Aufnahme litten die meisten Patienten unter hartnäckigen Geschwüren, die bei der Hälfte durch konservative Maßnahmen zur Abheilung kamen, bei einem Viertel nach erfolgreichen Hautplastiken, während die anderen, die nicht operiert wurden, noch heute unter Geschwüren leiden, da sie dadurch bettlägerig oder doch unfähig zu einer Tätigkeit sind. Aus dieser schweren Beeinträchtigung durch fortbestehende Ulcera und andererseits aus der Feststellung, daß es bei den Operierten nicht zu Rezidiven kam, schließen wir, daß ein aktives Vorgehen angezeigt ist. —

Von unseren 100 Patienten sind 18 inzwischen verstorben, alle mit vollständiger Querschnittslähmung, und zwar 3 bald nach der Einlieferung an Pneumonie und Herz-Kreislaufversagen, 7 während des weiteren Klinikaufenthaltes und 8 nach der Entlassung zu Hause, an septischen oder phlegmonösen Erkrankungen im Bereich der Harnorgane; die letzteren im 2. und 3. Jahr nach Unfalleintritt, nur einer im 6.

Das zeigt, daß die Lebenserwartung des Querschnittsgelähmten nach Überstehen der ersten Jahre nicht gering ist.

60 Patienten wurden zu ihren Angehörigen entlassen. Mit diesen haben wir uns in Verbindung gesetzt, um festzustellen, wie sie sich in ihrem Lebenskreis zurechtgefunden haben. Wir erweiterten dann die Fragestellung, um aus unserer Untersuchung Gewinn sowohl für die Probleme der Rehabilitation als auch der Behandlung zu erzielen.

Die vollständig Gelähmten waren fast alle mit Stützapparaten versorgt worden, die subtotalen zur Hälfte, während wir bei der anderen Hälfte und bei den Caudalähmungen durchweg mit orthopädischem Schuhwerk und kleineren Hilfsmitteln ausgekommen sind. Diese werden in allen Fällen getragen, hingegen benutzt nur ein Drittel der vollständig Gelähmten die Stützapparate im gedachten Umfang, zwei Drittel legen sie zur häuslichen Fortsetzung der Gehübungen an, können sie sonst angeblich nicht gebrauchen. Sie erklären, daß sie sich besser im Rollstuhl bewegen. Dieses Ergebnis zeigt, daß für das spätere Vorwärtskommen, wenn ich es so nennen darf, der Rollstuhl wichtiger ist als der Stützapparat. Wir werden unsere Behandlung, die größten Wert auf die Gehübungen legte und das Erlernen des Rollstuhlfahrens dem Patienten überließ, umstellen müssen. Tägliche Übungen im zweckmäßig konstruierten Fahrstuhl sollten die Regel sein; hierdurch lernen die Patienten sich mit erstaunlicher Sicherheit zu bewegen. Sie treiben darin nicht nur Sport und Spiel, sondern können bereits wenige Monate nach Behandlungsbeginn selbst zur Toilette kommen und vom Pflegepersonal weitgehend unabhängig werden.

Daneben sollen die Gehübungen nicht vernachlässigt werden, sie sind für das Training der verbliebenen Funktionen, für die Bewältigung von Treppen, sowie für die Besserung der Harnstauung von großer Wichtigkeit.

Bei der Hälfte unserer Patienten, die zunächst fast alle eine Blasenlähmung hatten, hat sich Automatismus eingestellt, die anderen tragen wegen unwillkürlichen Harnabgangs ein Urinal. 20% leiden unter hin und wieder auftretenden Harninfektionen, die sie ins Bett zwingen. Die Hälfte hat noch eine völlige Mastdarmlähmung und macht 1—2 wöchentliche Abführtage, wobei einige — teilweise unter Mithilfe der Ehefrau — digital ausräumen. Ein Viertel klagt über heftige Spasmen, gegen die es bis heute noch kein befriedigendes Mittel gibt und die in manchen Fällen jede Tätigkeit unmöglich machen.

4 Patienten befinden sich in einer Berufsausbildung, 16 arbeiten, die restlichen zwei Drittel üben keine Tätigkeit aus.

Für die Vermittlung von geeigneten Arbeitsplätzen bzw. Heimarbeit wird seitens vieler Stellen nicht genug getan, aber auch die Bevölkerung muß zu größerer Einsicht erzogen werden. So ist es in einer norddeutschen Großstadt vorgekommen, daß der Betriebsrat einer Behörde die Einstellung eines Teilgelähmten ablehnte, da man seine Gegenwart nicht den anderen Angestellten zumuten könne.

Demgegenüber steht das Beispiel eines total Gelähmten, dessen Dorfbürgermeister Vorstandsmitglied einer Bank ist und für die Anstellung sorgte. Der 32jährige Mann arbeitet 8 Stunden täglich im Büro und fiel im letzten Jahr nur 3 Tage durch Krankheit aus. Ein anderer versieht sein Nahtransportunternehmen und benutzt dazu einen umgebauten Pkw. 4 Frauen versorgen ihren Haushalt, 3 sind als Schneiderinnen umgeschult oder stricken im Lohn, wie überhaupt Heimarbeit vorgezogen wird; so führen 3 schriftliche Arbeiten für den Unfall- oder väterlichen Betrieb bis zu 6 Stunden täglich aus, 3 andere stellen nach Vermittlung durch Berufsgenossenschaften Gummiartikel, Schlägerbespannungen, Schuhteile her. Ein Caudagelähmter ist Versicherungsvertreter, einer hat seine Lebensaufgabe darin gefunden, einen Verein für Querschnittsgelähmte mit Sitz in Krautheim zu gründen. Die Mehrzahl unserer Querschnittsgelähmten jedoch liegt brach, obwohl es an Arbeitswillen nicht fehlt; gerade die Empfänger einigermaßen ausreichender Renten, nämlich die berufsgenossenschaftlich Versicherten, stehen zu einem größeren Prozentsatz in Arbeit als die anderen, was sicher an der besseren Vermittlung liegt. Diesbezüglich kamen wir in diesem Jahr einen Schritt weiter und konnten unseren Patienten durch das Arbeitsamt Heidelberg Arbeitsplätze in einem besonderen Zweigwerk der Uhrenindustrie schaffen.

Über die Hälfte der Patienten drängt auf nochmalige stationäre Behandlung zwecks Besserung des Zustandes und Vorbereitung für einen Beruf, hat also das Bedürfnis weiterzukommen und gibt sich mit dem derzeitigen Zustand nicht zufrieden. Wir glauben, daß dies ein gutes Zeichen ist, wenn die Menschen, die wir mühsam am Leben erhalten — und heute überleben 80 bis 90% — bemüht bleiben, mit ihrem schweren Schicksal fertig zu werden und ihre körperlichen Mängel zu überwinden, wobei eine periodische befristete Wiederaufnahme viel beitragen könnte.

Es fehlen jedoch entsprechend ausgerüstete Abteilungen, die sich ausschließlich mit diesem Patientenkreis befassen und räumlich geeignet sind, eine größere Anzahl Querschnittsgelähmter aufzunehmen und wirklich durchzubehandeln. Der Wert der Zusammenfassung steht außer Zweifel, zumal zahlreiche Übungen und Spiele soviel erfolgversprechender sind und die Beschäftigungstherapie vielseitiger und rentabler gestaltet werden kann, ganz abgesehen von der günstigen psychischen Wirkung durch gegenseitige Anpassung. Vor allem der hier und da auf Stationen gewissermaßen eingestreute Querschnittsgelähmte kommt in jeder Beziehung zu kurz; er wird nur im Ausnahmefall und nach längerer Zeit das gleiche erreichen, wie der in größerem Rahmen durch erfahrene Fachkräfte geschulte, und meistens nicht ausreichend für die Erfordernisse des weiteren Lebens vorbereitet sein. — Die Tatsache, daß uns mit diesen Schwergeprüften eine besondere Verantwortung auferlegt ist und eine Aufgabe gestellt wurde, die sich lösen läßt, möge die Stellen, die die materiellen Voraussetzungen schaffen können, bewegen. Unsere Erhebungen über das Schicksal der in den letzten 10 Jahren behandelten Querschnittsgelähmten bringen deshalb neben Anregungen für eine bessere Behandlung abschließend die Erkenntnis, daß bezüglich der Rehabilitation wesentliche Aufgaben noch vor uns liegen.

K. Denecke, Erlangen: **Die subcutane Drahtnaht nach Goetze bei Schrägfrakturen der Tibia.** (Mit 8 Abb.)

Der Zweck meiner Ausführungen ist, Sie auf die *subcutane* Drahtnaht für den Tibiaschrägbruch hinzuweisen, die mein verehrter verstorbener Lehrer Goetze angegeben hat. Zu dem Wert und Vorteil der *offenen* Drahtnaht für diese Fraktur ist in den letzten Jahren u. a. besonders von Usadel, Witt, Bruck und Grundmann Stellung genommen worden. Für die offene Drahtnaht ist immer die breite Freilegung der Fraktur und Umschlingung mit durchweg zwei Drähten notwendig. Das sind große Eingriffe, die ihre Gefahren in sich bergen. Es wird daher einmütig eine begrenzte Indikation verlangt. An Gefahren wird in erster Linie die Infektion mit allen Konsequenzen genannt, wenn diese auch seit Einführung der Antibiotica nur noch eine geringe Rolle spielt. Zum andern ist es das mit dem großen Eingriff verbundene Gewebstrauma, das den verantwortungsbewußten Chirurgen von einer allzu großzügigen Indikation abhält, um so mehr, als sich der Schrägbruch in der Mehrzahl durch das klassische konservative Verfahren der Drahtextension im allgemeinen durchaus beherrschen läßt.

Durch die operative Versorgung erreicht man eine einwandfreie Reposition, die zuverlässige Retention, die wesentlich vereinfachte Nachbehandlung, da vom Augenblick der Cerclage an auf eine Drahtextension verzichtet werden kann, und die Möglichkeit der Frühmobilisierung. Über letztere sind allerdings die Ansichten verschieden. Theoretisch ist sogar nach den experimentellen Untersuchungen Goetzes über die absolute Festigkeit zirkulärer Drahtnähte bei axialer Belastung die frühzeitige Belastbarkeit im Gehgips denkbar. In der Praxis sollte man damit doch sehr zurückhaltend sein. Auch Goetze hat selbst bei zuverlässig liegenden Drahtnähten und einwandfreier Frakturstellung erst nach Eintritt der Konsolidation belasten lassen. Abbau und Umbau des Knochens an der Frakturfläche und vor allem auch unter den Drahtringen führen nach einigen Wochen zu einer Lockerung, die dem endgültigen Festwerden der Fraktur bei zu frühzeitiger Belastung abträglich sein kann. Daran ändert auch nichts die Technik der maximalen Spannung des Drahtes nach Lehmann. Ich möchte davor sogar warnen: Während der ersten Wochen, in denen der Umbau an der Frakturfläche vor sich geht, wird das Ineinanderrutschen verhindert, auf dessen Bedeutung für das Festwerden der Fraktur Böhler mit Recht hinweist. Im Laufe der Zeit lockert sich durch Abbau an den Drähten auch diese Spannung, so daß für die zweite Phase der Heilung nichts anderes erreicht wird als mit der üblichen Technik auch.

Die grundsätzlichen Vorteile der zirkulären Drahtnaht sind also ganz bedeutend. Sie werden von allen Seiten herausgestellt. Und doch scheut man sich wegen der Größe des Eingriffs, sie in so weitherziger Indikation anzuwenden, wie ihr eigentlich nach ihren Vorteilen zustände. So bewegt sich trotz *grundsätzlich* positiver Einstellung der meisten Chirurgen zur Cerclage der Anteil der tatsächlich offen operativ versorgten Schrägfrakturen nur zwischen 10% (Bruck) und 25% (Grundmann). Um so

unverständlicher ist es, daß die *subcutane* Drahtnaht Goetzes, die einen
ganz *wesentlich kleineren* Eingriff darstellt als die offene Drahtung, bei
annähernd gleichem Effekt so gut wie ganz unbekannt geblieben ist,
trotz des nochmaligen Hinweises auf dieses Verfahren durch Koch und
Kempter.

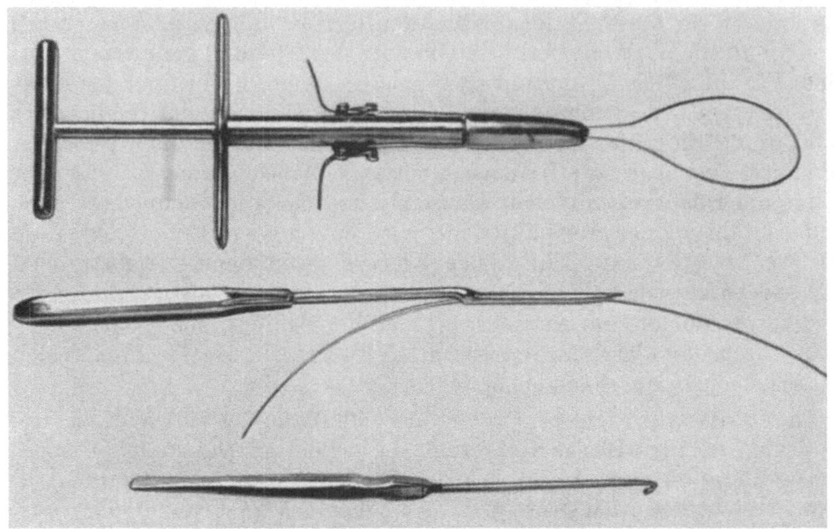

Abb. 1

Die Vorteile der subcutanen Drahtnaht zeige ich Ihnen am besten
mit der Demonstration der Operationstechnik.

Dem Prinzip der subcutanen Drahtnaht liegt die Dreieckform des
Tibiaquerschnittes zugrunde. Sie ist daher unmittelbar oberhalb des
Knöchels nicht mehr möglich (Abb. 1).

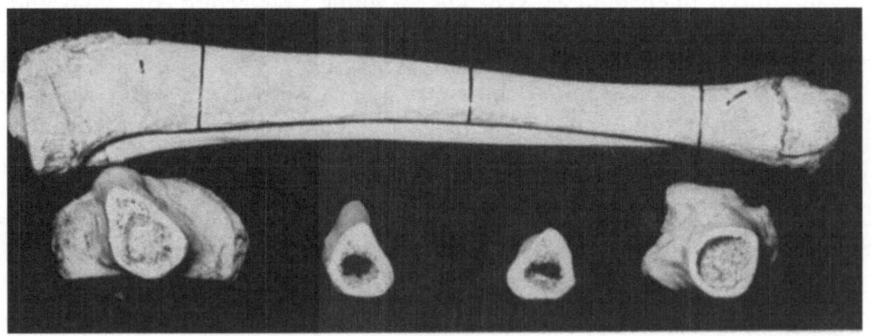

Abb. 2

Das Instrumentarium: Man braucht eine kräftige Führungssonde für
den Draht, eine Häkelnadel und einen Drahtspanner, der — von Goetze
angegeben — den Vorteil hat, daß man mit ihm in der Tiefe einer kleinen

Wunde den Draht drillen und vor allem die Spannung mit der Hand
elastisch dosieren kann. Wir verwenden, wie auch sonst für die Cerclage,
einen 1 mm starken V₂A Stahldraht (Abb. 2).

Eine Drahtextension am Calcaneus anzulegen ist immer zweckmäßig,
notwendig in den Fällen mit Verkürzungstendenz, und wenn man auf
dem grundsätzlichen Standpunkt steht, nicht sofort, sondern erst nach
einigen Tagen zu drahten! Eine gekerbte Metallschiene wird aufgelegt

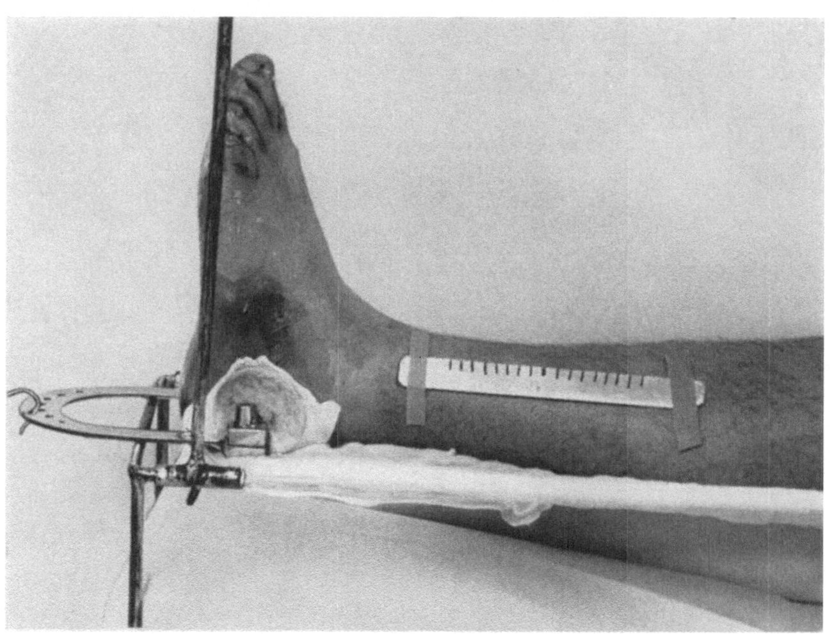

Abb. 3

und in endgültiger Situation in einer Ebene mitgeröntgt. Dann kann
man sich an Hand des Bildes durch einen feinen Ritz die genauen Stellen für die anzulegenden Drahtnähte markieren (Abb. 3).

Zwei 1 cm große Längsinzisionen werden seitlich der vorderen Tibia-
kante und innen in der Höhe der hinteren Tibiafläche angelegt. Von
vorn her führt man die Sonde ein, *immer in festem Kontakt der Spitze
mit dem Knochen*. Man muß darauf achten, daß man sich nicht im
Bruchspalt verfängt. Macht man sich eine Vorstellung über den Verlauf
des Bruchspaltes, so kann man auch bei stärkerer seitlicher Dislokation
mit dem Instrument ohne weiteres den Rand des gegenüberliegenden
Bruchstückes einfangen und durch Hebeleffekt eine Reposition erreichen. Liegt die Sonde, so wird der Draht hineingeschoben, und zwar
möglichst tief. Schaden kann nicht angerichtet werden (Abb. 4).

Nun wird mit der Häkelnadel, mit deren Spitze man ebenfalls beim
Vorschieben immer direkten Kontakt mit dem Knochen haben muß,

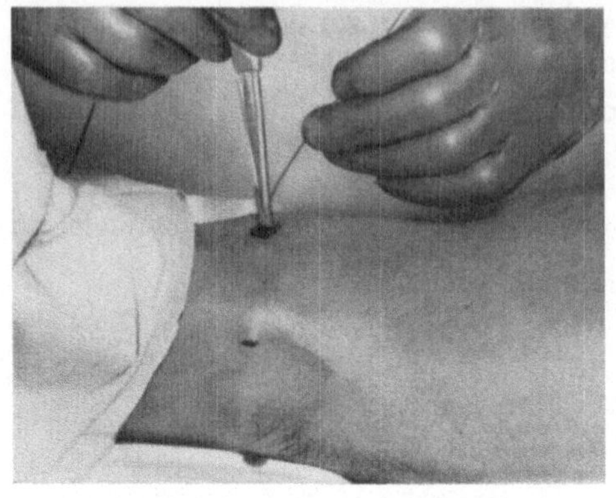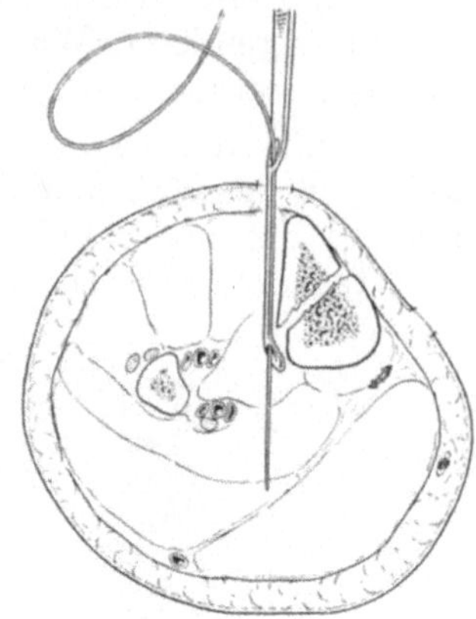

Abb. 4

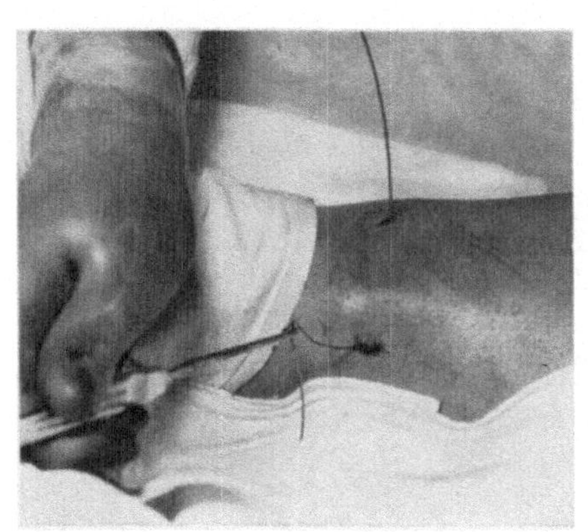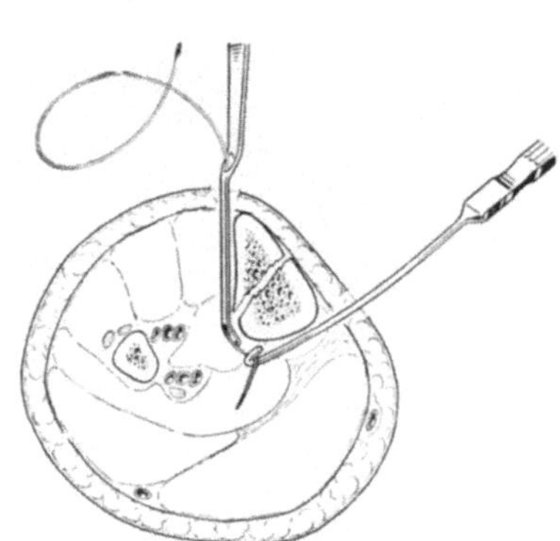

Abb. 5

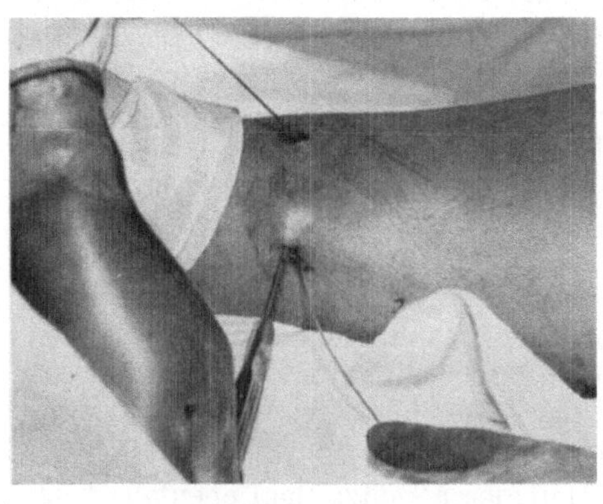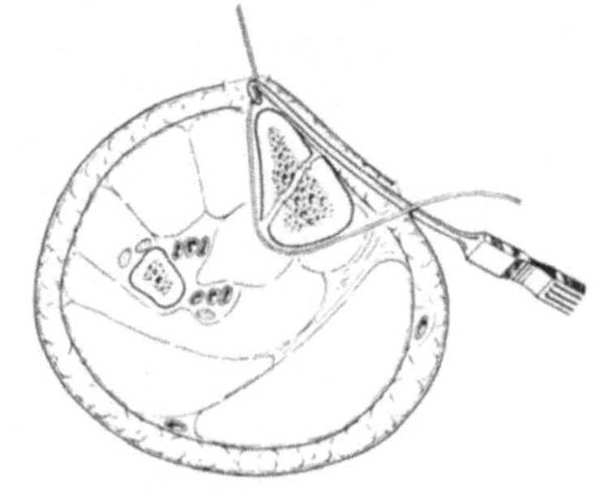

von der medialen Seite her der Draht gefischt — dies geschieht ganz leicht — und mit einem kurzen Ruck herausgezogen (Abb. 5).

Dann wird in gleicher Weise der Draht über die dritte Seite der Tibia gezogen (Abb. 6).

Sodann wird der Drahtspanner angesetzt (Abb. 7), und nun erreicht

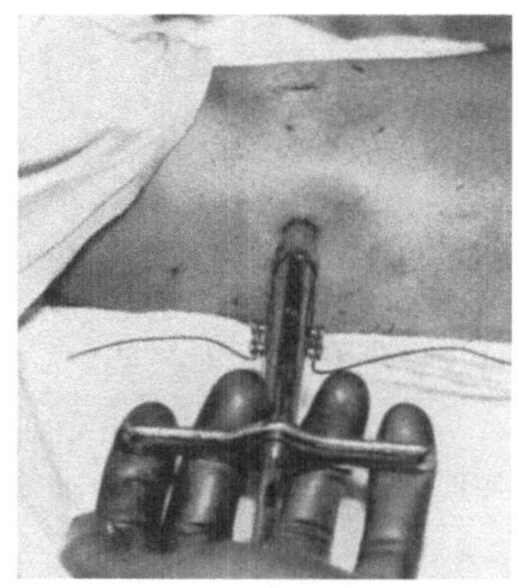
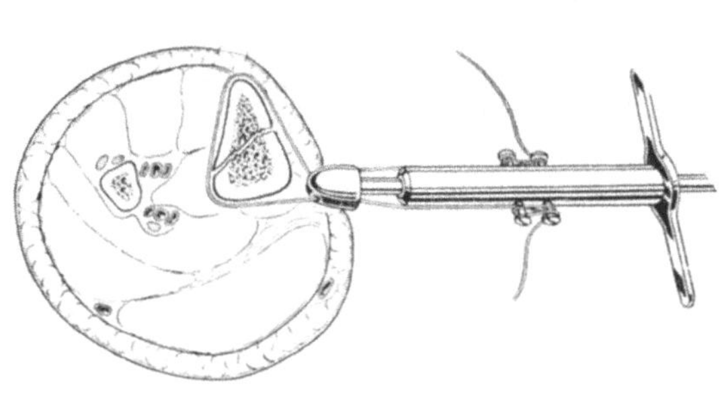

Abb. 7

man durch folgende Maßnahmen so gut wie immer eine ganz exakte Reposition:

Ein Assistent greift den Fuß (bzw. die Extension) mit beiden Händen. Während er kräftig zieht und gleichzeitig wackelnde und leicht rotie-

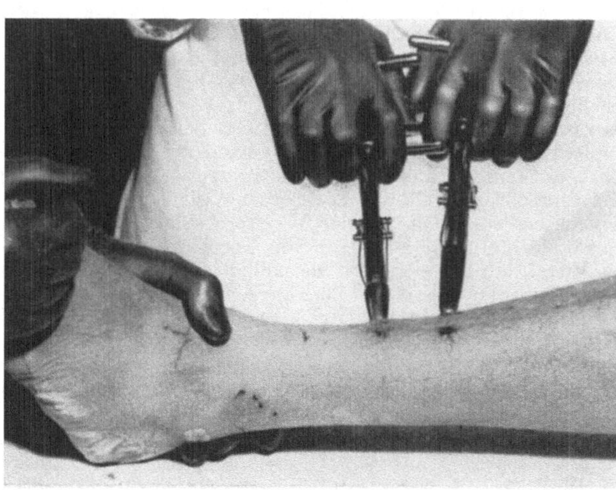

Abb. 8

rende Bewegungen am Fuß ausführt, spannt der Operateur kräftig den Drahtspanner, aber auch intermittierend und unter leichten Wackel-bewegungen. Wenn zwei Drähte gelegt sind, müssen sie gleichzeitig und gleichmäßig gespannt werden. Zum Schluß folgt unter leichter Spannung, noch vor dem Drillen des Drahtes, die Röntgensituationskontrolle. Erst bei befriedigender Stellung wird der Draht endgültig gedrillt, die Enden relativ kurz abgeschnitten und mit einer kleinen Stanze umgebogen und versenkt. Jede Inzision wird mit einer Naht verschlossen. Dann wird ein Gips angelegt (Abb. 8).

Der ganze Eingriff nimmt wenig Zeit in Anspruch und ist kaum belastend. Er kann sogar im Bett vorgenommen werden. Wir sahen nie eine Infektion, nie eine Pseudarthrose, und auch die Sudecksche Atrophie scheint gegenüber den offenen Drahtnähten seltener zu sein. Vor sechs Jahren haben KOCH und KEMPTER bereits über unsere zahlenmäßigen Erfolge berichtet. Die seitdem durchgeführten Drahtnähte haben ein gleich gutes Ergebnis.

Wer als Schüler GOETZES oder als Gast unserer Klinik die Technik kennengelernt hat, hat sie begeistert aufgegriffen und beibehalten.

JORDAN, Immenstadt/Allgäu: Das GÖTZEsche Verfahren vereinigt in einem kleinen Eingriff die beiden wesentlichen Punkte der Frakturbehandlung. Es reponiert ausgezeichnet und hält die erreichte Stellung über die notwendige Zeit bis zur Konsolidierung zusammen mit dem Gipsverband genügend fest. Die Methode eignet sich für viele Formen des Unterschenkelbruches mit Ausnahme der reinen Querfraktur. Selbst erhebliche Dislokationen lassen sich damit prompt beseitigen. Auch Trümmerbrüche und größere Splitterungen sind dafür geeignet. Gelegentlich wird es notwendig sein, statt einer Umschlingung zwei bis drei Drahtschlingen zu legen. Der Eingriff ist leicht. Man benötigt im allgemeinen 3 Minuten. Die Haut und die Weichteile bleiben nahezu unverletzt. Eine Infektion ist praktisch ausgeschlossen. Drahtextension, Stellungsänderungen, Korrekturmanöver und laufende Röntgenkontrollen erübrigen sich. Der Verletzte kann nach wenigen Tagen absoluter Bettruhe für kurze Zeit das Bett mit den Krücken verlassen und mit dem Bein in Gips Bewegungsübungen machen. Die Thrombose- und Emboliegefahr, die auch beim Unterschenkelbruch vorhanden ist, ist dadurch erheblich gemindert. Allerdings gestatten wir nicht, daß das Bein belastet wird, bevor es röntgenologisch fest ist.

Wir haben am Kreiskrankenhaus Immenstadt eine Serie von 300 Unterschenkelbrüchen ausschließlich nach dieser Methode behandelt. Die Erfahrungen haben uns dabei gelehrt, auf einige Punkte besonders zu achten. — 1. Der Eingriff wird möglichst sofort gemacht, solange das Frakturhaematom noch dünnflüssig ist. Es reponiert sich leichter, außerdem ist der Verletzte sofort schmerzfrei. 2. Eine gewisse latente Gefahr stellt das Umfassen von Nerven, Gefäßen und Sehnen dar. Es gibt nur ein Mittel, um das sicher zu vermeiden, daß man sich sowohl mit der Hohlsonde als auch mit der Häkelnadel hart am Knochen hält. Wir erlebten unter den 300 Fällen einmal unbemerkt eine Umschnürung des N. tibialis. Es verblieb die Lähmung der kleinen Fußmuskeln und eine Störung der Sensibilität an der Fußsohle. Um solche Zwischenfälle zu vermeiden, haben wir es uns zum Prinzip gemacht, daß der am Fuß extendierende und reponierende Assistent während der Umschnürung die Fußpulse überprüft. Da Nerven und Gefäße in einem Bündel verlaufen, würden bei falscher Drahtlage die Fußpulse unterbrochen werden. Nach dem Erwachen des Verletzten aus dem Evipanschlaf prüfen wir zusätzlich noch die Sensibilität des Fußes. 3. Grundsätzlich entfernen wir ambulant beim ersten Gipswechsel nach 6 Wochen die Drahtschlinge. Das läßt sich von der oberen kleinen Stichincision aus in örtlicher Betäubung mühelos bewerkstelligen. Störungen des Dickenwachstums des Knochens bei Kindern, Schnürungsreaktionen und die eventuell mögliche Behinderung der Konsolidierung durch den Fremdkörper haben uns dazu bewogen.

Kurz zu den *Ergebnissen*: Wir sahen keine Pseudarthrose. Zweimal erlebten wir eine erhebliche SUDECKsche Atrophie. Letztere heilten ohne besondere Maßnahmen nach entsprechender Zeit folgenlos ab. Ein Tibialisschaden wurde schon erwähnt. Die Frakturstellung war in allen Fällen gut. Meist sogar sehr gut bis ideal. Eine operative Freilegung des Bruches war wegen Versagens der Methode in keinem Falle notwendig. Besonders günstig erwies sich das Verfahren für den Torsionsbruch des Skiläufers.

Die kleine Operation von Götze überrascht durch ihre Einfachheit in der Ausführung. Sie überrascht aber ebenso durch ihre guten Ergebnisse. Die subcutane Drahtnaht ist meines Erachtens für die Behandlung des Unterschenkelschrägbruches die Methode der Wahl.

J. Rehm, Leipzig: **Druckmessungen im Knochenmarkraum und Bestimmung des Gesamtfettgehaltes in den abführenden Venen bei Küntschernagelung[1].**

Die Zirkulations- und Druckverhältnisse im Markraum sind von großer Bedeutung für zahlreiche physiologische und pathologische Vorgänge am Skelettsystem, wie z. B. für die Blutbildung, die Knochenbruchheilung, die Fettembolie und für die Entstehung von Cysten. Um so erstaunlicher ist es, daß sich in der Literatur darüber relativ wenige und dazu widersprechende Mitteilungen finden. Da uns die Frage des Markraumdruckes im Zusammenhang mit der transossalen Venographie bei Frakturen und mit der Küntschernagelung interessierte, haben wir mit Hilfe eines Druckmeßgerätes nach Neuhaus eigene Untersuchungen am Versuchstier und am Menschen vorgenommen.

Die Technik der Untersuchung ist folgende. Die Markhöhle wird mit einer Sternalnadel punktiert oder mit einer zu diesem Zweck entwickelten Kronenfräse angebohrt. Die Verbindung zwischen Kanüle und Druckkammer des Gerätes wird durch einen Schlauch hergestellt, welcher durch Auffüllen mit physiologischer Kochsalzlösung unter Heparinzusatz luftleer gemacht wird. Die Messungen werden in horizontaler Lage vorgenommen, wobei sich Meßort und Druckkammer auf gleichem Niveau befinden müssen. Auf grundsätzliche, die Methodik betreffende Fragen kann im Rahmen dieses Vortrages nicht eingegangen werden.

Die Untersuchungen ergaben im unverletzten Knochen einen positiven, leicht pulsierenden Druck zwischen 10 und 30 mm Hg. Am frakturierten Knochen fanden sich an der Bruchstelle und im gesamten zugehörigen Knochenabschnitt wesentlich herabgesetzte Drucke. Es ließ sich in keinem Falle ein der bisherigen Anschauung entsprechender Überdruck feststellen. Das Diapositiv zeigt Druckwerte in einer unverletzten und in einer frakturierten Tibia beim Menschen, gemessen an entsprechenden Stellen.

Eine Veröffentlichung über intramedulläre Druckmessungen bei Küntschernagelung haben wir in der Literatur nicht finden können. Küntscher schrieb 1942, daß bei der Nagelung die Markhöhle nicht unter Druck gesetzt werde, da der Nagel durch seine Form nicht wie der Stempel in einer Spritze wirke. Auch sei das Loch, durch welches der Nagel eingeschlagen werde, größer als der Nagelquerschnitt. Die Druck-

---

[1] Erscheint ausführlich mit Abbildungen in Langenbeck's Arch. u. Dtsch. Z. Chir.

messungen bei offener Marknagelung ergaben im proximalen Fragment nur eine unerhebliche Steigerung des im Vergleich zur gesunden Seite herabgesetzten Druckes. Beim Schlag auf den Nagel trat eine momentane Druckschwankung auf, deren Amplitude von der zum Schlag verwandten Kraft abhing, gemessen wurden Ausschläge bis zu 175 mm Hg. Im distalen Fragment lagen die Verhältnisse jedoch anders. Nach den einzelnen Schlägen mit den entsprechenden Druckschwankungen fiel die Höhe des Druckes nicht auf das Ausgangsniveau zurück, sondern nahm nach jedem Schlag zu.

Das Diapositiv zeigt bei der ersten Kurve eine langsame Steigerung des Markhöhlendruckes nach den einzelnen Schlägen. Die beiden anderen Kurven geben Beispiele für wesentliche bleibende Drucksteigerungen nach den Schlägen. Die obere Kurve im Diapositiv zeigt die Verhältnisse, wie sie gefunden wurden, wenn zwischen den Schlägen betont lange Pausen gemacht werden. Der Druck fällt dann wieder zum Ausgangsniveau zurück. Die untere Kurve zeigt den allmählichen Druckabfall nach Beendigung einer Nagelung.

In der Literatur über die Fettembolie, welche 1933 von Hoffheinz in einer Monographie zusammengestellt wurde, wird die Druckerhöhung in der Markhöhle allgemein als Ursache für das Auftreten einer Fettembolie angegeben. Da nach den von uns vorgenommenen Druckmessungen tatsächlich bei der Nagelung eine Druckerhöhung um das Mehrfache des Ausgangsdruckes anzunehmen ist, entnahmen wir aus den abführenden Venen vor, während und nach der Nagelung Blutproben. Nach den Ergebnissen der Forschung handelt es sich bei der Fettembolie um eine grobmechanische Verschleppung von Fett. In unseren Blutproben waren jedoch in keinem Fall die sonst charakteristischen Fettaugen auf dem Blut zu finden. Aber auch die Gesamtfettbestimmungen nach einer gravimetrischen Methode nach Bloor ließen keine Steigerung des Fettgehaltes in diesen Blutproben erkennen.

Dieser scheinbare Widerspruch erklärt sich durch die bei der Fraktur abgeänderten Kreislauf- und Druckverhältnisse in dem gesamten von der Fraktur betroffenen Knochenabschnitt. Bisher wurde angenommen, daß nach einer Fraktur im Haematom und in der Markhöhle ein Überdruck auftrete, durch welchen das Fett aus dem Zellverband gelöst und in die klaffenden Knochenvenen abgepreßt werde. Damit stimmten bereits Befunde, die wir bei der transossalen Venographie bei Frakturen erheben konnten, nicht überein. Das Diapositiv zeigt auf der linken Seite ein Venogramm im unverletzten Knochen. Das bei A intraossal injizierte Kontrastmittel fließt bei B, ohne sich wesentlich im Markraum auszubreiten, über die perforierenden Venen schnell und restlos ab. Am frakturierten Knochenabschnitt erfolgt unter denselben Versuchsbedingungen über die benachbarten Venen bei B kein oder ein nur geringer Abfluß. Das Kontrastmittel, welches bekanntlich den Weg des geringsten Widerstandes sucht, fließt zur Frakturstelle C, bleibt dort im Haematom liegen und breitet sich bei erhöhtem Injektionsdruck in den Weichteilen aus. Ein venöser Abfluß aus dem Haematom heraus kommt auch bei stärkstem manuellen Injektionsdruck nicht zustande. Nachdem auch die Druckmessungen statt eines Überdruckes einen Druckabfall nachweisen, ist die bisherige Theorie der Fettembolieentstehung, welche sich auf einen Überdruck im Markraum bezieht und eine venöse Abflußmöglichkeit zur Voraussetzung hat, mit einem Fragezeichen zu versehen.

Unter Berücksichtigung dieser Umstände ergibt sich für unsere Untersuchungen bei der Küntschernagelung: Der Druck in der Markhöhle wird bei der Nagelung ohne Zweifel erhöht, jedoch kommt es durch die Änderung der Kreislaufverhältnisse nicht zu einer erheblichen Fetteinschwemmung in das venöse System.

H. Gelbke, Göttingen: **Inwiefern ist die intramedulläre Frakturfixation nach Rush etwas Neuartiges und Wertvolles in der Unfallchirurgie?** (Mit 6 Abb.)

Wahrscheinlich erhebt sich zuerst die Frage, weshalb der umständliche Ausdruck „intramedulläre Frakturfixation", statt der uns geläufigen Bezeichnung „Marknagelung" gewählt worden ist.

Die Antwort soll gleich vorweggenommen werden: Weil die intramedulläre Frakturfixation nach Rush etwas *anderes* ist als eine Marknagelung gemäß der von uns allen akzeptierten Definition Küntschers. Wir haben es hier mit etwas völlig Neuartigem zu tun, für das wir noch kein treffendes deutsches Fachwort zur Verfügung haben.

In großen Zügen nur kann hier das Besondere dieser Methode aufgezeigt und ihr Wert für die Unfallchirurgie verständlich gemacht werden.

Zunächst soll kurz das Wesen der Marknagelung (Küntschers Methode) umrissen werden.

Die *Marknagelung* bedient sich einer *starren*, unbiegsamen Stahlstange von *unregelmäßigem Querschnitt*. Während in den USA einige Nagelmodelle massiv und von dreieckigem Querschnitt sind, ist unser Marknagel nach Küntscher ausgekehlt, V- oder U-förmig im Profil. Die Stabilität der Fixation wird durch die *Starrheit* der *Nagelmasse* erreicht. Der Nagel soll auf eine möglichst *große Strecke* fest der Innenwand des Knochens anliegen, eingepreßt in der Markhöhle sitzen und sie möglichst weitgehend ausfüllen. Küntscher hat seiner Methode den Namen „Nagelung" gegeben, weil der technisch-handwerkliche Vergleich absolut zutrifft.

In einem *gleichmäßigen* Hohlzylinder läßt sich eine Stahlstange mit dreieckigem oder V-förmigem Querschnitt in ganzer Länge fest verklemmen. Die Röhrenknochen sind aber *unregelmäßig* gestaltete und ungleich weite Hohlzylinder. Hier läßt sich eine starre Stahlstange *nur* auf eine mehr oder minder *kurze* Strecke fest mit dem Kompaktarohr verklemmen (wenn man es so nennen will: vernageln). In den epiphysennahen, weiten Markhöhlenanteilen ist die Fixation in der Spongiosa unsicher. Deshalb ist die Stabilität der Marknagelung an den gelenknahen Abschnitten am geringsten und erhöht sich zur Schaftmitte hin.

Mit anderen Worten: Das Prinzip der *Marknagelung* ist hinsichtlich der stabilen Fixation und somit seiner sinnvollsten Anwendbarkeit eingeengt und *begrenzt*, nämlich *auf mittlere Schaftbezirke*. Marknagelung bedeutet also: *statische* Stabilität unter Ausnutzung der *Starrheit*, *Masse* und *Form* der Materie.

Man kann aber nun die Fixation der Knochenfragmente auch noch auf einem anderen Wege, den Rush seit 20 Jahren beschritten hat, er-

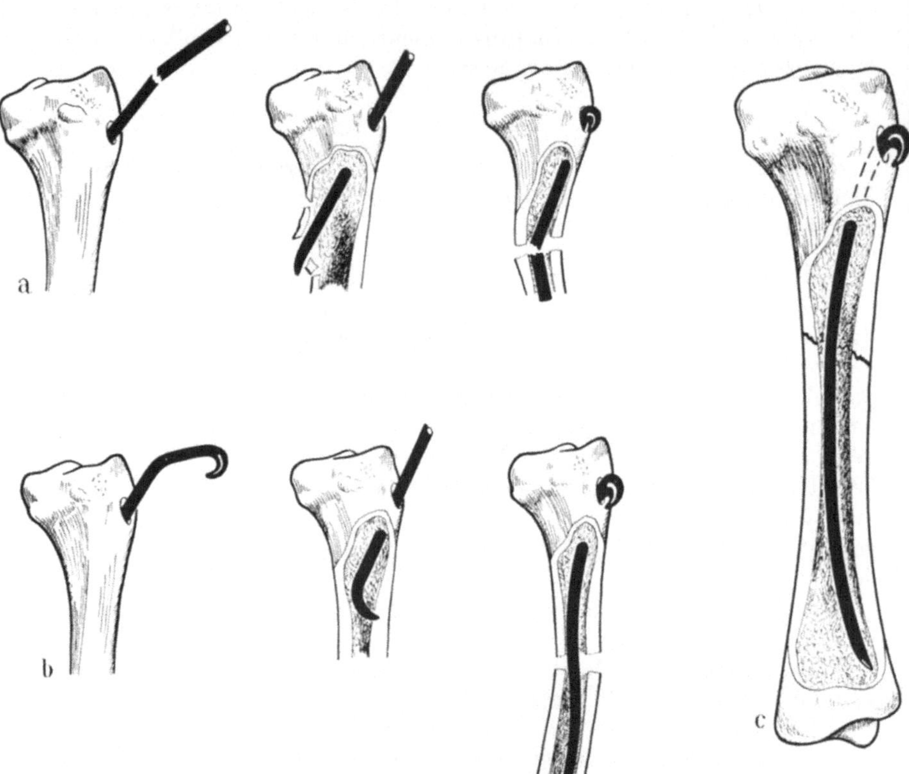

Abb. 1 (gezeichnet nach Rush). a Metall zu hart und spröde, b Metall zu weich und biegsam, c richtiger Härte- und Elastizitätsgrad (zugleich Beispiel für die Versorgung von Tibiafrakturen in Schaftmitte)

reichen, nämlich unter Ausnutzung der *Elastizität* des Stahls, d. h. durch Nutzbarmachung *dynamischer* Kräfte. Beim Beschreiten dieses Weges müssen hinsichtlich der Fixationsmittel in erster Linie Probleme der *Materialeigenschaft* (Abb. 1), d. h. metallurgische *Legierungsprobleme* gelöst werden. Der Stahl darf *nicht zu hart* und zu spröde sein, sonst *bricht* er oder *durchbohrt* die Knochensubstanz (Abb. 1a).

Die Stahllegierung darf auch *nicht zu weich* sein, sonst *biegt* sie sich, oder die Extremität kann sich wieder verbiegen (Abb. 1b).

Der Stahl muß vielmehr *so elastisch* sein, daß er sich dem Verlauf der Markhöhle *anpassen* kann, aber immer die Tendenz beibehält, zu seiner ursprünglichen geraden Form wieder *zurückzufedern* (Abb. 1c).

Rush hat das mit dem Stengel einer Blume verglichen, der sich elastisch wieder aufrichtet und streckt, auch wenn man ihn schief in eine Vase hineinsteckt.

Die sich krümmende, elastische Stahlstange schafft *mehrere* Auflageflächen. Diese multiplen *Druckpunkte* innerhalb der Markhöhle ergeben im Verein mit der Elastizität des Stahls die *Stabilität der Fixation* im

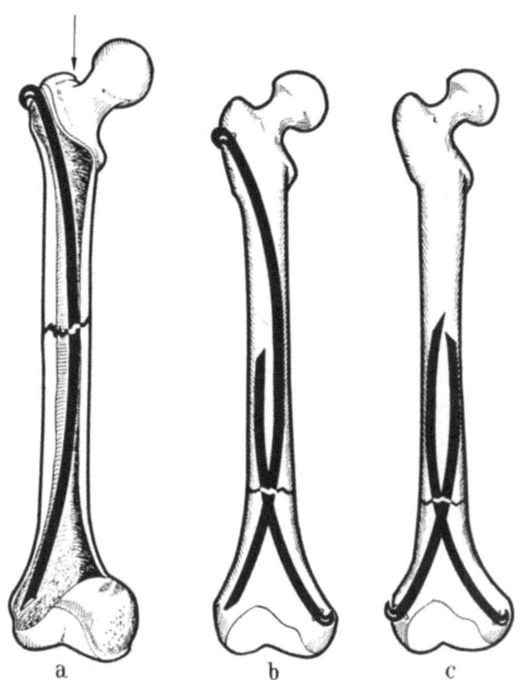

Abb. 2 (gezeichnet nach Rush). a Versorgung einer Femurfraktur in Schaftmitte. Man beachte die Krümmung des Pins und die sich ergebenden Druckpunkte. Die Einschlagstelle liegt nicht an der Trochanterspitze oder medial davon wie bei der Küntscher-Nagelung (Pfeil), sondern lateral im Trochanter. Dadurch wird der elastische Pin in eine Krümmung gezwungen. *Dynamische Verspannung.* b Fraktur im unteren Femurdrittel. Versorgung wie bei a wäre nicht stabil genug. Kombination zweier Pins von oben und unten. c Eine weitere Möglichkeit der Stabilisierung: 2 Pins von den Kondylen her. Typisches Vorgehen bei suprakondylären Frakturen

Sinne einer *dynamischen Verspannung*, die den deformierenden Muskelkräften entgegenwirkt.

Die praktische Anwendung der sich aus diesen Materialeigenschaften ergebenden Möglichkeiten wurde durch die *sinnvolle Formgebung* des Rush-Pins aufs höchste vereinfacht. Dieses intramedulläre Fixationsmittel wollen wir mit Rush mangels eines deutschen Wortes und im Unterschied zum Küntscher-Nagel „*Pin*" nennen. Der Pin ist *massiv, drehrund*, hat eine *schlittenkufenförmige Spitze* und einen *Haken am Ende*.

Elastizität und Form erlauben es, den Pin praktisch von *jeder* Stelle des Knochens aus, und zwar *von der Seite her* einzuschlagen (Abb. 2 usw.). Der Pin paßt sich immer dem Verlauf und der Form der Markhöhle an. Durch selbst- oder fremdtätige Rotation gleitet er in der

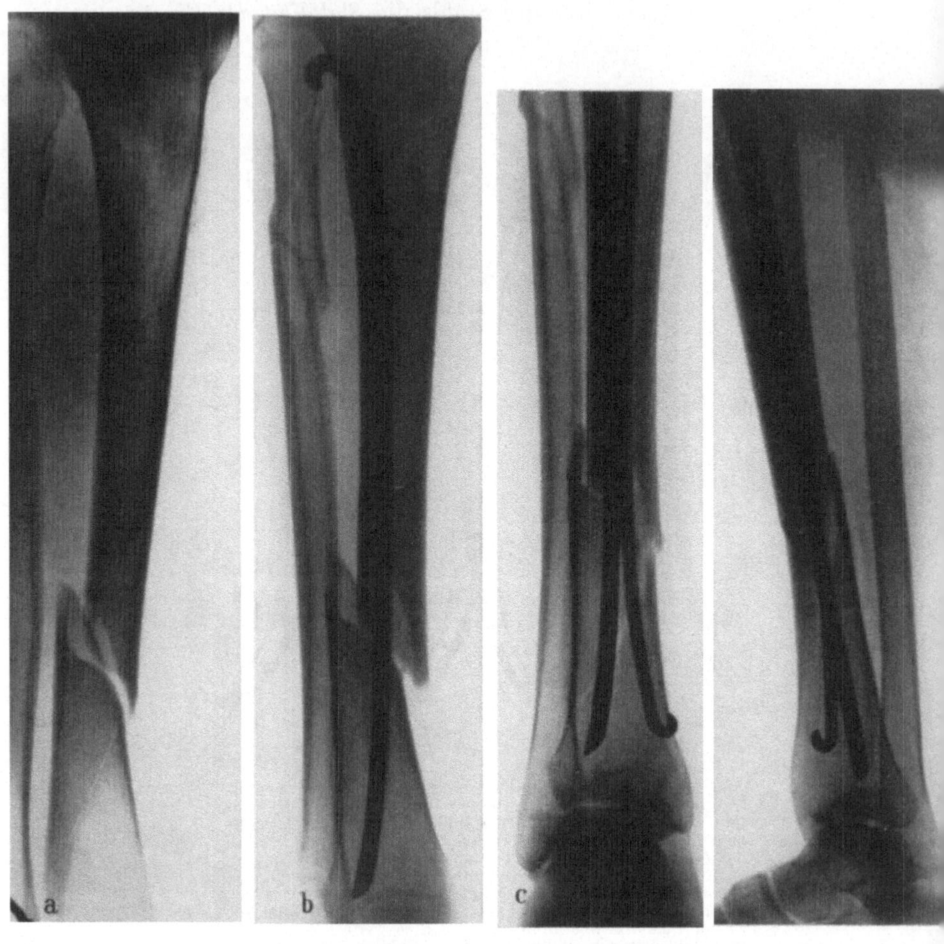

Abb. 3. a Tibiafraktur im unteren Drittel. Man beachte die feine Frakturlinie im unteren Fragment. b Versorgung mit einem (dicken) Pin (von oben lateral nach unten eingeschlagen) beseitigte nicht die Dislokation und gewährleistete keine hinreichende Stabilität. c Ein zusätzlicher (dünner) Pin (von unten medial nach oben eingeschlagen) schaffte gute Stellung und Stabilität. (Frakturlinie im distalen Fragment jetzt deutlicher.) Versorgung mit Hilfe des elektronischen Bildverstärkers im *geschlossenen* Verfahren

Markhöhle *wie ein Rodelschlitten* und findet automatisch den richtigen Weg.

Weil der Rush-Pin gleichsam „*Kurven steuern*" kann, ist er *besonders* für *gelenknahe* Frakturen geeignet (Abb. 2c, Abb. 5 usw.). Weil man ihn von proximal und von distal her einführen und auch zwei gleich oder verschieden dicke Exemplare kombiniert anwenden kann (Abb. 2b), hat man eine Fülle von technischen *Möglichkeiten*, die mannigfachen und variablen mechanischen Probleme der Frakturbehandlung zu lösen.

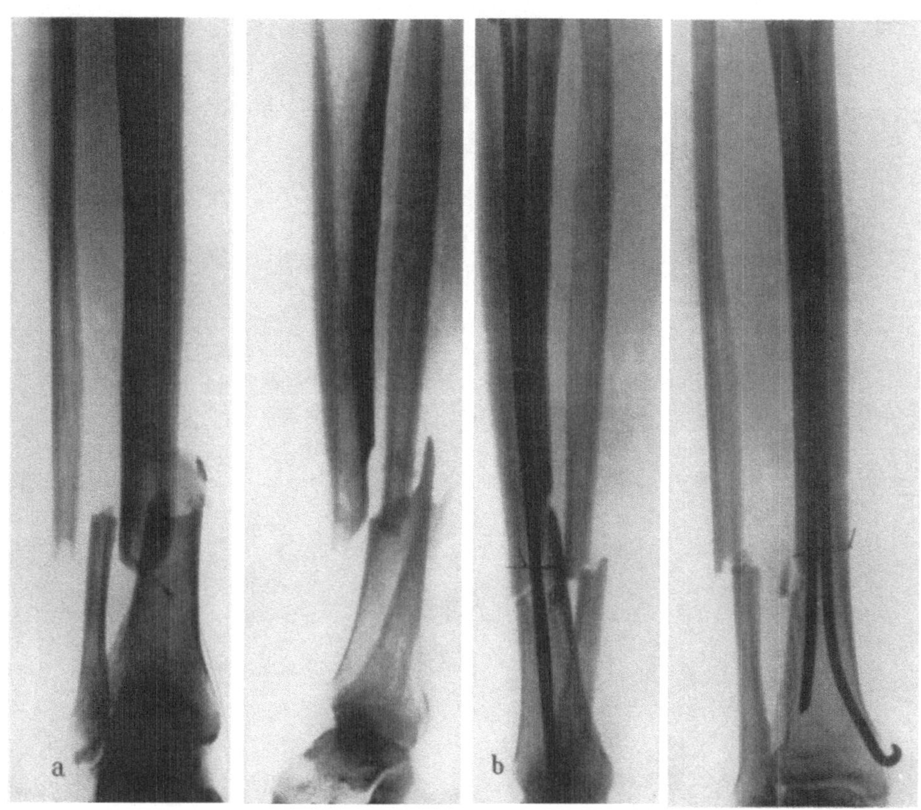

Abb. 4. Ähnliche Situation wie in Abb. 3. Pinnung im *offenen* Verfahren mit gleichzeitiger Drahtumschlingung. Verwendung von zwei gleichstarken Pins (von oben lateral und unten medial eingetrieben). Völlige Stabilität

Wir haben dieses Verfahren in Göttingen seit drei Jahren erprobt, es in zunehmenden Maße angewandt und benutzen es jetzt fast ausschließlich, wenn wir die Indikation zur Osteosynthese stellen, auf die wir hier nicht eingehen können.

Unser Urteil über das Verfahren nach Rush läßt sich kurz folgendermaßen formulieren: Es ist bei gelenknahen, insbesondere gesplitterten
Frakturen der Küntscher-Nagelung absolut überlegen, bei sonstigen
nagelbaren Brüchen gleichwertig. Fettembolien haben wir nicht erlebt.

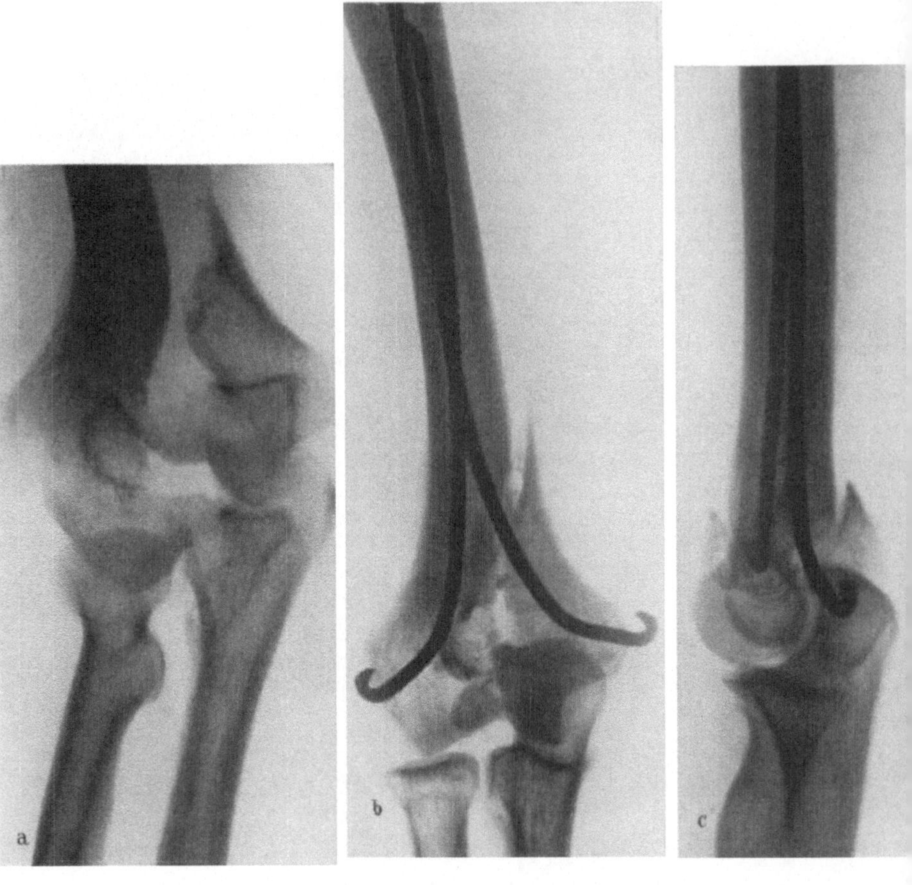

Abb. 5. a Schwere diakondyläre Humerusfraktur. b u. c Im offenen Verfahren gute und nahezu
stabile Rekonstruktion der anatomischen Verhältnisse

Es ist, entsprechend der jeweiligen Einstellung des Operateurs, geschlossen oder offen (Abb. 3 u. 4) anwendbar. Irreversible Nagelver-
klemmungen haben wir mit dem drehrunden, massiven Rush-Pin im
Gegensatz zum ausgekehlten und deshalb federnd komprimierbaren

KÜNTSCHER-Nagel nicht erlebt. Einschlag- und Ausschlagakt sind technisch einfacher, der RUSH-Pin ist besser dirigierbar.

Zum Schluß sollen diese grundsätzlichen und allgemeinen Ausführungen durch einige Beispiele ergänzt werden.

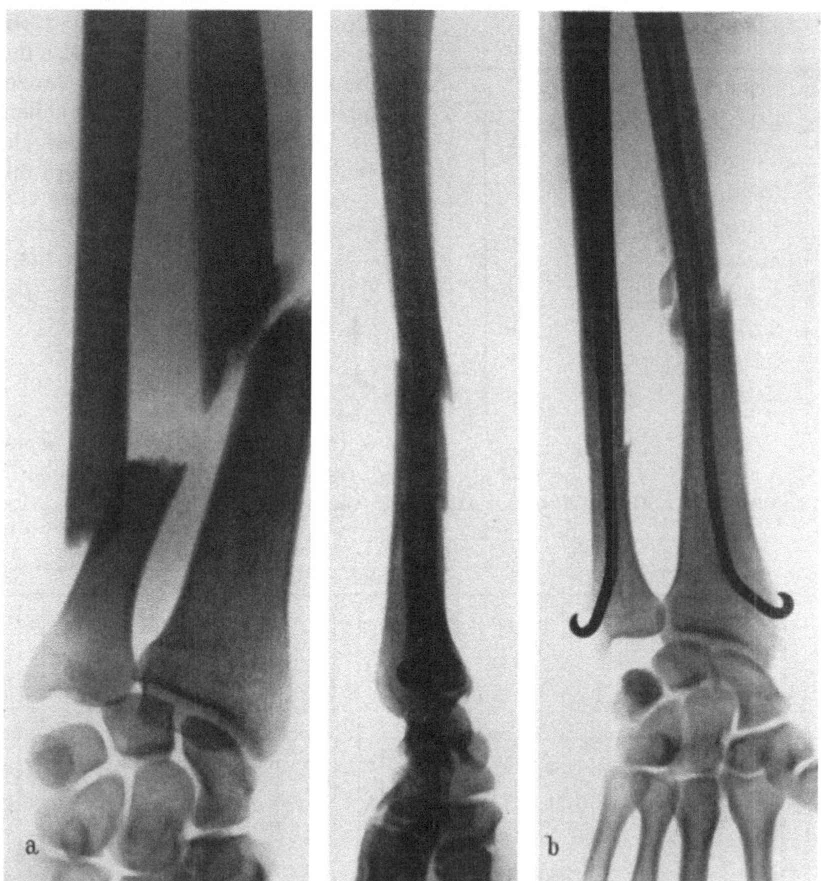

Abb. 6. a Unterarmfraktur im distalen Drittel. Die Pseudarthrosebildung an der Elle ist hier bei allen bisherigen Behandlungsmethoden bekanntlich besonders groß. Die traditionelle Nagelung der Elle vom Olecranon aus kann das distale Fragment gewöhnlich nicht stabilisieren. b u. c Beide Pins von distal her (im halboffenen Verfahren) eingeführt. Durch die elastische Krümmung des Pins wird das kurze Ulnafragment gut stabilisiert

Literatur

GELBKE, H.: Chirurg **26**, 529 (1955). — KÜNTSCHER, G.: Langenbeck's Arch. u. Dtsch. Z. Chir. **282**, 211 (1955). — RUSH, L. V., u. H. L. RUSH: Am. J. Surg. **38**, 332 (1937); — J. Bone and Joint Surg. **21A**, 619 (1939); — „Atlas of RUSH Pin Technics — A System of Fracture Treatment". Meridian/Mississippi U.S.A. The Berivon Comp., 1955. (Deutsche Ausgabe bei Joh. Ambr. Barth, München 1956 unter dem Titel: „Atlas der intramedullären Frakturfixation nach RUSH" — Übersetzung von H. GELBKE.)

E. Gögler, Heidelberg: **Erfassung der Schwerverletzten durch Krankenhausstatistiken.** (Mit 5 Abb.)

Die Vielfältigkeit der Unfallverletzungen setzt ihrer statistischen Erfassung Grenzen. Berücksichtigt man die Feindiagnosen, so werden die Massen zu klein und damit zu sehr vom Zufall abhängig. Fassen wir aber die Begriffe zu weit, indem wir in der Statistik beispielsweise nur die untere Extremität als Ganzes oder nur den Thorax ansprechen, so werfen wir eine einfache Knöchelfraktur in einen Topf mit dem Schenkelhalsbruch oder vermischen eine einfache Rippenfraktur mit einer schweren beidseitigen Rippenserienfraktur und deren möglichen Begleitverletzungen. In solcher Vereinfachung hat die Statistik keinen Erkenntniswert.

Tabelle 1. *Komplikationen*

1	Sekundärheilung		1
2	Schw. lok. Entzündung		2
3	Pneumonie		3
4	Tetanus, Gasbrand		4
5	Spezif. Infekt		5
6	Thrombose		6
7	Atonie, Anurie		7
8	Aspiration		8
9	Schw. Kollaps		9
0	Keine		0

Im Handbuch der internationalen statistischen Klassifizierung der Krankheiten, Gesundheitsschädigungen und Todesursachen haben wir einen ausgezeichneten Katalog zur Verfügung, in dem alle irgendwie vorkommenden Unfalldiagnosen

Tabelle 2

(Die schwarzen Rechtecke bedeuten die Lochungen in der Originalkarte.)

Spalten 1–19:

Kartenart	Geschlecht	Alter	Alter	Beruf	Beruf	Haupttätigkeit	Kostenträger	Krankenblatt Nr.	Krankenblatt Nr.	Krankenblatt Nr.	Krankenblatt Nr.	Jhg.	Dauer (Tage)	Dauer (Tage)	Kosten (DM)	Kosten (DM)	STdn. n.d.U.	†Tage n.d.U.
1	2	3	4	5	6	7	8	9	10	11	12	13	14	15	16	17	18	19
0	0	■	0	0	0	0	0	0	0	0	0	0	■	0	0	0	0	0
■	■	1	1	1	1	1	1	■	1	1	1	1	1	1	1	1	1	1
2	2	2	2	2	2	2	2	2	2	2	2	■	2	2	2	2	2	2
3	3	3	■	3	3	3	3	3	3	3	3	3	3	3	3	3	3	3
4	4	4	4	4	4	4	4	4	4	4	4	4	4	4	4	4	4	4
5	5	5	5	5	5	5	5	5	■	■	5	5	5	5	5	5	5	5
6	6	6	6	6	6	6	6	6	6	6	■	6	6	6	6	6	6	6
7	7	7	7	7	7	7	7	7	7	7	7	7	7	7	7	7	7	7
8	8	8	8	8	8	8	8	8	8	8	8	8	■	8	8	8	8	8
9	9	9	9	9	9	9	9	9	9	9	9	9	9	9	9	9	9	9

Spalten 20–40:

U-Tag	U-Tag	U-Monat	U-Jahr	Wochentg.	Dauer d. Arbeitsunfähigk. (Tage)	Dauer d. Arbeitsunfähigk. (Tage)	Dauer d. Arbeitsunfähigk. (Tage)	Ortslage	Ortslage	Licht	Wetter	Unfallart	V.-Beteil.	Pl. i. Fahrz.	U-Vorgang	Gesch. 1. F.	Gesch. 2. F.	Sicherung.	Verl.-Vorg.	Contrahent
20	21	22	23	24	25	26	27	28	29	30	31	32	33	34	35	36	37	38	39	40
0	0	0	0	0	0	0	0	0	0	0	0	0	0	0	0	0	■	0	0	0
■	1	1	1	1	1	1	1	1	1	1	1	■	1	1	■	1	1	1	1	1
2	2	2	2	2	2	3	2	2	2	2	2	2	2	2	2	2	2	2	2	2
3	3	■	■	3	3	3	3	3	3	3	3	3	3	3	3	3	3	3	3	3
4	4	4	4	4	4	4	4	4	4	4	4	4	4	4	4	4	4	4	4	4
5	5	5	5	5	5	5	5	5	5	5	5	5	5	5	5	5	5	5	5	5
6	6	6	6	■	6	6	6	6	6	6	6	6	6	6	6	6	6	6	6	6
7	7	7	7	7	7	7	7	7	7	7	7	7	■	7	7	7	7	7	7	7
8	8	8	8	8	8	8	8	8	8	8	8	8	8	8	8	8	8	8	8	8
9	9	9	9	9	9	9	9	9	9	9	9	9	9	9	9	9	9	9	9	9

Anmerkung: Die schwarzen Rechtecke bedeuten die Lochungen in der Originalkarte.

systematisch geordnet mit dreistelligen Ziffern signiert sind. Der Gebrauch dieses Handbuches setzt für die Signierung der Unfallverletzungen geschulte Kräfte und großen Zeitaufwand voraus.

Erlauben Sie mir zunächst eine kurze Einführung in die *Grundlagen des Lochkartenverfahrens.* Es beruht darauf, daß Wortbegriffe in Zahlen begriffe übersetzt, d. h. verschlüsselt werden. Sie sehen hier (Tab. 1) einen einfachen Schlüssel für Komplikationen. Die zutreffende Komplikation wird angekreuzt und die entsprechende Ziffer in der auf der Lochkarte vorgesehenen Spalte ausgestanzt. Die Hollerith-Lochkarte, wie sie hier abgebildet ist (Tab. 2), hat in der horizontalen Reihe 80 Spalten, deren jede in der vertikalen 10 Positionen von 0 bis 9 hat. Die Komplikationen sind in Spalte 74 vertreten. Sie sehen bei 0 ein Loch ausgestanzt, d. h. es bestand in diesem Falle keine Komplikation. Wenn wir mit den 10 angegebenen Komplikationen nicht auszukommen glauben, kann man in einem zweistelligen Schlüssel 100 Merkmale unterbringen und benötigt dafür auf der Lochkarte von den 80 Spalten nicht eine, sondern zwei.

Sind nun alle für jeden Fall zutreffenden Merkmale in die Lochkarten gestanzt, so besteht der Vorteil des Lochkartenverfahrens darin, daß die weitere Auswertung rein maschinell geschieht. Wir können z. B. mit der Sortiermaschine die Karten nach der Krankenblatt-Nummer in aufsteigender Folge sortieren, 10000 Karten in der Stunde; oder wir können aus der Gesamtheit der Karten alle mit der Komplikation Ziffer „4" = Tetanus oder Gasbrandinfektion heraussortieren, oder wir lassen die Summe aller Einser oder Zweier usw. zählen, um zu wissen, wie viele dieser Komplikationen wir hatten. Wenn wir unsere Karten

Tabelle 2 (Fortsetzung)

Vorgang (41)	U-Gegenst. (42–43)	Sitz × (44–45)	Sitz ○ (46–47)	Sitz △ (48–49)	Sitz ./· (50–51)	Art × (52–53)	Art ○ (54–55)	Art △ (56–57)	Art ./· (58–59)	Frakt.Form × (60)	Frakt.Form ○ (61)	Frakt.Form △ (62)	Verl.Körptl.Zhl. (63)	Spez.Therapie × (64)	Spez.Therapie ○ (65)	Spez.Therapie △ (66)	Spez.Therapie ./· (67)	Oper.,Zhl. (68)	Allg.Ther. (69)	Heilergebnis ■ (70)	Heilergebnis ○ (71)	Heilergebnis △ (72)	Heilergebnis ./· (73)	Komplikationen (74)	Entlassung (75)	†U. u.U VII u.VIII (76)	Grundkrankh. (77)	Rente 2 1/2 J (78)	Rente 2 J (79)	Rente DR (80)
0	0 0	0 0	0 0	0 0	0 0	0 ■	0 0	0 0	0 0	0	0	0	0	■	0	0	0	■	0	0	0	0	0	■	0	0	0	0	0	0
1	1 1	1 1	1 1	1 1	1 1	1 1	1 1	1 1	1 1	1	1	1	■	1	1	1	1	1	1	1	1	1	1	1	1	1	1	1	1	1
2	2 2	2 2	2 2	2 2	2 2	2 2	2 2	2 2	2 2	2	2	2	2	2	2	2	2	2	2	2	2	2	2	2	2	2	2	2	2	2
3	3 3	3 ■	3 3	3 3	3 3	3 3	3 3	3 3	3 3	3	3	3	3	3	3	3	3	3	3	3	3	3	3	3	3	3	3	3	3	3
4	4 4	4 4	4 4	4 4	4 4	4 4	4 4	4 4	4 4	4	4	4	4	4	4	4	4	4	4	4	4	4	4	4	■	4	4	4	4	4
5	5 5	5 5	5 5	5 5	5 5	5 5	5 5	5 5	5 5	5	5	5	5	5	5	5	5	5	5	5	5	5	5	5	5	5	5	5	5	5
6	6 6	■ 6	6 6	6 6	6 6	■ 6	6 6	6 6	6 6	6	6	6	6	6	6	6	6	6	6	6	6	6	6	6	6	6	6	6	6	6
7	7 7	7 7	7 7	7 7	7 7	7 7	7 7	7 7	7 7	7	7	7	7	7	7	7	7	7	7	7	7	7	7	7	7	7	7	7	7	7
8	8 8	8 8	8 8	8 8	8 8	8 8	8 8	8 8	8 8	8	8	8	8	8	8	8	8	8	8	8	8	8	8	8	8	8	8	8	8	8
9	9 9	9 9	9 9	9 9	9 9	9 9	9 9	9 9	9 9	9	9	9	9	9	9	9	9	9	9	9	9	9	9	9	9	9	9	9	9	9

18 M DEUTSCHLAND, Si. 17.4.53   Ziffernkarte Nr. 5

Anmerkung: Die Zeichen ×, ○, △, ./· gelten jeweils für die 1., 2., 3., 4. Diagnose und kehren zur Unterscheidung der verschiedenen Diagnosen in allen Spalten, wo Bezug auf die 1., 2. usw. Diagnose genommen wird, wieder.

zunächst nach anderen Merkmalen, wie Unfallart: Arbeits-, Verkehrs-, Sportunfälle gruppieren oder nach Diagnosen, werden wir die Komplikationen den Unfallarten oder Verletzungen oder Altersgruppen zuordnen, wie immer wir die verschiedenen Merkmale kombinieren wollen. Soweit zum Prinzip des Verfahrens.

Unser *Unfallbogen*, den wir auf Tab. 3 in seinen Hauptgruppen ohne die Gruppenunterteilungen wiedergeben, enthält zunächst die *persön-*

Tabelle 3. *Unfallbogen*

A. Persönliche Daten.

1 Name, Alter
2 Unfalltag
3 Klinikaufenthalt
   Zeit zwischen Unfall u. Klinikaufnahme
   Zeit zwischen Unfall u. Tod

B. Unfallart

I. Verkehrsunfall
  1. Verkehrsbeteiligung   6. Entstehung d. Verletzg.
  2. Platz im Fahrzeug   7. Kontrahent
  3. Unfallhergang   8. Ortslage
  4. Geschwindigkeit   9. Witterung
  5. Sicherungseinrichtungen
II. Arbeits- u. andere Unfälle

C. Unfallverletzung

I. Sitz   VI. Komplikationen
II. Art   VII. Entlassung
  1. Allg. Verletzungsarten   HV beendigt
  2. Bruchformen   HV nicht beendigt
III. Spez.-Behandlung   VIII. Todesursache
IV. Allg. Behandlung   IX. Grundkrankheiten
V. Heilergebnis   X. Renten in %
                     XI. Renten in DM

lichen Daten, wie Name, Unfalltag, Dauer des stationären Aufenthalts; dann Daten über die *Unfallart* (Tab. 4), über den *Unfallvorgang bei den Verkehrsunfällen* mit Unterteilung nach Verkehrsbeteiligung (Tab. 5),

Tabelle 4. *Unfallart*

0	Arbeitsunfall	
1	Straßenverkehrsunfall	
3	Eisenbahnverkehr	
4	Luftverkehr	
5	Schiffsverkehr	
6	Tägl. Leben	
7	Sport	
8	Kriegsverletzungen	
9	Schlägerei	

Tabelle 5. *Verkehrsbeteiligung*

1	Kraftrad, Kraftroller		1
2	Personenkraftwagen		2
3	Kraftomnibus		3
4	Lastkraftwagen		4
5	Moped		5
6	Fahrrad		6
7	Fußgänger		7
8	Straßenbahn		8
9	Eisenbahn		9
0	Sonstige u. fehlende Angaben		0

nach Sitz im Fahrzeug, nach Unfallvorgang: Zusammenstoß zwischen einem bewegten und einem stehenden Objekt, zwischen zwei bewegten Objekten, Schleudern usw., nach Entstehung der Verletzungen: ob im

Inneren des Fahrzeugs verletzt oder herausgeschleudert, ob angefahren, überfahren usw.; schließlich *Vorgang* (Tab. 6) und *Unfallgegenstand bei Nicht-Verkehrsunfällen*. In Tab. 7 ist ein Ausschnitt der Unfallgegen-

Tabelle 6. *Nicht-Verkehrsunfälle*

)	Allgemein, unbestimmt	0
l	Fall u. Sturz von Personen	l
ℓ	Berühren, sich stoßen usw. an Gegenständen	2
ℓ	Gestoßen, erfaßt werden usw.	3
ℓ	Fallen von Gegenständen	4
5	Mechan. Zerstörung	5
ℓ	Wärme- u. Kälteeinwirkung	6
7	Elektr. Vorgänge	7
ℓ	Vergiftung	8
ℓ	Erkrankung	9

Tabelle 7. *Nicht-Verkehrsunfälle*
Arbeitsmaschinen, Sportgeräte.

20	Arbeitsmaschinen allgemein	
21	Landwirtschaft	
22	Bergbau	
23	Metallverarbeitung, Erzeugung	
24	Chemie	
25	Papiererzeugung	
26	Leder	
27	Holz	
28	Nahrungsmittel	
29	Textilien	
30	Bau	
31	Gesundheitsdienst	
32	Sportgeräte	

stände wiedergegeben. Die zutreffende Position wird jeweils auf dem Unfallbogen angekreuzt.

An Stelle des viele Seiten umfassenden dreistelligen Diagnosenkatalogs haben wir für die *Diagnosen* einen einfachen Schlüssel entwickelt. Die Kombination von *Sitz* und *Art* der Verletzung, wie Sie sie in Tab. 8

Tabelle 8.

I. *Sitz der Verletzung*

		×	○	△	·/·
1	Schädel				
2	Wirbelsäule				
3	Thorax				
4	Abdomen				
5	Becken				
6	Untere Extrem.				
7	Obere Extrem.				
9	Ganzer Körper				

II. *Art der Verletzung*

		×	○	△	·/·
1	Einfache Prellung				
2	Prellung, Quetschung m. Verl. inn. Organe				
3	Einf. Weichteilwunden				
4	Weichteilwd. m. Nerven, Sehnen, Gefäßen				
5	Weichteilwd. m. Eröffng. v. Körperhöhlen				
6	Geschl. Knochenbruch				
7	Offener Knochenbruch				
8	Organverl. als ergänz. Diagnose				

sehen, erlaubt uns in einfachster Weise, jeden verletzten Körperteil mit jeder gewünschten Verletzungsart anzusprechen. Diese für Sitz und Art je einstellige Gruppenbildung wäre jedoch zu grobmaschig. Am Beispiel des Schädels zeige ich Ihnen die vervollständigte zweistellige Einteilung

Tabelle 9.

I. *Sitz der Verletzung*	×	○	△	·/·
10　Ganzer Schädel				
11　Schädeldach				
12　Schädelbasis				
13　Hirnsubstanz				
15　Gesicht, Gesichtsknochen				
16　Sinnesorgane				
17　Mundhöhle				
18　Hirnnerven				
30　Thorax als Ganzes				
31　Knöcherner Thorax				
33　Lunge				
34　Mediastinum				
35　Herz				

II. *Art der Verletzung*	×	○	△	·/·
20　Prellung				
21　Commotio cerebri, thoracis usw.				
23　Contusio cerebri, thoracis				
26　Contusio m. Hämatom				
60　**Geschlossene Knochenverletzung**				
60-63　ohne Verletzg. innerer Organe				
mit Verletzg. innerer Organe				
65　ohne Verletzg. gr. Schlagadern 　　Kopf: geschl. Frakt. m. Commotio				
67　mit Verletzg. periph. Nerven 　　Kopf: geschl. Frakt. m. Contusio				

für Sitz und Art in gekürzter Form (Tab. 9): eine Schädelbasisfraktur mit Commotio cerebri würde am Sitz bei 12, an der Verletzungsart bei 65 angekreuzt. In den 4 Vertikalspalten können wir 4 verschiedene Diagnosen eines Falles erfassen.

Eine gleichzeitige Rippenfraktur mit Lungenanspießung z. B. steht bei 31/65 in der zweiten Längsspalte angekreuzt.

Der Vorteil dieses Schlüssels liegt einmal in seiner Einfachheit; ferner darin, daß wir in der Spalte der Lochkarte, die für den Sitz der Verletzung vorgesehen ist, zunächst nur die erste Dezimale berücksichtigen müssen, um damit alle Schädelverletzungen zu erfassen. Ein wesentlicher Vorteil ist schließlich darin zu erkennen, daß komplexe Verletzungen eines Körperteils, wie „Schädelfraktur *mit* Commotio", sinngemäß in *einem* Schlüsselbegriff erfaßt werden können. Eine Commotio cerebri ohne Fraktur würde erscheinen unter 13/21; eine Schädelfraktur ohne Commotio unter 11/60.

Den Diagnosen zugeordnet werden die *Bruchformen* (Tab. 10), die *Behandlung* (Tab. 11), das *Heilergebnis* bei Beendigung der stationären Behandlung (Tab. 12), schließlich die *Komplikationen* (Tab. 1) und Todesursachen (Tab. 13).

Will man, weniger für die Statistik als für die gleichzeitige Hollerith-

Tabelle 10. *Bruchformen*
Bruchformen bei Frakturen ohne Wirbelfrakturen.

		×	○	△	·/·
0	Fissur, Grünholzfraktur				
1	Querfraktur				
2	Schräg-, Spiral-, Y-Fraktur				
3	Zertrümmerungsfraktur				
4	Stückbruch				
5	Epiphysenlösung				
6	Abrißfraktur				
7	Ermüdungsbruch				
8	Impressionsfraktur				
9	Luxationsfraktur				

Tabelle 11. *Behandlung*

		×	○	△	·/·
1	Spez.-Behandlung				
0	Konservativ				
	Operativ				
1	Kleine Chirurgie				
2	Mittl. u. gr. Chirurgie				
	Laparotomie. Thorakotomie				
3	Neurochirurgie				
9	Radikale op. Maßnahmen				

Tabelle 12. *Heilergebnis*

		×	○	△	·/·
0	Geheilt				
1	Funktion eingeschränkt				
2	Völliger Funktionsausfall				
3	Defektheilung				
4	Deformierung, Verkürzung				
5	Pseudarthrose				
6	Chron. Eiterung				
7	Durchblutungsstörung				
8					
9	Sonstige				

Diagnosenkartei zum Hausgebrauch der Klinik einzelne Körperabschnitte
und Teile noch weiter differenzieren, so darf man nur die zweistellige
Übersicht des Sitzes ergänzen zum drei- und vierstelligen Katalog. Sie
sehen am Beispiel der unteren Extremität: die Emminentiae inter-
condylicae werden mit 6431 angesprochen. Für die Statistik reicht die
zweistellige Einteilung (Tab. 14). Das Kniegelenk umfaßt z. B. in Position 64 alle das Gelenk bildenden Knochen.

Die Beispiele genügen, Ihnen die Einfachheit der Signierung an Hand
eines einzigen Schlüsselbogens anstatt eines ganzen Katalogs zu zeigen.
Wir sind nun in der Lage, durch maschinelles Sortieren der Lochkarten schnell z. B. die Schenkelhalsbrüche oder die Unfälle der Kinder
oder Kombinationen wie Wundheilung und Diabetes *aufzufinden;* als
auch für die Aufstellung der Statistik Verletzungsart und Sitz,
die Kombinationen verschiedener Verletzungs-

Tabelle 13. *Todesursache*

0	Erste Diagnose		0
1	Zweite Diagnose		1
2	Dritte Diagnose		2
3	Mehrere tödl. Einzelverl.		3
4	Unfallbedingte Komplik.		4
5	Grundkrankheiten		5
6	Interkurrente Erkrankg.		6
7	Narkose. o. Op.-Zwischenfall		7
8	Sonstige		8

Tabelle 14

		×	○	△	·/·
60	Untere Extremität				
61	Hüftgelenk				
62	Schenkelhals				
63	Oberschenkel				
64	Kniegelenk				
641	Femurcondylen				
642	Patella				
643	Tibiakopf				
6431	Eminent. intercondylicae				

arten an verschiedenen Körperabschnitten, die Art der Operationen,
Komplikationen, Heilergebnisse und Tod für je und je verschiedene
Unfallarten (Arbeitsunfälle, Verkehrsunfälle, Unfälle des täglichen
Lebens) oder *Verkehrsbeteiligung* (Motorradfahrer, Fußgänger, Insassen
von PKW.) festzustellen; und auch *Unfallvorgang* mit *Unfallfolgen* in
Beziehung zu bringen.

Diese Statistik ermöglicht uns eine medizinisch-traumatologische
Analyse des Verletzungsvorgangs und gibt uns wie auch der Industrie
— ich denke nur an die Innenausstattung der Fahrzeuge — die Grundlagen, *wenn nicht zur Verhütung* der Unfälle als solcher, so doch für eine
Minderung der sich daraus ergebenden *Verletzungen* beizutragen.

Hier nur einige vorläufige Ergebnisse des Unfallkrankengutes der
Chirurg. Univ. Klinik Heidelberg von 1952—1955: Jeder 5. stationäre
Patient unserer Klinik ist ein Unfallverletzter (Abb. 1); in 4 Jahren
6078 Fälle, davon 278 tödliche. Im Vergleich zu den Jahren 1947/51
hat der Anteil der Verkehrsunfälle mit jetzt 45% um 18% zugenommen

(Abb. 2). Die Altersverteilung wie auch die Mortalität der einzelnen Altersklassen bei den Verkehrsunfällen entspricht der Bundesstatistik: Todesursache Nr. 1 der produktiven Jahrgänge ist der Unfalltod (Abb. 3 und 4).

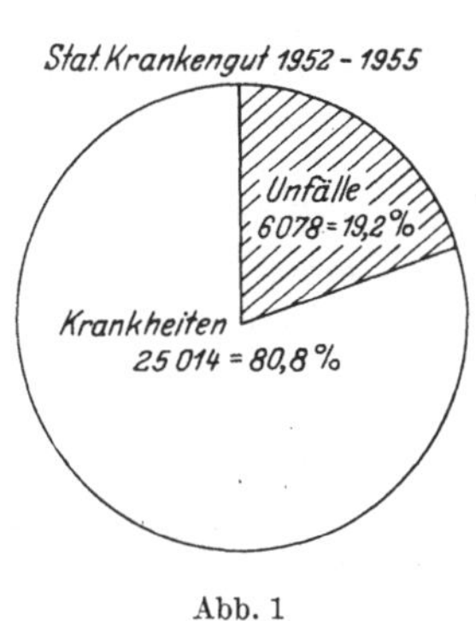

Abb. 1

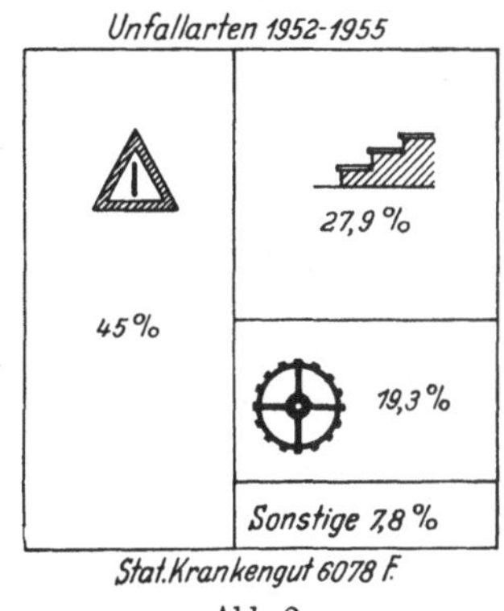

Abb. 2

53% aller Verletzungen der Motorradfahrer gehen auf das Konto des Schädels (Abb. 5). 46% aller Motorradunfälle haben gleichzeitig Verletzungen mehrerer Körperabschnitte gegen nur 19% bei den Unfällen des täglichen Lebens. Die geringfügig scheinenden Unterschiede in der durchschnittlichen Dauer der stationären Behandlungszeit gewinnen an Bedeutung, wenn man weiß, daß bei der Schweizerischen Unfallversicherungsgesellschaft in der Betriebsversicherung die Abkürzung der Unfalldauer um einen Tag eine Ersparnis von 1,8 Millionen Franken ausmacht. Von 100 Verkehrsverletzten bedürfen 3 einer über 3 Monate hinausgehenden stationären Behandlungszeit (Tab. 15). Aber nur bei einem Drittel der Fälle ist das Heilverfahren bei Entlassung aus stationärer Behandlung beendet; zwei Drittel sind während anschließender ambulanter Behandlung noch bis auf weiteres 100%ig erwerbsunfähig.

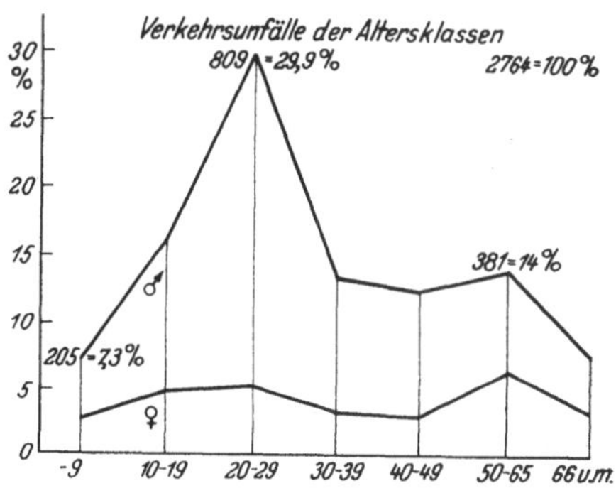

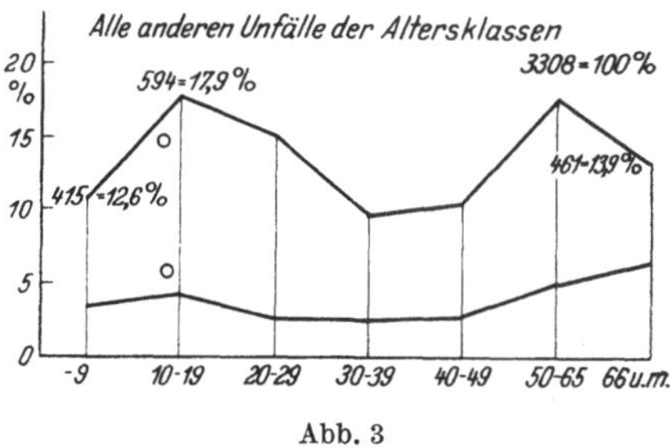

Abb. 3

Herr Professor BAUER hat bei der Verkehrsministerkonferenz eine Ergänzung der bisherigen Straßenverkehrsunfallstatistik durch die Statistik der Verletzungen angeregt. Diese Erhebung wird auf Grund des

Unfallbogens, den ich eben in seinen Grundzügen erläutert habe und der in Zusammenarbeit mit dem Statistischen Bundesamt Wiesbaden entstanden ist, durchgeführt. Sie soll zunächst nur Nordbaden umfassen, und zwar derart, daß die Polizei die erste Seite des Fragebogens mit den Personalien und den Daten des Unfallvorgangs der Krankenanstalt zuführt, in der der Verletzte liegt. Nach Abschluß der stationären Behandlung wird vom Krankenhausarzt der medizinische Teil nachgetragen. Danach wird der Bogen zur Signierung einer medizinischen Stelle zugeleitet, die ihn anonym verschlüsselt zum Statistischen Bundesamt weitergibt.

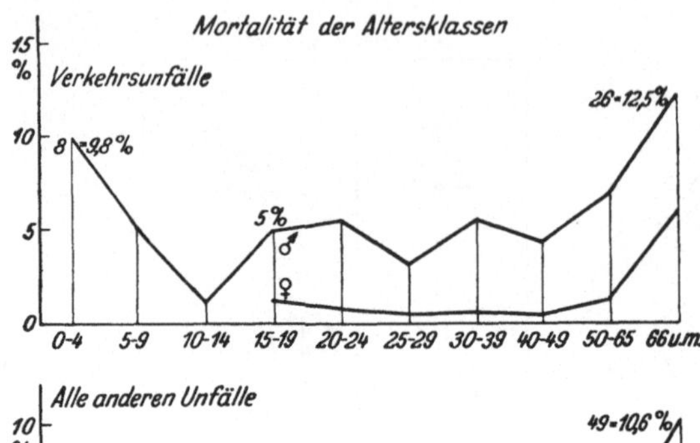

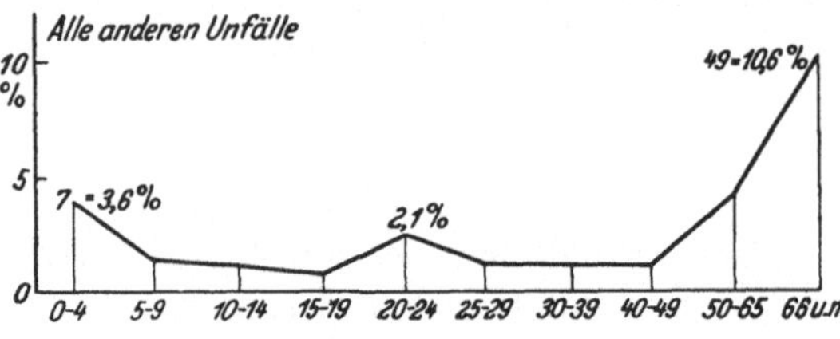

Abb. 4. 100% = die Gesamtzahl der Verletzten der jeweiligen Altersklasse

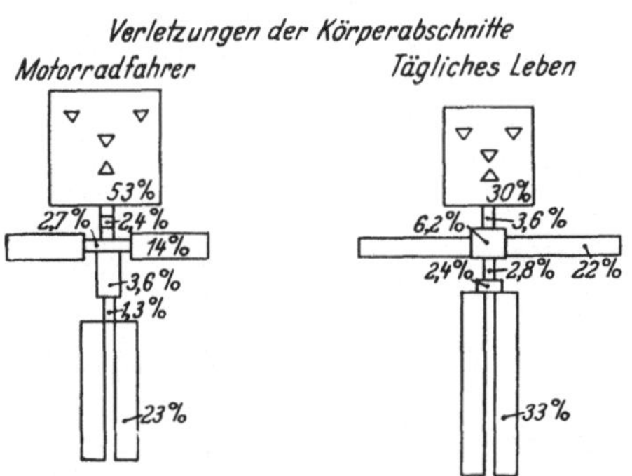

Anzahl der verletzten Körperabschnitte	Motorrad	Tägliches Leben
1 Abschnitt	54,0 %	81,0 %
2 Abschnitte	29,2 %	15,4 %
3 Abschnitte	12,2 %	3,0 %
4 Abschnitte	3,8 %	0,4 %
5 und mehr	1,0 %	0,2 %
Mortalität	5,8 %	3,9 %

Abb. 5

Tabelle 15

Dauer der stat. Behandlung			Entlassung	
	Durchschnitt	über 100 Tage	HV beendigt	HV nicht beendigt
Verkehr..............	19,9 Tg.	3,2%	37%	63%
Arbeit	21,2	2,4	28	72
Tägl. Leben	19,7	3,1	33	67

Wir begrüßen diese Planung, deren Gelingen jedoch die aktive Mitarbeit aller Kollegen aus dem Raum Nordbaden voraussetzt. Im Interesse des Erkenntniswertes dieser Statistik bitten wir Sie schon im voraus um Ihre Unterstützung.

Wir würden es auch begrüßen, wenn Berufsgenossenschaften und Versicherungsgesellschaften die geringe Mehrbelastung nicht scheuen würden, um ihre sonst so lückenlos gesicherten Erhebungen zu ergänzen durch die medizinische Statistik mit Diagnose, Behandlung, Heilergebnis, Komplikationen, Todesursache. Es würde uns dadurch ein ungeheuer reiches Feld für traumatologische Analysen und Beobachtung der Spätfolgen eröffnet.

Der nächste Schritt wird in unserer Klinik die Ermittlung bisheriger *Renten* und bei den schon zwei und mehr Jahre zurückliegenden Fällen der *Dauerrenten* sein, um einmal zu erfahren, wie die *Gesamtbilanz der Unfallverletzten* sich auswirkt; sind doch die jetzigen Berichte nur eine Momentaufnahme, aber in ihren Folgen eben eine von Jahr zu Jahr sich potenzierende Hypothek von bisher kaum annähernd bekanntem Ausmaß.

Musterexemplare des Unfallbogens mit Richtlinien zum Gebrauch können beim Verfasser angefordert werden. — Anschrift: Dr. med. E. Gögler, Heidelberg, Chirurgische Universitätsklinik.

E. Soder, Heidelberg: **Reichen die Verordnungen zum Gesetz über Berufskrankheiten bei den Bronchial-Carcinomen aus?** (Mit 2 Abb.)

Der Berufskrebs ist das Ergebnis chronischer Einwirkungen berufsbedingter, carcinogener Substanzen. Beim Bronchialkrebs, dessen absolute Zunahme heute sicher erwiesen ist, stehen die durch Inhalation in den Körper gelangenden Schädlichkeiten im Vordergrund. Hinsichtlich der Zahl der bis heute bekannten krebserzeugenden Inhalationsstoffe und der Zahl der aufgeführten „Listenstoffe", d. h. jenen Stoffen, deren carcinogene Wirkung gesetzlich anerkannt ist, besteht eine erhebliche Diskrepanz. Nach der zuletzt erlassenen Verordnung über die Ausdehnung der Unfallversicherung auf Berufskrankheiten, ist der Bronchialkrebs nur dann eine Berufskrankheit, wenn er auftritt:

1. als sogenannter Schneeberger Lungenkrebs, 2. in Verbindung mit der Asbestlungenerkrankung, 3. zusammen mit Lungenerkrankungen als Folge von Chromatschädigungen in chromaterzeugenden Betrieben.

In allen anderen Fällen bleibt nach dem Gesetz auch bei erwiesener carcinogener Potenz des Inhalationsstoffes die Anerkennung als Berufskrankheit versagt.

Inzwischen wurden durch tierexperimentelle Forschungen und ärztliche Beobachtungen am Krankenbett weitere, wichtige Erkenntnisse über die Bedeutung krebserzeugender Inhalationsstoffe gewonnen.

Hierzu einige besonders eindrucksvolle Fälle aus unserer Klinik:

Fall 1: Ein 51jähriger Artist trat im Zirkus als Feuerfresser und Feuerspeier auf. Nach 30jähriger Ausübung dieser beruflichen Tätigkeit starb er an einem histologisch gesicherten Bronchial-Carcinom der rechten Lunge. Wir haben gutachtlich das Bronchial-Carcinom als Berufskrankheit anerkannt, weil er jahrelang, beruflich bedingt, carcinogene Substanzen inhalierte.

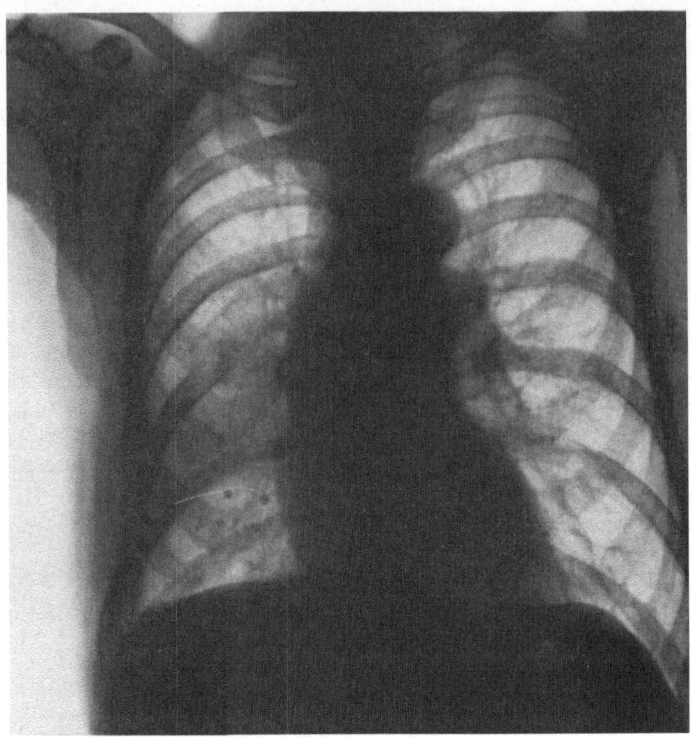

Abb. 1. Bronchial-Carcinom der rechten Lunge bei einem als Feuerfresser auftretenden Artisten

Fall 2: Ein 53jähriger Biologe arbeitet 16 Jahre lang in einem Schädlingsbekämpfungsmittel-Institut. Er prüfte neben aromatischen Kohlenwasserstoffen Arsen-Präparate auf ihre Phytotoxität. Die jahrelange Inhalation krebserzeugender Mittel führte schließlich über eine chronische Stimmbandentzündung zu einem Stimmband-Krebs. Auch hier haben wir die gutachtliche Zusammenhangsfrage bejaht, da der Nachweis der Inhalation krebserzeugender Mittel erbracht werden konnte.

Besonders lehrreich für das Berufskrebs-Problem erscheint uns das vermehrte Vorkommen von Bronchial-Krebserkrankungen bei Winzern zu sein, die jahrelang mit arsenhaltigen Schädlingsbekämpfungsmitteln arbeiten.

1938 wurde erstmals über die Arsenkrebse der *Kaiserstuhlwinzer* berichtet.

1955 gab Roth einen umfassenden Bericht über die Obduktionsergebnisse von 16 *Moselwinzern*, unter denen er 5 Bronchialkrebse fand.

Wir haben nun Gelegenheit über 8 Winzer aus der *Pfalz* zu berichten, die wir wegen Bronchial-Carcinom behandelt haben. Diese Winzer

arbeiteten ab 1930 in der Weinbergbestellung mit Schädlingsbekämpfungsmitteln, denen kupfer- oder bleiarsenhaltiges Pulver beigemischt
waren. Durch direkte Berührung und über den Weg der Inhalation können so täglich 3—20 mg Arsen in den Körper gelangen. Hinzu kommen
potenzierend die üblichen größeren Mengen arsenhaltigen Haustrunkes.

Worin liegt nun bei diesen 8 Winzern das Gemeinsame hinsichtlich
der Entstehung der Bronchial-Carcinome?

Die klinischen Untersuchungsbefunde ergaben:

1. In der Anamnese eine langjährige *chron. Bronchitis.*

2. Überwiegend *zentrale Lokalisation* der Bronchial-Carcinome. Die
Inhalation des feinkörnigen, arsenhaltigen Staubes führt zu einer vermehrten Ablagerung in hilusnahe Abschnitte und einer dementsprechend
verstärkten Schädigung des Epithels in diesem Bereich.

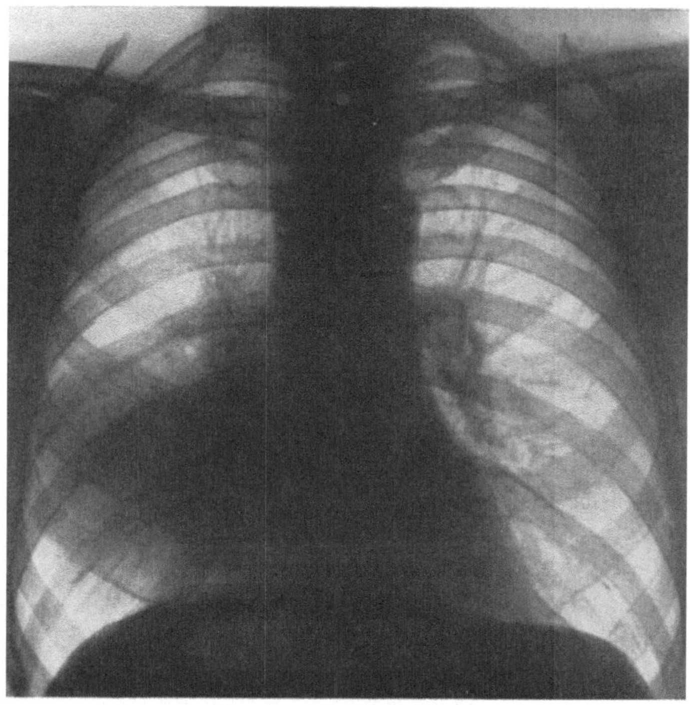

Abb. 2. Bronchial-Carcinom des rechten Lungenmittellappens
bei einem 50jährigen Winzer

3. Die Bevorzugung der *rechten Lungenlappen.* Infolge besonderer
anatomischer Verhältnisse des Bronchialbaumes und einer quantitativ
besseren Belüftung der rechten Lunge werden die inhalierten Substanzen
bevorzugt rechts abgelagert.

4. Eine äußerst *schlechte Prognose*. Bei 7 Winzern war das Bronchial-Carcinom inoperabel und in einem Falle verstarb der Kranke postoperativ an Metastasen. Der gleichartige Verlauf weist auf eine gemeinsame Ursache hin: auf die Inhalation arsenhaltiger Substanzen als krebsauslösende Noxe.

Die zeitliche Differenz zwischen dem Auftreten der Arsenkrebse im Kaiserstuhlgebiet und dem im Pfälzischen Weinbaugebiet ergibt sich aus dem Umstand, daß die Kaiserstuhlwinzer bereits 1925 arsenhaltige Mittel verwandten, während in der Pfalz erst seit 1930 diese Mittel zur Anwendung gelangten.

Die Anerkennung der Bronchialkrebse als Berufskrankheit bei Winzern kann nur dann bejaht werden, wenn der Nachweis einer chronischen Arsenvergiftung in Form von Arsenexanthemen, Hautatrophie, Arsenmelanosen von Haut und Schleimhäuten, Hyperkeratosen an Händen und Füßen gegeben ist.

Nach dem Prinzip der Syncarcinogenese ist die Umwandlung normaler Epithelzellen in Krebszellen die Folge der Summationswirkung einzelner Reize, und zwar

1. der chronischen Bronchitis als unspezifischer Reiz,

2. der Cancerisierung durch cancerogene Inhalationsstoffe als spezifischer Reiz.

Das Ergebnis ist zunächst die gestörte Regeneration des physiologisch sich stets erneuernden Bronchialepithels. Die krankhafte Regeneration geht mit fehlregeneratorischen, metaplastischen Umbauprozessen einher. Damit ist die Stufe der Praecancerose und der erste Schritt zur malignen Neubildung erreicht.

Die Demonstration unserer Fälle vermögen die Entstehung der Bronchialcarcinome als Produkt berufsmäßig inhalierter Carcinogene hinreichend zu belegen.

Die Anerkennung der Bronchialkrebse als Berufskrankheit erscheint nach dem heutigen Stande der Krebsforschung dann gegeben, wenn erwiesen ist, daß

1. die Berufsnoxe carcinogene Potenzen besitzt,

2. die berufsbedingte Einwirkung carcinogener Inhalationsstoffe über genügend lange Zeit erfolgte,

3. der Kausalzusammenhang wäre auch dann anzuerkennen, wenn die Berufsnoxe nicht die alleinige, sondern eine wesentliche Teilursache in der zum Krebs führenden Kausalkette darstellt.

Unsere Ausführungen haben gezeigt, daß die Verordnungen zum Gesetz über die Berufskrankheiten hinsichtlich der Entstehung der Bronchialkrebse dem heutigen Stand wissenschaftlicher Erkenntnisse nicht ausreichend Rechnung tragen. Sie sind revisions- und nach der Richtung erweiterungsbedürftig, daß bei nachgewiesener beruflich bedingter Inhalation carcinogener Substanzen die Anerkennung des Bronchialkrebses als Berufskrankheit nicht zu versagen ist.

J. VOLLMAR, Heidelberg: **Entstehungsmechanismus und Therapie der Hüftpfannenverletzungen.** (Mit 15 Abb.)

Die Prognose einer Beckenfraktur hängt entscheidend von der Unversehrtheit der angrenzenden Gelenke, insbesondere der beiden Hüftgelenke ab. Wir haben an der hiesigen Klinik die Beckenfrakturen der letzten 8 Jahre ausgewertet und fanden dabei in einem auffallend hohen Prozentsatz, nämlich bei 27%, eine derartige Gelenkbeteiligung (Abb. 1).

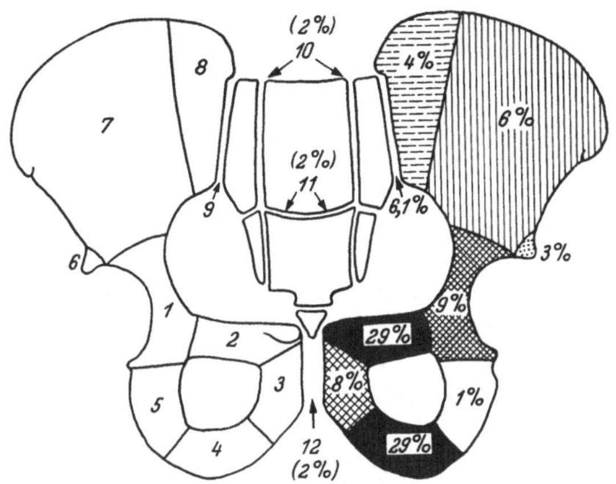

Abb. 1. Verteilung und relative Häufigkeit von 618 Einzelverletzungen am knöchernen Becken. li. Bildhälfte: Frakturfelder 1—8; Fraktur- bzw. Sprengungslinien 9—12. re. Bildhälfte: prozentuale Verteilung der Einzelverletzungen auf die Felder 1—8 bzw. Linien 9—12. Bezugszahl: 618 = 100%

Wenn man die Einzelfrakturen des Beckenringes nach ihrem Sitz aufschlüsselt, so zeigt sich, daß die Brüche des vorderen Beckenringes mit ca. 60% an erster Stelle stehen. Auf dem zweiten Platz folgen aber sofort die Hüftpfannenverletzungen.

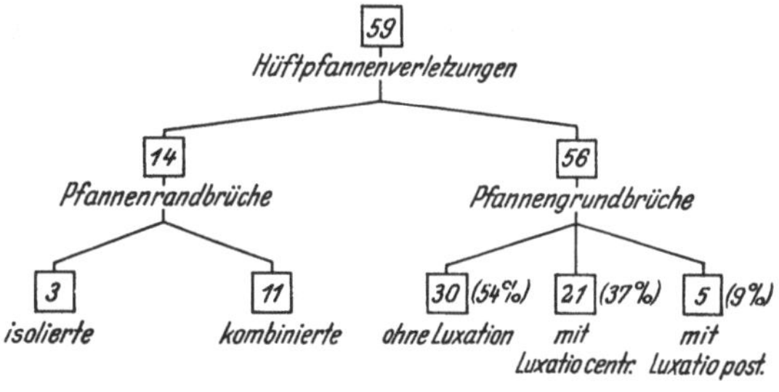

Abb. 2

Von 59 derartigen Verletzungen entfielen 14 auf den Pfannenrand, 56 betrafen den Pfannengrund; 11 zeigten eine kombinierte Verletzung von Pfannengrund und Pfannenrand; 46% der Pfannengrundbrüche gingen mit einer zentralen oder hinteren Verrenkung des Hüftkopfes einher (Abb. 2).

Unsere Untersuchungen galten insbesondere der Ermittlung des Entstehungsmechanismus der Pfannengrundbrüche. Für zwei Drittel derselben ließ sich ein gleichartiger Unfallmechanismus ermitteln, nämlich eine umschriebene Gewalteinwirkung auf das Trochantermassiv in Richtung der Schenkelhalsachse bei zentrierter Einstellung des Hüftkopfes auf den Pfannengrund. Ein derartiger zentraler Achsenstoß ist nur mög-

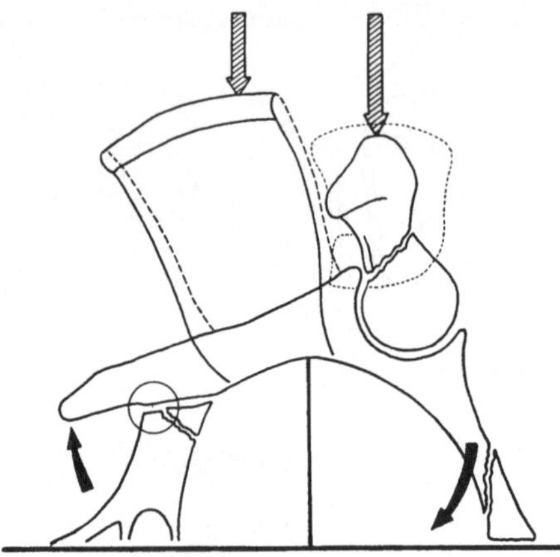

Abb. 3. Bruchmechanismus bei frontaler Kompression des Beckens. Schraffierter Pfeil: Angriffspunkt der Stauchungskräfte; ⊙ Drehpunkt; fetter Pfeil: Drehrichtung des Beckenhalbrings

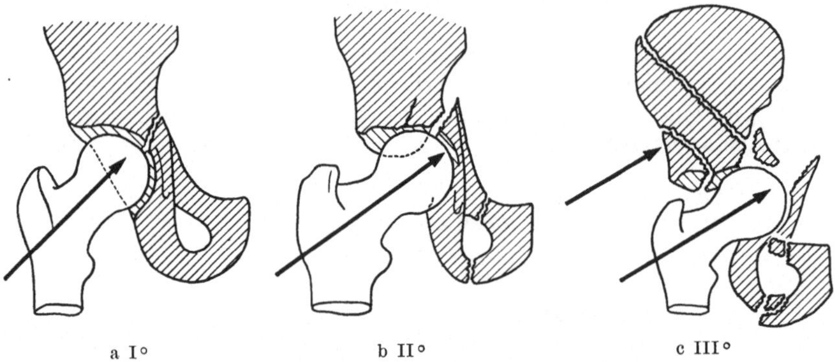

Abb. 4a—c. Typischer Pfannengrundbruch I.—III. Grades

lich, wenn der Oberschenkel im Hüftgelenk innenrotiert, leicht gebeugt und angespreizt gehalten wird. Diese Bedingungen sind offensichtlich nur selten gegeben (Abb. 3). Bei dem häufigen Sturz auf die Seite fangen in der Regel zwei Skelettpunkte den Anprall auf: 1. der Darmbeinkamm, 2. der große Rollhügel. Bei Normalhaltung des Beines, d. h. wenn die Kniescheibe nach vorne gerichtet ist, führt die transversale Stauchung von diesen Punkten aus entweder zu einem Bruch des Schenkelhalses oder, wenn dieser intakt bleibt, durch Fortleitung der Schubwirkung auf den vorderen Beckenring zu einem vorderen Vertikalbruch.

Bei den Pfannengrundbrüchen, die durch einen zentralen Achsenstoß zustande kommen, lassen sich drei charakteristische Abstufungen unterscheiden (Abb. 4a—b—c): Beim 1. Grad finden sich lediglich Fissuren

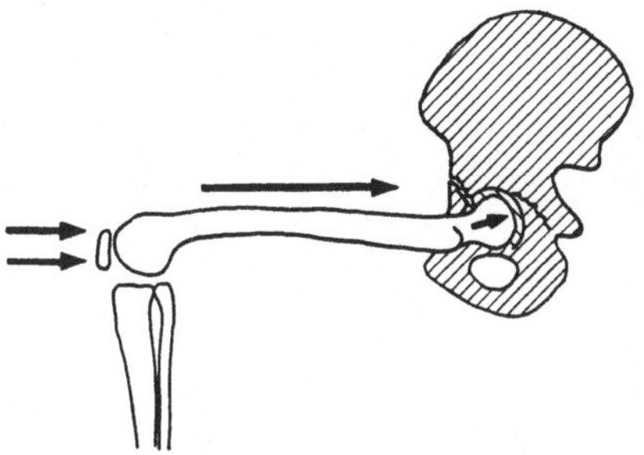

Abb. 5. Fernfraktur des Pfannengrunds mit Luxatio femoris post. bei Auto- und Motorradfahrern durch Knieanprall (Dash-board-Fraktur)

des Pfannengrundes ohne Verschiebung des Kopfes. Beim 2. Grad kommt es unter Vortreibung des Pfannengrundes regelmäßig zu einem Biegungsbruch des Sitzbeins und meist auch des horizontalen Schambeinastes.

Bei noch stärkerer Gewalteinwirkung tritt ein zusätzlicher hinterer Ringbruch der gleichen Seite hinzu. Auf die Kombination eines Pfannengrundbruches mit einer Hüftluxation nach hinten ist besonders zu achten (Abb. 5). Es handelt sich hierbei um eine typische Verletzung bei Motorrad- und Autofahrern, bei denen es in sitzender Haltung zu einer Längsstauchung des Femurs gegen den hinteren Pfannenabschnitt kommt.

Pfannengrundbrüche verdanken ihre Entstehung aber nicht nur dem geschilderten Verletzungsvorgang. Bei 7% der Fälle kam die Pfannenverletzung durch Sturz auf das gleichseitige Sitzbein zustande. Durch eine vertikale Stauchung des ganzen

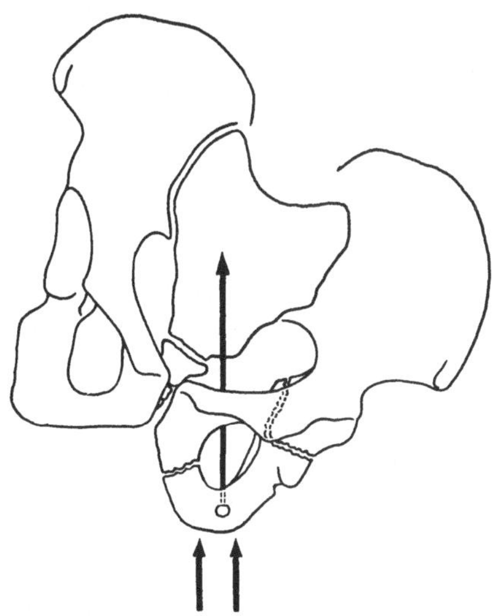

Abb. 6. Pfannengrundbruch durch Sitzbeinaufschlag

Beckenringes in einem schrägen Durchmesser kommt es zu einem Biegungsbruch quer durch die Hüftpfanne (Abb. 6). Meist findet sich dabei eine Zertrümmerung des Sitzbeinbogens an der Aufschlagstelle.

Charakteristisch ist für diesen Verletzungsvorgang, daß die vertikale Stauchung des Beckens auf die Wirbelsäule fortgeleitet werden kann und hier typische Kompressionsbrüche hervorzurufen vermag, wie im vorliegenden Falle (Abb. 7). Auf diese Begleitverletzung ist bei allen Beckenfrakturen, die durch Sturz auf das Gesäß zustande kommen, besonders zu achten. Gewalteinwirkungen, die von hinten auf das Becken treffen,

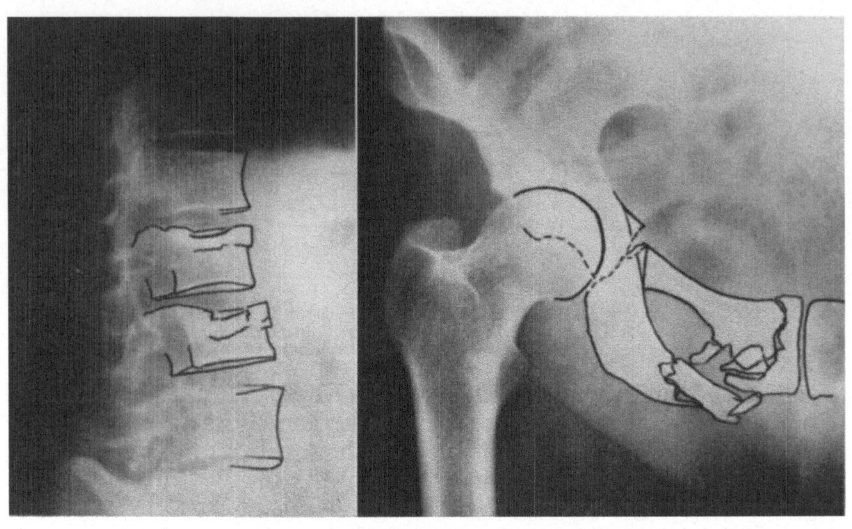

b   a

Abb. 7a und b. a Pfannengrundbruch durch Sturz auf das gleichseitige Sitzbein.
b Kombinationsverletzung der LWS

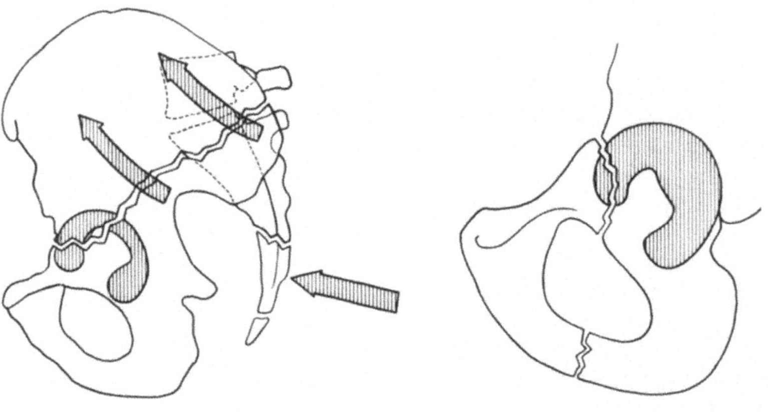

Abb. 8. Hüftpfannenverletzung durch Gewalt-   Abb. 9
einwirkung von dorsal auf den Beckenring

führen dagegen nur äußerst selten zu einer Hüftpfannenverletzung. Immerhin konnten wir einmal unter unseren Fällen einen derartigen Verletzungsmechanismus ermitteln (Abb. 8): Sturz aus 8 m Höhe vom Baum, Aufschlag mit der Kreuzgegend. Durch direkte Gewalteinwirkung kam es hier zu einem queren Biegungsbruch des freien Kreuzbeinabschnittes; durch Umfallen des Rumpfes nach links verlagerte sich nun der Angriffspunkt der einwirkenden Gewalt auf die Rück- und Außenseite der linken Darmbeinschaufel: Es resultierte hier eine schräg durch das Darmbein verlaufende Fraktur mit Eröffnung des Hüftgelenkes.

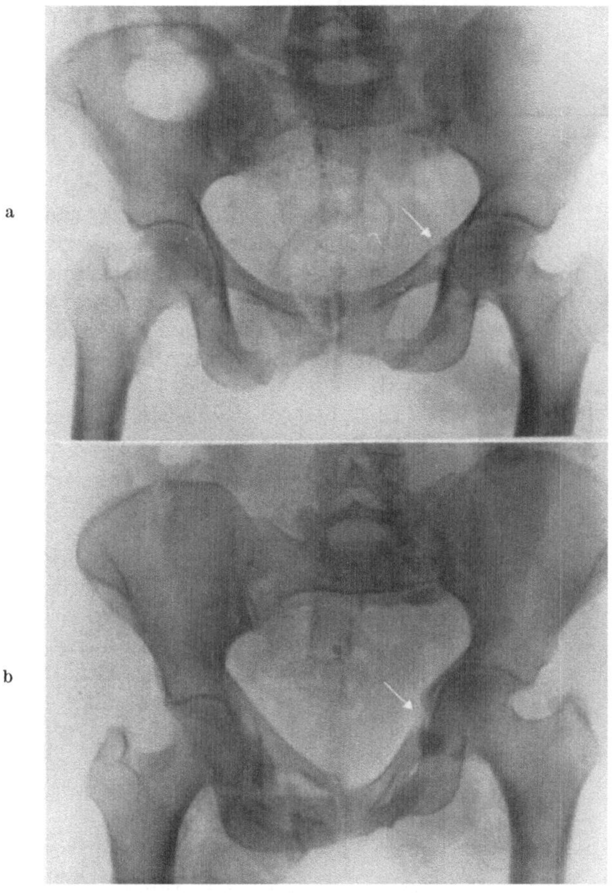

Abb. 10a und b. Sogenannte „laterale" Schambeinfraktur mit Beteiligung des Hüftgelenks. a Unfallbild; b Protrusio der Hüftpfanne mit Deformierung des Beckenrings nach vorzeitiger Belastung

Schließlich gibt es zwei Bruchformen des Beckens, die nicht zu selten mit Begleitverletzungen des Hüftgelenkes einhergehen. Das sind der vordere Vertikalbruch und der Darmbeinschaufelbruch.

Wenn der horizontale Schambeinast sehr weit lateral bricht, kommt es fast regelmäßig zu einer Mitverletzung der Hüftpfanne (Abb. 9). In dem hier gezeigten Fall (Abb. 10) einer lateralen Schambeinfraktur war auf dem Unfallbild (oben) eine Gelenkbeteiligung nicht mit Sicherheit zu erkennen. Die Verletzte stand nach 6 Wochen auf. Unter der nachfolgenden Belastung stellten sich langsam zunehmende Schmerzen im Hüftgelenk

Tabelle 1. *Spätergebnisse bei 39 nachuntersuchten Pfannengrundbrüchen*

Pfannengrundbrüche	Zahl der Nach-untersuchten	gut	mäßig	schlecht
I°	10	7	2	1
II°	19	8	7	4
III°	10	1	4	5
Gesamt:	39 = 100%	16 = 41%	13 = 33%	10 = 26%

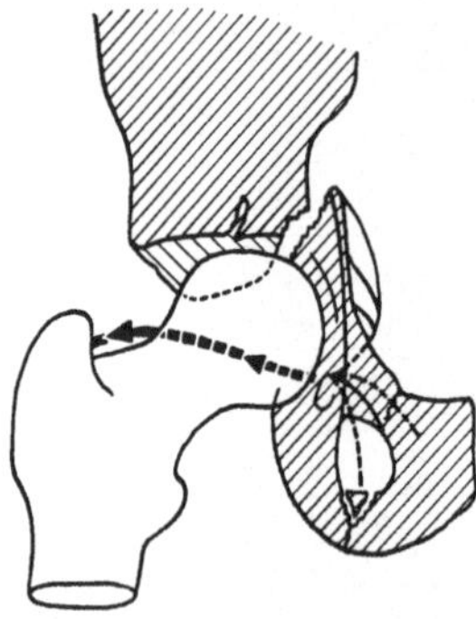
Abb. 11. Zugrichtung des M.obturatorius internus

ein! Das Röntgenbild ein Jahr später gab den Gelenkbruch deutlich zu erkennen (unten). Schlechtes Spätresultat! Dauerrente von 20%.

Nach unseren Erfahrungen stellt dieser laterale Schambeinbruch jene Hüftpfannenverletzung dar, die am häufigsten übersehen wird.

Darmbeinschaufelbrüche gehen in 7% der Fälle mit einer Beteiligung des Hüftgelenkes einher. Beteiligt ist hierbei praktisch immer das Pfannendach. Für alle derartigen Beckenbrüche mit Begleitverletzungen des Hüftgelenkes gilt gemeinsam, daß sie nicht bagatellisiert werden dürfen. Sie benötigen eine wesentlich längere Bettruhe mit Entlastung des Gelenkes (evtl. Drahtextension!), um einer vorzeitigen Arthrosis deformans entgegenzuwirken. Die

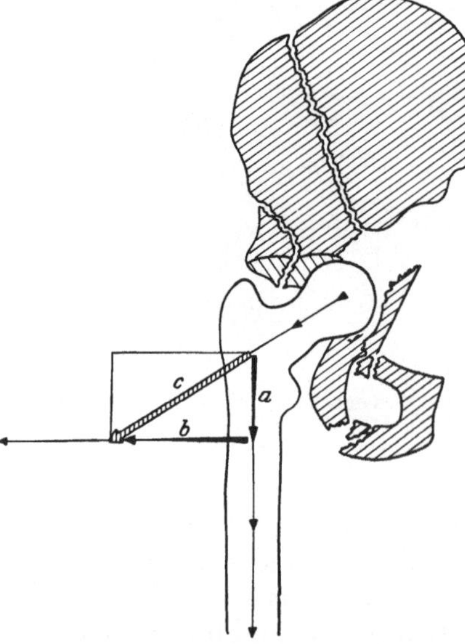
Abb. 12. Kraftparallelogramm bei der Reposition des zentral luxierten Hüftkopfs durch Längs-(a) und Quer-(b)zug am Bein; c Resultante

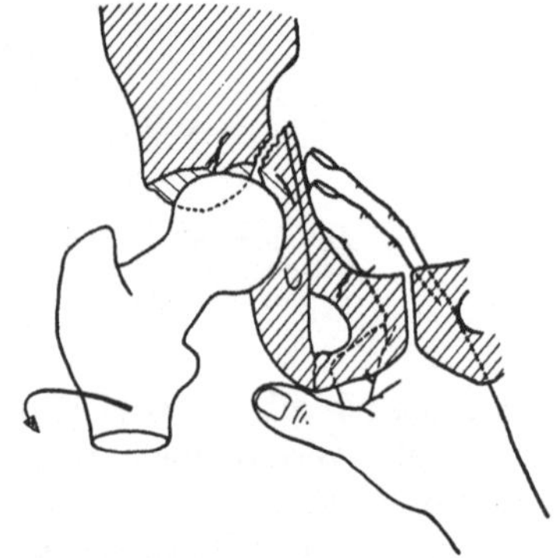
Abb. 13. Rektale, bidigitale Reposition des Pfannengrunds

Behandlungsergebnisse der Pfannengrundbrüche sind nach wie vor unbefriedigend (Tab. 1). Von unseren nachuntersuchten Fällen erreichten nur 41% ein günstiges Endresultat.

Nahezu ein Drittel blieb arbeitsunfähig für den alten Beruf. Schuld daran ist in erster Linie die fortbestehende Impression des Pfannen-

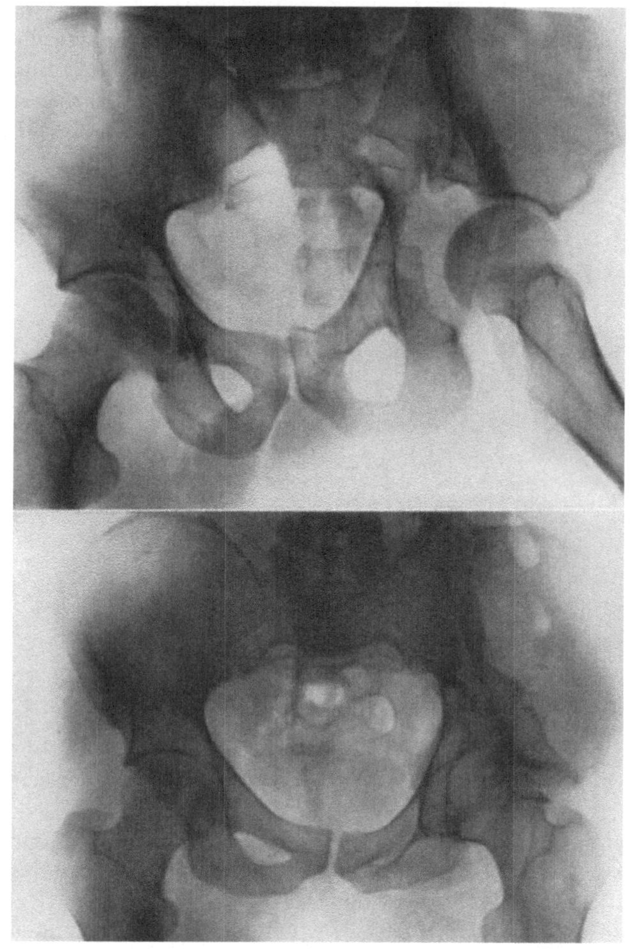

Abb. 14a und b. Pfannengrundbruch III. Grades.
a Unfallbild; b Zustand 1 Jahr nach akuter kombinierter Reposition

grundes mit Stufenbildung in der Gelenkfläche. Der imprimierte Pfannenboden folgt dem reponierenden Zug am Bein oftmals gar nicht oder nur unvollständig. Hierfür ist u. E. in erster Linie der nach hinten innen gerichtete Zug des am Pfannengrund entspringenden Musc. obturatorius internus verantwortlich zu machen (Abb. 11).

Unser therapeutisches Vorgehen ist demgemäß bei Pfannengrundbrüchen des II. und III. Grades folgendes:

1. Akute Reposition des Hüftkopfes durch Längs- und Querzug am Bein, die Resultate des Kräfteparallelogramms entspricht dann der Schenkelhalsachse (Abb. 12), 2. Etappe: Sphincterdehnung — Eingehen mit 2 Fingern in das Rectum, bidigitale Reposition des Pfannengrunds. Zur Entspannung des M.obt. int. wird hierbei gleichzeitig das Bein in Außenrotation gebracht (Abb. 13). 3. Etappe: Supracondyläre Drahtextension für ca. 6 Wochen. Als Beispiel darf ich Ihnen das Unfallbild eines schweren Pfannengrundbruches III. Grades (oberes Bild) zeigen (Abb. 14). Unten der Zustand nach Reposition. Das funktionelle Resultat war in

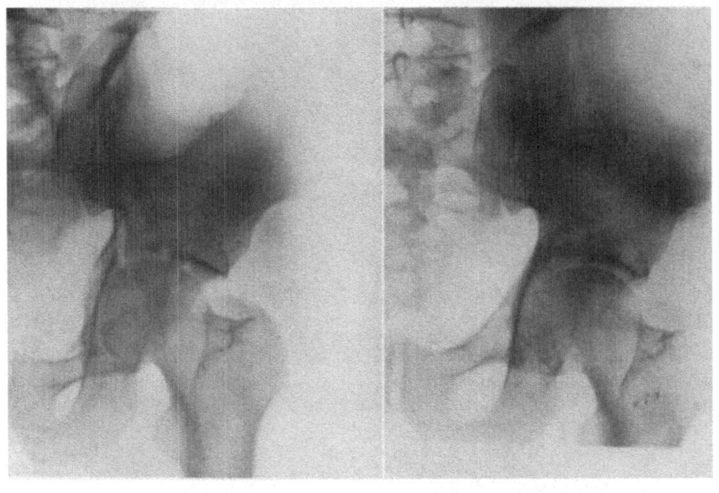

a   b

Abb. 15a und b. Pfannengrundbruch II. Grades.
a Unfallbild; b Zustand 10 Monate nach akuter kombinierter Reposition

diesem Falle durch eine gleichzeitige Fibularislähmung getrübt. 2. Ein Pfannengrundbruch II. Grades, links das Unfallbild, rechts Zustand nach Reposition. In diesem Falle ist der Verletzte zwei Jahre nach dem Unfall völlig beschwerdefrei bei freier Beweglichkeit des Hüftgelenkes (Abb. 15).

Wir haben den Eindruck gewonnen, daß das geschilderte Repositionsverfahren geeignet ist, das Spätresultat von Pfannengrundbrüchen in vielen Fällen wesentlich zu verbessern.

R. Herget, Essen:

Die *Hauptversammlung* der Mitglieder der Deutschen Gesellschaft für Unfallheilkunde, Versicherungs- und Versorgungsmedizin fand am 17. 5. 1956 um 14.30 Uhr in der Aula der Neuen Universität statt.

Nach Eröffnung der Hauptversammlung gedachte der Vorsitzende mit ehrenden Worten der im letzten Jahr verstorbenen Mitglieder der Gesellschaft.

Es starben die Kollegen:

Dr. JENS HANSEN, Chefarzt der chir. Abtlg., Moers/Rh., Haagstr. 2.

Prof. Dr. Dr. med. ALFRED BROBEIL, Oberarzt der Universitäts-Nervenklinik, Marburg/Lahn.

Prof. Dr. GOTTFRIED RAESTRUP, früher Direktor des Institutes für gerichtliche Medizin Leipzig, Göttingen, Keplerstraße.

Dr. med. LAMBERT TIMPHUS, Chefarzt des St.-Elisabeth-Hospitals, Dorsten/Westf., Gahlener Strraße 19.

Prof. Dr. HEINRICH BÖRGER, Chefarzt der chirurg.-gynäkolog. Abt. des St.-Anna-Krankenhauses Duisburg-Huckingen, Duisburg-Großenbaum.

Dr. R. A. PAGENSTECHER, prakt. Arzt, Braunschweig, Jasperallee 13.

Prof. Dr. FRITZ KROH, Chefarzt und Universitätsprofessor, Köln-Riehl, Johannes-Müller-Straße 41.

Prof. Dr. PAUL ROSTOCK, Facharzt für Chirurgie, Chefarzt des Staatl. Versorgungs-Krankenhauses, Bad Tölz.

Prof. Dr. CARL HÄBLER, Chefarzt der chir. Abt. des Clementinenhauses, Hannover N., Lützeroder Straße 1.

Der Vorschlag des Vorstandes und Beirates der Gesellschaft, Herrn Dr. ARMIN BAUERMEISTER, Kiel, für seine Arbeit „Ergebnisse einer Mazeration und Verpflanzung von Knochenspänen und ihre Bedeutung für den Aufbau der Knochenbank" den ausgesetzten Preis in Höhe von DM 1500,— zuzuerkennen, wird einstimmig angenommen. Der Vorsitzende verleiht Herrn Dr. BAUERMEISTER den Preis mit anerkennenden Worten.

Die vom Vorstand und Beirat vorgeschlagenen Satzungsänderungen werden einstimmig angenommen.

Prof. Dr. W. TÖNNIS, Präsident des Gesamtverbandes Deutscher Nervenärzte, wurde fast einstimmig zum Vorsitzenden für 1956/57 gewählt. Die Auszählung der Stimmzettel wurde von Herrn Prof. WANKE und Prof. LOB durchgeführt.

Zum korrespondierenden Mitglied der Gesellschaft wurden einstimmig ernannt:

Chefarzt Prof. Dr. HANS WULFF, Kopenhagen-Gentofte Sygehuset. — Prof. Dr. ENRICO CARLO VIGLIANI, Direktor der Clinica del Lavoro, Mailand, Via San Barnaba 8.

Der Kassenführer, Dr. SCHWARZ, erstattet Bericht über die Mitgliederbewegung und die Kassenverhältnisse. Nach Prüfung der Kasse durch Prof. STUCKE, Würzburg, und Dr. BANGE, Berlin, wurde Entlastung erteilt.